精神专科医院
质量安全管理

主　审　陆　林

主　编　栗克清　李佳勋

副主编　王　刚　李　洁　孙洪强
　　　　李建峰　崔彦龙

人民卫生出版社

·北　京·

图书在版编目（CIP）数据

精神专科医院质量安全管理 / 栗克清，李佳勋主编
. —北京：人民卫生出版社，2023.12
ISBN 978-7-117-35685-5

Ⅰ. ①精… Ⅱ. ①栗… ②李… Ⅲ. ①精神病医院 –
质量管理 – 安全管理 – 研究 – 中国 Ⅳ. ①R197.5

中国国家版本馆 CIP 数据核字（2023）第 244171 号

| 人卫智网 | www.ipmph.com | 医学教育、学术、考试、健康，
购书智慧智能综合服务平台 |
| 人卫官网 | www.pmph.com | 人卫官方资讯发布平台 |

精神专科医院质量安全管理
Jingshen Zhuanke Yiyuan Zhiliang Anquan Guanli

主　　编：栗克清　李佳勋
出版发行：人民卫生出版社（中继线 010-59780011）
地　　址：北京市朝阳区潘家园南里 19 号
邮　　编：100021
E - mail：pmph @ pmph.com
购书热线：010-59787592　010-59787584　010-65264830
印　　刷：廊坊一二〇六印刷厂
经　　销：新华书店
开　　本：787 × 1092　1/16　　印张：28.5
字　　数：605 千字
版　　次：2023 年 12 月第 1 版
印　　次：2024 年 1 月第 1 次印刷
标准书号：ISBN 978-7-117-35685-5
定　　价：109.00 元

打击盗版举报电话：**010-59787491**　E-mail：WQ @ pmph.com
质量问题联系电话：**010-59787234**　E-mail：zhiliang @ pmph.com
数字融合服务电话：**4001118166**　E-mail：zengzhi @ pmph.com

编　委 （按姓氏汉语拼音排序）

白　杨	北京大学第六医院	柳小波	武汉市精神卫生中心
陈　涵	天津市安定医院	栾先国	北京大学第六医院
崔彦龙	河北省精神卫生中心	罗　森	武汉市精神卫生中心
邓　硕	河北省精神卫生中心	马爱琴	宁夏回族自治区宁安医院
冯　丽	武汉市精神卫生中心	潘　琮	北京大学第六医院
郭　彤	首都医科大学附属北京安定医院	潘轶竹	首都医科大学附属北京安定医院
郭艳峤	河北省精神卫生中心	沈甘霖	芜湖市第四人民医院
何小璐	北京大学第六医院	沈械华	芜湖市第四人民医院
季加翠	山东省精神卫生中心	宋传福	芜湖市第四人民医院
江　洪	宁夏回族自治区宁安医院	孙洪强	北京大学第六医院
靳　彬	天津市安定医院	孙思伟	北京大学第六医院
康　凯	首都医科大学附属北京安定医院	孙艳坤	北京大学第六医院
雷志洁	天水市第三人民医院	孙玉玺	河南省精神卫生中心
李　赋	武汉市精神卫生中心	王　刚	首都医科大学附属北京安定医院
李　洁	天津市安定医院	王丽娜	河北省精神卫生中心
李　毅	武汉市精神卫生中心	王若忱	北京大学第六医院
李佳勋	河北省皮肤病防治院	吴雪莹	北京大学第六医院
李建峰	河北省精神卫生中心	徐　娜	河北省精神卫生中心
李文娟	河南省精神卫生中心	张　军	芜湖市第四人民医院
李晓虹	首都医科大学附属北京安定医院	张　莹	北京大学第六医院
李怡雪	北京大学第六医院	张必兰	芜湖市第四人民医院
李智强	山东省精神卫生中心	张红云	河南省精神卫生中心
栗克清	河北省精神卫生中心	张贤峰	河北省精神卫生中心
梁新宇	首都医科大学附属北京安定医院	张新风	荆州市精神卫生中心
刘　帆	河北省精神卫生中心	张新乔	首都医科大学附属北京安定医院
刘　杰	河北省精神卫生中心	郑霁瑜	河南省精神卫生中心
刘惠君	天水市第三人民医院	周明玉	芜湖市第四人民医院
刘连忠	武汉市武东医院	周晓静	天津市安定医院
刘晓萌	天津市安定医院		

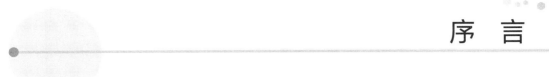

序 言

　　医疗质量管理是医院管理的永恒主题,医疗质量安全水平是医疗机构核心竞争力的综合体现。质量安全问题,是医院发展战略层面的问题,不仅关系到患者生命安全与身心健康,更关系到健康中国战略的实施,以及卫生健康事业的高质量发展。《中华人民共和国基本医疗卫生与健康促进法》第四十三条规定,医疗卫生机构应当遵守法律、法规、规章,建立健全内部质量管理和控制制度,对医疗卫生服务质量负责。《医疗质量管理办法》要求,各级各类医疗机构是医疗质量管理的第一责任主体,应当全面加强医疗质量管理,持续改进医疗质量,保障医疗安全。因此,加强医疗质量安全管理是各级各类医疗机构的法定责任,必须高度重视,依法依规科学做好质量安全管理工作。

　　近年来,随着我国经济社会的快速发展,广大群众对精神卫生和心理健康的需求日益增长,这既给精神卫生机构提出了挑战,也带来了机遇。精神疾病的患病率呈上升趋势,精神疾病的负担逐渐加重,精神卫生资源相对短缺且分布不均,精神专科医院质量安全管理亟待加强。精神专科医院管理者和医务人员应进一步增强法治意识,严格依法办院、依法执业;进一步更新管理理念,建立健全现代医院管理制度,加强质量安全管理的组织领导;进一步规范医疗行为,严格按照临床诊疗指南、操作规范、行业标准及医学伦理规范等有关要求,开展精神卫生和心理健康服务;进一步加强专科能力建设,增强服务能力,提升诊疗水平,保障患者安全,持续改进精神专科医院的医疗服务质量。

　　本书主编栗克清教授是国内知名的精神病学专家和医院管理专家,在精神疾病的临床诊疗、流行病学和医院管理等领域具有很深的造诣;李佳勋同志长期从事医院质量安全管理工作,具有扎实的理论功底和丰富的实践经验。编者为来自国内专科医院的 50 余名高层和中层管理者。本书内容涵盖了精神专科医院质量安全管理的理论、制度、方法及典型案例,理论与实践并重,科学性、指导性和操作性强,是一部难得的精神专科医院质量安全管理工具书,必将对规范精神专科医院管理,促进精神卫生事业高质量发展起到积极的推动作用。

中国科学院院士

北京大学第六医院院长

陆林

2023 年 6 月

前　言

　　作为精神卫生和心理健康专业服务的主体,精神专科医院的质量安全管理直接关系到人民群众的心身健康,关系到健康中国建设。截至 2020 年年底,全国共有精神卫生机构 5 936 家,其中精神专科医院(含中医类精神专科医院)2 103 家,占全部机构的 35.43%,精神专科医院床位 627 360 张,占全部开放床位的 79.49%。精神专科医院的管理者和医务人员,应深入研究和把握精神专科医院质量安全管理的本质和规律,切实落实《中华人民共和国精神卫生法》和《医疗质量管理办法》等法律法规赋予的质量安全管理责任,更新管理理念、健全管理制度、引进科学方法,加快推进精神专科医院质量安全管理的法治化、制度化、规范化、科学化和精细化进程。

　　为帮助精神专科医院管理者加强质量安全管理工作,我们组织编写了这本《精神专科医院质量安全管理》。全书共六章,主要内容包括精神专科医院医疗质量管理、患者安全管理、医疗质量安全管理组织体系、医疗质量安全管理制度、质量安全管理活动和应急管理,较为系统全面地梳理了与质量安全管理相关的法律法规和规范性文件,以及国家有关标准、指南等对精神专科医院质量安全管理的要求,并紧密结合管理实践,列举分析了部分典型管理案例,介绍了精神专科医院常用的质量安全管理工具。本书内容理论联系实际,既阐述了精神专科医院质量安全的理论与方法,又提供了体系建设框架、制度建设指南和方法工具的应用,具有先进性、实用性、可操作性强的特点,可供精神专科医院管理者在质量安全管理实际中参考运用。

　　本书编写过程中得到了国内有关精神专科医院的大力支持,河北省精神卫生中心、北京大学第六医院、首都医科大学附属北京安定医院、天津市安定医院、山东省精神卫生中心、河南省精神卫生中心、宁夏回族自治区宁安医院、武汉市精神卫生中心、芜湖市第四人民医院、天水市第三人民医院等精神专科医院的专家、学者为本书的编写倾注了大量心血和汗水。北京大学第六医院院长陆林院士审阅了本书的全部稿件,并提出了非常宝贵的指导意见。为此,感谢编写团队全体成员的辛勤付出!

　　由于编者水平有限,本书内容难免有疏漏、差错和不足,恳请广大医院管理专家、医护人员和读者批评指正。

2023 年 6 月

目 录

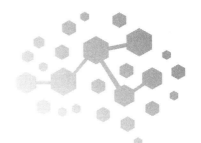

第一章

医疗质量管理概述

质量是质量管理的结果,高质量是强国的标志。医疗质量与患者安全直接关系到群众的生命安全和身心健康,关系到患者的就医获得感。加强医疗质量安全管理,持续改进医疗质量,保障患者安全,是贯彻新时代卫生健康工作方针,落实《"健康中国 2030"规划纲要》,建立现代医院管理制度的重要内容。随着传统生物医学模式向生物-心理-社会医学模式的转变,精神专科医院的服务范围不断拓宽,精神障碍和一般人群心理健康促进工作,也越来越得到重视,精神专科医院质量安全管理面临着新挑战。在医院管理实践中,只有深刻认识质量安全管理的本质和规律,切实落实医疗机构和各级人员的质量安全管理责任,不断更新管理理念、健全管理制度、引进科学方法,才能实现医院质量安全管理的制度化、规范化、科学化和精细化。

第一节 质量与医疗质量

无论产品还是服务,满足人的需求是最基本的出发点和落脚点,医疗服务也是如此。根据"服务-质量模型",人会通过多种渠道形成服务期望,当实际接受到的服务(感知服务)和所期望的服务(期望服务)进行比较时,就会产生对服务质量的评价。作为医疗机构的管理者和医务人员,要得到服务对象的良好评价,就要正确识别和感知对方需要,提供符合质量标准和患者需要的服务,并通过外界传播和医患沟通使患者产生合理的期望,实现患者满意。

一、质量的定义及内涵

质量(quality)一词源于拉丁文"qualis",意为"本性",通常指该物体所含物质的量,是量度物体惯性大小的物理量,或指产品或工作的优劣程度。在管理学中质量的意译为"品质"。质量的定义和内涵随着社会、经济、科学技术的发展,不断得到充实和完善,人们对质量的认识也经历了不断发展深化的过程。因此,质量概念的形成和发展是伴随着人类文明和经济社会的进步而演变的。

在中国古代文献中,质量一词较早见于汉末三国时期刘劭所编的《人物志·九徵》"凡人之质量,中和最贵矣。中和之质,必平淡无味;故能调成五材,变化应节。"文中的"质量"是指人的资质和器量。在中国传统的士农工商四类职业中,质量问题主要涉及手工业。秦汉时代开始建立古代质量管理制度,如颁布度量衡标准,建立行业手工业技术规范和质量要求,通过法律对手工业产品质量进行管制,建立中央和地方的手工业管理机构,明确工匠的质量责任,在各个环节采取各种检验方法,严禁民间仿制官方的优良产品,等等。

世界著名质量管理专家约瑟夫·朱兰(Joseph M. Juran)认为,质量是一种适用性,使产品在使用期间能满足使用者的需求。朱兰用螺旋上升的曲线表示产品质量的产生、形成和实现的过程,也是产品适用性不断提高的过程,该曲线通常被称为"朱兰螺旋曲线"。在朱兰螺旋曲线所描述的产品质量产生、形成和实现的螺旋式上升过程中,包括了一系列循序进行的工作或活动,即市场研究、开发研制、制定工艺、采购、生产、检验、销售,以及售后服务等环节。这些环节一环扣一环,相互制约、相互依存、相互促进、不断循环、周而复始。每经过一次循环,就意味着产品质量的一次提高。不断循环,产品质量也就不断提高。朱兰的质量螺旋重点是生产过程要素,质量管理要贯穿其中。

全面质量管理(TQM)理论与实践的创立者阿曼德·瓦尔林·费根鲍姆(Armand Vallin Feigenbaum)认为,质量在本质上来说是组织的一种管理方式,质量是一种全组织范围内的流程,是连接顾客和供应商的一种全面的系统。质量评判者是顾客,质量和成本、创新相辅相成并非势不两立,质量是最具成本效益、最不需要大量资本的提高生产力的方式。质量的要求是持续改进。费根鲍姆认为,质量是以顾客为本的组织活动,内部质量活动必须遵守一定纪律,以保证产品质量能够满足顾客期望。费根鲍姆强调管理创新是必须坚持的一个原则,只有让质量得到改进,才能让一切工作得到改进。

日本质量管理学者石川馨指出,如果不把质量量化,就不能明确质量的定义,就需要研究质量的测量方法。管理者有明确质量评价方法和基准的责任,特别是对于不容易测量的问题。同时,还要明确抽样方法和测量方法。石川馨还强调,没有缺陷的产品不一定能卖出去,产品需要有特长才有卖点。石川馨把有缺点的质量称为向后看的质量,也叫当然质量;把有特长的质量称为向前看的质量,也叫魅力质量。

美国医疗质量研究领域的权威学者阿维迪斯·多那比第安(Avedis Donabedian)认为,质量是某个确定的服务项目的特征,且是对该服务项目的评判,这种服务分为技术性服务和人际关系性服务。技术性服务质量是在不增加风险的情况下使医学科学和技术的应用对健康产生最大的收益;人际关系管理质量可以通过与有关价值准则、期望和期待的符合程度得到衡量。因此,多那比第安认为,质量的水平是所提供的服务在风险和收益之间所能达到的最佳平衡程度,质量的核心是收益与损害之差。

随着工业化时代到来,市场经济占据主导地位,质量对商品经济的发展越来越重要。马克思说:"使用价值总是构成财富的物质内容"。商品必须满足使用者的要求,具有使用价值才能实现商品的价值。使用者不仅在购买商品,同时在购买质量,质量决定了商品的市场占有率和利润。质量好不仅表明商品和服务好,也代表诚信与信誉。

《中华人民共和国产品质量法》司法解释对"产品质量"的解释是,"产品质量"是指产品满足需要的适用性、安全性、可用性、可靠性、维修性、经济性和环境等所具有的特征和特性的总和。《质量管理体系 基础和术语(GB/T 19000—2016/ISO 9000:2015)》对质量的定义是:客体的一组固有特性满足要求的程度。这里的客体,既包括有形的物质、人、组织、资源,也包括非物质的服务、过程和体系。可见,质量是一种客观事物具有某种能力的属性,由于客观事物具备了某种能力,才可能满足人们的需要。需要由两个层次构成。第一层次,产品或服务必须满足规定或潜在的需要,这种"需要"可以是技术规范规定的要求,也可能是技术规范虽未注明,但却是用户在使用过程中实际存在的需要。质量是动态的、变化的、发展的和相对的,"需要"随时间、地点、使用对象和社会环境的变化而变化,这一层次的"需要"是产品或服务的"适用性";第二层次,质量是产品特征和特性的总和。"需要"必须转化成有指标的特征和特性,这些特征和特性通常是可以衡量的,全部符合特征和特性要求的产品,就是满足用户需要的产品。可以看出,这一层次的"需要"是产品的符合性。质量的定义中所说"实体"是指可单独描述和研究的事物,它可以是活动、过程、产品、组织、体系、人以及它们的组合。

综合上述,关于质量的定义,我们可以得出这样的结论:质量是个中性词,质量是建立在一定标准基础上,经量化测量并通过一定指标来表示的,反映产品、服务、过程或体系符合相应标准的程度。质量具有多维属性,包括适用性、功能性、可靠性、响应性、安全性、可信性、经济性、时间性、移情性、有形性、广义性、相对性等,提供符合甚至超越顾客期望的服务是质量的根本要求,持续改进、追求魅力质量是质量管理的目的。

二、质量管理理论

(一)全面质量管理理论 20世纪80年代和90年代,全面质量管理是在传统质量管理的基础上发展起来的一种质量管理理念和技术方法。全面质量管理理论和技术方法已被广泛应用于各个领域,正如美国著名管理学家斯蒂芬·罗宾斯所言,它已成为一场"无论工商企业还是公共组织都在发生"的"质量革命"。我国于1978年引进全面质量管理,现已成为我国质量管理的主要方法。

1. 全面质量管理的概念 1961年,美国通用电器公司质量管理部部长阿曼德·费根堡姆(Armand Vallin Feigenbaum)博士在《全面质量管理》一书中,首次提出全面质量管理(total quality management,TQM)的概念。自费根堡姆提出全面质量管理的概念后,全面质量管理在世界各国得到广泛的推广和应用,成为企业提高产品质量,增强企业竞争力的一种有效途径。原国家标准《质量管理和质量保证的术语（GB/T 6583—1994/ISO 8402：1994）》对全面质量管理的定义是：一个组织以质量为中心，以全员参与为基础，目的在于通过让顾客满意和本组织所有成员以及社会受益而达到长期成功的管理途径。TQM有三个关注点、三个推动力、三个主要过程。三个关注点是以顾客为中心、持续改进、每个雇员的价值；三个推动力是协同、耦合、复制；三个主要过程是质量计划、质量控制、质量改进。

2. 全面质量管理的主要内容　全面质量管理是一种科学的质量管理体系。有人把它比喻为一座大厦，要使这座大厦牢固地树立起来，就必须有四根强有力的支柱，即质量教育、质量控制（QC）小组、PDCA循环和标准化。质量教育是基础，没有高素质的员工，就不可能有高质量的产品。QC小组是关键，是全员参加质量管理的重要内容之一。PDCA循环是有效方法。PDCA循环有两个特点：其一为经过每一个循环没能解决的问题都为下一个循环的目标、计划、标准提供资料；其二为无论关注在哪一个阶段，每项关注都有一个更小的PDCA循环。总之，PDCA四个过程周而复始地循环，阶梯式上升，使问题不断得到解决（图1-1）；标准化是重要手段，也是质量管理体系的主要支柱。建立质量体系，通过对质量产生、形成和实现的全过程进行控制，可以有效地消除设计制造中所产生的质量隐患，对质量产生、形成和实现全过程的控制，可以避免由此所引起的质量损失。

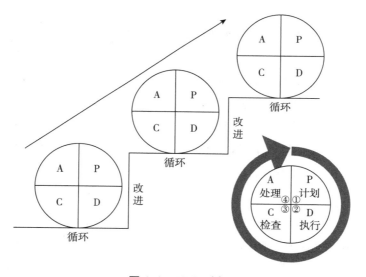

图1-1　PDCA循环

3. 全面质量管理的特点　全面质量管理最鲜明的特点就是"三全一多"，即全员、全方位、全过程和多方法。全员的质量管理：虽然组织领导和管理层在全面质量管理中起着重要作用，但仅靠管理层是不够的，全面质量管理必须全员参与，组织的每一个人都应是参与者，员工参与度高低是衡量全面质量管理是否到位的重要指标。全方位的质量管理：全方位质量管理就是对影响质量的各种因素进行全面的控制，包括人、机、料、法、环各方面。全过程的质量管理：质量管理不能仅仅局限于生产或服务提供环节，必须关注经营活动全过程，将质量管理前向和后向延伸。多方法的质量管理:注重质量管理方法、工具的学习和培训,尝试有效的管理方法,不断积累经验,逐渐完善。

4. 全面质量管理的目标　《朱兰质量手册》把全面质量管理的目标设定为:更低的成本、更高的收益、悦服的顾客、活性化的雇员。全面质量管理把满足并超越顾客需求和期望作为目标,具体包括以下 4 个层次(图 1-2):

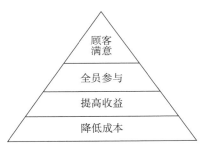

图 1-2　全面质量管理目标

(1)降低成本:生产阶段预防差错的成本远低于最终检验后纠正差错的成本,在最终检验中发现和纠正差错的成本远低于顾客接收商品和服务之后处理这些差错所要花费的成本。

(2)提高收益:高质量意味着顾客的满意、市场份额的增加、顾客忠诚度的提高,甚至是更高定价。质量有了保证,理性的顾客通常愿意付出更高的价格。

(3)全员参与:全员参与是降低成本、提高收益和使顾客满意的一种手段,而越来越多的组织认识到员工参与本身也是全面质量管理的一个重要目标。这样的组织不仅着眼于解决今天的问题,更希望解决甚至避免明天的问题。

(4)顾客满意:组织建立的以顾客为导向的质量管理体系始于顾客要求,终于顾客满意,确保产品(包括服务)质量始终满足顾客的需求和期望,为顾客创造价值,增强顾客满意。

5. 全面质量管理的原则　《质量管理体系　基础和术语(GB/T 19001—2016/ISO 9001:2015)》和《质量管理体系　要求(GB/T 19001—2016/ISO 9001:2015)》基于 PDCA 循环和风险思维的质量管理体系标准,该标准提出了七项质量管理原则:以顾客为关注焦点,领导作用,全员积极参与,过程方法,改进,循证决策,关系管理。结合医疗质量安全管理实际,精神专科医院质量安全管理应遵循以下原则。

(1)患者满意原则——以顾客为关注焦点:组织的首要关注点是满足和努力超越顾客的期望。对于医院来说,顾客不仅指患者及其家属,还包括医保部门、各相关管理部门以及医院内部员工。医院首先要了解从组织获得价值的直接和间接顾客,将组织的目标与顾客的需求和期望联系起来,还要将顾客的需求和期望,通过文件、会议、制度等方式,让全体员工知晓。为满足顾客的需求和期望,要对医院全部医疗服务过程进行策划,明确关键过程,制定标准操作规程,并不断更新。医院相关部门,或委托第三方,定期对顾客满意度进行调查,根据调查结果不断调整和改进医院服务要求和质量标准,改进诊疗条件和服务质量,以持续满足顾客需求和期望。

(2)整体性原则——领导作用:从高层管理者到一线员工都需要建立领导力。各层领导建立统一的宗旨及方向,管理战略、方针、过程和资源,以实现目标。医院应建立并保持共同的价值观和行为模式,培育诚信和正直的医院文化。医院要建立并履行质量承诺,各级领导者要以身作则,成为员工的楷模。在实现医院目标和质量承诺的过程中,医院应为员工提供履行职责所需的资源、培训和权限,通过各种方式激发、鼓励和表彰员工的贡献,不断提高医院的凝聚力。

（3）系统性原则——全员积极参与:全院上下必须全力投入,并为结果负责。医院各级人员的胜任、授权和参与,是提高医院创造价值和提供价值能力的必要条件。要通过明确岗位职责和工作目标,让员工认识到其岗位和个人贡献的重要性。提倡科室间、部门间、科室或部门内部不同岗位员工间的团结合作,以促进整个医院的系统性,通过多种形式表彰员工的贡献、钻研精神和进步,激发员工生命至上、爱院如家的情怀,增强主动参与质量安全管理的积极性。

（4）风险管控原则——过程方法:质量安全管理体系是由相互关联的过程组成的系统。在质量安全管理过程中,要善于将各项活动作为相互关联、功能连贯的过程组成的体系来理解和管理,特别要识别出关键过程,明确职责、权限和义务,知晓关键过程对整个系统的影响。应收集并建立关键过程的监测指标,通过监测指标变化来分析整个系统的风险,以及时采取控制和纠正措施。

（5）持续改进原则——改进:质量安全管理是一门持续改善的哲学。医院应建立全院质量安全目标和患者安全目标,各相关科室应在医院目标基础上,结合本科室实际进行分解,形成符合科室实际的目标。医院和科室应通过多种形式让员工知晓目标,以及如何实现目标。定期收集改进数据和案例,对优秀案例和改进成效突出的应予以表彰和奖励。持续改进应以案例和数据为依据,改进成效持续保持。

（6）科学管理原则——循证决策:客观可信的决策要用科学、系统的方法,用数据、事实说话。建立科学的质量安全评价指标,开展持续性的质量安全评价监测,是医院进行内部追踪评价和外部评审的基础,是促进质量安全持续改进的重要手段。国家卫生健康委员会颁布的《三级医院评审标准（2020年版）》第二部分列举了240条医疗服务能力与质量安全监测指标,精神专科医院结合专科管理实际,系统收集和分析这些指标,以动态反映精神专科医院医疗质量在一定时间和条件下的结构、过程和结果。资源配置与运行数据指标来源于医院统计和财务报表。医疗服务能力与医院质量安全指标、重点专业质量控制指标、单病种（术种）质量控制指标、重点医疗技术临床应用质量控制指标,展现的是过程质量指标和结果质量指标。医院年度质量安全目标的建立、质量安全计划和实施方案的制定等,都应以上述数据为依据进行科学决策。

（7）合作共赢原则——关系管理:医院的相关方包括所有利益相关方,如患者、员工、合作伙伴、医联体成员、供应商等。随着国家分级诊疗制度的深入推进,越来越多的精神专科医院加入一个或多个专科联盟、区域医联体,相关方更加复杂。同时,医院外包服务日趋多元化,除常见的保安、绿化、保洁等物业外包外,消毒供应、特种设备及视频监控等设备维保、污水处理、膳食供应、洗涤服务、检验检查等业务常外包给有资质的专业机构,对医院的关系管理提出更高要求。做好关系管理,重点是坚持合作共赢原则,同合格相关方签订外包合同,重点明确外包内容、双方权利义务、质量标准和服务要求,并定期对外包质量进行监测评价,审计部门定期对外包合同履行情况进行审计,确保外包服务品质。

（二）零缺陷质量管理理论　20 世纪 60 年代初,被誉为"全球质量管理大师""零缺陷之父"和"伟大的管理思想家"的菲利浦·克劳士比（Philip B.Crosby）提出了"零缺陷（zero defects,ZD）"思想,并在美国推行零缺陷运动。20 世纪 90 年代开始,"零缺陷管理"受到我国企业的关注,帮助发展了一批优秀企业。

1. 零缺陷管理的概念　零缺陷管理（zero defect management）,亦称"缺陷预防",主张发挥人的主观能动性来进行经营管理,生产者、工作者要努力使自己的产品、业务没有缺点,并向着高质量标准的目标而奋斗。零缺陷理论核心是"第一次就把事情做对（do it right at first time）"。

质量缺陷可以分为偶然性质量缺陷和经常性质量缺陷。偶然性质量缺陷是指由于系统因素造成的质量突然恶化,属于失控的突然变异。特点是原因明显、对产品质量的影响很大,需有关部门立即采取措施消灭该缺陷,使生产恢复原来状态。经常性质量缺陷是指由于现有的技术和管理水平等原因长期不能解决的缺陷。它需要采取一些重大措施改变现状,使质量提高到新水平,这种缺陷可能一时影响不大,但长期下去严重影响产品的市场竞争能力。

偶然性质量问题都是引人注目的,并且会立即受到管理者重视。而经常性质量问题则不易引起管理者重视,因为它已经长期存在,常常难以解决,久而久之被认为是不可避免的,成了被认可的"正常"状态。而且多数的做法是,解决偶然性的问题比解决经常性的问题受到优先考虑。质量改进就是要引起人们重视解决系统质量问题,并告诉人们如何解决这一问题。

"第一次就把事情做对"包含三层内涵:正确的事、正确地做事和第一次做正确。第一次就把事情做对,三个因素缺一不可。首先要辨识顾客的真正需求,从而制定出相应战略;其次是要正确地做事,经营一个组织、生产一种产品或服务,以及与顾客打交道所必需的全部活动,都符合客户和市场的客观要求;最重要的是要第一次做正确,防止不符合要求的产品产生,从而降低质量成本。

2. 零缺陷管理的内涵　克劳士比有一句名言:"质量是免费的（quality is free）",即追求高品质的产品或服务并不需要花费更多的金钱,之所以不能免费是由于"没有第一次把事情做对",产品不符合质量标准,从而形成了"缺陷",就会带来更高的成本。因此,在质量管理中既要保证质量又要降低成本,其结合点是要求每一个人"第一次就把事情做对",在每一时刻、对每一项作业都需要满足工作过程的全部要求。只有这样,那些浪费在补救措施上的时间、金钱和精力才完全可以避免。

（1）树立零缺陷理念:一般认为"人总是要犯错误的",所以对于工作中的缺点和出现不合格品持容忍态度,不少企业还设立事故率、次品率等,纵容人们的这种观念。零缺陷管理向这种传统观念发出挑战,它抛弃"难免论",认为人都有一种"求全"的基本欲望,希望不犯错误,把工作搞好。零缺陷理论基于宗旨和目标,通过对经营各环节各层面的全过程全方位管理,保证各环节各层面各要素的缺陷趋向于"零"。主观能动地来进行经营管理,生产者、工作者要努力使自己的产品、业务没有缺陷,并向着高质量标准的目标而奋斗。零缺陷理论是以抛弃"缺陷难免论",树立"无缺陷"的哲学观念为指导,要求全体工作人员"从开始就正确地进行工作",以完全消除工作缺点为目标的质量管理活动。

（2）第一次就把事情做对:零缺陷并不是说绝对没有缺陷,或缺陷绝对要等于零,而是指要以"缺陷等于零为最终目标,每个人都要在自己工作职责范围内努力做到零缺陷。"它要求生产工作者从一开始就本着严肃认真的态度把工作做得准确无误,在生产中从产品的质量、成本与消耗、交货期等方面的要求进行合理安排,而不是依靠事后的检验来纠正。

（3）强调过程控制:零缺陷特别强调预防系统控制和过程控制,使产品符合对顾客的承诺要求。开展零缺陷运动可以提高全员对产品质量和业务质量的责任感,从而保证产品质量和工作质量。

（4）每位员工都是主角:零缺陷管理要求把每一个员工都当作主角,认为只有全体员工都掌握了零缺陷的思想,人人想方设法消除工作缺陷,才会有真正的零缺陷运动,管理者则是帮助并赋予他们正确的工作动机。

（5）强调心理建设:传统的经营管理方法侧重于技术处理,赋予员工以正确的工作方法。零缺陷管理则不同,它侧重于心理建设,赋予员工以无误地进行工作的动机,认为做工作的人具有复杂心理,如果没有无误地进行工作的愿望,工作方法再好,也是不可能把工作做得完美无缺。

3. 零缺陷管理哲学（crosbyism）的基本原则

（1）一个核心:第一次就把正确的事情做正确。

（2）两个基本点:有用的和可信赖的。

（3）三个需要:任何组织都要满足客户的需要、员工需要和供应商的需要。

（4）四个基本原则:质量就是符合要求;预防的系统产生质量;质量的工作准则是零缺陷;必须用质量代价来衡量质量表现。

4. 零缺陷管理的核心理念

（1）质量,首先要符合要求,而不应过早考虑优于标准。

（2）工作标准是零缺陷,而不是差不多就好。

（3）质量是用不符合要求的代价来衡量的。

（4）零缺陷的基石:预防系统控制和过程控制。

（5）质量,是按计划生产,而不是随意生产。

（6）预防差错可以保证质量,而不能靠检出次品保证质量。

（7）避免双重标准,决不允许有错误。

（8）不符合要求的代价是:浪费时间、人力和物资。

（9）建立持续改进的质量管理体系,实现零缺陷。

（10）零缺陷就是完美的境界。

5. 零缺陷理论的具体要求

（1）所有环节都不得向下一道环节传送有缺陷的决策、信息、物资、技术或零部件,企业不得向市场和消费者提供有缺陷的产品与服务。

（2）每个环节每个层面都必须建立管理制度和规范,按规定程序实施管理,责任落实到位,不允许存在失控的漏洞。

（3）每个环节每个层面都必须有对产品或工作差错的事先防范和事中修正的措施,保证差错不延续并提前消除。

（4）在全部要素管理中以人的管理为中心,完善激励机制与约束机制,充分发挥每个员工的主观能动性,使之不仅是被管理者,而且是管理者,以零缺陷的主体行为保证产品、工作和企业经营的零缺陷。

（5）整个企业管理系统根据市场要求和企业发展变化及时调整。完善,实现动态平衡,保证管理系统对市场和企业发展有最佳的适应性和最优的应变性。

6. 实施零缺陷管理的步骤

（1）建立推行零缺陷管理的组织:事情的推行都需要组织的保证,通过建立组织,可以动员和组织全体职工积极地投入零缺陷管理,提高他们参与管理的自觉性;也可以对每一个人的合理化建议进行统计分析,不断进行经验的交流等。最高管理者要亲自参加,表明决心,做出表率;要任命相应的领导者,建立相应的制度;要教育和训练员工。

（2）确定零缺陷管理的目标:确定零缺陷小组（或个人）在一定时期内所要达到的具体要求,包括确定目标项目、评价标准和目标值。在实施过程中,采用各种形式,将小组完成目标的进展情况及时公布,注意心理影响。

（3）进行绩效评价:小组确定的目标是否达到,要由小组自己评议,为此应明确小组的职责与权限。

（4）建立相应的提案制度:直接工作人员对于不属于自己主观因素造成的错误原因,如设备、工具、图纸等问题,可向组长指出错误的原因,提出建议,也可附上与此有关的改进方案。组长要同提案人一起进行研究和处理。

（5）建立表彰制度:零缺陷管理不是斥责错误者,而是表彰零缺陷者;不是指出人们有多缺陷,而是告诉人们向零缺陷的目标奋进。这就增强了员工消除缺陷的信心和责任感。

7. 零缺陷管理的实施要点

（1）需求明确:完全满足客户的要求,并以此作为工作的出发点和归宿。

（2）预防在先:按顾客要求的内容充分做好达到需求的各种准备,积极预防可能发生的问题。

（3）一次做对：实施中要第一次做对，不能把工作过程当试验场或改错场。

（4）准确衡量：任何失误或制造的麻烦都以货币形式衡量其结果，不用抽象的名词含糊不清。

（5）责任到位：把产品质量和服务的零缺陷分解成目标，并将责任落实到各个部门各专业组直至各岗位，按计划分步实施。

（6）调整心态：利用各种方式不断地扫除心理障碍，从思想上认识到实现零缺陷有利于公司也有利于自己，改变做人做事的不良习气。

（7）完善机制：把实现零缺陷的优劣与个人在公司组织中的地位和收入直接挂钩，根据权责关系进行相应赔偿或处罚。

（8）强化训练：通过学习、技能竞赛等强化技能，达到能做到零缺陷。

（三）戴明的质量管理理论   W. 爱德华兹·戴明（W.Edwards Deming）博士是国际著名的质量管理专家，是质量管理的先驱者，他因对世界质量管理发展作出的卓越贡献而享誉全球。戴明认为：质量是一种以最经济的手段，制造出市场上最有用的产品。一旦改进了产品质量，生产率就会自动提高。

1. 戴明质量管理理论的主要内容   戴明博士有一句颇富哲理的名言：质量无须惊人之举。他平实的见解和骄人的成就之所以受到企业界的重视和尊重，是因为若能有系统地、持久地将这些观念付诸行动，几乎可以肯定在全面质量管理上就能够取得突破。戴明的质量管理理论主要包括戴明十四点和戴明循环，戴明学说的核心可以概括为：

（1）高层管理的决心及参与。

（2）群策群力的团队精神。

（3）通过教育来增强质量意识。

（4）质量改良的技术训练。

（5）制定衡量质量的尺度标准。

（6）对质量成本的分析认识。

（7）不断改进运动。

（8）各级员工的参与。

2. 戴明学说——戴明十四点   戴明学说的主要观点十四要点（Deming 14 points），是全面质量管理（TQM）的重要理论基础，戴明十四点内容如下：

（1）坚持明确目标：创造产品与服务改善的恒久目的是，最高管理层必须从短期目标的迷途中归返，转回到长远建设的正确方向。把改进产品和服务作为恒久的目的，坚持经营，这需要在所有领域加以改革和创新。

（2）更新观念：绝对不容忍粗劣的原料、不良的操作、有瑕疵的产品和松散的服务。生存的成本与需要花钱购买的商品和服务的质量是成反比的，如可靠的服务可以降低成本，延迟的服务或错误却会提高成本。

（3）不要将质量依赖于检验：检验其实是等于准备有次品，检验出来已经是太迟，且成本高而效益低。正确的做法是改良生产过程，从第一步开始就把质量"造"入产品。质量不是来自于检验而是来源于过程的改进。

（4）废除价低者得的做法：价格本身并无意义，只是相对于质量才有意义。因此，只有管理当局重新界定原则，采购工作才会改变。没有质量的低价格是没有意义的，低质量会导致产品品质下降，所以整体成本上升是不可避免的结果。结束只以价格为基础的采购习惯，可以减少整体成本开支。

（5）改进每一项过程：永不间断地改进生产及服务系统。在每一活动中，必须降低浪费和提高质量，无论是采购、运输、工程、方法、维修、销售、分销、会计、人事、顾客服务及生产制造。改进不是一劳永逸，管理者有责任不断地提高质量。

（6）结合工作进行培训：培训必须是有计划的，且必须是建立于可接受的工作标准上。必须使用统计方法来衡量培训工作是否奏效，确认每个人有技能和知识去做好目前的工作。

（7）端正领导目标：建立现代的督导方法。督导人员必须要让高层管理知道需要改善的地方。最高管理层的工作不是监督，而是用领导力来领导。管理的目标是帮助人、机器和设备做更好的工作。

（8）驱走恐惧心理：所有员工必须有胆量去发问，提出问题，表达意见。事实上，员工并不希望自身持续出现错误，他们恐怕管理层会发现，就会把这些错误藏起来。恐惧感越强，员工的工作效果就越差，恐惧产生低效和谎言。

（9）打破部门之间、人与人之间的隔阂：每一部门都不应只顾独善其身，而需要发挥团队精神。跨部门的质量圈活动有助于改善设计、服务、质量及成本。

（10）不要说教：取消对员工发出计量化的目标，激发员工提高生产率的指标、口号、图像、海报都必须废除。很多配合的改变往往是在一般员工控制范围之外，因此这些宣传品只会导致反感。虽然无须为员工制定可计量的目标，但组织本身却要有这样的一个目标：永不间歇地改进。

（11）消灭武断的数量目标：取消工作标准及数量化的定额，定额把焦点放在数量，而非质量。计件工作制更不好，因为它鼓励制造次品。引起效率低下和不良质量的原因主要在于企业的管理系统而不在员工。

（12）提高工作的自豪感：消除妨碍基层员工工作畅顺的因素，任何导致员工失去工作尊严的因素必须消除，包括不明何为好的工作表现。

（13）提倡教育：建立严谨的教育及培训计划，由于质量和生产力的改善会导致部分工作岗位数目的改变，因此所有员工都要不断接受训练及再培训。一切训练都应包括基本统计技巧的运用。组织需要的不只是优秀人员，它所需要的是通过教育而改进的人员。竞争的优势植根于知识当中。

（14）最高领导的投入：创造一个每天都推动以上 13 项的高层管理结构。实现转变不是一件容易的事，最高管理层在实现转变中扮演着决定性的作用，因为他们比任何人都更有影响，他们的决定影响每一个人。而最大的阻力往往来自中层管理人员。

上述这 14 点可以归纳为如下四个方面内容：

第一，为了组织的生存和发展，管理者必须树立明确的使命或方向以领导整个组织进行变革，而顾客则是思考一切问题的立足点和出发点。

第二，组织的管理应当以一个良好的系统为基础，要通过持续不断地改进系统来实现质量、生产率的改进和成本的降低，这个系统是超越企业的边界的，要通过与供应商和顾客的合作来实现系统的综合效应。这便是著名的"系统驱动行为"的观点。

第三，重视组织文化和领导的作用，要营造一个"场"或一种氛围来积极地影响人们，充分调动人们的积极性和创造性，要使人们树立起主人翁精神，实现个人目标与组织目标的协调，使人们发自内心地承担起对于组织成败的责任和义务。

第四，重视每个人的作用，要通过教育和培训来提升每个人的能力，使人们愿意并且能够为组织的成败做出自己最大的贡献。

3. 戴明学说——戴明循环　戴明循环（Deming cycle）又称 PDCA 循环（PDCA cycle）、PDSA 循环（PDSA cycle）、持续改进螺旋（continuous improvement spiral）。因戴明博士最早提出了 PDCA 循环的概念，所以称其为戴明循环。

（1）PDCA 循环的基本内容：PDCA 循环是能使任何一项活动有效进行的一种合乎逻辑的工作程序，特别是在质量管理中得到了广泛的应用。P、D、C、A 四个英文字母所代表的意义如下：

P（plan）——计划。包括方针和目标的确定以及活动计划的制定。

D（do）——执行。执行就是具体运作，实现计划中的内容。

C（check）——检查。就是要总结执行计划的结果，分清哪些对了，哪些错了，明确效果，找出问题。

A（act）——行动（或处理）。对总结检查的结果进行处理，成功的经验加以肯定，并予以标准化，或制定作业指导书，便于以后工作时遵循；对于失败的教训也要总结，以免重现。对于没有解决的问题，应提给下一个 PDCA 循环中去解决。

（2）PDCA 循环的特点

1）周而复始：PDCA 循环的四个过程不是运行一次就完结，而是周而复始地进行。一个循环结束了，解决了一部分问题，可能还有问题没有解决，或者又出现了新的问题，再进行下一个 PDCA 循环，依此类推。

2）大环带小环：类似行星轮系，一个组织的整体运行体系与其内部各子体系的关系，是大环带动小环的有机逻辑组合体。

3）阶梯式上升：PDCA循环不是停留在一个水平上的循环，不断解决问题的过程就是水平逐步上升的过程。

4）统计的工具：PDCA循环应用了科学的统计观念和处理方法。

（栗克清　李佳勋）

第二节　医疗质量及其内涵

质量管理直接关系到人民群众的健康权益和对医疗服务的切身感受，是医院管理的永恒主题。当前，随着我国医疗卫生事业的发展和医药卫生体制改革的深层次推进，提高医疗卫生运行效率、服务水平和质量，满足人民群众多层次、多样化的医疗卫生需求，建立和完善现代医院管理制度，已成为摆在医疗机构面前的一项重要课题。《"健康中国2030"规划纲要》提出，建立与国际接轨、体现中国特色的医疗质量管理与控制体系，健全覆盖主要专业的国家、省、市三级医疗质量控制组织，推出一批国际化标准规范，进一步明确了我国医疗质量的发展方向。

一、医疗质量定义及其特点

在医疗卫生领域，质量管理主要是指对医疗行为进行系统的分析和评价，并通过各种手段不断改善质量。

（一）医疗质量的定义　世界卫生组织（WHO）对医疗质量的定义是，能为患者提供最佳结局，并使利益最大化、风险最小化，高效合理地利用资源，达到较高的患者满意度和健康状况，从而最终实现最佳的卫生保健服务。美国医学研究所（Institute of Medicine，IOM）对医疗质量的定义是，医疗质量是指向个人和人群提供的医疗服务在提高预期健康水平方面的可能性，以及医疗服务与现有专业知识水平的一致程度。美国医疗保健研究与质量局（the Agency for Healthcare Research and Quality，AHRQ）认为，高质量的医疗就是"在正确的时间，通过正确的手段，为正确的患者做正确的事情，以达到可能实现的最佳结局"。

1966年，美国"医疗管理学之父"多那比第安首次开创性提出医疗质量概念的三维内涵：结构—过程—结果，成为医疗质量管理学经典理论基础。1988年，多那比第安进一步发展自己的理论，提出医疗服务质量概念，即用合理的方法（医疗服务的各个方面）实现期望目标（恢复患者身心健康和令患者满意）的能力。同年，美国技术评价处（Office of Technology Assessment，OTA）提出，医疗服务质量指在现有医疗条件下利用医学知识与技术，在医疗服务过程中增加患者期望结果（恢复患者身心健康和令其满意）和减少患者非期望结果的程度。多那比第安和美国技术评价处提出的这两个概念目前在国际上均得到广泛认同，并具有代表性。

我国于2016年11月1日起施行的《医疗质量管理办法》对医疗质量的定义是：医疗质

量指在现有医疗技术水平及能力、条件下,医疗机构及其医务人员在临床诊断及治疗过程中,按照职业道德及诊疗规范要求,给予患者医疗照顾的程度。

（二）医疗质量的特点　WHO 认为医疗质量应该包括六个方面:①有效性,即患者可以得到期望的和满意的效果;②效率,即以最小的投入为患者提供最大的健康收益;③可及性,即因时因地提供与医疗需求相适应的卫生服务;④适宜性,即以患者为中心,根据患者需要和社会文化条件提供服务和干预;⑤公平性,即医疗服务不受年龄、性别、种族、信仰、地理、社会经济状况等差别的影响,即一视同仁;⑥安全性,即避免或减少医疗服务造成直接或潜在的伤害。《医疗质量管理办法》对医疗质量的定义,体现了医疗质量的五个特点:

1. **整体性和系统性**　医疗质量的范围不仅指医疗诊断和治疗质量,还包括患者诊疗全过程的技术、服务、环境、设备等;涉及的科室和人员不仅包括临床医技科室和医护人员,还涉及医院所有部门的员工及医院相关方(如药品供应商、外包方等);不仅包括医疗过程质量,还包括结构质量和结果质量,更关注患者满意度。总之,医疗质量讲究的是系统最优。

2. **标准性和科学性**　医疗质量所尊崇的"标准"不仅有法律法规、诊疗规范,还包括职业道德;医疗质量监测的指标不仅有医疗、护理、院感指标,还应重视设备设施、后勤服务、消防安全、物资供应、危化品管理与患者安全的关系等指标。

3. **安全性和及时性**　医疗质量最重要的特点是安全性,最突出的特性是及时性。只有诊治及时才能保障患者生命安全、减轻疾病对患者的损害;安全性体现在医疗服务全过程中,必须贯彻始终,这是医疗质量最重要的特性。

4. **经济性和适用性**　质量问题实际上是一个经济问题。对患者而言,必须考虑减少费用、改进适用性、提高满意度;对医院而言,必须考虑安全性、运行费、修理费以及可能的处置费用。质量的经济性不仅局限于质量成本,还应包括由于质量水平提高或降低带来的收益或损失,以及由高质量或低质量带来的声誉的提高或降低。不合理的诊断、治疗,既是对社会资源的浪费,也违背医学伦理。因此,医疗服务和医疗质量必须考虑经济性和适用性。

5. **伦理性和人文性**　医学的核心在于人。人不仅具有生物属性,更具有心理、社会属性。医学的人文属性决定了医学的职责不等于医疗,医疗服务与医疗技术服务之间也不能单纯地画等号。医疗质量由于自身特有的技术垄断性、不确定性、医患双方医疗信息接收的不对等性,使得患者对医疗质量评价一直带有模糊性。因此,对于患者而言,大多数情况下无从评判诊断治疗结果是否得当和精准,大多凭借在医疗照顾过程中对医院人文氛围和医务人员服务态度等非技术性服务质量的直观感知和评价。

二、医疗质量的构成

根据多那比第安的观点,医疗质量由结构(structure)、过程(process)、结果(outcome)组成。三者也可称为基础质量、环节质量、终末质量。三者密切联系,相互制约、相互影响。基础质量贯穿医疗质量始末,终末质量是基础质量和环节质量的综合结果,而终末质量又对基础质量和环节质量起反馈作用。目前,按照这一规律对医疗质量的三个环节进行有效控制,是进行质量管理的主要方法。

1. 基础质量(结构质量) 多那比第安认为,结构指的是提供服务时所使用的资源,以及它们在服务提供中固定的相互关系。基础质量包括以下要素:

(1)医院编制规模。

(2)人员结构,包括人员资质、能力、学科梯队等。

(3)法律法规、规章制度、操作规范、技术标准执行情况。

(4)资源,如设施设备、药品等。

(5)医院文化、医德医风。

(6)医院地理位置与交通情况。

(7)医院环境、绿化、建筑。

(8)医院信息化建设水平。

(9)医院服务理念和服务意识。

(10)卫生经济管理。

上述因素主要包括人员、技术、物资、规章制度和时间五方面要素。基础质量不能代表医疗质量,但却对医疗质量产生深刻影响。医院必须通过有效管理,使各要素有机组合,保证质量和效率的最大化。

2. 环节质量(过程质量) 医疗服务全过程中各个环节的质量,又称过程质量。包括从患者就诊、入院、诊断、治疗、护理、疗效评价、出院、院后康复等各个环节的质量,还包括科研、教学、后勤服务、行政管理等方面的工作质量。只有确定和抓住重点环节,才能保证环节质量。重点环节包括重点科室、重点人员、重点因素和重点时间,如新调入人员、实习进修人员,对医院奖惩不满、工作不安心等因素,节假日、工作忙碌时间段等。要对重点环节加以识别和重点管理,及时发现问题、进行分析研究,采取有针对性措施。如在检验结果报告时限中要求临检项目≤30分钟出报告,生化、免疫项目≤2小时出报告,临检常规项目≤30分钟出报告,生化、免疫常规项目≤1个工作日出报告,微生物常规项目≤4个工作日。环节质量管理的核心在于预防和实时控制,针对过程问题及时采取纠正措施和预防措施,以保证结果质量。

3. 终末质量(结果质量) 以数据为依据综合评价医疗终末效果和效益,从而发现并解决质量问题。终末质量虽然是事后检查和回顾性分析,但仍可以起到质量反馈控制的作用,通过总结经验教训促进质量循环上升。精神专科医院常用的终末质量指标,主要包括诊断符合率,治愈好转率,死亡率,自杀、自伤、伤人、毁物、擅自离院、跌倒、坠床、压疮、烫伤、噎食、窒息发生率,院内感染发生率、抗菌药物使用率等。

(栗克清)

第三节 医疗质量管理

一、医疗服务的特征

医疗服务是指医方提供医疗服务的实体及其质量,它能够满足患方对医疗服务使用价值的需要,包括诊疗技术、服务态度、服务承诺、医院形象、社会声誉等,可以给患者带来附加利益和心理上的满足感及信任感,能满足人们精神上及心理上的需要。医疗服务产生的过程不仅仅需要医方的努力,更需要患方的参与和配合,具有以下特征:

(一)**医疗行为及其对象的复杂性** 医学已有数千年的历史。医学不仅充满科学和哲学,还广泛涵盖社会学、人类学、艺术学、心理学等各个领域。医学所研究和服务的不仅是疾病本身,更包括疾病的载体——有着不同生活经历和生存体验的活生生的人。现有疾病已达四万种之多,且不同疾病还有不同的分期分型,发生在不同人群或不同的个体身上,这就构成了医学的复杂性。因此,医疗行为应因人而异、因时而异、因地而异,在关注疾病的同时更要把患者作为一个完整的整体来看待,重视人的社会、心理属性。

(二)**医疗行为的公益性** 医疗行为的服务对象是人,维护的是人的生命和健康,而生命和健康是无价的。医疗服务行业是社会保障体系的重要方面,其目的是保障社会成员的基本医疗和健康水平,具有明确的公益性。医疗行为不仅关系到每个人的生老病死,而且患者期望高、要求高。由于职业特点,医生也更重视自身的职业道德修养。《中华人民共和国专利法》第二十五条规定,科学发现、疾病的诊断和治疗方法不授予专利权,充分体现医学强烈的公益属性。

(三)**医疗行为结果的不确定性** 医疗行为与其他服务行业的行为不同。医疗行为的结果并非完全能由医疗行为的实施者——医生所控制,由此造成了医疗行为的不确定性。医疗行为的不确定性,不仅在于患者生物体的不确定性,还在于患者本人的不可预测性。同样的疾病、创伤,在不同医疗机构诊治,可能得出完全不同结果;同样的疾病在不同个体症状、体征不会完全一样,同样的疾病用同样药在不同个体反应也不一样,有的反应常常不可预知。

(四)**医疗行为结果的不可重复性** 不能被贮存、运输是服务不同于物质产品的重要方面。由于医疗服务的无形性、不可分离性及难以标准化等特性,因而不可能被存储。医护人员永远都不可能重复提供以前提供过的服务,每一次医疗护理措施都是不一样的。医疗服务的易逝性和不可重复性特点使医疗服务需求的变化不规则,提供和需求相互影响,医疗机构必须准备必要的设施和人员提供即时的医疗服务。

(五)**医疗行为的侵入性和损害性** 医疗行为虽以拯救患者生命健康为目的,但在一定程度上,对身体具有一定的侵入性和损害性,对组织器官具有一定甚至是明显的侵袭性,易导致人体损害后果。当医疗危险行为具有医学的适应性和医疗技术的正当性时,在法律上也作为正当的行为被允许,即使给患者造成损害,也因为其行为正当性而不能得到救济。对医疗危险行为,应该进行有效性和有害性利益衡量,只有在正面利益超过有害性时才能使之正当化。常见的医疗危险行为包括高危诊断技术(如 X 线检查、有创性的各种内窥镜检查等)、使用药物风险(如鸦片和吗啡类药物的依赖性、成瘾性等)、高危治疗手段(如开胸、开腹、开颅等大手术)、不确定性医疗危险行为(如药物过敏等)。基于医疗服务的这一特征,要求服务提供者首先不给患者带来伤害,多数情况达到患者获得有益的结果,最理想的状况是实现风险和收益之间的最佳平衡程度。

二、患者期望与服务质量

患者对于一所医疗机构的了解,是通过多种渠道产生的,如过去的就医经验、口碑、媒体报道等。一般情况下,患者对一所医院的评价,会通过比较就医过程中的感知服务(perceived service)和期望服务(expected service)。如果感知服务低于期望服务,顾客就会不满意;相反,如果感知服务高于期望服务,患者就会感到满意。即使在同一所医院的同一个科室为不同的患者提供同质量的医疗服务时,因不同患者的期望值不同,患者的满意程度会有差别(图 1-3)。

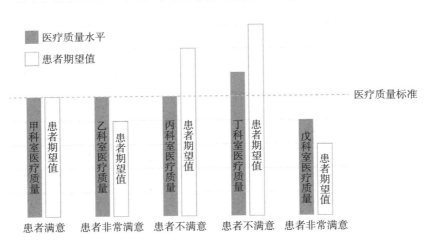

图 1-3 患者期望值、服务质量与患者满意关系

导致医疗服务与患者期望产生差距主要有五个原因:

1. 患者期望与管理者感知之间的差距 管理者无法一直正确感知患者需要,例如管理者认为患者更需要更好的膳食,但患者更关心护士的服务态度。

2. 管理者感知与质量标准之间的差距 管理者虽然正确识别了患者需求,但没有设定相应的质量标准,如管理者要求护理以优质的态度服务,但没有制定优质服务的标准。

3. 质量标准和医疗服务之间的差距   在医务人员培训中,由于培训目的不明确、计划不具体、方法不得当、效果不到位,医务人员认为质量标准之间有冲突,导致不遵从质量标准和规范要求。

4. 医疗服务和外部传播之间的差距   患者的期望往往会受到医院宣传的影响。如医院官网、官微的宣传册显示医院环境优美、设施先进、病房整洁,而患者到医院就诊后发现实际上医院拥挤不堪、标识不清、设施陈旧、卫生状况较差,这些都会与患者期望形成差距。

5. 感知服务和期望服务之间的差距   患者不当地感知服务质量,导致期望和感知之间的差距。

因此,医疗质量管理过程中,一定要高度关注患者期望并加以管理。要通过完善的知情告知程序和恰当的宣传,使患者理性客观认识医疗技术、医疗质量和医疗服务能力,认识医疗技术的局限性,避免不切实际的夸大宣传给患者带来过高的不切实际的期望,造成期望与现实之间的落差,造成对医院医疗质量的不满。

1994 年,美国质量协会综合顾客期望、感知质量和感知价值这些因素,与密歇根大学商学院共同发布了一个计量经济学模型——"美国顾客满意度指数(ACSI)",用于在全国层面测量顾客满意度。ACSI 由国家整体满意度指数、部门满意度指数、行业满意度指数和企业满意度指数 4 个层次构成,是目前体系最完整、应用效果最好的一个国家顾客满意度理论模型。ACSI 模型最大的优势是进行跨行业、跨时间段比较,已成为美国经济的晴雨表。ACSI 是非常有效的管理工具,它能够帮助组织与竞争对手比较,评估目前所处的竞争地位。ACSI 说明,总体满意度处于一个相互影响相互关联的因果互动系统中,消费经过与整体满意度之间有着密切关系,满意度高低将带来不同的结果——顾客抱怨和顾客忠诚。

三、医疗质量管理的定义及内涵

(一) 医疗质量管理的定义   《质量管理和质量保证的术语(GB/T 6583—1994/ISO 8402:1994)》对质量管理的定义为:确定质量方针、目标和职责并在质量体系中通过诸如质量策划、质量控制、质量保证和质量改进使其实施的全部管理职能的所有活动。《医疗质量管理办法》对医疗质量管理的定义是,按照医疗质量形成的规律和有关法律、法规要求,运用现代科学管理方法,对医疗服务要素、过程和结果进行管理与控制,以实现医疗质量系统改进、持续改进的过程。

(二) 医疗质量管理的内涵   根据国家《医疗质量管理办法》,精神专科医院应依法依规开展医疗质量管理活动,重点包括以下内容:

1. 制定并组织实施符合本医院实际的医疗质量管理制度   医疗质量管理制度是一所医院开展医疗质量管理的依据和遵循,医院医疗质量管理委员会应根据国家医疗质量管理的有关法律法规和要求,结合实际,制定成套的医疗质量管理制度,通过顶层制度设计,建立完善本医院的医疗质量管理长效工作机制,并常态化、科学化地组织和督导落实,不断提高本医院医疗质量管理的制度化和法治化水平。

2. 制定并实施医院的医疗质量持续改进计划和实施方案 依据朱兰三部曲理论,质量管理要经过质量策划或质量设计、质量控制、质量改进,这三个过程相互关联。质量设计是质量管理的基础,是识别顾客、明确顾客需求、确定质量目标、建立管理流程的过程;质量控制是实现质量计划的需要,是制定和运用一定的操作方法,以确保各项工作过程按原设计方案进行并最终达到目标;质量改进则是质量计划的一种飞跃,管理者通过打破旧的平稳状态而达到新的管理水平。医院质量管理部门应在分析上年度医疗质量管理现状的基础上,全面分析质量问题和各种影响因素,找到影响上年度医疗质量问题的主要原因,针对主要原因有针对性地制定改进措施和改进计划,形成年度质量管理实施方案。各科室质量管理小组要在医院持续改进计划和实施方案的基础上,结合本科室本专业实际,制定切实可行的改进计划和实施方案。计划和方案要明确目标、执行范围、责任人、完成时限和落实方法,并定期开展督导检查,保证计划和方案的落实。

3. 组织开展医疗质量控制活动 医院院科两级质量管理组织,应依据医疗质量管理相关法律法规、规范、标准和本医院医疗质量管理制度的规定,运用科学的管理工具和方法,规范临床诊疗行为,借助信息化手段,组织开展本医院的医疗质量监测、预警、分析、考核、评估等工作,并定期总结分析质量管理信息,总结规律,查找不足,在一定范围内定期发布医院的质量管理信息。

4. 开展医疗质量管理培训 根据医院建立的相关制度,组织开展院科两级的医疗质量管理相关法律、法规、规章制度、技术规范、质量管理理论与方法的培训活动。培训活动应制定培训计划,明确培训目标、内容、方法、参加范围、责任人和完成时限,并做好培训效果的评价,确保达到培训目标。

四、医疗质量管理的目标

管理学学者彼得·德鲁克(Peter F. Drucker)认为,管理人员的首要任务就是制定目标,并把目标告诉那些与目标有关的人员;能够制定目标,不一定就能成为管理者,但一个人如果没有制定目标的能力,那他肯定不能成为一个合格的管理者。德鲁克提倡,每一个管理人员都必须以组织的目标为依据,确定他所领导的单位的目标和自己的目标。目标是要实现的结果,目标可以是战略的、战术的或操作层面的。质量目标是关于质量的目标,是在质量方面追求的目的,是组织为满足要求和持续改进质量管理体系有效性方面的承诺,是质量方针的具体体现,其依据是行为科学和系统理论。建立质量目标的目的是为全体员工提供在质量方面关注的焦点,帮助医院合理分配和利用资源,以达到策划的结果。一个有魅力的质量目标可以激发医务人员的积极性和主动性,激励医务人员持续改进和提高医疗质量、增进患者满意。

1. 质量目标的分类 质量目标按时间可分为中长期质量目标、年度质量目标和短期质量目标;按层次可分为医院质量目标、各科室质量目标以及部门和个人的质量目标;按项目可分为医院总质量目标、项目质量目标和专门课题的质量目标。

2. 质量目标的制定   制定合理的医院质量目标,首先要明确医院存在的医疗质量问题,分析医院的强项和弱项,针对医院发展现状、医院愿景、质量方针和医药卫生体制改革的方向、医学科学发展的前景来综合制定医院医疗质量目标。设定质量目标时,不仅要考虑相关职能、不同层次的质量目标,同时要设定过程质量目标,以确保过程绩效,进而提高医院整体绩效。

(1)分析医院现存的弱项和问题:可以通过对满意度调查、患者投诉、医疗纠纷、医疗安全不良事件分析结果、病案首页分析、死亡病例分析、质量审核的结果、管理评审结果、统计分析结果、纠正或预防措施等等来发现医院医疗质量问题,找出医疗质量的弱项。从而找出质量目标所要解决的不合格、缺陷、不足和差距等问题。

(2)确定主要问题:根据80/20法则,在分析找到的全部问题中,找到那些重要的、必须解决的问题,分析题其对医疗质量和患者安全的影响程度,以及这些问题所影响的时间、人员以及资源配置情况。从而确定那些对医疗质量影响大的主要问题,根据这些问题来制定质量目标。

(3)根据主要问题制定质量目标:实践证明,只有依据医院存在的主要问题制定的质量目标,对于医院和患者来说才具有针对性、挑战性和可操作性。例如:针对精神专科医院住院患者保护性约束措施使用率高的问题,在对上年度约束患者的有关数据和不良事件进行分析后,找到影响保护性约束措施使用率高的主要原因,可以针对制定改进措施和保护性约束措施使用率指标,引导医务人员持续改进医疗护理措施,实现质量目标。

(4)制定质量目标的注意事项:①质量目标要满足患者要求、法律法规及相关评审标准或行业标准的要求;②质量目标应是可测量、可量化的;③质量目标应具有挑战性,通过全员努力才能实现,起到引导医务人员持续改进的激励作用。

3. 质量目标的实现

(1)教育培训引导:质量目标制定后,首先要通过正式的文件和会议向全院员工公布,并在不同层面的员工中开展教育培训,让全体高层、中层和基层的员工均能正确理解目标的含义和意义。要通过培训,让全体员工质量管理的目的是追求高质量,实现目标的过程就是最大限度地避免不必要的风险、减少浪费,从而减少和避免质量损失。

(2)逐级分解质量目标:要对意义层面的质量目标进行展开,按级分解落实到各职能科室、临床医技科室、后勤保障科室和各级各类人员,使质量目标更具有操作性,使质量目标纵向到底、横向到边,形成千斤重担大家挑、人人肩上有指标的形势,充分调动全体员工的积极性,以确保质量目标的完成。

(3)制定质量计划和方案:各项质量目标的具体负责实施科室及负责人,要编制每项质量目标的实施计划和实施方案,制定活动计划书或措施计划表,详细列出实现该项质量目标的问题、现状、措施、目标、时限、责任人等,明确质量目标的实现路径。

（4）做好质量目标考核评价:建立每项质量目标的指标体系,通过常态化的质控活动,借助信息化手段,收集分析数据指标,形成阶段性的质量目标评价报告,得出季度、半年、年度的目标达成结果,根据医院奖惩制度落实激励措施,引导员工保持和提高质量目标水平。

五、医疗质量管理的发展趋势及特征

（一）医疗质量管理的发展趋势　从国际看,质量管理的发展经历了质量控制（quality control,QC）、质量保证（quality assurance,QA）、持续质量改进（continuous quality improvement,CQI）和全面质量管理（total quality management,TQM）的转变。医疗质量的发展,经历了从早期以追求零缺陷为目的的质量控制,到以寻找和解决深层次问题完善管理系统的质量保证,再到以全面质量管理理论为指导的持续质量改进。我国始终将医疗质量管理和学科能力建设贯穿医疗卫生事业发展全过程,通过政府主导、行业推动和医务人员的共同努力,医疗卫生事业取得了快速发展,逐步建立了科学化、规范化、精细化的医疗质量安全管理体系。2018年,据国际权威医学期刊《柳叶刀》发布的全球医疗质量和可及性（HAQ）排名,我国HAQ排名从2015年的全球第60位提高到2016年的第48位,是中等SDI（社会人口学指数）国家中进步最大的国家之一。我国医疗技术能力和医疗质量水平提升成绩得到了国际广泛认可。据国家卫生健康委医政医管局《2019年国家医疗服务和医疗质量安全报告》,"十二五""十三五"以来,国家持续加强医疗质量安全管理,医疗服务能力和医疗服务效率不断提高,医疗质量安全水平持续提升。在制度体系方面,颁布实施医疗质量管理办法、医疗技术临床应用管理办法等部门规章;在组织体系方面,建立了40余个国家级质控中心、1 400余个省级质控中心,构成了组织管理体系;在规范体系方面,制定发布一系列临床诊疗指南、规范、标准、临床路径;在指标体系方面,从专业、病种、技术等层面制定质控指标,扩大质量监测范围,涵盖心血管、肿瘤、呼吸等主要临床专业以及麻醉、重症、护理等平台专业。2016—2018年,反映医疗服务广度的疾病诊断相关组（DRGs）组数,全国三级医院由535组提升至563组;反映医疗服务能力的病例组合指数（CMI值）,三级医院由0.95上升至0.97。同时,2019年三级医院平均住院日为9.2天,比2014年下降1.5天,实现5年连续下降。2018年,三级公立的综合医院住院患者总死亡率为0.60%,二级公立综合医院总死亡率为0.47%,这两个指标均实现3年连续下降。合理用药水平不断提高。2011—2018年,住院患者抗菌药物使用率从61.4%下降到40.4%;抗菌药物使用强度从61.8DDD下降到43.7DDD。2018年,全国精神专科医院的诊疗过程指标、患者安全指标、重点病种的死亡率和重返率等指标,均较2017年、2016年有所改善,总体上呈现出向好趋势。我国医疗质量安全管理还存在医疗资源发展不充分、医疗资源分布不平衡现象,医疗质量安全仍有薄弱环节,特别是基层医院和民营医院仍需提升。国家将不断加强医疗质量安全管理,进一步完善质控体系,扩大质控工作范围,提高质控工作的科学化、精细化、信息化程度,让广大人民群众就近享有公平可及的医疗卫生服务,满足人民群众美好生活需要的需求。

（二）医疗质量管理的发展特征　改革开放40多年来,我国医疗质量管理的发展呈现出以下特征:

1. 从行政化到制度化　我国公立医疗机构有着明显的行政化特点。有学者指出,我国公立医院正处于一种"行政性市场化"或"行政性商业化"的组织和制度模式之中。体现在医疗质量管理中,如全国医疗卫生机构广泛开展的"医院管理年""医疗质量万里行""三好一满意""进一步改善医疗服务行动计划"等活动,都是以政府部门行政方式组织发动、以行政管理手段推进实施的质量管理活动,具有阶段性、形式化和一过性特征。2016年9月,国家卫生和计划生育委员会以部门规章形式颁布了《医疗质量管理办法》,通过制度顶层设计,理顺了医疗质量管理的组织体系、职责任务和工作机制,建立完善了医疗质量管理评估制度、医疗安全与风险管理制度和医疗质量安全核心制度体系,发布了十八项医疗质量安全核心制度要点,明确了医疗质量管理各项要求以及卫生健康部门、医疗机构、社会组织在医疗质量管理中的责任、权利和义务,使医疗质量管理工作步入制度化、法治化管理的轨道。

2. 从经验化到规范化　规范化是指在经济、技术和科学及管理等社会实践中,对重复性事物和概念,通过制定、发布和实施标准(规范、规程和制度等)达到统一,以获得最佳秩序和社会效益。医疗质量管理是建立在医学科学和管理科学、社会科学等基础上的管理活动,有着自身的规律性和科学性。我国对医疗质量管理规律性和科学性的认识经历了一个较长的过程,从各医院、各地各自为政的经验化管理,到不断完善医疗质量管理和临床诊疗相关规范体系,颁布覆盖临床各专业常见病、多发病的《临床诊疗指南》和《临床技术操作规范》,制定各专业各病种的临床路径,以及重点医疗技术临床应用管理规范,颁布医疗机构基本标准、医院评审标准和实施细则、中国医院协会质量安全管理团体标准等标准规范,使各级各类医疗机构的医疗服务行为得到规范,医疗质量安全得到保障。

3. 从随意化到专业化　长期以来,各医疗机构质量管理专业人员普遍缺乏,质量管理人员大多来自于医疗、护理等临床岗位的转岗,质量管理人员、医院中高层管理人员和医护人员大多缺乏系统的质量管理培训,医疗质量管理的专业性较差、随意性较强。近年来,国家、省、市三级质控组织体系逐步完善,国家层面成立了麻醉、病理、临床检验、护理等管理专业和35家临床专业质控中心,各省级也陆续组建了相关专业省级质控中心,医院感染(院感)、护理等重点专业的质控组织向区县纵向延伸。二级以上医院贯彻落实《医疗质量管理办法》,设立了院科两级质量管理组织,院级层面成立医疗质量管理委员会,业务科室层面成立科室医疗质量管理工作小组,科学开展日常质控工作,我国医疗质量管理专业化水平不断提升。

4. 从粗放化到精细化　近30年来,随着医院信息化的快速发展,医院运营指标、质量指标、财务指标、绩效指标等方面数据的采集、汇总、统计、分析和动态监测、安全预警等功能不断完善,为医疗质量管理体系的构建,为医疗质量管理和决策,提供了循证依据,为医质量管理从粗放化到精细化的转变提供了有力支撑。国家层面,通过制定和实施涵盖医疗机构、临床专科、重点病种及医疗技术的质量控制指标体系,引进推广全面质量管理、PDCA循环、品管圈、疾病诊断相关组(DRGs)绩效评价、单病种管理、临床路径管理等医疗质量工具,通过等级医院评审推动医疗机构开展医疗质量管理与自我评价,使医疗质量管理的科学化和精细化水平持续提升。

5. 从封闭化到公开化　2015年起,国家卫生和计划生育委员会(现国家卫生健康委员会)以《国家医疗服务与质量安全报告》的形式,向行业和社会全面客观展现我国医疗服务和质量安全的形势与现状。其中,2015年和2016年度报告在行业内发布,2017—2020年,每年的年度报告都面向全社会公开发布。其中,2020年度报告涵盖了全国31个省、自治区、直辖市的6 832家医疗机构和1.44亿住院患者医疗数据,其中包括534家精神专科医院,抽样住院患者数量143 646 873人次。报告包括医疗质量安全管理政策、医疗服务资源和服务能力数据分析、医疗质量管理与控制数据分析、医疗质量安全(不良)事件数据分析、临床专科DRGs绩效评价等五部分,全面展现了我国医疗服务和质量安全的形势与现状。

(栗克清　李佳勋)

第四节　质量管理常用工具

医疗质量管理工具,是为实现医疗质量管理目标和持续改进,所采用的措施、方法和手段,包括全面质量管理(TQC)、质量环(PDCA循环)、品管圈(QCC)、疾病诊断相关组(DRGs)绩效评价等。《医疗质量管理办法》第二十六条要求,医疗机构应熟练运用质量管理工具开展医疗质量管理与自我评价。近年来,随着新一轮医院评审工作的开展,精神专科医院在落实评审标准的过程中,开始引进并逐渐推广质量管理工具。

一、FOCUS-PDCA循环

作为推动工作、发现问题和解决问题的有效工具,典型的PDCA循环模式被分为四个阶段、九个步骤,即FOCUS-PDCA循环(图1-4)

FOCUS-PDCA循环是PDCA循环的进一步延伸,由美国医院组织于20世纪90年代创造的一项持续质量改进模式,旨在更仔细地了解和分析程序中的环节,以改进质量,特别是在制定改进计划之前,更加重视对问题的澄清和分析。FOCUS-PDCA循环包括:寻找(find)、组织(organize)、澄清(clarify)、理解(understand)、选择(select)、计划(plan)、实施(do)、检查(check)和执行(act)9个步骤。

1. 寻找(find)　发现需改进问题,如患者的抱怨、质量检查发现的问题、上级的要求、科室的工作计划和目标等。

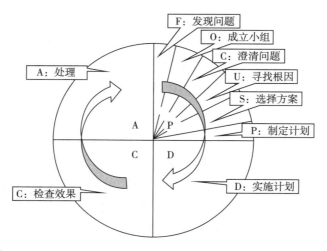

图 1-4　FOCUS-PDCA 循环 4 阶段 9 步骤

2. 组织（organize） 成立改进小组。有改进问题相关的人员组成专案小组,如临床科室的改进小组可由主任、护士长及相关医护人员组成,也可邀请医院相关职能部门的管理人员、相关领域专家参加。

3. 澄清（clarify） 明确现行流程和规范,发现与问题相关过程的薄弱环节,明确相关要求,查询文献和相关政策、规范,是否需要相关资源支持。

4. 理解（understand） 分析问题根本原因,召开小组会议,利用头脑风暴法,通过特性要因图、冰山图、关联图、系统图等工具分析寻找根本原因。

5. 选择（select） 选择有效改进流程。根据原因分析,改进小组召开会讨论,通过文献查询,从利益、成本、可行性等方面进行评分,筛选方案。

6. 计划（plan） 用"5W1H（who,when,where,what,how,why）"法制定改进计划。

7. 实施（do） 实施计划、收集资料和分析数据。

8. 检查（check） 检查、评估新流程的实施结果,把执行结果与要求达到的目标进行对比。

9. 处理（act） 实施新流程并持续改进,把成功的经验总结出来进行标准化,制定相应的标准,持续实施,把没有解决或新出现的问题转入下一个 PDCA 循环中去解决。

二、品管圈

详见第五章第三节"品管圈活动的组织实施"。

三、老七种和新七种质量管理工具简介

（一）老七种质量管理工具

1. 分层法 又称数据分层法、分类法、分组法、层别法,是指按某一线索对数据进行分

门别类、统计,以便分析质量问题及原因的工具。收集数据开始时,首先要根据选定的主题确定层别对象和项目,常用的分层项目有人、机、料、法、环、时间等,根据层别的内容设计一个简明的数据收集表格,配合检查表分类收集数据。分层法是其他质量管理工具的基础,是质量管理中最基本、最容易的方法,该工具在应用时的注意事项:

(1)分层要选择适当的项目。

(2)分层要先于查检数据,并与检查表、排列图、直方图等联合使用。

(3)层别分类项目之间不能有种属关系,即不能相互包含,如不能在分层项目中把医务人员和医生、护士并列。

2. 检查表 又称查检表、调查表、统计分析表、查核表,是一种利用统计表来进行数据简单整理和分析的一种方法。首先要明确要观察和记录的事件,利用分层法确定收集的项目,设计简明易用的检查表,要确定资料的收集期限、方法和收集人,针对每一个项目收集数据并填入表格。检查表可分为点检用检查表和记录用检查表两种,点检用检查表用于调查工作中的情形,记录用检查表用于收集计划资料,如不良原因和不良项目。一个检查表的要素包括标题、调查项目、时间、频次、地点、人员、方法结果整理等,记录用检查表可用符号和数据记录。

3. 直方图 也称柱状图,是对同一类型的数据进行分组、统计,并根据每一组所分布的数据量画出柱子状的图,适用于连续性数据的频数分布,了解总体数据的中心和变异,并能以此推测事物总体的发展趋势。直方图一般有正态分布、左偏或者右偏分布、离岛分布、锯齿分布等类型,当数据出现异常分布时,要做好相关的核查工作,如测定数据有无错误? 有无混入其他不相关的数据? 组距设定是否恰当? (组距应为测定单位的整除数,必要时,应将数据重新细分后再确认分布情况)。

4. 散布图 也称散点图、相关图,是以点的形式在坐标系上,画出两个对应变量之间的内在关系的图,其作用在于确认两个变量之间是否存在某种内在联系,以帮助判明假设的原因是否存在。一般两种数据的相关情形有正相关、负相关、无相关和非线性相关四种。使用该工具时的注意事项:两组变量的对应数据要尽可能多地收集,当存在两点重复的情况时,以⊙做记号,三点重复时以◎做记号。

5. 控制图 又叫管制图,是对过程质量特性进行测定、记录、评估,从而监察过程是否处于控制状态的一种用统计方法设计的图。图上有三条平行于横轴的直线:中心线(central line,CL)、上控制线(upper control line,UCL)和下控制线(lower control line,LCL),并有按时间顺序抽取的样本统计量数值的描点序列。UCL、CL、LCL 统称为控制线(control line),通常控制界限设定在 ±3 个标准差的位置。中心线是所控制的统计量的平均值,上下控制界限与中心线相距数倍标准差。若控制图中的描点落在 UCL 与 LCL 之外或描点在 UCL 和 LCL 之间的排列不随机,则表明过程异常。控制图的作用为能够判断品质是处于稳定状态还是处于异常状态;可以确认不良对策是否有效;可用作日常品质维护管理的主要工具。

6. 排列图   也叫帕累托图(Pareto chart)、柏拉图、ABC 图,是指将问题的原因或状况进行分类,然后把所有的数据由大到小排列后,所绘出的累计柱状图。排列图是品管圈的常用工具,它利用 80/20 法则,可以帮助我们找到关键的少数问题。将收集到的数据进行排序,求出合计数量、百分比和累计百分比,在 Excel 表格中选中数据区域,插入组合图表——柱形图和折线图,然后进行必要的美化,就可以得到一张排列图。

7. 因果图   又称鱼骨图、特性要因图、石川图,是用树状结构画出因果关系的图,其作用为将影响品质的诸多原因一一找出,形成因果对应关系,使人一目了然。因果图分为原因追求型(鱼头向右)和对策追求型(鱼头向左)两种。绘制鱼骨图的步骤包括:列出问题,利用分层法(人、机、料、法、环,或人、事、时、地、物)确定大原因,确定每个大原因的中原因,每个中原因的小原因,最后通过头脑风暴、票选等方法将小原因中的要因圈选出来。

(二)新七种质量管理工具   新七种质量管理工具,是 20 世纪 70 年代在日本形成和发展起来的一套方法,是从系统工程、运筹学、价值工程等管理科学中选取、提炼而用于质量管理的工具,多用于 PDCA 循环的 P 阶段,强调利用图形对非量化的资料进行整理。

1. 关联图   也叫关系图,是用连线图来表示事物相互关系的一种方法。如各种因素 A、B、C、D、E、F、G 之间有一定的因果关系。其中因素 B 受到因素 A、C、E 的影响,它本身又影响因素 F,而因素 F 又影响因素 C 和 G……,这样,找出因素之间的因果关系,便于统观全局、分析研究以及拟定出解决问题的措施和计划。关联图可用于制定质量管理的目标、方针和计划,产生不合格品的原因分析,制定质量故障的对策,规划质量管理小组活动的展开;用户索赔对象的分析。在绘制关联图时,箭头的指向,通常是:对于各因素的关系是原因—结果型的,则是从原因指向结果(原因→结果);对于各因素间的关系是目的—手段型的,则是从手段指向目的(目的→手段)。

2. KJ 法   KJ 法是日本专家川喜田二郎创造的,并根据其姓名的英文缩写命名。KJ 法针对某一问题,从错综复杂的现象中广泛收集资料,按照资料近似程度,内在联系进行分类整理,抓住事物的本质,找出结论性的解决办法。这种方法是开拓思路、集中集体智慧的好办法,尤其针对未来和未知的问题可以进行不受限制的预见、构思、对质量管理方针的制定、新产品新工艺的开发决策和质量保证都有积极的意义。KJ 法不同于统计方法,统计方法强调一切用数据说话,而 KJ 法则主要靠用事实说话、靠"灵感"发现新思想、解决新问题。KJ 法认为许多新思想、新理论,往往是灵机一动、突然发现。但应指出,统计方法和 KJ 法的共同点,都是从事实出发,重视根据事实考虑问题。川喜认为,按照 KJ 法去做,至少可以锻炼人的思考能力。在应用 KJ 法时,若要认识新事物,打破现状,就要用直接观察法;若要把收集到的感性资料,提高到理论的高度,就要查阅文献。

3. 系统图   是指系统地分析、探求实现目标的最好手段的方法。在质量管理中,为了达到某种目的,就需要选择和考虑某一种手段;而为了采取这一手段,又需考虑它下一级的相应的手段。这样,上一级手段就成为下一级手段的行动目的。如此地把要达到的目的和所需要的手段,按照系统来展开,按照顺序来分解,作出图形,就能对问题有一个全貌的认识。然后,从图形中找出问题的重点,提出实现预定目的最理想途径。它是系统工程理论在质量管理中的一种具体运用。

4. **矩阵图**　是指借助数学上矩阵的形式,把与问题有对应关系的各个因素,列成一个矩阵图;然后,根据矩阵图的特点进行分析,从中确定关键点(或着眼点)的方法。这种方法,先把要分析问题的因素,分为两大群(如群 A 和群 B),把属于因素群 A 的因素和属于因素群 B 的因素分别排列成行和列。在行和列的交点上表示着 A 和 B 的各因素之间的关系,这种关系可用不同的记号予以表示(如用"○"表示有关系等)。这种方法,用于多因素分析时,可做到条理清楚、重点突出。它在质量管理中,可用于寻找新产品研制和老产品改进的着眼点,寻找产品质量问题产生的原因等方面。

5. **矩阵数据分析法**　是一种定量分析问题的方法,与矩阵图法类似,它区别于矩阵图法的是:不是在矩阵图上填符号,而是填数据,形成一个分析数据的矩阵。

6. **PDPC 法**　又称过程决策程序图法,将运筹学中所运用的过程决策程序图应用于质量管理。PDPC 法是指在制定达到目标的实施计划时,加以全面分析,对于事态进展中可以设想的各种结果的问题,设想和制定相应的处置方案和应变措施,确定其达到最佳结果的方法。PDPC 法可以在一种预计方案不可行或效率不高出现质量问题时采用其他方案,确保最佳效果。PDPC 法适用制定质量管理的实施计划以及预测系统可能发生的问题并预先制定措施控制质量管理的全过程。

7. **箭条图法(arrow diagram method,ADM)**　又称矢线图法、双代号网络图法、网络计划技术,是一种抽象地表达整个任务中各活动之间先后衔接关系的图,也是一种有效、合理地安排一件事情所需时间、资源和费用的科学方法,有利于从全局出发、统筹安排、抓住关键线路,集中力量,按时或提前完成计划。它通过网络图的绘制、计算、分析、优化以达到有效工作的目的。华罗庚教授从 1965 年开始在我国推广这一方法,称之为"统筹法"。

(1)箭条图的组成要素:包括箭线、节点、路线三部分。箭线代表活动消耗的时间和资源,有时用虚箭线,表明活动之间的逻辑关系,不消耗时间和资源。节点用○表示,仅是活动之间的分界点,不占用时间不消耗资源。网络图中第一个节点叫始节点,最后一个叫终节点,其余的叫中间节点,中间节点均具有始节点和终节点的双重含义。路线是从始点到终点的路程。网络图一般有多条路线,时间最长的叫关键路线,关键路线上的每个活动叫关键活动。

(2)箭条图法的工作步骤:调查工作项目,把工作项目的先后次序,由小到大进行编号。用箭条代表某项作业过程,如①→②、②→③等。箭杆上方可标出该项作业过程所需的时间数,作业时间单位常以日或周表示。各项作业过程的时间的确定,可用经验估计法求出。画出箭条图。计算每个节点上的最早开工时间。某节点上的最早开工时间,是指从始点开始顺箭头方向到该节点的各条路线中,时间最长一条路线的时间之和。计算每个节点上的最晚开工时间。某节点上的最晚开工时间,是指从终点逆箭头方向到该节点的各条路线中时间差最小的时间。计算富余时间,找出关键线路。富余时间,是指在同一节点上最早开工时间与最晚开工时间之间的时差。有富余时间的节点,对工程的进度影响不大,属于非关键工序。无富余时间或富余时间最少的节点,就是关键工序。把所有的关键工序按照工艺流程的顺序连接起来,就是这项工程的关键路线。

一般说来,"老七种工具"的特点是强调用数据说话,重视对制造过程的质量控制;而"新七种工具"则基本是整理、分析语言文字资料(非数据)的方法,着重用来解决全面质量管理中 PDCA 循环的 P(计划)阶段的有关问题。因此,"新七种工具"有助于管理人员整理问题、展开方针目标和安排时间进度。

四、头脑风暴法

(一)头脑风暴法　头脑风暴法(brainstorming technique,BS 法)又称智力激励法、自由思考法、畅谈法、畅谈会、集思法,是由美国创造学家亚历克斯·奥斯本于 1939 年首次提出、1953 年正式发表的一种激发性思维的方法。头脑风暴法可分为直接头脑风暴法(简称为头脑风暴法)和质疑头脑风暴法(也称反头脑风暴法)。直接头脑风暴法是在群体决策尽可能激发创造性,产生尽可能多的设想的方法;质疑头脑风暴法是对前者提出的设想、方案逐一质疑,分析其现实可行性的方法。

(二)头脑风暴的形式　采取小组会议形式,由议题相关的 5~10 人参加,人员应考虑不同岗位和专业人员,设主持人 1 名、记录员 1~2 人,会议时间一般以 30~45 分钟效果最佳。

(三)头脑风暴的原则　为提高效率,使与会者畅所欲言,应严格遵守下列原则:

1. 自由发言,禁止批评和评论。对与会人员的任何想法都不批判、不阻拦、不驳斥。

2. 不自谦。不允许自我批判,调动每一个与会者的积极性。

3. 设想数量越多越好。

4. 巧妙地利用和改善他人的设想。每个与会者都要从他人的设想中激励自己,得到启示,提出新的设想。

5. 各种设想全部记录。

6. 不允许私下交谈。

(四)头脑风暴的步骤

1. **会前准备**　确定议题,围绕议题确定参与人和主持人、记录人,落实时间、场地和所需资料、物品等。

2. **设想开发**　主持人公布会议主题和会议纪律,介绍与主题相关的参考信息和数据,鼓励与会人员自由发言,大胆联想,在有限的时间内获得尽可能多的创意性设想。会前可进行柔化训练,激发与会人员以饱满的创造热情投入激励设想活动。

3. **设想整理**　按实用型和幻想型分类。实用型是指目前技术工艺可以实现的设想,可进行二次开发,进一步扩大设想的实现范围;幻想型指目前的技术工艺还不能完成的设想,也进一步开发转化为成熟的实用型设想。头脑风暴法的流程系统化处理程序:对所有提出的设想编制名称一览表;用通用术语说明每一设想的要点;找出重复的和互为补充的设想,并在此基础上形成综合设想;提出对设想进行评价的准则;分组编制设想一览表。

（五）书面头脑风暴　　书面头脑风暴(brainwriting)是对面对面头脑风暴的一种简单替代或补充,会在更短的时间产生比传统的头脑风暴更多的想法。是让参与者花几分钟的时间在纸上写出关于某个特定问题的创意;然后,让每一个参与者把他们的想法传给其他人,使其阅读并增加新的想法。几分钟后,继续要求参与者把他们的纸张传给别人,并重复该过程。经过 10~15 分钟,收集这些纸张并张贴出来直接讨论。书面头脑风暴法包括互动式书面头脑风暴、灵感卡片法、6-3-5 法以及远程电子表格法四种。

1. 互动式书面头脑风暴　　为每人分发纸张并写下想法,提供一个明确而清晰的问题陈述,描述"思维传递"的时间设置以及传递纸张的过程,任何人如果对问题陈述或思维传递过程有任何疑惑可以提问,提醒人们在写下自己的创意之前快速阅读已有想法,自由添加,修改或合并想法。每一轮结束后让人们把自己的纸张传给另一个人。在环节结束时,收集"创意卡片",把它们张贴出来并进行评论、增加想法或回顾。

2. 灵感卡片法　　让参与者把想法不断写在便笺或卡片上,完成一张卡片后将它放在一旁。当其他的参与者需要灵感时,他们可以从同事那里拿几张卡片然后继续。每张卡片只能写一个想法。灵感卡片法的变体是"一个想法,快速传递",即每人在卡片上写出一个想法,然后把卡片传给另一个参与者,让他再增加一个想法。如果参与者没有任何卡片来察看,他可以从一堆卡片中抓一个并且继续书写。这个过程将一直持续到环节领导者宣布"结束"为止。

3. 6-3-5 法　　6 人一组,每人每轮写出 3 个想法,5 分钟一轮。在此过程中,鼓励参与者发散思考,既可以在前人的基础进行大胆创意,也可以完全跳出别人的框架直接写出自己的想法。

4. 电子表格分析法　　是一种远程书面头脑风暴方法,可以使用电子表格作为工具。建立一个参与者列表,然后要求每人将想法输入电子表格单独的一列中。由于每人都可以在单元格中输入想法,其他人将会看到这个想法并将之作为新创意的灵感来源。

五、水平对比法

（一）水平对比法　　水平对比法(benchmarking)又称标杆法、基准分析法,是将过程、产品和服务质量与公认的领先地位的竞争者进行比较,以寻找自身质量改进机会。具体做法包括:对比领先标杆单位,体检自身不足之处,作出仿效改善;针对组织不满之处,列举业界先进做法,进行仿效学习。

（二）水平对比法的作用　　水平对比法是医院提高竞争力和增进患者满意的有效方法,

具有以下作用：

1. 有助于确定和比较竞争对手经营战略的组成要素。

2. 可以从任何行业中最佳标杆那里得到有价值的情报，用于改进本组织的内部经营，建立赶超目标。

3. 有助于技术和工艺方面的跨行业渗透。

4. 通过与客户的需求作对比分析，可发现本组织的不足，从而将市场、竞争力和目标的设定结合在一起。

5. 可进一步确定组织的竞争力、竞争情报、竞争决策及其相互关系，作为进行研究对比的三大基点。

（三）水平对比法的形式   水平对比法有以下四种形式：

1. 内部水平对比法   是医院内部就一项特定工作在类似科室或部门间进行比较来取得改进的方法，是比较容易实现的一种水平对比法。

2. 竞争水平对比法   是就某种技术或管理、服务进行竞争者之间的比较方法，是最难实现的水平对比法。

3. 功能水平对比法   在同一行业内对相似的功能进行比较，如精神专科医院的服务与妇产医院的服务相比较，这一方法比较容易研究和执行。

4. 普通水平对比法   不管行业门类，就某一特定的过程进行比较，比较的标杆通常不是行业内的组织，但应是有影响力和较高实力的组织。如把精神专科医院的风险管理与某一航空公司的风险管理进行比较。如美国学者约翰 J. 南斯（John J. Nance）的著作《向航空业学管理——医疗质量与患者安全的终极飞行计划》，通过总结分析航空业的安全管理经验，与医疗安全进行水平对比，来助力医院加强医疗质量安全管理。

（四）水平对比法的实施步骤

1. 确定进行标杆分析的具体项目   明确医院的医疗技术或服务、管理等在哪方面与竞争对手相比存在差距，将其作为水平比较的项目，这些项目应该是影响医疗质量和服务的关键特性，或对医院发展具有战略意义，或具有巨大的改进潜力。

2. 确定对比对象   在确定比较项目之后，要选择领先的标杆。标杆应是公认的领先者，不一定是竞争对手。水平对比的过程并不是复制其他单位的做法，而是学习经验，把友谊的经验内化到自己的组织里。

3. 收集分析数据   包括本单位情况和标杆情况，数据可通过直接调查、人员调查、文献资料检索等途径获取。分析数据必须建立在充分了解本单位当前状况以及标杆状况的基础上，数据应当主要是针对管理过程，而不仅仅是针对结果。分析后建立一个表格，分析标杆和自身的差距。

4. 实施改进   根据标杆分析确定的实施方案，确定质量改进机会，制定实施改进计划并明确目标、责任人、成本、资源和实施进度，推进改进方案的实施，并不断修正计划与目标。

六、SHEL 模型

SHEL 模型最初是由英国学者埃尔温·爱德华（Elwyn Edwards）于 1972 年提出，并应用于工业中分析系统数据和信息，专门适用于动态的变化环境分析。1984 年，弗兰克·霍金斯（Frank H.Hawkins）对这个模型进行了改良，完善了其具体的因素指标。随着社会的发展，其适用范围逐渐扩大。目前 SHEL 模型已在医院质量安全管理中得到广泛应用，如分析不良事件、职业暴露管理、评估护理质量、改善医疗质量等方面取得了显著的临床效果。SHEL 模型，又称 SHEL 事故分析法，包含四个方面，软件（software，S）、硬件（hardware，H）、临床环境（environment，E）、人员（liveware，L）四部分。SHEL 模型是以人这一关键因素为中心，来研究人员、硬件、软件、环境之间的相互关系。当提到硬件因素时，通常普遍考虑的是设备、设施、场所等。软件则是指工作场所中的支持系统，如规章、程序等。环境是包含系统中运行的内部、外部环境，而内部工作环境又包括诸如噪声、温度等等这些因子，外部工作环境包括政治、经济、社会等各方面。人在系统中是核心，一般是指工作场所中的人员。人为因素处于整个模型中的中心位置，这是这个模型反复所强调的一点。如果将人员与三个因素结合起来，则会组成：生命件-硬件（L-H），指内部工作人员和设备之间的相互作用关系，决定了工作人员和设备及内部周边环境是如何具体操作的；生命件-软件（L-S），指工作人员与其内部场所环境中的互相支撑的系统关系，如手册、规章、标准操作程序和计算机软件等等这些因素，就如"用户友好界面"；生命件-生命件（L-L），是工作场所中人与人之间的关系，也是在整个模型中非常重要的一种关系；生命件-环境（L-E），是从宏观视角来说的，指整个内外部场所与工作人员的关系。

下面，以做好医务人员职业暴露防护为例，说明 SHEL 模型的应用。

（一）软件——人员的业务素质和能力　为降低医务人员职业暴露发生率，感控部门负责修订完善医院职业暴露管理制度，强化全员暴露防护知识培训，提高职业防护意识。重点是全员培训《中华人民共和国传染病防治法》《医院隔离技术规范》《医院感染管理办法》《医疗机构消毒技术规范》以及重点传染病防治知识等内容。医院感控部门组织专家和管理人员深入各临床科室，指导医护人员做好标准防护，正确佩戴、使用防护用具，正确规范洗手。

（二）硬件——工作场所和设施　完善传染病和感染管理信息系统，将职业暴露纳入不良事件上报系统，做好传染病患者信息数据网络报送；根据实际工作需要调整和补充防护用具，并进行正确使用防护用具的培训，要求人人掌握；在疑似传染病集中收治科室设立隔离窗口，传送患者治疗药物、生活必需品及饮食。

（三）临床环境——工作环境及人力环境　严格区分临床科室的清洁区、潜在污染区、污染区、污染通道及洁净通道，不同分区设置物理隔断且标识明确，人员活动须由洁向污，不可逆行；传染病隔离区域物品专用，禁止与其他病区混用；根据标准预防及三级防护原则，对进入不同分区的医务人员进行暴露风险等级评估,并针对评估结果给予其不同级别的个人防护用品,严格按照要求穿戴防护服、佩戴防护用品;疑似传染病患者单间隔离,确诊患者单间隔离或集中隔离,病房配备独立卫生间及手卫生设施,尽可能减少不必要的物品,做好环境和物品的清洁、消毒。

(四)人员——当事人及其他人员　加强对临床医护人员培训,增强对传染病及职业暴露的预防,加强心理辅导,缓解和消除医护人员的紧张、焦虑情绪。定期为职工进行体检,为职工注射疫苗,建立健康档案。对发生职业暴露的医护人员,除积极采取预防处理的同时,建立暴露后随访跟踪档案,确保健康安全。

(栗克清　李佳勋)

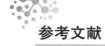

参考文献

[1] 石川馨. 质量管理入门[M].3 版. 刘灯宝,译. 北京:机械工业出版社,2016:34.

[2] W.爱德华兹·戴明,乔伊斯·尼尔森·奥尔西. 戴明管理思想精要:质量管理之父的领导力法则[M]. 裴咏铭,译. 北京:金城出版社,2019:91-132.

[3] 菲利普·科特勒,凯文·莱恩·凯勒. 营销管理[M].15 版. 何佳讯,于红彦,牛永革,等译. 上海:格致出版社,2019:391-393.

[4] 栗克清,李佳勋,孙秀丽. 三级精神病医院内部审核操作手册[M]. 北京:人民卫生出版社,2015:221-222.

[5] 陆林. 中国精神卫生学科发展的回顾与展望[J]. 北京大学学报(医学版),2019,51(3):379-383.

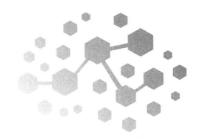

第二章

精神专科医院患者安全管理：理论与实践

患者安全是医疗服务的基础，也是全球性卫生问题。医疗机构因其专业性、复杂性和不确定性等特点，使医疗服务具有较高风险。患者安全事件不仅给患者及其家庭带来伤害，也造成医疗卫生资源的浪费。1999 年，美国医学研究所（Institute of Medicine，IOM）发布 *To Err is Human：Building a Safer Health System*（《人非圣贤孰能无过：建立更加安全的卫生体系》）的报告，披露美国每年约有 4.4 万~9.8 万人死于医疗差错。患者安全问题引起 WHO 与各个国家和地区的高度关注，掀起了患者安全运动。近年来，随着《中华人民共和国精神卫生法》《全国精神卫生工作规划（2015—2020 年）》《关于加强心理健康服务的指导意见》《"健康中国 2030" 规划纲要》等法律法规及政策出台，精神专科医院得到了较快发展。然而，精神专科医院质量安全管理还不能满足人民群众不断增长的精神卫生和心理健康服务需求，患者质量安全管理面临着严峻挑战。

第一节　患者安全管理理论

患者安全既是医学问题，也是社会人文问题，其发生因素非常复杂，既受疾病本身多样性、复杂性、严重性的影响，也受医务人员的人文和专业素质以及对医学科学认识的局限的影响，更与医院管理体系完善与否、管理制度落实与否相关。在医疗安全管理过程中，既要尊重管理学和医学本身的特殊性，也要重视安全生产领域安全管理的基本理论和规律。

一、墨菲定律

墨菲定律（Murphy law），又称为墨菲定理或摩菲定理，同帕金森定律、彼德原理一起被称为 20 世纪西方文化三大发现。主要内容是：凡事只要有可能出错，那就一定会出错（Anything that can go wrong will go wrong）。

墨菲定律是一种心理学效应，由美国空军上尉工程师爱德华·墨菲（Edward A.Murphy）

于 1949 年提出。爱德华·墨菲当时进行了一次火箭试验，目的是测定人类对加速度的承受极限。其中一个试验是将 16 个火箭加速度计悬空装置在受试者上方，有两种方法可以选择，而竟有人全部装在错误的位置导致试验失败。于是，墨菲作出论断：如果有两种或两种以上的选择，而其中一种将导致灾难，则必定有人会作出这种选择（If there are two or more ways to do something, and one of those ways can result in a catastrophe, then someone will do it）。这一论述后来逐步成为一条安全规则：只要存在发生事故的可能，事故就一定会在某个时候发生。而且不管其可能性多么小，总会发生，并造成最大可能的损失。应用于医疗安全管理上，在医疗行为中，如果客观存在一种错误做法，或者存在发生某种差错事故的可能性，不管其可能性多小，肯定会有人按错误的方法去做，医疗差错事故总会在某一时刻发生。

在统计学中，假如某事件的发生概率为 p（p>0），则在 n 次活动中至少有一次的发生概率为 $P = 1 - (1 - p)^n$。可见，无论事件发生的概率 p 多么小，当 n 越来越大时，P 越来越接近 1。这种小概率事件在我们身边比比皆是，于是人们会形成一种错觉，我这次不会发生事故。就是这种错觉，导致人们丢掉了安全意识，加大了严重事故发生的可能性。

墨菲定律的适用范围非常广泛，它揭示了一种独特的社会及自然现象。墨菲定律警示我们：容易犯错误是人的天生弱点，不论科技多发达，事故都会发生。面对人类的自身缺陷，采取多种保险措施，防止偶然发生的人为失误导致的灾难和损失。医学实践反复证明，很多医疗差错和事故，都是由一些极小的失误造成的。因此，事前应该是尽可能想得周到、全面一些，如果真的发生不幸或者损失，就要面对错误、总结分析错误，而不是企图掩盖。

这一理论在技术领域指出了技术风险有可能性变为突发性的事实。在医疗质量安全管理中，墨菲定律同样具有非常好的指导意义，它告诉我们，任何时候只要存在发生医疗差错事故的可能性，无论这个可能性有多小，迟早会发生。比如一名医务人员工作中不遵守查对制度，无论之前有多少次不遵守制度的操作，最终一定会发生差错事故。避免差错事故发生的唯一方法，就是纠正违反制度的行为，严格按照制度进行操作。

【案例】医院感染事件为何集中爆发？

某医院发生一起 69 名血液透析患者感染丙肝事件。医院为何会发生如此大规模的集中感染事件？

经专家组调查认定，该院感事件发生的原因有：一是手卫生和消毒制度未有效落实。主要是医护人员手卫生不规范，透析相关设备消毒、透析区域消毒措施执行不规范。二是血透室人力资源配置不足。按照行业规定，每名护理人员一般负责 6 台透析机器的操作，实际该院每名护理人员最少负责 9 台机器的操作。三是透析室流程不合理。该院血透室丙肝患者血透隔离区与正常透析区存在通道共用问题。四是未及时上报传染病疫情。病毒性肝炎属乙类传染病，发现后应依法在 12 小时内上报疫情，该院未按要求上报疫情。

案例分析：这起严重医院感染（院感）事件再一次验证了墨菲定律。如果医院严格按照规章制度执行操作流程，应该不会出现如此严重的结果。2010年，卫生部（现国家卫生健康委员会）公布的《医疗机构血液透析室管理规范》要求，携带乙肝、丙肝病毒、梅毒螺旋体及艾滋病病毒的患者应当分别在各自隔离透析治疗间或者隔离透析治疗区进行专机血液透析，治疗间或者治疗区、血液透析机相互不能混用。《医院感染管理办法》明确了医院在医院感染管理方面应承担的责任和必须遵循的工作原则、技术标准、规范等。但总有人无视国家规范和要求，抱着侥幸心理，认为发生医院感染是"小概率"事件，放松警惕，不遵守规章制度和操作规程。这不仅给患者及其家属带来严重的身心伤害，使患者病情雪上加霜，也对医院的质量安全和形象产生极其恶劣的社会影响。墨菲定律用残酷的事实警告我们，有法不依，有章不循，差错事故定会大祸临头。质量安全责任重于泰山，医务人员必须摈弃侥幸心理，强化质量安全意识，认真遵章守纪，严格按制度按规程操作，才能防患于未然，不让类似悲剧再次上演。

二、海恩法则

海恩法则（Heinrich law），又称"海恩安全法则""海恩事故法则"，是美国安全工程师海恩里希（Herbert William Heinrich）提出的300∶29∶1法则。即每一起严重事故的背后，必然有29次轻微事故和300起未遂先兆以及1 000起事故隐患。任何不安全事故都是可以预防的，任何事故苗头都是可以遏制的。世界上没有不可预防的事故。

"海恩法则"核心内容是：事故的发生是量的积累；再好的技术，再完美的规章，在实际操作层面，也无法取代人自身的素质和责任心。安全事故是可以预防的。根据海恩法则，当一件重大事故发生后，在处理事故的同时，要及时对同类问题的征兆和苗头进行排查处理，把问题解决在萌芽状态，防止类似问题再次发生。

1931年，海恩在他的著作 *Industrial Accident Prevention, A Scientific Approach*（《论科学方法预防工业事故》）中提出了海恩法则这一概念。1941年，海恩从灾害统计中发现，55万件机械事故中，死亡、重伤事故1 666件，轻伤48 334件，其余则为无伤害事故。从而得出一个重要结论，即在机械事故中，死亡、重伤、轻伤和无伤害事故的比例为1∶29∶300，海恩把工业伤害事故的发生、发展过程描述为具有一定因果关系的事件的连锁发生过程，即人员伤亡的发生是事故的结果；事故的发生是由于人的不安全行为和物的不安全状态；人的不安全行为或物的不安全状态是由于人的缺点造成的；人的缺点是由于不良环境诱发的，或者是由先天的遗传因素造成的。海恩法则强调，事故的发生是量的积累的结果，再好的技术、再完美的制度，实际操作层面也无法取代人自身的素质和责任心。

医院质量安全管理中，对质量安全的认识还能存在一些误区，很多人往往重视发生质量安全事故后对责任人的处罚，而忽略了安全隐患的排查，这就为再次发生类似事故埋下了隐患。在日常的质量安全管理活动中，往往重视按照质量安全管理制度要求进行专项检查，却忽视了对质量安全隐患的排查和不良事件报告的管理。任何时候,质量安全都是"预防为主,综合管理",就像消防安全的黄金法则"隐患险于明火,防范胜于救灾"。

据统计75 000起事故中,98%的事故是可预防的,其中88%的事故是人的不安全行为引起,10%是物的不安全状态,仅2%是不可预防的。因此,管理者要对管控人的不安全行为下功夫。首先,要明确各科室各岗位的质量安全责任,健全管理制度和管理程序,量化考核标准,使各个环节可考核可量化;其次,要着眼于风险管理、预防为主的理念,针对各个高危风险因素制定科学实用的应急预案,应急预案一定要具体到每个部门、每个班组、每个人员的应急分工,具体到每个楼层、每个科室的应急流程,具体到应急设施的配置,并定期开展应急演练,提高应急反应的时效性、准确性和有效性。最后,院科两级的日常监管一定要到位,以便及早发现安全隐患和事故征兆。一旦发现安全事故隐患,必须及时报告、及时排除,防止小隐患成为大事故。对于压力容器、高低压配电房、危险品库房、药库等重点场所、重点区域更应严格管理。

墨菲定律和海恩法则警示我们:作为医院管理者和医务人员,一定要牢记墨菲定律和海恩法则,做到警钟长鸣,牢记隐患就是事故、事故就是犯罪,把医疗服务的每个过程和每个细节做对、做好,以过程的正确保障结果的良好。只要医疗服务过程中任何一个环节存在发生差错事故的可能性,这个差错事故就会发生,也就是说,在医疗过程中安全差错事故时刻有可能发生,事实上也一直在发生。同时,一切事故的发生都是由量变到质变的过程,每个事故发生前都会有隐患、都会有未遂先兆、都忽悠有轻微事故,这些看似小的差错隐患累积到一定数量之后就会出现严重的事故。

千里之堤溃于蚁穴。麻绳易从细处断。冰冻三尺非一日之寒。防微杜渐,曲突徙薪。中国优秀的传统文化精华更加精辟地阐释了墨菲定律和海恩法则。墨菲定律告诉我们安全事故是不可避免的,海恩法则提示我们任何事故又是可以预防和避免的,这看似矛盾的两个理论实际在说明一个问题,患者安全在我们手中,关键看我们怎么做。

【案例】向航空业学习医疗质量安全管理——从系统观点看特内里费空难

特内里费空难,是指1977年3月27日傍晚,在加那利群岛的特内里费岛(Tenerife)洛司罗迪欧机场,发生的荷兰皇家航空(下文简称荷航)和美国泛美航空(下文简称泛美)的两架波音747客机跑道相撞事件。这起本不应该发生的事故共造成两机上583人丧生,其中荷航客机上的248人全部遇难。

特内里费空难被称为是一起改变飞机制造业和航空业的事故。事故之后,各国加强了驾驶舱与塔台之间沟通的规范性,不再允许使用"OK"这类可能引起歧义的指令,而要求驾驶舱与塔台相互确认关键信息。同时,航空业推行了"机员资源管理"系统,帮助机组成员更好地沟通,充分听取资浅机师的意见,防止机长一个人铸成大错。分析特内里费空难的原因,主要有以下几点(图2-1):

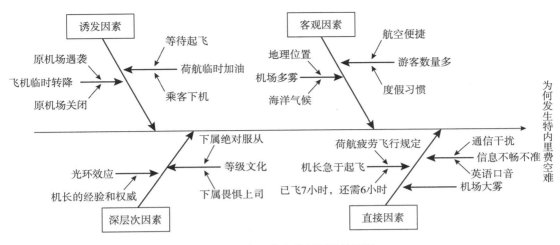

图 2-1　特内里费空难原因特性要因

（一）客观因素

1. 游客数量多，机场繁忙　旅游旺季，乘飞机的游客数量非常多。

2. 机场大雾　由于地理位置和气候原因，机场经常有大雾。

（二）诱发因素

1. 飞机临时转降　1977 年 3 月 27 日下午 1 点 15 分，拉斯帕尔马斯国际机场发生一起炸弹袭击，袭击者称在该机场里还安放了一个炸弹。警方只好封闭机场，将原本要降落在该机场的所有国际航班，全部转去洛司罗迪欧机场。荷兰皇家航空的波音 747-206B 型广体客机和美国泛美航空的波音 747-121 型客机就是被转降的其中两架客机。

2. 荷航客机临时加油　下午 4 点左右，洛司罗迪欧机场塔台接到消息，拉斯帕尔马斯国际机场即将重新开放。各个航班机组准备起飞，但机场已经渐渐被大雾笼罩。泛美客机的乘客都没有下机，拥有起飞的优先权，但它准备前往通向 12 号跑道的滑行道时，发现前面被荷航客机阻挡。荷航客机乘客大多下机去机场休息，机长临时决定在等待间歇加油。泛美客机只能等荷航客机加完油，安排乘客上飞机后，再跟在后面起飞。35 分钟后雾越来越严重，能见度极低。

（三）直接因素

1. 荷航客机机长急于起飞　荷航有一个防止"疲劳飞行"的硬性规定：任何机组成员的飞行上限是 13 小时，超过的话，无论是谁都要注销飞行执照。机长上午 9 点开始当班，事发前已过去了 7 个多小时，飞到拉斯帕尔马斯岛后等下一批乘客登机又需 2 小时，然后返回阿姆斯特丹还需 4 个小时。时间非常紧张，机长必须想方设法节约时间，不让这次飞行总时长超过 13 小时。

2. 荷航客机与塔台通信不畅、信息不准　塔台许可荷航客机"起飞后经 P 导航点，左转航向 90°……"内心焦急的机长误以为已经获得了飞行许可，回复"我们正在起飞！"机长带有口音的英语让塔台搞不清机长说的是"我们正在起飞"还是"我们正在起飞点"，塔台人员回道："OK，待命起飞，等我们通知你！"不幸的是，荷航客机机组人员只听见了"OK"两个字，于是起飞。而此时泛美客机正在前往 C4 滑行道的路上。

3. 机场大雾　由于大雾原因，泛美客机、荷航客机、塔台三方谁都无法看到对方动态。正在起飞的荷航客机看不到前面横在跑道上滑行的泛美客机，尽管在距离泛美客机 100 米内时成功升空，鼻轮成功通过泛美客机上方。但由于临时加油增加了飞机重量，荷航客机的引擎、机身下半部与主轮还是和泛美客机右上部机身相撞，并撕裂泛美客机中段部分。撞击后的荷航客机飞行爬升三十几米后失控坠落发生爆炸焚毁。

4. 荷航客机机长违背飞行原则，不听副驾驶提醒　在荷航客机滑行起飞时，飞机上的第一副驾驶已提出了质疑："泛美客机还没有离开跑道吧？"但机长不接受提醒，喊道："那架泛美已经留空跑道了。"作为担任荷航飞行安全总监的老牌机长，他自认为有资格独断专行，忘记了飞行员必须掌握的常识，如"没有许可，不得起飞""塔台指示，必须明确"。在耳机出现嘈杂声时，没有再三确认，又因为他的资历，副驾驶和机械师都很敬畏他，对他言听计从。

案例分析：

特内里费空难发生后，按照医疗卫生行业和很多管理者惯用的思维逻辑，一定要找到为此负责的人。无疑这个人肯定是荷航客机的机长。机长的责任很清楚：急于起飞，忽视没有起飞许可的事实，不听其他机组成员的建议，安全意识淡薄，责任意识缺乏，官僚主义严重，等等。

但是，不可否认的是，该机长是荷兰皇家航空最优秀的飞行员，他不仅是荷航的首席飞行员，还是公司副总裁、安全总监。如此优秀的人都能犯下如此大错，又有谁能保证其他飞行员不会犯下同样的错误呢？

其实，特内里费空难对航空业以外领域的影响远远超过航空业本身。1999 年，美国医学研究院（IOM）发布的报告指出，美国每年有 4.4 万~9.8 万人死于医疗差错。据美国疾控中心估算，至少有 10% 的患者在接受治疗期间，因医疗差错受到伤害。究其原因，美国医学研究院的报告也明确指出，是系统故障导致人为失误，只有修复系统才能停止医疗差错和伤害。

根据墨菲定律，容易犯错误是人的天生弱点，无论是资深专家还是刚工作的青年人。通过分析特内里费空难，给医疗质量安全管理带来启发和收获：光环效应会让资深专家产生绝对权威，掩盖医疗风险；不规范的专业沟通会忽略关键信息，诱发医疗差错；没有团队成员参与决策的等级文化，会让一个个医疗差错任性发展，由量变到质变，最终小差错酿成大事故。

三、帕累托定律

帕累托定律（Pareto Law），又称 80/20 法则（the 80/20 principle）、二八定律、最省力法则、不平衡原则、马特莱法则等，是由意大利经济学家和社会学家维弗雷多·帕累托（Vilfredo Pareto）发现的，由约瑟夫·朱兰（Joseph M. Juran）根据帕累托的研究推论出来的。最初只限定于经济学领域，后来被推广到社会生活的各个领域。

帕累托定律，指在任何大系统中，约 80% 的结果是由该系统中约 20% 的变量产生的。例如，在企业中，通常 80% 的利润来自于 20% 的项目或重要客户；经济学家认为，20% 的人掌握着 80% 的财富；心理学家认为，20% 的人身上集中了 80% 的智慧等。具体到时间管理，是指大约 20% 的重要项目能带来整个工作成果的 80%，并且在很多情况下，工作的头 20% 时间会带来所有效益的 80%。帕累托法则给我们的启示是：原因和结果、投入和产出、努力和报酬之间本来存在着无法解释的不平衡。我们应该重视这些不平衡的存在，打破那些束缚我们的认知，专注于重要的事情，用 80% 的黄金时间做重要的事情，从而提高工作效率。帕累托定律对医疗质量安全管理也有重要的指导作用。

在医疗质量安全管理实践中，我们往往习惯于在差错事故发生后追究责任人，在经济处罚和行政惩处上进行严肃处理，而忽视了造成差错事故的最关键的因素，也就是忽视对根本原因的查找；在寻求质量安全管理改进的过程中，我们往往会发现影响质量安全改进的原因有很多，少则十几个多则几十个原因，感到无从下手，进退两难。这时候，帕累托定律就会帮助我们找到关键的少数因素，有的放矢地针对关键的少数因素制定改进措施，在有效时间、用有限的投入达到管理成效的最大化。

【案例】如何降低精神障碍患者输液治疗的不安全事件？

在精神专科医院，住院精神障碍患者受精神症状支配，会出现拒食、生活不能自理等问题，一部分患者还伴有躯体疾病，为此，输液治疗成为必不可少的治疗方法。然而，兴奋躁动、违拗、不合作的患者常常会在输液时发生不安全事件，导致输液过程受阻，引起的患者躯体不适或者安全隐患，如滴速异常、渗液、患者自行拔液等。如何解决这一问题呢？在科主任和护士长的支持下，病房的 7 名护士组成品管圈（QCC），把降低输液不安全事件的发生率作为活动主题。

品管圈小组成员首先利用 2 周时间，对病房输液患者的不安全事件进行了查检。共发现输液不安全事件 131 件，包括渗液、滴速异常、患者自行拔针、液体输空或回血、患者自行拿液走动、拔针后出血等十几种现象，不安全事件发生率为 2.07 次/1 000ml。这么多的不安全问题，该从何入手呢？于是，品管圈成员把查检到的数据根据帕累托定律制作了输液不安全事件改善前柏拉图（图 2-2）。

通过柏拉图发现，两周内发现的 131 起输液不安全事件中，渗液和滴速异常两种不安全

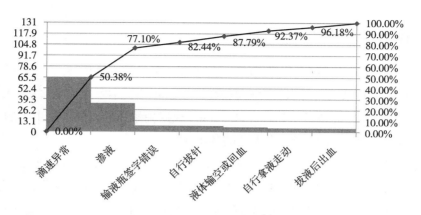

图 2-2　输液不良事件改善前柏拉图

事件发生的例数占总例数的 77.10%，也就是说近 80% 的输液不安全事件是渗液和滴速异常两种，于是将这两种输液不安全事件作为改善重点。接下来，品管圈小组进一步分析导致渗液和滴速异常的深层次原因，进行真因验证找到真因，针对真因制定改进措施分别进行实施，全部措施实施后，统计输液不安全事件发生率从 2.07 次/1 000ml 降到 0.92 次/1 000ml，达到预期目标，取得良好成效。

案例分析：实践证明，在质量安全管理中，要在有限的期限内取得最佳的改善效果，必须善于抓住主要矛盾和矛盾的主要方面，选择影响大的关键质量问题进行改进，选择起主要作用的原因去解决质量问题，方能事半功倍。正如《矛盾论》所说，不能把过程中所有的矛盾平均看待，必须把它们区别为主要的和次要的两类，着重于抓住主要的矛盾。矛盾的两方面中，必有一方面是主要的，他方面是次要的。其主要的方面，即所谓矛盾起主导作用的方面。事物的性质，主要地是由取得支配地位的矛盾的主要方面所规定的。

四、木桶理论

木桶理论（barrel theory），又称短板效应、木桶效应，是由美国著名的管理学家、现代层级组织学的奠基人劳伦斯·彼得（Laurence J.Peter）提出的一个管理学理论。是指如果组成木桶的木板参差不齐，则木桶的水容量是由最短的木板决定。这一理论不仅适用于企业管理，在医疗服务领域同样适用。它极为形象地道出了影响或决定一个组织的整体实力及竞争力的往往是组织的劣势方面，要提高组织实力和竞争力，必须补足短板。

木桶理论进一步衍生发展产生"新木桶理论"，进步丰富了木桶理论的内涵，即一只木桶的水容量取决于三方面因素：每块木板的长度，最短的木板决定盛水量；木板与木板之间结合的紧密程度；是否有一个完整坚实的桶底。也就是说，要想让木桶盛满水，不仅各块木板长度一致，而且木板与木板之间不能存在缝隙，而且桶底一定是完好的。否则，不可能盛满水。对于组织来说，不仅要完善劣势，还要加强内外沟通增强凝聚力，强化底线思维夯实管理基础。

在医院管理实践中,医院各科室的实力、各科室管理人员的水平往往是优劣不等的,管理落后、质量不佳、患者不满意的科室成为医疗质量安全的痛点、堵点和弱点,如造成患者对医院满意度不高的不是医疗水平而是卫生环境,导致患者投诉率居高不下的是某几个科室的某几个人员。这些"短板"是医院的有机组成部分,管理者必须高度重视,认真研究分析,着力补足短板。根据木桶原理,在医院质量安全管理中应做好以下几方面:

(一)**有的放矢补短板**　在进行客观全面分析的基础上,找到或明确医院、科室或部门的短板,结合实际,通过采取调整人员、加强培训、配置资源等方式,加强弱项,弥补短板的缺陷,消除制约因素。

(二)**团结合作消缝隙**　医院大力营造团结向上的文化,通过健全制度机制、增进团队沟通、加强文化建设等途径,形成团队成员相互支持、相互包容的文化氛围,及时消除因沟通不畅、分配不合理等造成的"缝隙",增强团队的凝聚力和向心力。

(三)**目标制度紧铁箍**　木桶之所以能形成一个整体的木桶,而不是几十个单独的木块,是因为有铁箍把木板有序排列紧箍起来。加入失去铁箍的约束,木桶会散做一堆木板,具备不了木桶的功能。在结构复杂的医院里,医院的愿景、目标、规章制度就是这个"铁箍",只有靠目标和制度的约束,才能让各科室、各成员形成一个团队,发挥整体合力。

(四)**建设班子强拎手**　一个装满水的木桶能否被高效快速运到目的地,取决于是否具有结实耐用的"拎手"。对于医院来说,木桶的"拎手"就是医院领导班子,对于科室来说就是科室管理团队。领导班子和管理团队是否有凝聚力、战斗力,直接影响医院和科室的健康长远发展。

(五)**质量安全固根底**　水桶能否盛满水、盛住水,还取决于是否有一个结实的桶底。桶底坚决不能破,不能有漏洞。对于医院来说,质量安全就是这个"桶底"。质量安全这个"桶底"出了问题,再漂亮的木板、再强劲的拎手、再紧密的桶身,都无济于事、功亏一篑。因此,医院必须强化底线思维,把质量安全放在最重要的位置,常抓不懈。

【案例】精神专科医院的"专"之困

截至 2020 年底,全国(不包括香港特别行政区、澳门特别行政区、台湾地区)共有精神卫生医疗机构 5 936 家,其中精神专科医院 2 103 家,占全部机构的 35.43%,精神专科医院床位 627 360 张,占全部开放床位的 79.49%。可见,精神专科医院是精神卫生和心理健康专业服务的主体。精神专科医院的特色在于"专",然而很多专科医院都为"专"困扰,原因在于诊治精神障碍以外躯体疾病能力的不足,以及诊疗设备、药物的缺乏。

精神专科医院住院的精神障碍患者合并其他躯体疾病时,一般病情复杂,治疗难度大,抗精神病药物的严重不良反应会加重患者的躯体疾病,这就要求医护人员既要具备精神科的诊疗护理能力,也要具备内外科疾病的诊疗护理能力。这类患者往往需要转诊到其他综合医院就诊。而综合医院的临床医护人员普遍缺乏精神医学相关专业知识，造成伴有躯体疾病的精神障碍患者综合医院不愿收治的困境。有调查也证实，伴有躯体疾病的精神障碍患者是住院精神患者死亡的主要原因，建议提高精神专科医务人员内外科、综合科基础理论、基本技能、诊疗技术和急救技能的培训，提高综合诊疗能力。精神专科医院的这一短板越来越制约了医疗质量安全，严重影响到专科医院的健康发展。

为解决专科医院的这一短板，国内部分精神专科医院分别成立了精神科监护病房、躯体精神病科、综合科等交叉学科，引进神经内科、急诊医学等执业资质的医生，对科室医务人员进行躯体疾病诊断、治疗、护理理论和技术的培训，配备心电监护仪、呼吸机等必备的医疗设备。这些举措逐渐补上了精神专科医院的短板，对保障患者安全，提高医疗质量起到了积极的作用。

五、热炉法则

热炉法则（hot stove rule），又称惩处法则，源自西方管理学家提出的惩罚原则，其意义在于人违反了规章制度，就像去碰触一个烧红的火炉，一定要让他受到"烫"的处罚。该法则将惩罚作为管理的一种基本方法，一个组织必须具有大家遵循的行为准则，当一个组织的行为准则的底线被突破的时候，必须给予恰当的惩罚。热炉法则具有四个鲜明的原则：

（一）即刻性原则　即一摸马上烫。火炉对人，不分贵贱亲疏，一旦碰到火炉时，立即就会被烫。管理制度也是如此，适用于组织内部的任何人，制度面前一律平等。同时，如果违反制度的行为与处罚之间间隔过长，就不能收到应有的效果，所以制度执行一定要坚决果断。

（二）预先警告性原则　即炉子是烫的，最好不要摸。火红的火炉就在那里，大家都知道碰到就会被烫。提示我们管理上要建立长效机制，立足于正反两面的引导，与热炉保持合理距离会让人感到温暖，违反制度必然带来损害。使人自觉地去行动，不碰触底线，不违反制度，自觉遵守制度。

（三）确定性原则　即摸了肯定烫。火炉对人绝对"说到做到"，没有丝毫情面。执行制度虽然会使人感到痛苦，但必须执行，如果优柔寡断、瞻前顾后，就会使制度成为摆设，失去其应有的作用。

（四）公平性原则　即谁碰都会烫。不管谁碰到热炉，都会被灼伤。制度的执行对事不对人，不讲私人感情，一视同仁。如果"刑不上大夫"，制度面前搞"三六九"等，则制度会失去威力，很难服众。

热炉法则告诉我们，任何一个组织，如果有令不行、有禁不止，必然是权威坍塌，人心涣散，人各私利，同拆热炉。

热炉定律着重在抑制人性中恶与丑的一面，但在管理中我们还要善于人性中善与美的另一面，利用"南风法则"，积极诱导激发人性的善良和积极向上的精神，形成和谐融洽团结创新的医院文化，最终靠文化的力量推动医院的发展。

六、蝴蝶效应

1963 年，美国气象学家洛伦兹提出，一只南美洲亚马孙河流域热带雨林中的蝴蝶，偶尔扇动几下翅膀，可能在两周后引起美国德克萨斯引起一场龙卷风，这种现象被称为蝴蝶效应（butterfly effect），又名"对初试条件的极端敏感性"。也就是说一件表面上看来毫无关系、非常微小的事情，可能带来巨大的改变。其原因在于：蝴蝶翅膀的运动，导致其身边的空气系统发生变化，并引起微弱气流的产生，而微弱气流的产生又会引起它四周空气或其他系统产生相应的变化，由此引起连锁反应，最终导致其他系统的极大变化。

蝴蝶效应说明，事物发展的结果，对初始条件具有极为敏感的依赖性，初始条件的极小偏差，将会引起结果的极大差异。这种结果会有两个方面的表现，即正面的积极结果和负面的消极结果。负面的消极结果如西方谚语所说：丢失一个钉子，坏了一只蹄铁；坏了一只蹄铁，折了一匹战马；折了一匹战马，伤了一位骑士；伤了一位骑士，输了一场战斗；输了一场战斗，亡了一个帝国。马蹄铁上一个钉子是否会丢失，本是初始条件的十分微小的变化，但其长期效应却是一个国家的存亡。正面的积极结果如我国的俗语"良好的开端是成功的一半"。管理学家 W. 爱德华兹·戴明（W.Edwards Deming）经过 50 多年的统计研究，得出一个非常相似于蝴蝶效应的结论。他指出，每一个程序都有一个起点和一个终点，如果你保证该程序的前 15% 正确（初试条件），那么你就至少能保证获得期望中的 85% 的产出。换句话说，只要专注于任何事物的第一个 15%，剩下的 85% 就不费力气。具体到医院管理领域，某个医务人员一个不遵守规章制度或操作规程的行为，如果不加管理、改进，会给患者生命安全和医疗质量带来严重的危害；医务人员良好的个人行为，如人人养成手卫生的习惯，会有效降低院内感染的发生。

七、水坝定律

水坝定律，是指一条堤坝只要一个地方出现缺口，就会决堤，整个堤坝就会发生溃决。所以，不可忽视整体的每个部分和细节，要做好每一个细节，预防安全事故发生。根据水坝定律，医疗质量安全管理要注重细节管理，通过做实做好做细每一个操作和过程，消除安全隐患，及时发现工作中的隐患、漏洞和不足，防患于未然，防止蚁穴决堤。

日本松下电器的创办者松下幸之助根据这一原理创立了"水坝式经营"哲学——经营要留有余地，做任何事情都要保留一点空间、一点弹性，以应对紧急情况。企业要学习堤坝拦阻和储存河川水的功能，资金、设备、人员、库存、技术、企划或新产品的开发等各方面筑起水坝，使各方面保留宽裕的弹性。"水坝式经营"的实质，是避免经营过程中的周期性震荡，减少不确定性对企业的冲击。水坝的功能有多种多样，蓄水、防洪、供水、发电等，随着季节或气候的变化，经常保持必要的用水量。各部门都像水坝一样，一旦外界情况发生变化，也不会受很大影响,保持稳定发展。

2018 年 4 月,国家卫生健康委员会印发的《关于进一步加强患者安全管理工作的通知》提出,要按照"预防为主,系统优化、全员参与、持续改进"的原则,大力推进患者安全管理工作,营造人人重视患者安全、人人参与患者安全的文化氛围。患者安全是医院管理的核心,安全第一应是医疗服务的首要原则,只有保障了患者安全,其他诊疗活动才有意义。我们要做的,就是要筑牢患者安全的堤坝,避免"千里之堤溃于蚁穴"的严重后果,确保不发生溃堤问题。

【案例】风险管控——筑起预防患者跌倒的安全"堤坝"

在老年精神科病房,很多患者存在跌倒坠床风险,如何避免患者跌倒事件的发生是精神科安全管理的重中之重。某省精神卫生中心老年精神科病房通过组建品管圈,将"探索精神科跌倒坠床评估及护理模式"作为主题,群策群力,自动自发,探索并制定出客观具体的风险评估方法,为高风险制定个体化的护理措施,保障了患者安全。

品管圈全体圈员通过文件检索、现状调查,明确了目标,确定了完善跌倒/坠床量表评估表,制作跌倒高风险患者专用病员服,设置跌倒坠床高风险专用病房,配备跌倒高风险患者夜间专用呼叫器,粘贴防跌倒/坠床宣教展板,制作防跌倒/坠床宣教视频,制作针对患者和家属预防跌倒坠床的健康教育课件,制作跌倒/坠床风险告知书,设置专用跌倒风险评估场所等 9 项对策,结合工作实际分步实施,经过 3 个多月的探索和研究,品管圈取得了丰硕成果,将确认有效的项措施标准化,老年精神科病房初步建立起比较完善的防跌倒系列措施:科学全面的跌倒风险评估方法、重点突出的集中管理制度、形式丰富图文并茂的健康教育、醒目鲜明的风险标识、轻便使用的洗澡防跌倒专用椅等,这些具体的细节措施,与以前空洞的落实制度和规程要求相比,更为实用、管用,为老年精神障碍患者筑起了一道防跌倒坠床的安全"堤坝"。

八、多米诺骨牌效应

多米诺骨牌效应(Domino effect),又称多米诺效应,是一种心理学效应,是指在一个相互联系的系统中,由一个初始能量很小的能量引发的一系列连锁反应,这种现象被应用于多个领域,用来解释一些具有关联性的现象。在质量安全管理中,是指事故的发生都是各种因素相互作用的连锁反应,若中止其中的一个骨牌,事故便能得到有效的抑制。

多米诺骨牌效应的物理原理是:骨牌倒下时重心下降,将其重力势能转化为动能,第二张牌将第一张牌转移来的动能和自己倒下过程中由本身具有的重力势能转化来的动能之和,再传到第三张牌上。所以,每张牌倒下的时候,其动能都比前一块牌大,它们的速度就会一个比一个快,依次推倒的能量也会一个比一个大。

大不列颠哥伦比亚大学物理学家怀特海德曾经制用了一组骨牌,共 13 张。第一张最小,长 9.53mm,宽 4.76mm,厚 1.19mm,还不如小手指甲大。以后每张体扩大 1.5 倍,最大的第 13 张长 61mm,宽 30.5mm,厚 7.6mm,牌面大小接近于扑克牌,厚度相当于扑克牌的 20 倍。把这套骨牌按适当间距排好,轻轻推倒第一张,必然会波及第 13 张。第 13 张骨牌倒下时释放的能量比第一张牌倒下时要扩大 20 多亿倍。多米诺骨牌效应的能量按指数形式增长,若推倒第一张骨牌要用 0.024μJ,倒下的第 13 张骨牌释放的能量达到 51J。可见多米诺骨牌效应产生的能量的确令人惊奇。

多米诺骨牌效应告诉我们,一个微小的力量本身的能量不值一提,其所引发的渐变也难以觉察,但其引发的一系列连锁反应可能是惊天动地的。多米诺骨牌效应类似蝴蝶效应,不同的是蝴蝶效应是被放大的,效应是不确定的,没有规律性,不可控性较强;而多米诺效应前后之间有因果关系,又比蝴蝶效应更注重过程的发展与变化。

在医疗质量安全管理过程中,多米诺骨牌效应可以给我们很多启示:

（一）注重过程控制　医疗服务是由很多过程组成的一个系统,就像摆好的多米诺骨牌一样,门诊预检分诊、挂号、门诊医生接诊、医技部门进行检查、汇报结果、医生确诊、给出治疗方案、开药或住院等其中的任何一个环节或过程出现治疗安全问题,都会最终影响到患者的医疗安全和医疗质量。换个角度看,如果任何一个环节发现了诊疗服务过程中的差错,及时提出并采取措施,都可以中止多米诺骨牌效应的继续进行。

（二）用系统观点看待差错事故　医疗差错事故发生后,应用系统的观点查找问题的根源,可以采用根本原因分析（RCA）的方法,还原事件过程、查找事故原因、找到主要原因,针对主要原因制定改进和预防措施。

（三）加强质量安全教育和培训　根据多米诺骨牌效应,各骨牌之间都有联系,每一个骨牌对下一个骨牌的影响都会持续放大。这就要求每个专业、每个岗位的医务人员在"以患者为中心"理念指导下,加强业务能力和人文素养的学习培训,提高专业能力,能够识别和发现上一个环节潜在的或已出现的质量安全隐患,及时制止事态的发展,以免造成严重后果。

九、酒与污水定律

酒与污水定律（wineand sewage law）,是指如果把一匙酒倒进一桶污水,得到的是一桶污水;如果把一匙污水倒进一桶酒,得到的还是一桶污水。这是一条来自西方的管理定律,在我国也有同理的谚语,如"一粒老鼠屎坏了一锅粥""一块臭肉坏了满锅汤""一条臭鱼腥了一锅汤"等。可见,无论是污水,还是老鼠屎、臭肉、臭鱼,不管有多少,不管跟水、粥、汤的比例是多少,都会产生决定作用。

在质量安全管理中,导致质量安全问题的主要因素有两个,一个是人的不安全行为,一个是物的不安全状态。组织是各种人的集合体,组织的整体质量和安全取决于每个人发挥出最大的效能。按照西方的酒与污水定律,要对组织中的"污水"等一类人,进行甄别和筛选，要毫不犹豫地淘汰、摒弃，对不然融入组织文化的员工要尽快开除、淘汰。管理者要把25%的眼光坚定不移地盯紧一小部分小人，趁他们还没有产生坏效应之前就先"净化"。要始终保持组织的人员认同组织文化，投入热情、发挥智慧，为实现组织目标发挥作用。

在医院管理中，特别是在公立医院管理中，绝大多数医院都做不到西方文化那种甄别和淘汰"污水"的力度。医院管理者一方面要善于识人，把合适的人安排到合适的岗位，把合格的人安排在对质量安全起关键作用的岗位，妥善安排专业素质不高、难以管理的员工，避免"污水"混入"酒"中，避免其对质量安全产生影响。另一方面，还要善于发现这一种人的特长，利用培训教育、文化感化、制度约束等手段，努力使"污水"净化。在物的使用和管理中，同样需要加强检查、维护和维修，及时发现设备的老化和故障隐患并加以维修、更换、更新，避免该设备成为安全隐患和事故导火索。

十、破窗效应

1969年，美国斯坦福大学心理学家菲利普·辛巴杜（Philip Zimbardo）进行了一项实验，他找来两辆一模一样的汽车，把其中的一辆停在加州帕洛阿尔托的中产阶级社区，而另一辆停在相对杂乱的纽约布朗克斯区。停在布朗克斯的那辆，他把车牌摘掉，把顶棚打开，结果当天就被偷走了。而放在帕洛阿尔托的那一辆，一个星期也无人理睬。后来，辛巴杜用锤子把那辆车的玻璃敲了个大洞。结果呢，仅仅过了几个小时，它就不见了。

1982年，美国犯罪学家乔治·凯林（George L.Kelling）和政治学家詹姆士·威尔逊（James Q.Wilson）以该实验为基础，提出了破窗效应（broken windows theory），认为环境中的不良现象如果被放任存在，会诱使人们仿效，甚至变本加厉。如果有人打坏了一幢建筑物的窗户玻璃，而这扇窗户又得不到及时的维修，别人就可能受到某些示范性的纵容去打烂更多的窗户。久而久之，这些破窗户就给人造成一种无序的感觉，结果在这种公众麻木不仁的氛围中，犯罪就会滋生、繁荣。日常生活中也经常有这样的体会：桌上的财物，敞开的大门，可能使本无贪念的人心生贪念；一条人行道有些许纸屑，如果无人清理，不久后就会有更多垃圾，最终人们会视若理所当然地将垃圾顺手丢弃在地上。对于违反廉政规定的行为，有关组织没有进行严肃处理，就不能引起员工的重视，从而使类似行为再次甚至多次重复发生。因此，破窗理论强调着力打击轻微罪行有助减少更严重罪案，应该以"零容忍"的态度面对罪案。

"破窗"的出现，会助长人们的四种心理形成：

（一）**颓丧心理**　怀有这种"颓丧心理"的人，即使有做人的法律的底线、道德的底线、良心的底线，即使主观上绝不去做坏人，但是消极的言行自觉不自觉地道出了其情绪和境界来，对人和社会环境产生不利的影响。

（二）**弃旧心理**　如果一个物件仅仅是因为破损并且具有一定的修复价值就轻易弃掉，则是一种浪费；如果是一项规定、制度、法律仅仅是因为执行得不力或遭到破坏就轻言放弃，就会给管理造成无序,给社会造成混乱。久而久之会形成"既然已破废,既然没人管,那就随它去吧"的思维模式。

（三）从众心理　良莠不分、盲目随从、消极地规避风险与责任;甚至明知是错误的,却要"别人能够做,我就可以做;别人能够拿,我就可以拿"。而不考虑应该承担行为的后果。

（四）投机心理　是一种不想努力就要达到目的的歪曲心理,当看到有机可乘并且能得到既得利益的时候,就会侥幸去试一试。这种非光明正大之人,往往是偷鸡不成反蚀一把米,甚至付出惨痛的代价这四种心理都是可怕的,危害都是巨大的。

在医院管理实践中,制度化建设备受重视,但往往是制度制定了很多,真正得到有效的执行却很少。医院职能部门在规章制度落实中,很多人碍于情面,对违反规章制度的"小节"视而不见,导致影响到其他制度的执行,梗阻现象积重难返,医院的宏伟蓝图和远大目标难以实现。"破窗效应"理论告诉我们:环境对人的心理形成和行为表现具有强烈的暗示性和诱导性。防止破窗效应出现,首先要精心打造"好窗"。人会被环境影响,同时人的行为也是环境的一部分,环境好,不文明的举止也会有所收敛,让人们在正向能量的环境作用下,受到感染、受到启迪,发挥出超值的贡献。其次要经常"护窗"。制度出现纰漏后没有去弥补,会带来更多仿效者,导致整个制度的崩溃。任何制度都是脆弱的,没有完美和一成不变的制度,人的潜意识是无序的。领导者的责任就是要善于发现制度的漏洞,并及时更正过来。第三要及时"补窗"。细节决定成败。任何一种不良现象的存在,都在传递着一种信息,这种信息会导致不良现象的无限扩展,同时必须高度警觉那些看起来是偶然的、个别的、轻微的"过错",如果对这种行为不闻不问、熟视无睹、反应迟钝或纠正不力,就会纵容更多的人"去打烂更多的窗户玻璃",就极有可能演变成"千里之堤,溃于蚁穴"的恶果。

【案例】第一时间捡起烟头——破解控烟难题

医院是人员密集场所,也是控烟的重点单位。做好控烟工作,对保护和促进公众健康,减少火灾隐患,保障医患安全,都具有重要的现实意义。然而,控烟措施难以执行,或者执行难以到位,是控烟工作面临的困境。医院控烟,稍加松懈,就会造成破窗效应,吸烟者便随处可见,烟头更是比比皆是。如何避免破窗效应,落实控烟措施,有些医院进行了积极探索。

《长江日报》于2018年8月25日刊发了一篇题为《"破窗效应"成效明显,第一时间捡走烟头才会断了"烟枪"念头》文章,报道武汉市某医院的做法。控烟督导员的体会是:"如果地上有一个烟头没有捡起来,如果第一个人抽烟没有被及时劝阻,很快就会有人效仿。"在门诊及手术室区域,患者家属在等待时内心焦虑不安,不由自主地偷偷躲在楼梯角落或卫生间吸烟。控烟人员加强巡视检查,一旦发现第一个人吸烟马上予以制止,只要第一个人被劝住了,其他人就自觉地不再吸烟。同时,只要在楼内任何地方看到烟头立即捡起来,营造"没有烟头、没有烟味"的控烟氛围,形成良好的控烟环境,对所有人员都是一种无形的约束。

十一、瑞士奶酪原理

瑞士奶酪原理（Swiss cheese model），又称 Reason 模型、积累行为效应、瑞士奶酪理论、航空事故理论模型，是英国曼彻斯特大学教授心理学家詹姆斯·瑞森（James Reason）于 1990 年提出来的。瑞士奶酪在制造与发酵过程当中，很自然地会产生小孔洞。如果把许多片奶酪重叠在一起，正常情况下，每片奶酪的空洞位置不同，光线透不过。只有在很极端的情况下，空洞刚好连成一直线，才会让光线透过去。每一层代表防御体系中存在的漏洞或缺陷，这些孔的位置和大小都在不断变化。当每片奶酪上的孔在瞬间排列在一条直线上，形成"事故机会弹道"，危险就会穿过所有防御措施上的孔导致事故发生。奶酪中的孔洞有主动失效与潜伏失效两种原因。主动失效是人所做的不安全行为，潜伏失效系统内不可见的原因，潜伏失效一直隐藏在系统中，直到与系统中主动失效因素结合造成事故，就好比光线终于穿过一组瑞士奶酪的孔一样。如果我们能及时堵住某些错误，那么就会避免最终那个不可逆的严重错误产生。该理论认为，在一个组织中事故的发生有 4 个层面因素，即组织影响、不安全监督、不安全行为的前兆、不安全的操作行为。该理论在航空、航天、医疗、交通等行业广泛应用。瑞士奶酪模型告诉我们，真的发生最坏的结果，那么一定有一系列的错误需要找出来修补，务必要找到系统里面的隐性失误。

詹姆斯·瑞森认为，医疗事故的发生，其实是由于已经存在一些系统上的缺失。因此在反思事故发生的原因时，尤其是主动性的失效为人为因素时，不能以人为的因素作为唯一的考量点，而应着重探讨人为疏忽背后的系统错误。美国医学研究所（IOM）的研究也验证了该结论，大部分的医疗错误常源自不完善的系统和流程设计。

系统的原因包括程序、资源分配、医院制度法规、组织文化、政府制度及法规等。医疗错误的发生来源于一连串失误，如同瑞士奶酪模型，一片片奶酪上的空洞代表医疗照护过程中所建立的防御机制的弱点，日常工作中发生的错误，必须突破所有的防御机制，才会发生一件不良事件。不良事件的发生代表我们所设计的防御机制的缺陷，这些不足都可以进行改善，设法找出系统性的原因，建立多层防御体系，如优化流程设计、加强职业训练、改善工作环境等，对缺陷或漏洞互相拦截，预防再次发生类似的医疗错误。

在医院管理实践中，医疗质量安全核心制度是确保医院医疗护理质量，规范诊疗行为，杜绝医疗事故发生的重点规范制度，也是医务人员正常医疗活动中必须遵守的工作规则。如同各层有孔的奶酪一样，这些制度就是医疗系统中的多层防御体系。对于瑞士奶酪模型，具有正向和反向两方面的解读和认识：

（一）**正向解读**　事故的发生是多重因素作用的结果。从不安全因素到事故结果，树立了一种多重防御的思维。某一层面的失守可以被其他层面弥补和阻止，通过增加防御层面和关注层面间的相互阻挡，极大减少事故发生的概率，即事故发生的概率是各单一层面事故发生概率之积，如果每一层面事故发生概率较低，那么乘积会极小，事故发生的概率也大幅降低。

（二）反向解读　事故发生后的讨论要从各个层面找问题。从事故发生的结果到各个层面的漏洞因素。任何事故的发生都不是单一层面的漏洞因素引起，而是多层面防御失守共同导致。发生事故后的讨论分析，不能局限于最后一个层面，事故的责任也不能由最后一个层面承担。如果思维局限在单一层面，即使弥补了该层面漏洞，降低了该层面事故发生概率，但对于降低事故发生概率效果并不显著。只有思维放在多重层面上，找到该次事件所产生的洞道，分析弥补各个层面的漏洞，才能降低事故发生的概率。

【案例】一起匪夷所思的医疗事故——误食 38.5 片药

2013 年 7 月 26 日，患有罕见遗传病的 16 岁少年住进了是美国某儿童医院，做结肠镜检查以评估肠内息肉和小肠狭窄的情况。当晚 9 点，患者开始接受药物治疗，凌晨 1 点他感到浑身麻木和强烈的刺痛感。医生赶到后，翻阅其的电子健康档案查找原因。原来，6 小时前，护士让患者吃了 38.5 片复方新诺明片，本来仅需吃 1 片。如此严重的医疗事故为何发生？经院方调查，发现了以下几个环节出了问题：

问题一：医生忽视计量单位开错药。7 月 26 日中午，主管医生在电子健康档案中开具相关医嘱。复方新诺明片的常规剂量为每日 2 次，每次 1 片双倍剂型药片。患者体重为 38.6kg，按 5mg/kg 的单位剂量，经与药剂师沟通后开出 160mg 的药片计量，相当于 1 片复方新诺明。但医生却没能注意到 Epic 系统中药物医嘱页面上的单位是 "mg/kg"，这意味着他输入的是 160mg/kg，即 38.5 片。错误就这样开始了。

问题二：超计量医嘱系统无提示。Epic 电子健康档案系统是使用最广泛的电子病历，药物管理条码系统具备自动拦截用药错误的功能。但由于该儿童医院经常会遇到罕见病，许多药的"超量"使用在罕见病的研究方案里是允许的。系统的数百个"强制停止"命令会让临床医生很为难，而这样的设置为事故发生埋下了隐患。错误在此没有得到阻止，继续前行。

问题三：被所有人忽略的警报。Epic 系统警报也了提示医生剂量超标，但警报被所有人忽略了。因为重症监护病房中每天会有很多假报警，医生很忙，默认这又是一项没有临床意义的警报，所以医生点击按键忽略了它。错误在这里得以通过，继续前行。

问题四：拿药机器人不能识别错误。被开出的 38.5 片药物，没有被人工取出，而是被传送到 8km 以外的药房，由药房机器人进行处理。机器人准确地抓取了 39 片复方新诺明，送去了患者所在病房指定的摆放仓，等待护士在需要的时候去取。错误依旧畅通无阻。

问题五：不熟悉病房工作的值班护士。当天的值班护士，通常是在重症监护室，对于普通儿科病房并不熟悉。护士以前在儿科重症监护室发放的复方新诺明往往是液体的，没有片剂。因此，护士认为因为是片剂，所以看起来特别多。她原本想问下同一楼层的当班主管护士，但那个护士也正忙着照顾患者，她想可能是自己想多了。而患者，由于被妈妈叮嘱今天要吃很多药,因此毫不怀疑地吃下了38.5片复方新诺明。错误闯过层层关卡,导致事故发生。

在这一案例中,我们可以清晰看到瑞士奶酪模型的全过程:医生忽视药物计量单位开错药、医院信息系统的设置缺陷、医嘱查对环节缺失、对自动化系统的过分依赖、给药查对缺失等,造成错误的药物剂量成功通过"事故机会弹道",看似不可能的一起医疗事故就这样发生了。

(李佳勋　粟克清)

第二节　患者安全和患者安全目标

一、患者安全

患者安全关乎人民群众生命健康,是医疗质量管理的底线和核心内容。国际社会普遍认为,医疗过程中发生错误的原因主要是系统性原因,应通过完善管理制度和流程,从系统和整体层面避免患者安全不良事件。2018年4月12日,国家卫生健康委员会印发了《关于进一步加强患者安全管理工作的通知》(国卫办医发〔2018〕5号),要求医疗机构要把保障安全作为医疗管理的重要内容,按照"预防为主,系统优化、全员参与、持续改进"的原则抓好患者安全管理的5项任务和10项措施,推进患者安全管理系统化、科学化、规范化、精细化建设,不断提高患者安全管理水平。随着传统生物医学模式向生物-心理-社会医学模式的转变,精神专科医院的服务对象除重性精神障碍外,焦虑症、抑郁症、适应不良等轻性精神障碍也成为关注和服务对象。因此,精神专科医院患者的范畴不断扩大,患者安全管理的内涵和要求不断扩展。

WHO于2004年成立世界患者安全联盟,提出一系列有关患者安全的行动计划及解决方案,标志着WHO推动全球患者安全运动正式启动。2005年,联盟推出第一个全球患者安全挑战——清洁的照护就是安全的照护(clean care is safer care),并将每年的5月5日定为全球手卫生日;2008年启动第二项全球患者安全挑战——安全手术拯救生命(safe surgery saves lives);2017年3月,WHO总干事发起了第三项全球患者安全挑战——药无伤害,旨在5年内将全球将可避免的严重用药伤害降低50%。

我国习惯使用"医疗安全"概念。医疗安全体现了长期以来我国医疗临床实践的目标。近年来,"以患者为中心"的意识逐渐增强,"患者安全"越来越受到重视,"首先不要受到伤害"已成为医疗卫生工作者的共识。

2019年5月,在瑞士日内瓦举行的世界卫生大会通过决议,将每年的9月17日设立为世界患者安全日,以传播患者安全理念,推动全球协同合作,共同增进患者安全。我国2019年的患者安全日活动口号定为"人人参与患者安全",希望动员医院各岗位的工作人员、患者及其家属、社会各界共同关注患者安全、人人参与患者安全,由点到面、形成合力,共同编织一张紧密的安全网,不断提升医院安全水平,保障患者健康权益。

二、患者安全目标

患者安全目标,是医疗活动安全服务的指南,针对医疗服务中存在的安全隐患及问题提出改进要求,在循证及专家共识的基础之上提出解决措施,引导医疗机构和医务人员保障患者安全。2003年初,美国医院机构评审联合委员会发布施行首个国家患者安全目标(natioml patient safety goals,NPsGs),以帮助认证卫生医疗机构解决患者安全特定领域的部分难题。

2012年5月,卫生部发布《三级精神病医院评审标准(2011年版)实施细则》,确定了新一周期评审"质量、安全、管理、服务、绩效"的主题,采用追踪方法学从患者实际感受诊疗服务的经历中,评价医疗服务的连贯性,评价患者安全目标的实现程度,使我国的患者安全工作实现了与国际接轨,推进了精神专科医院管理思维和运行方式的转变。患者安全是《三级精神病医院评审标准(2011年版)实施细则》的重要内容,全部细则累计397次出现"安全"一词,共有41个条款与"患者安全"直接相关,其中3个为核心条款。第三章为患者安全,包括患者身份识别、特殊情况下医务人员之间有效沟通、手卫生、用药安全、危急值管理、意外事件防范、压疮防范、医疗安全(不良)事件管理、患者参与医疗安全等九方面内容。30个核心条款中,13个与患者安全密切相关,涉及患者权益的知情告知、非自愿住院患者入院程序、患者身份识别、医疗安全(不良)事件管理、高风险技术操作授权、新入院患者风险评估、多种同类精神药物联合使用管理、重点病种的急诊救治、无抽搐电休克治疗(MECT)安全核查与风险评估、患者约束保护、水电气保障、消防安全、急救和生命支持设备管理等。

中国医院协会自2006年起,按国际惯例每2~3年定期发布一版《患者安全目标》。2022年9月17日,中国医院协会发布《中国医院协会患者安全目标》(2022版),内容如下:

（一）正确识别患者身份

1. 严格执行查对制度,确保对正确的患者实施正确的操作和治疗。识别时应至少使用两种标识确认患者身份,如姓名、出生日期、病案号等,但不包括患者的床号或病房号。

2. 鼓励应用条码扫描、人脸识别等身份信息识别技术,但不得作为识别的唯一依据,且仍需口语化查对。

3. 在实施输血等关键治疗时,应采用双人核对识别患者身份。

4. 对术中患者、精神疾病、意识障碍、语言障碍等特殊患者以及无名患者,应采用双人核对识别患者身份。

5. 加强新生儿身份识别管理。

（二）确保用药与用血安全

1. 规范药品遴选、采购、贮存、识别、处方、调配、使用和评价的全流程管理。

2. 严格执行麻醉药品、精神药品、医疗用毒性药品、放射性药品等特殊药品,以及药品类易制毒化学品、抗肿瘤药物的使用与管理规范。加强高风险药物使用风险的文书告知。

3. 规范临床用药医嘱的开具、审核、查对、执行、点评制度及流程,制定并执行药物重整、药品追溯、药物警戒制度及流程。

4. 建立和实施抗菌药物、抗肿瘤药物、质子泵抑制剂、国家重点监控药品管理的诊疗体系和技术规范。

5. 严格执行静脉用药调配中心操作规范、审核、查对、安全配送制度与流程。

6. 严格执行血液预订、接收、入库、储存、出库、库存预警、临床合理用血管理等制度与流程,建立输血信息系统,实施临床用血申请、审核、监测、分析、评估、改进等全闭环管理。

（三）强化围手术期安全管理

1. 制定并实施择期手术（包括日间手术）必要的术前检查与评估,加强围术期相关学科协作,强化术前、麻醉前病情评估及术后访视等制度的规范落实。

2. 制定并实施统一的手术及有创操作的部位标识流程,由实施手术的医生在患者清醒和知晓的情况下标记手术部位,并将其纳入术前核对流程予以执行。

3. 严格执行手术安全核查及手术风险评估制度和流程,并提供必需的保障与有效的监管措施。

4. 严格执行围手术期患者转运与交接制度,明确转运节点、交接内容,规范转运流程,确保患者转运安全。

5. 加强围术期疼痛管理,倡导开展多模式镇痛。

6. 建立完善的标本采集、标识、运输、交接和报告制度,实现标本全流程可追溯管理。

（四）预防和减少健康保健相关感染

1. 健全医院感染管理组织体系,严格执行感染预防与控制基本制度,落实医院感染监控指标并持续改进。

2. 提高医务人员手卫生依从性,为执行手卫生提供必需的设施和有效的监管。

3. 确保安全注射,提供安全、可负担的注射设备,加强对医务人员的安全注射培训。安全处理医疗废物。

4. 健全抗菌药物分级管理制度,制定并落实多重耐药菌医院控制管理制度。

5. 加强对呼吸机相关性肺炎、血管导管相关感染、导尿管相关尿路感染和手术部位感染的监测和防控。

6. 完善医疗机构内传染病监测、预警、预防和救治机制,强化新发传染病（如新型冠状病毒感染）的应对与处置。

（五）加强有效沟通

1. 建立医务人员间有效沟通机制,规范信息交接流程,确保诊疗信息的连续性,保障相关医疗照护措施落实到位。

2. 加强跨专业协作,倡导多学科团队协作模式,为医务人员提供多种沟通方式和渠道,提升团队合作能力。

3. 健全并落实临床"危急值"管理制度,规范并实施操作流程。

4. 建立不良事件自愿报告及强制性报告的制度和流程,倡导从错误中学习,构建公正的患者安全文化。

5. 鼓励患者及其家属参与患者安全。加强诊疗前后全过程的医患沟通,鼓励应用多种方式提高医患沟通效果。

(六) 防范与减少意外伤害

1. 加强高风险意外伤害人群管理,制定相关风险防范应急预案。

2. 加强跌倒、坠床、压力性损伤、走失等意外事件的风险评估,确定、警示、重点标识高风险人群,并列入交接班内容。

3. 识别具有自伤和他伤风险的患者及家属,评估自我伤害、拒绝饮食、自杀及暴力倾向等行为,制定相应防范措施和应急处置预案。

4. 评估与识别消防安全隐患,加强消防安全培训与演练,提高防范意识及能力。

5. 完善意外伤害的上报制度及流程,推进闭环管理和持续改进。

6. 加强对医护人员、患者及其照护者等意外伤害防范的教育。

(七) 提升导管安全

1. 建立并完善导管安全的管理制度和风险评估流程。

2. 加强导管使用的监控,预防并及时处置导管事件,减少对患者的伤害。

3. 建立并完善导管事件的报告流程,加强对导管事件的分析和改进,减少导管事件的发生。

4. 建立多学科协作模式,加强对非计划性拔管、导管相关性感染、导管相关性血栓等高风险患者的管理,降低导管相关并发症。

5. 加强对医务人员导管安全的培训,鼓励和教育患者及其家属主动参与导管安全管理。

(八) 加强医务人员职业安全与健康管理

1. 建立健全医务人员职业安全与健康管理机制,加强职业安全培训,形成关爱医务人员的文化氛围。

2. 建立职业性有害因素风险评估管理体系,制定风险防控措施。健全完善工作场所安全保卫机制,加强安全防范能力建设。

3. 建立医务人员职业安全事件报告制度及流程,定期进行事件分析。

4. 合理配置人力资源,关注医务人员的劳动强度、心理状态,强化心理援助,关注医务人员职业健康对患者安全的影响。

5. 制定突发公共卫生事件医务人员职业安全与健康防护预案,为医务人员提供系统保障,最大限度减少职业暴露。

(九) 加强孕产妇及新生儿安全

1. 严格落实母婴安全五项制度,强化生育服务全链条各环节的风险评估及健康教育,持续落实孕产妇及新生儿的安全管理。

2. 强化产科探视制度,完善新生儿出入管理制度和交接流程,严格落实产科及新生儿科医源性感染管理制度。

3. 建立多学科协作团队,完善院内急危重症孕产妇救治协调机制,减少孕产妇和新生儿死亡。

4. 加强孕产妇安全分娩管理,确保分娩过程中的用药安全和输血安全,落实世界卫生组织安全分娩核查表实践指南。

5. 积极开展分娩镇痛服务,促进安全舒适分娩,落实安全分娩中的尊严照护。

(十) 加强医学装备及医院信息安全管理

1. 完善医学装备安全管理与监管制度,遵从安全操作使用流程,加强对装备警报的管理。

2. 落实医学装备安全使用的培训制度,强化对医务人员的培训,鼓励监测并上报医学装备相关不良事件。

3. 完善信息安全管理制度,建立覆盖患者诊疗信息管理全流程的制度和技术保障体系,强化"互联网 + 医疗"信息安全,保护患者隐私。

4. 加强信息系统闭环管理,确保实现患者诊疗信息管理全流程的安全性、真实性、连续性、完整性、稳定性、时效性、溯源性,实行授权管理。

5. 加强医院网络安全培训。切实增强网络安全防范意识和应急处置能力,严格遵守网络安全管理制度,杜绝网络安全事故发生。

(栗克清　李佳勋)

第三节   精神专科医院医疗风险管理

风险,从字面意义上一般指可能发生的危险,是指一个事件产生我们所不希望的后果的可能性。只要某事件的发生存在着两种或两种以上的可能性,就认为该事件存在着风险。在保险理论中,风险仅指损失的不确定性,包括发生与否的不确定、发生时间的不确定和导致结果的不确定。

一、风险管理

(一) 风险管理的概念　　风险管理是一门新兴的管理学科。风险管理的概念来源于企业的风险管理和保险业。据中国内部审计协会于 2005 年 5 月发布的《内部审计具体准则第

16 号——风险管理审计》第二条,风险管理是对影响组织目标实现的各种不确定性事件进行识别与评估,并采取应对措施将其影响控制在可接受范围内的过程。风险管理的目的是为组织目标的实现提供合理保证,也就是我们常说的"有备无患、以防万一"。理想的风险管理,是花最少的资源化解最大的危机。根据托马斯公理,如果人们把情境界定为真实的,那么它们在结果上也就是真实的,人们把风险分为虚拟风险和现实风险。

(二)风险管理的过程　风险管理主要包括以下三个阶段:

1. 风险识别　根据组织目标和战略规划等识别所面临的风险,包括风险感知、故障识别和确认不良后果三个步骤,意义在于在某一个流程节点发现可能发生的风险因素。

2. 风险评估　对已识别出的风险评估其发生的可能性和影响程度,包括评估风险发生的可能性、以定性和定量的方式分别来描述风险,意义在于了解大多数风险产生的影响和发生的概率。

3. 风险应对　采取应对措施,把风险控制在组织可接受的范围内。包括预评估风险的严重度、判断风险的可接受度、对比风险的收益等,其目的是对风险进行采取有效的措施,并且委派相应的部门对风险进行管理。

(三)风险管理的方式　根据风险管理的步骤,风险管理方式可分为定性技术、定量技术和控制技术。风险管理的控制又分为两种:

1. 内部控制法　对风险进行识别、评估和计量,对各种风险可能产生的影响和发生的概率进行评价,然后根据风险大小分别采取不同风险管理方式。

2. 外部控制法　通过制度规则,希望风险管理的对象通过遵循规则来防范和控制风险。

风险管理技术和工具分为三类,分别为直觉工具、归纳工具和演绎工具。如头脑风暴、PEST 分析法、STOW 分析等。

(四)风险管理的目标　风险管理的目标有三个:

1. 对风险进行评估,将其控制在一个可接受的范围内。

2. 避免不必要的风险损失。

3. 在发生概率较高时尽可能降低概率,在会产生影响时降低负面影响。

(五)风险管理与危机管理　风险和危机无处不在。管理学上有句话"不做风险管理,就做危机管理"。说明风险具有不确定性,如果不提前做好预防,主动管控好风险,一旦发生危机就要付出更大代价。所以说,与其亡羊补牢不如防患未然。风险管理与危机管理有着密切联系,也有着明显区别,二者的区别主要有以下四方面:

1. 任务不同　风险管理是一个把组织现存或潜在的风险降到最低的管理过程,危机管理是对各种危机情况进行规划决策、动态调整、处理化解和教育培训的管理过程。

2. 表达方式不同　风险管理是危机管理的预示,危机管理是风险管理的保障。风险管理一旦被触发,危机管理很快就会接踵而至。

3. 处理时机不同　危机管理是风险管理的延续，风险管理属于事前控制，危机管理属于事后控制。

4. 应对机制不同　风险管理是一种预警机制，是组织为应对风险设置的一道"防火墙"；危机管理是一种处理机制，是危机出现之后的应对和善后处理方式。

总之，风险不可避免，但可以提前分析预防；危机并不可怕，完全可以化"危"为"机"，通过有效的监测、预警、决策和处理，完全可以把危机变为契机。但如果管理者没有风险和危机意识，放弃了主动采取措施的机会，危害必然如期而至。

二、医疗风险管理

医疗服务本身具有错综复杂的风险。存在风险的医疗服务行为必然给患者安全带来威胁，不安全的医疗难以给患者带来放心和满意。因此，医疗质量安全管理首要的任务就是预防风险、正确处理风险和有效化解医疗危机。近年来，风险管理（risk management，RM）越来越成为现代医院管理的重要组成部分。

（一）医疗风险的定义　医疗风险的定义有广义和狭义之分，广义的医疗风险是指医疗目的之外的不良事件，如误诊误治、药物副作用、差错事故等，并由此导致患者健康、生理、心理和其他权益损害的意外风险事件；狭义的医疗风险是指医疗过程中可能发生的医疗目的之外的风险因素，这些因素不一定造成不良后果，可称之为"遭受损害的可能性"。医疗风险有的可以预料但采取防范措施后也未能避免发生，有些不能预料纯属意外事件，也有些是其他复杂因素干扰下的突发事件，都是医患双方不愿意发生的。

医疗风险按性质分为医疗意外风险和医疗事故风险。医疗意外风险是在医疗过程中不可避免的、无法预测的风险；医疗事故风险是由于医务人员的操作不当所致。按医院对风险的预防程度分为不可预防性风险、一般性风险和可预防性风险。不可预防风险往往不是个人所造成的，但会对个体造成较强的风险感知。

（二）医疗风险的形成原因　医疗风险的形成有复杂的历史背景、社会背景和经济社会因素，综合近年来国内外研究，主要有以下四方面原因：

1. 医患关系的变化　历史上，医学是公益慈善性事业，医生以济世行善为宗旨，利润非常微薄，"橘井泉香""杏林春暖""悬壶济世"等成语体现了融洽友善的医患关系。近一个世纪以来，随着现代医学和市场经济的发展，医疗活动逐渐由个体行医发展成为各专业集合成的结构复杂人数众多的集团式行医方式，医院需要一定规模的基础设施、医疗设备、专业人员和管理人员、后勤保障人员，高额的运营成本迫使医院必须适应市场机制，赋予医院一定的经营性性质，导致医患关系发生变化。

2. 医疗器械和药品的不良反应　医院所需求的各种医疗器械和药品是从市场采购而来，生产企业为在市场竞争中占据优势获得更多利润，必须不断创新和研发新的产品，投入大量经费进行宣传推广。无论是医疗器械还是药品，在前期临床试验阶段，样本量和观察时间必定有限,难免存在未被发现的技术漏洞或药品不良反应,这些医疗器械和药品的潜在风险极有可能转嫁给医院和患者,医疗器械不良反应、药品不良反应已成为医疗风险的主要来源之一。

我国医疗器械按风险程度实行分类管理,第一类为低风险,第二类为中度风险,第三类为较高风险,分别采取不同级别的管理措施。2023 年 4 月,国家药品不良反应监测中心发布了《国家医疗器械不良事件监测年度报告（2022 年)》。报告显示,2022 年全国医疗器械不良事件监测信息系统共收到可疑医疗器械不良事件报告 69.49 万份,同比增加 6.79%。其中,按事件伤害程度统计分析,上报死亡的可疑不良事件报告 153 份,占报告总数的 0.02%;上报严重伤害的可疑不良事件报告 45 012 份,占报告总数的 6.48%;上报其他伤害的可疑不良事件报告 649 701 份,占报告总数的 93.50%。国家医疗器械不良事件监测信息系统中各类伤害程度的报告,是按照"可疑即报"原则上报的真实反映。

据《国家药品不良反应监测年度报告（2022 年)》,2022 年全国药品不良反应监测网络收到新的和严重药品不良反应/事件报告 64.2 万份。新的和严重药品不良反应/事件报告占同期报告总数的 31.7%。其中,严重药品不良反应/事件报告 26.4 万份,占同期报告总数的 10.0%。根据 2022 年药品不良反应监测数据和分析评价结果,国家药品监督管理局对发现存在安全隐患的抗感染药、心血管系统用药、抗变态反应药、儿童用药等药品及时采取了相应风险控制措施。

3. 医患信息不对称　随着社会的发展,特别是信息社会的到来,使公众获取信息的方式更加便捷、快速和广泛,加上医患的信息不对称性,导致医疗服务出现很大风险和不确定性。近年来,在"互联网 +"时代背景下,信息手段快速改变了患者对疾病的认知,信息不对称状况发生改变,医患沟通模式也发生新变化。"互联网 + 医疗"模式为患者提供了海量健康信息与服务,使患者对自己关心的疾病和治疗有了更多更深入的了解,使医患之间由于信息不对称造成的影响逐渐减弱。同时,医院和医务人员的社交媒体也成为公众获取信息最便捷的方式,促进医患关系模式向共同参与型发展。网络信息受阅读时间、群众喜好、商业诱导等因素影响,其系统性、全面性、互动性不足,再加上网络暴力的不良影响,使医患关系又出现新的变化和新的风险。

4. 社会心理因素　由于我国经济社会正处于转型期,发展中存在的不平衡不充分问题尚未得到解决,社会贫富不均现象可能导致部分人群的心理失衡,当患病后得不到及时、有效医治时,往往会把怨气转嫁给医院和医生。据统计,医患纠纷多发生在经济相对贫困的人群,无过错纠纷多,执意要求高额索赔而拒绝法律手段解决。

上述因素共同造成了医疗活动中的风险,成因复杂,表现多样,后果不一。作为医院管理者和医务人员,必须重视和研究这些现象,从技术、管理、法律、人文、心理、社会等多个角度分析,因人因事采取有针对性的风险管控措施。

(三) 医疗风险的特点　医疗风险具有普遍性、复杂性、突发性、渐进性、多因性、累加性等特点：

1. 普遍性　医疗风险无处不在，每个医疗行为都有风险的可能，医院的各个科室、各个部门、各个岗位、各个时间段都存在着医疗风险或影响医疗风险的因素。因此，医务人员必须强化底线意识和防范意识，不能有丝毫懈怠。

2. 复杂性　医疗风险的存在是广泛的，缺乏规律性，缺少统一的评判标准。风险防范是一个复杂的系统工程，需要进行深入的理论研究，提高对风险的全面认识。

3. 突发性　医疗风险的发生不是预期的，往往比较突然，缺乏准备。比如按诊疗常规应用某种药物治疗过程中，由于患者个体差异发生的过敏反应，迫使必须马上采取抢救措施。

4. 渐进性　医疗风险具有不断发展和不断进展特点，如医患双方沟通不到位就容易产生矛盾，如果分歧加剧就会引起利益冲突或医患纠纷，由医疗风险转变为医疗危机。

5. 多因性　一起风险事件的发生，常常是多种因素或长期积累造成的，这与患者期望值的变化、医患信任危机产生的心理变化、医务人员慎独精神不足、患者对诊疗不配合等。

6. 累加性　由于医疗风险的不可预测性，很多在医务人员看来的平常小事，在患者看来却非常严重。如果医护人员在交流中不注意体察患者心理感受，往往使患者对医务人员的服务态度产生不满，进而对诊疗行为产生不信任，当诊疗结果不佳时便会激化医患矛盾，有可能产生医患纠纷或恶性事件。

三、医疗风险管理原则

根据中国医院协会团体标准《中国医院质量安全管理　第 4-4 部分：医疗管理 医疗风险管理（T/CHAS 10-4-4—2019）》，对医疗风险的定义是，医疗过程中的不确定性因素存在造成损害的可能性，或者已经直接或间接造成了损害。医疗风险管理，指包含医疗风险识别、医疗风险分析和医疗风险评价的医疗风险管理过程。精神专科医院结合实际做好风险管理，是保证高质量诊疗服务的基础和前提，做好风险管理应遵循以下五项原则。

（一）避免和控制损害的原则　对于存在损害可能性的风险要能够有效识别，立即采取措施加以管控。如对有自杀观念的抑郁症患者，就要在治疗和护理的各个环节采取措施，加强观察，时刻陪伴，耐心做好心理治疗和心理护理。对于已经发生损害的风险，要迅速应对，控制风险范围，降低损害程度，吸取经验教训。如患者投诉发生后，要落实首诉负责制，认真调查处理，消除患者的疑虑和不满，避免小不满造成大纠纷。

（二）整体性原则　要运用系统思维和底线思维，把整体性和系统性体现到医疗质量安全管理的全过程，在出台重要决策前，充分评估风险，考虑到最坏结果，做到有备无患，积极应对。精神专科医院在进行基础设施建设、环境改造、开展新技术新项目前，要始终把"保障患者安全"作为第一原则，充分考虑到流程、设施和设备的安全性、人文性，为患者营造温馨安全的诊疗环境。例如，在设计精神专科医院封闭病房的防外走设施时，就要考虑患者及家属的感受,避免使用"铁门铁窗铁锁链"等设施。

（三）信息支撑原则　要加强运用信息化技术,完善信息系统对信息的收集、分析和辅助决策功能,畅通信息收集渠道。以医疗安全（不良）事件管理为例,信息系统应自动分析事件趋势和特点,对于频发的同类事件或存在严重趋势的事件做到预警,风险管理人员认真分析,及时向一线员工发布预警信息。

（四）闭环管理原则　应用 PDCA 循环理论,使风险评估、风险干预和持续改进体现到风险管理的全过程,做到风险有识别、有评估、有干预、有评价、有改进,持续提高风险管理效果。

（五）广泛参与原则　风险无处不在、无时不在,要教育医院全体员工提高风险意识,营造主动报告不良事件、系统看待差错事故、从错误中学习改进的安全文化。同时,鼓励患者及家属参与到风险评估和医疗活动中来,保障患者的知情权、选择权、决策权,形成融洽和谐的医患关系,最大限度避免风险隐患发生。

四、医疗风险评估

医疗风险是客观存在的,有可能出现灾难性后果,也有可能不出现灾难性后果,但可能出现灾难性后果的潜在因素是无法控制、无法预测、无法避免的,灾难性后果的产生与医务人员的诊疗护理行为没有必然的因果关系。精神科医疗护理工作具有风险高和风险不确定等特点,确保患者安全是首要工作。精神科患者安全管理是国内外精神专科医院高度关注的问题,围绕风险评估、风险分析、风险处理、效果评价、预防措施等进行了大量研究和实践,国内医疗机构的风险评估多为经验性判断,对不同疾病、场所和疾病期患者的风险识别或风险评估还比较缺乏。

（一）医院评审标准对风险评估的要求　《三级精神病医院评审标准（2011 年版）实施细则》有 16 个条款涉及风险评估,分别对新入院患者风险评估、危害医院安全因素风险评估、高风险患者的风险评估、压疮风险评估、重点环节和重点人群的感控风险评估、无抽搐电休克治疗风险评估、危重患者和被约束患者的风险评估、防噎食患者风险评估。

1. 新入院患者风险评估　对新入院患者进行风险评估,是系统制定诊疗护理方案的前提。医院应定期对医务人员进行培训,确保评估的准确性和一致性。新入院患者评估内容,包括躯体状况评估、精神状况评估外,其中精神状况包括除必要的精神检查外,还应进行暴力攻击风险、自伤自杀风险、物质滥用风险、心理创伤史、社会支持系统等方面进行评估,并依据评估结果制定诊疗护理计划,采取恰当的防范或干预措施。住院期间,还要进行连续、动态、全程评估。

2. 高风险患者的风险评估　对于精神科住院患者,一旦评估发现其存在跌倒、噎食、自伤自杀、暴力攻击、擅自离院、拒（假）服药等风险则应将其列为高风险患者。医务人员要根据评估结果,主动告知患者及其监护人风险情况及防范措施,如在床头卡设置警示标识,同时还要进行有针对性的健康教育。措施实施后,要定期进行再评估,评估防范效果,以便改进。评估和实施的措施应如实记录。

3. 重点环节和重点人群的感控风险评估　对住院精神障碍患者中有下呼吸道、导尿管相关尿路、皮肤软组织等主要部位感染的患者,进行感染风险评估,制定针对性的控制措施。

4. 无抽搐电休克治疗风险评估　实施无抽搐电休克治疗前,主治医师应评估患者是否符合适应证、是否存在禁忌证、是否需要调整药物治疗方案等;操作医师应评估其诊断、病史、目前精神状态、认知状态以及既往无抽搐电休克治疗情况,对曾经做过治疗的患者要查看以前的治疗参数;麻醉师重点评估其心血管、呼吸和神经系统疾病史,既往麻醉史等;治疗护士还应评估其生命体征、治疗准备情况等。评估人员填写风险评估表,根据风险程度做好预警准备工作。

5. 危重患者和被约束患者的风险评估　危重患者评估主要从神经系统、呼吸系统、心血管系统、营养或代谢系统、排泄系统、实验室检查等几个方面评估,根据患者病情评估给予相应的治疗护理措施。被约束患者重点评估其配合状况、约束部位血运状况、营养支持情况等,避免发生约束不良事件。

（二）精神专科医院医疗风险分析和识别　采用层次分析法,从人、机、料、法、环5个层面对精神专科医院的医疗风险进行识别。有研究认为,影响医疗风险的行为因素的重要性由强到弱依次为人、机、料、法、环。

1. 人的层面　包括医生、护士、医技人员、精神障碍者患者及其家属。医生在诊疗过程中,由于临床诊断思维和临床经验等多方面原因,极易在诊断确立、治疗方案选定和突发病情变化的处置等关键环节发生风险。目前,精神疾病诊断主要采用非结构式访谈方式,通过采集病史、精神检查和临床观察等主观资料,客观的影像学和实验室指标主要用于排除躯体疾病,缺乏支持诊断的直接证据,增加了精神疾病的误诊风险。有研究发现,中国精神科医师对精神疾病合并误诊率较高,为10.29%,且近十年精神疾病误诊率较1996—2006年有所升高。原因是就诊人数增加,精神疾病的临床诊断客观性无明显进步,大多数精神疾病的确切病因目前仍未能发现等。一方面,由于精神科医生对精神病症状学掌握不精、病史调查不全面、对病程演变的分析不准确、患者症状不典型等原因,造成精神疾病之间相互误诊。如因不能正确区分精神分裂患者的精神运动性兴奋与情感性精神障碍情感高涨的区别,导致精神分裂症与情感性障碍相互误诊等;另一方面,由于医生缺乏整体思维,或精神科以外的医学理论和知识较为欠缺,加上患者病情的复杂性,造成躯体疾病误诊为精神疾病。如某些表现为多器官多系统躯体不适的器质性疾病,易被误诊为躯体形式障碍等。

精神科护理行为贯穿于患者诊疗全过程,护理人员的慎独精神缺乏、专业能力不足、临床经验较少、沟通能力不高等都是造成风险的诱因。精神科护理风险因素主要包括暴力攻击、擅自离院、自杀自伤、跌倒、噎食、压疮等。如果护士对患者的精神症状、治疗情况、家庭文化背景等不熟悉,对重点患者不重视,巡视观察不认真,或与患者未建立治疗性护患关系,未取得患者信任,都会诱发护理风险。目前,国内外精神科护理对精神疾病患者的风险评估都比较重视。国外使用较为广泛的暴力危险性评估工具有:暴力历史、临床、风险评估量表20(historical,clinical,risk management 20,HCR20),攻击风险筛查量表(violence risk screening 10,V-Risk 10),暴力风险性评估指南(violence risk appraisal guide,VRAG),外显攻击行为量表修订版(modified overt aggression scales,MOSA)等。我国引进、研发和应用的护理风险评估工具,如自杀风险评估量表(NGASR),修订版外显攻击行为量表,扩展版布罗塞特暴力风险评估量表,住院精神疾病患者临床危险风险筛查表,Morse 跌倒评估量表,精神障碍患者入院风险评估表等。

检查检验、医学影像、药学服务、康复治疗等医技人员直接或间接参与精神障碍患者的治疗过程,如发生危急值不能准确识别、药品发放错误、处方审核不认真、效期管理不到位、患者身份识别错误等都会诱发医疗风险的发生。

精神障碍患者受精神症状影响,可出现感知、情感、意志、行为等方面的障碍,易发生暴力攻击、自杀自伤等风险,患者服用抗精神病药物后易出现嗜睡、直立性低血压、锥体外系反应,导致肌张力高、步态不稳、反应迟钝等,进而易发生跌倒、坠床、吞咽困难、噎食等不良事件。特别是新入院患者病情处于急性期,精神症状未得到控制,患者家属对患者症状的危险性认识不足,有的患者家属对患者缺乏耐心和关怀,有时不当的言语刺激会引发患者病情变化而发生意外。有的患者家属对医院期望值较高,当治疗出现波折或不良结局时会出现不满情绪,发生医疗纠纷风险。

2. 机(医学装备)的层面　虽然精神专科医院的医学装备数量明显少于同级综合医院,但风险同综合医院一样普遍存在。医学装备风险包括设备本身的固有风险和临床使用风险两类。由于精神专科医院医学装备管理专业人员相对缺乏,"重购置,轻管理,重使用、轻保养"的问题普遍存在,医学装备信息管理滞后,生命支持和高风险治疗设备维护维修不及时,医学装备带病运行,这些因素都导致医学装备风险。

3. 料(药品)的层面　药物治疗是当前治疗精神疾病的主要方式之一,而且大部分患者需要长期服药维持治疗。另外,受精神科药物品种数量少、适用范围小等因素影响,精神科药物质量经常出现超说明书使用的情形。因此,在精神科药品不良反应发生的概率较高。精神专科医院药品管理包括采购、供应、医嘱用药、临床药学服务等。采购环节的资质审核、质量检验,供应环节的库房管理、效期管理、温湿度控制、流程管理等,医嘱用药中的处方和医嘱审核、超说明书用药等,临床药学服务中药品不良反应监测、抗菌药物管理等,都带来药品层面的风险。

4. 法的层面　精神专科医院在落实患者安全管理规章制度,遵循医疗核心制度、技术操作规范、评审标准等过程中,若出现医疗服务行为不规范或患者不配合,则会导致相应制度和措施执行不到位,进而引起连锁反应。医院各职能部门,要加强对患者安全管理措施落实情况的监督考核,防止形式化,导致医疗风险发生。

5. 环的层面   精神专科医院由于服务对象的特殊性，对诊疗、住院、康复环境有特殊要求，首先是保障患者和医务人员安全，其次是提高提供温馨、舒适、人性化的环境。环境的风险因素很多，如门诊和病房的地板的防滑性能、卫生间防跌倒扶手的设置，封闭病房门窗的安全性，各种电器、电梯等设备的安全，等等。

（三）精神专科医院患者意外风险干预措施

1. 患者跌倒/坠床风险干预措施   患者床头卡和住院卡片标记跌倒/坠床风险标识；将患者安置在易于观察病室，落实防范措施，每班进行风险评估及床头交接；严格按照跌倒/坠床防范处置规程进行护理并做好记录；对陪护患者和家属做好防范跌倒/坠床的健康教育，主动配合做好防范措施。

2. 患者噎食/窒息风险干预措施   患者床头卡、住院卡片标记噎食/窒息风险标识；将患者安置在易于观察的病室，每班进行风险评估及床头交接班；设置防噎食患者的饮食专座，就餐时将患者安排在专座就座，进餐时有专人照看，并给予软食或流食；严格按照噎食/窒息风险患者防范处置规程进行护理并做好记录；及时发现患者窒息的先兆，消除诱因；护理人员掌握噎食患者急救技术，当发现有窒息征兆时，立即组织人员进行抢救。

3. 患者自杀/自伤风险干预措施   患者床头卡、住院卡片标记自杀/自伤风险标识，严格做好风险评估工作；安排有自杀、自伤风险的患者在一级病室内，24 小时重点监护，严格按照自杀/自伤防范处置规程进行护理，按要求记录；对有严重自杀/自伤行为或风险的患者可根据医嘱予以约束保护，并安排家属陪护；对自杀/自伤患者必须做好床头交接班，严格落实巡视制度；每日对自杀/自伤患者进行常规安全检查，消除安全隐患。

4. 患者暴力攻击风险干预措施   患者床头卡、住院卡片标记暴力攻击风险标识，严格做好风险评估工作；对于出现严重暴力攻击行为的患者，安置在一级病室内，必要时给予隔离，严密观察患者病情变化；根据情况安排陪护家属并告知其防范暴力攻击的重要意义，使其积极配合；严格按照暴力攻击患者防范处置规程进行护理并记录，必要时遵医嘱给予约束保护；护理人员应掌握精神科暴力管理模式，熟练掌握暴力管理技能与技巧。

5. 患者擅自离院风险干预措施   患者床头卡、住院卡片标记擅自离院标识，严格做好风险评估工作；对有强烈擅自离院企图或行为的患者安排在一级病室或远离病区入（出）口的病室内，严密观察患者病情变化；严格按照擅自离院患者防范处置规程进行护理，按要求记录；做好床头交接班，严格落实巡视制度；外出时根据评估风险程度安排人员护送。

6. 患者压疮风险干预措施   患者床头卡、住院卡片标记压疮风险标识，严格做好风险评估工作；发现患者皮肤压疮，无论是院内发生还是院外带来，科室均应填写《压疮上报表》并上报；有"难免压疮"风险患者，及时填写《难免压疮申报表》上报，确认同意后方可申报难免压疮；对有压疮风险患者，按照风险评估要求每班评估并记录，严格按照压疮防范处理规程进行护理，做好压疮预防工作；将患者安排至易于观察的病室，做好床头交接班。

五、医疗风险管理体系建设

医疗风险管理是对医疗工作进行专业性管理的活动,医疗安全为目标,主动识别、评估和消除医院现存和潜在的医疗风险,提供安全、优质医疗服务的管理过程。《医疗质量管理办法》第五章医疗安全风险防范,对建立医疗安全与风险管理体系提出要求,具体措施包括:完善医疗安全管理制度、应急预案和工作流程,加强重点部门和关键环节的安全与风险管理,落实患者安全目标。要求医疗机构应利用医疗责任保险、医疗意外保险等风险分担形式,制定防范、处理医疗纠纷的预案,完善投诉管理,保障医患双方合法权益。我国医疗风险管理体系建设起步较晚,比西方发达国家尚存在一定差距。北京协和医院和四川大学华西医院在医疗风险防控体系建设中进行了积极探索,值得参考借鉴。

【案例】北京协和医院医疗风险防控体系建设

北京协和医院医疗风险防控体系包括医疗风险哨点预警,风险评估识别,院科两级风险主动干预,风险分担和转移等多种综合措施,具体做法是:

1. 医疗风险哨点预警　建立医疗安全指标群,通过信息系统进行重点监控,建立医疗风险的哨点预警,信息系统依据设置指标的触发条件自动预警,使风险防控由事后管理变为事前干预。指标群包括:住院时间超 30 天、24 小时非计划重返、非计划再次手术、危急值、超长时间手术、术中大量出血、抢救用药等。

2. 医疗风险评估　重点对高风险诊疗项目和手术进行前期评估,开展前 3 日填写评估表上报医务处,必要时医务处组织会诊和评估,识别出医疗风险较高的个案,以及系统性问题。表格化、清单化的高风险诊疗项目评估,有效避免评了估项目的遗漏。提高风险的诊疗项目包括:首次开展的重大复杂手术、有创性风险高的新技术、诊疗项目等,评估内容包括:操作医师的胜任力,诊疗过程准备是否充分,相关科室会诊意见是否一致等。

3. 医疗风险干预　医疗风险的主动干预可分为院级和科级。高风险个案先启动科室干预措施,必要时启动院级干预。科室风险干预由科主任主导,措施包括科室大查房,明确治疗方案,科室领导介入医患沟通。院级风险干预由医务处主导,措施有院内多科会诊、医务处组织医患沟通、律师参与法律查房、律师见证知情告知等。实践证明,医务处参与术前谈话能强化手术医生的责任感。

4. 医疗风险的分担和转移　主要通过医疗责任保险、投保手术意外险等方式实现。医疗责任保险和手术意外险互为补充,使患者的损失通过保险赔付形式得到适当补偿,有效地缓解医患矛盾。

【案例】四川大学华西医院基于 SPO 模型构建医疗风险管理体系的实践经验

SPO 模型是由美国管理大师阿维迪斯·多那比第安（Avedis Donabedian）于 1966 年提出

的,包括结构面(structure,S)、过程面(process,P)和结果面(outcome,O)。其中结构要素主要指制度、服务项目和范围、设备与人力资源等各类资源的静态配置;过程要素主要包括医院各项活动的监督管理、员工的教育培训等动态运行中的质量或效率;结果要素主要是针对结构要素和过程要素的测量和评价,例如医疗纠纷发生率、医疗纠纷赔付率等。四川大学华西医院基于多那比第安的三维质量结构模型(SPO模型),在结构面、过程面和结果面上构建医疗风险管理体系。

1. 结构面(S) 完善医疗风险管理组织体系,建立健全医疗风险管理制度,培养专业的医疗风险管理队伍。华西医院建立了"院领导—各医疗质量与安全管理专业委员会—职能部门—临床医技科室管理小组"四位一体的组织架构。院长为医院质量与安全管理第一责任人,医务部、护理部等各职能部门分设相应的医疗与安全管理专业委员会,负责日常监督与管理;临床医技科室管理小组以品管圈和项目管理为抓手,从风险预警、环节管控、持续改进等方面做好医疗风险管理。华西医院在实践中培养了一支医疗风险管理团队,涵盖临床、法律、管理等专业,负责全院医疗纠纷的预防和处理,开展医疗风险防范培训。同时,华西医院设立专项医疗风险管理基金,用于患者安全管理、医疗损害赔付、医事法务等方面开支,奖励医疗风险管理、患者安全保障等方面表现出色的团队或个人;构建以医疗责任险为主,以医疗风险互助基金、医疗意外险等多种形式为辅的分摊机制,有利于患者及时得到经济补偿。

2. 过程面(P) 落实医疗风险管理制度,提升医疗风险管理的意识和能力。华西医院坚持"及时预警、积极报告、提前介入、妥善处理"原则,采用多部门分工协作管理模式,以主动申报为主、反查漏报为辅,实时监控、事事追踪,构建"医务人员积极报告、职能部门主动巡查"的上下联动的机制。开展多渠道、全覆盖的医疗不良事件管理宣传与培训,优化不良事件报告流程,提高报告医疗不良事件的效率。加强信息系统支撑的危急值管理,进行特殊病例死亡讨论,鼓励患者积极参与医疗安全活动。围绕医院及医务人员资质、诊疗护理行为、病历质量、知情告知与医患沟通4个关键要素来监控医疗侵权损害。开设医疗纠纷预防和处理讲座以及《医患沟通》等医学人文类课程,实现风险管理教育常态化。利用"心晴指数"问卷评分工具,筛查所有住院患者的心理状况,根据问卷得分给予心理支持和关心,并对各特殊岗位人员利用巴林特小组进行心理疏导。

3. 结果面(O) 持续对医疗风险指标进行监测,将医疗纠纷数量、有效投诉数量、不良事件上报率等指标列入各科室考核指标中,严格对医疗纠纷漏报进行反查监控,从各个维度评估医疗风险管理效果。对医疗不良事件进行实时监控、事事追踪、件件处置,减轻患者损害,对潜在风险进行有序处理。设置专门的医疗投诉处理部门,优化院内医疗投诉处理流程,建立多元化的医疗纠纷化解机制,对差错性医疗事件运用根本原因分析法进行分析改进。

总之,华西医院通过结构、过程和结果3个维度,构建起系统性的医疗风险管理体系,促进医疗投诉和纠纷发生率下降,有效减少医疗风险对患者的损害,使医疗安全和风险预防意识深入人心,营造"以患者为中心"的医疗安全文化。

(栗克清　李佳勋)

第四节　医疗安全(不良)事件管理

从错误中学习是做好患者安全的第一步,主动报告医疗安全(不良)事件(以下简称"不良事件"),可及时发现问题,发现质量安全管理的规律性,防止发生医疗纠纷,有利于医院加强医疗质量缺陷管理,健全管理制度,完善工作流程和管理措施,促进医疗质量安全管理的持续改进。

根据国家卫生健康委员会要求,医疗机构应建立患者安全不良事件报告制度,指定专门部门负责患者安全不良事件报告的收集、分析和总结工作,鼓励医务人员积极报告不良事件,从错误中学习,实现持续改进。对可能发生的患者安全重大不良事件要制定应急预案。

一、医疗安全(不良)事件定义

医疗安全(不良)事件是指在临床诊疗活动和医疗机构运行过程中,任何可能影响患者的诊疗结果、增加患者痛苦和负担并可能引发医疗纠纷或医疗事故,以及影响医疗工作的正常运行和医务人员人身安全的因素和事件。医疗质量安全(不良)事件的定义包括临床诊疗活动和医疗机构运行两个层面。从临床诊疗活动层面看,是指可能危害患者安全给患者带来痛苦的因素或事件;从医疗机构运行层面看,是指影响医院正常工作和医务人员安全的因素或事件。所以,要全面理解不良事件的含义,不能仅仅限于患者角度。不良事件的范畴包括:可能引起患者人身损害或者死亡的事件;可能引起患者额外经济损失的事件;可能引发医疗纠纷的事件;可能给医院带来经济损失的事件;不符合临床诊疗规范的操作;可能给医院带来信誉等各种无形损失的事件;可能危害医务人员人身安全的事件。

二、不良事件的分级

依据《国家卫生健康委办公厅关于印发患者安全专项行动方案(2023—2025年)的通知》(国卫办医政发〔2023〕13号),医疗质量安全不良事件分级分类标准见表2-1。

根据不良事件造成后果的严重程度,从重到轻分为Ⅰ~Ⅳ级:

Ⅰ级事件(警讯事件、警告事件)——造成非预期的死亡,或是非疾病自然进展过程中造成永久性功能丧失。包括《侵权责任法》《医疗事故处理条例》界定的一级、二级医疗事故,《医疗质量安全事件报告暂行规定》规定的特大医疗质量安全事件、重大医疗质量安全事件,以及医疗机构内部相关文件规定的事件。

Ⅱ级事件(不良后果事件、差错事件)——在医疗过程中是因诊疗活动而非疾病本身造

表 2-1　医疗质量安全不良事件分级分类标准

分类	分级
Ⅳ类事件(隐患事件):未发生不良事件	A 级:环境或条件可能引发不良事件
Ⅲ类事件(无后果事件):发生不良事件,但未造成患者伤害	B 级:不良事件发生但未累及患者
	C 级:不良事件累及患者但没有造成伤害
	D 级:不良事件累及患者,需进行监测以确保患者不被伤害,或需通过干预阻止伤害发生
Ⅱ类事件(有后果事件):发生不良事件,且造成患者伤害	E 级:不良事件造成患者暂时性伤害并需进行治疗或干预
	F 级:不良事件造成患者暂时性伤害并需住院或延长住院时间
	G 级:不良事件造成患者永久性伤害
	H 级:不良事件发生并导致患者需要治疗挽救生命
Ⅰ类事件(警告事件):发生不良事件,造成患者死亡	I 级:不良事件发生导致患者死亡

成的机体与功能损害。包括《侵权责任法》《医疗事故处理条例》界定的三级、四级医疗事故,《医疗质量安全事件报告暂行规定》规定的一般医疗质量安全事件和医疗机构内部相关文件规定的事件。

Ⅲ级事件(无后果事件、临界事件)——虽然发生了错误事实,但未给机体与功能造成任何损害,或有轻微后果而不需要任何处理可完全康复。

Ⅳ级事件(隐患事件、未遂事件)——由于及时发现错误,错误在实施之前被发现并得到纠正,未造成危害的事件。

三、精神专科医院不良事件的分类

精神专科医院不良事件的分类可按照不良事件发生前是否可预防,不良事件影响损害对象、不良事件管理类别进行分类(表 2-2)。

(一)按照不良事件发生前是否可预防　分为可预防类和不可预防类。判断可预防与不可预防不良事件时要问几个问题:医疗行为是否规范？ 事件是否存在已知风险？ 是否预期并已经采取相关措施来预防？ 是否及时发现？ 是否及时得到规范处理？ 上述问题如果都回答是,事件属于不可预防事件,如果任一回答为否,该事件属于可预防事件。如果立即采取适当措施,这个事件也许可以避免或预防的,称为可预防性医疗不良事件(preventable adverse events,PAEs),由此导致的死亡称为可预防性死亡。做好可预防不良事件管理,有利于提高医疗质量,建立和谐医患关系,因此可预防不良事件的管理应给予更多的关注。

(二)按照不良事件影响损害对象　可分为患者及家属安全类、医院员工安全类、医院安全类。

(三)按照不良事件管理类别　可分为医疗管理类、护理管理类、药品管理类、医学装备类、医院感染管理类、职业防护类、信息管理类、后勤管理类、饮食管理类、安全管理类。有研究显示,精神专科医院不良事件中发生概率最高的是跌倒,其次是意外事件、压力性损伤,其中在意外事件中发生最多的是骨折。

表2-2　精神专科医院医疗安全(不良)事件分类

分类标准	类别	事件举例
发生前是否可预防	可预防类	给药错误、住院患者跌倒、噎食、食物中毒等
	不可预防类	患者猝死、过敏反应、网络瘫痪、医疗器械故障等
影响损害对象	患者及家属安全类	压疮、坠床、自杀自伤、烫伤、食物中毒等
	员工安全类	职业暴露、遭受暴力攻击、触电、人身伤害等
	医院安全类	传染病暴发、医闹事件、火灾、燃气泄漏等
管理类别	医疗管理类	误诊、误治、患者非预期死亡、检验标本丢失等
	护理管理类	医嘱执行错误、给药错误、输液反应、患者跌倒等
	药品管理类	药品质量问题、药物滥用、耗材质量问题等
	医学装备类	医疗设备漏电、器械故障、器械不良事件等
	感染管理类	感染暴发、职业暴露、医疗废物丢失等
	职业防护类	针刺伤、防护措施缺乏、安全生产措施不落实等
	信息管理类	网络瘫痪、信息统计错误、网络中断等
	后勤管理类	线路故障、溢水、物资供应错误、电梯困人等
	饮食管理类	食物中毒、治疗饮食错误、食品原料过期等
	安全管理类	灭火器压力不足、失窃事件、视频监控设备故障等

四、精神专科医院不良事件管理

(一)建立不良事件管理组织机构　医院成立不良事件管理委员会,明确一个科室负责不良事件的集中统一管理,各科室成立不良事件管理小组,明确专兼职人员负责本科室不良事件上报和统计分析。

(二)制定医院不良事件管理和持续改进方案　围绕医院目标和患者安全目标,制定不良事件的宣传教育、培训、检查、考核评价等工作计划,由不良事件管理部门负责推进实施。

(三)制定严重不良事件的应急预案　针对严重不良事件(Ⅰ级事件、Ⅱ级事件),在进行脆弱性分析的基础上制定总体和专项应急预案。

(四)建立医疗不良事件报告制度　明确不良事件的组织管理、分级分类、事件预防、事件报告、事件处置、数据监测、分析评价、考核激励等要求。通过报告不良事件,可有效避免医疗过程中的缺陷,有利于医疗管理部门对医院内医疗纠纷、事故和隐患有宏观的认识,便于分析原因,采取合理的处理,从而制定行之有效的防范措施。同时,不良事件报告后的信息共享,可以使相关人员能从他人的过失中吸取经验教训,以免重蹈覆辙。

（五）进行医疗不良事件报告制度的教育培训　要通过多种途径对医院全体员工进行医疗不良事件报告制度的教育和培训,使包括医务人员、行政后勤人员和外包服务人员在内的所有在医院工作的人员,均知晓医疗不良事件报告制度。

（六）建立多种不良事件报告途径　医院全体职工都可通过面对面、表单报告、电话报告,或通过不良事件报告信息系统上报。上报的不良事件不限于本人所亲历的事件,本人所看到的且情况属实的不良事件也可实名或匿名上报。

（七）明确管理部门及职责　医院应明确一个部门统一负责医院不良事件的统一管理,定期汇总分析全院不良事件,定期组织对职工进行不良事件制度的教育和培训。不良事件受理部门,根据不良事件的分类分别由医院相应的职能科室负责。医务科负责处理由临床、医技科室上报的与诊疗活动有关的不良事件;护理部负责处理涉及护理质量与安全、护理服务方面的不良事件;感染控制科负责收集、处理全院各部门与医院感染有关的不良事件;药剂科负责处理涉及药品管理、临床药物不良反应的不良事件;医学装备科负责处理涉及医疗器械和医疗设备的不良事件;总务科负责处理医院公共设施、后勤保障等方面的医疗不良事件;保卫科负责处理医院治安与消防方面的不良事件;信息科负责处理信息系统相关的不良事件;院办室负责处理上述部门受理以外的不良事件。在管理实践中,经常会发生以内部不同职能部门在不良事件处置责任上的冲突,影响了不良事件处置效率。为此,对管辖职责不清的不良事件,可采用由医院质量安全管理部门牵头、多部门协同处理的“不良事件多部门协作（MDT）模式”。质量安全管理部门通过不良事件报告信息系统,将不良事件的信息传递给协办科室,共同落实相关跟踪和处置措施,提高工作效率。

（八）不良事件报告　不良事件报告要坚持自愿性、保密性、非惩罚性、公开性原则,报告内容要求真实、完整、准确,不得瞒报、漏报、谎报、缓报。根据原卫生部《医疗质量安全事件报告暂行规定》（卫医管发〔2011〕4号）,医疗机构应向卫生行政部门通过网络直报医疗安全事件。医院内部发生医疗安全（不良）事件后,当事人应按照医院《医疗不良事件报告制度》,通过医院不良事件报告信息系统,或填写《不良事件报告表》（表2-3）及时上报各类不良事件,由医院指定的部门统一收集分析。医院应明确报告的时限、方式和内容,建立医务人员主动报告的激励机制,落实非惩罚性不良事件报告制度。

（九）不良事件分析　医院应定期对上报的不良事件进行分析。医院质量安全管理部门可以通过不良事件报告系统进行统计分析,以控制图、折线图、柱状图、柏拉图等形式导出,通过对比分析,发现某类不良事件的发生发展特点和趋势,提示不良事件高发科室改进管理,有效管控风险隐患。对Ⅰ级和Ⅱ级不良事件,要由医院质量安全管理部门或医务、护理部门督导相关科室,逐一进行根本原因分析（RCA）,有的放矢地制定改进方案,避免类似事件重复发生。

2015年6月,美国国家患者安全基金会（NPSF）提出RCA2模式,在RCA制定改进方案后增加一个行动（actions）的步骤，使每个改善计划都由专人负责落实，以确保改进方案得到执行。同时，用简单易懂、操作性强的量化指标对活动过程和结果进行测量，以确保各项行动如期执行，结果有效。

表 2-3　精神专科医院医疗安全（不良）事件报告表

科室				不良事件编号		（事件类别代码 + 年份 + 序号）
报告人			职称		联系电话	
不良事件简要描述						
事件类别	□医疗管理　　□护理管理　　□药品管理　　□医疗器械　　□感染管理　　□职业防护 □信息管理　　□环境设施　　□安全管理　　□服务沟通					
事件分级	□Ⅰ级（警讯事件）□Ⅱ级（不良后果事件）□Ⅲ级（未造成后果事件）□Ⅳ级（隐患事件）					
发生地点						
发生时间	年　月　日　时　分			上报时间	年　月　日　时　分	
患者信息	姓名		性别	年龄	住院号	门诊号
	入院时间			入院诊断		
患者简要病情						
事件经过及后果						
事发后采取的措施						
事件分析及建议	可能的原因： 处理情况： 持续改进措施： 　　　　　　　　　主管部门：　　　负责人：　　年　月　日					

（李佳勋）

第五节　临床危急值管理

危急值（critical values）是美国医学界于 1972 年提出的概念。国际标准化组织 ISO 15189 将规范的危急值报告列入认可要求。2007 年开始，我国将危急值报告列入患者安全目标，要求各医疗机构根据实际情况，制定适合本医院的危急值项目和危急值报告制度，并对危急值报告项目实行严格的质量控制。2014—2015 年患者安全目标规定，医疗机构应强化临床危急值报告制度。2012 年 5 月，卫生部印发的《三级精神病医院评审标准（2011 版）

实施细则》，将临床危急值报告制度列入第三章医患安全部分的条款，提出明确的报告和管理要求。2016 年，《医疗质量管理办法》将危急值报告制度列入 18 项医疗质量安全核心制度。2018 年，国家卫生健康委员会印发的《医疗质量安全核心制度要点》，明确了危急值的定义和危急值报告制度的基本内容，为精神专科医院做好危急值管理提供了可遵循的依据。危急值报告制度的实施，减少了临床危急情况的发生，对于保障患者安全起到了重要作用。

一、危急值的概念

2015 年，国家卫生和计划生育委员会发布的《临床检验专业医疗质量控制指标》将危急值定义为“除外检查仪器或试剂等技术原因出现的表明患者可能正处于生命危险的边缘状态，必须立刻进行记录并第一时间报告给该患者主管医师的检验结果”。在中国合格评定国家认可委员会《医学实验室质量和能力认可准则》中定义为“警示区间或危急区间”。《临床检验危急值规范化管理京冀专家共识》中对危急值的定义为，表明患者可能正处于生命危险的边缘状态的检验结果。《检验危急值在急危重病临床应用的专家共识（成人）》提出的危急值的定义是：①危及生命的极度异常的检验结果，说明患者可能正处于有生命危险的边缘状态，如果不给予及时有效治疗，患者将处于危险的状态，或者立即给予治疗可明显改善预后。一旦出现这样的检验结果，应立刻报告给临床医师，提醒其立刻采取相应的治疗措施，否则将会因为错过最佳的治疗时机而使患者的生命安全受到威胁。②和疾病的治疗转归有紧密联系的。③国家重大传染病，反映那些需要引起我们足够重视的患者的检验结果，如 H_7N_9 等。

危急值的概念及报告制度最初仅用于临床检验，但随着临床应用的逐步推进，危急值报告制度的范围逐渐扩大到其他辅助科室。并不是所有项目都需要设立危急值，不同性质的医院应根据其工作特点选择相应的危急值。在精神专科医院质量安全管理实践中，危急值除检验科室外，还涉及功能、影像、放射等部门，需共同关注。

二、临床危急值管理

精神专科医院临床危急值管理涉及多科室、多部门、多环节，应制定全院统一的危急值管理制度，明确报告流程和信息传递、接收的具体方式方法，确保危急值及时发现、准确报告、正确处置，保障患者安全。

（一）制定全院危急值清单　由质量安全管理办公室或医务科负责，协调检验、影像、放射等检验检查科室，以及护理部、临床科室，共同制定可能危及患者生命的各项检查、检验结果危急值清单，并根据实际情况，结合国家和行业协会的有关标准、共识等进行定期调整。某精神专科医院根据《检验危急值在急危重病临床应用的专家共识（成人）》《心电图危急值 2017 中国专家共识》，制定了常见危急值清单，见表 2-4。

表 2-4　某精神专科医院常见检验检查项目危急值清单

类别		项目
检验	血常规	• 血红蛋白 <50g/L • 白细胞 <0.5×10^9/L 或 >30×10^9/L • 血小板 ≤30×10^9/L
	生化	• 血清钾≤2.8mmol/L，或≥5.8mmol/L • 血清钙≤1.75mmol/L，或≥3.5mmol/L • 淀粉酶≥400mmol/L • 肌酸激酶≥2 000mmol/L • 血清钠≤120mmol/L，或≥160mmol/L • 血肌酐≥530μmol/L • 血尿素氮≥35.7mmol/L • 血糖，成人≤2.8mmol/L，或≥22.2mmol/L
	血药浓度	• 血锂浓度≥1.4mmol/L
心电图	疑似急性冠状动脉综合征	• 首次发现疑似急性心肌梗死的心电图改变 • 首次发现疑似各种急性心肌缺血的心电图改变 • 再发急性心肌梗死的心电图改变（注意与以往心电图及临床病史比较）
	严重快速性心律失常	• 心室扑动、心室颤动 • 室性心动过速心室率≥150bpm（次/min），持续时间≥30s 或持续时间不足 30s 伴血流动力学障碍 • 尖端扭转型室性心动过速，多形性室性心动过速，双向性室性心动过速 • 各种类型室上性心动过速心室率≥200bpm • 心房颤动伴心室预激最短 RR 间期≤250ms
	严重缓慢性心律失常	• 严重心动过缓、高度及三度房室阻滞，平均心率≤35bpm • 长 RR 间期伴症状≥3.0s；无症状≥5.0s
	其他	• 提示严重低钾血症心电图表现［QT（U）显著延长、出现快速性心律失常，并结合临床实验室检查］ • 提示严重高钾血症的心电图表现（窦室传导，并结合临床实验室检查） • 疑似急性肺栓塞心电图表现（并结合临床及相关检查） • QT 间期延长：QTc≥550ms • 显性 T 波电交替 • R on T 型室性期前收缩（早搏）
超声		• 急诊外伤见腹腔积液，疑似肝、脾或肾等内脏器官破裂出血 • 急性胆囊炎考虑胆囊化脓并急性穿孔 • 考虑急性坏死性胰腺炎 • 怀疑宫外孕破裂并腹腔内出血 • 心脏普遍扩大且合并急性心力衰竭
医学影像检查		• 脊柱、脊髓疾病：X 线检查诊断为脊柱外伤长轴成角畸形、椎体粉碎性骨折压迫硬膜囊、脊髓重度损伤 • 气管、支气管异物 • 肺压缩 90% 以上的液气胸，尤其是张力性气胸 • 循环系统：心包填塞、纵隔摆动 • 急性主动脉夹层动脉瘤 • 急性出血坏死性胰腺炎 • 肝、脾、胰、肾等腹腔脏器出血 • 颅面五官急症：颅底骨折

（二）制定全院统一的危急值管理制度   针对住院和门急诊患者危急值报告流程和记录、处置要求,制定危急值报告制度,并组织相关科室和人员学习熟悉制度要求,严格按制度落实危急值报告工作。

（三）加强危急值报告的管理

1. 报告原则   危急值报告的基本原则是快速、准确。

2. 报告方式   电话报告是目前最为快速、可靠的方式,危急值网络提示信息容易发生被忽略或延迟确认的情况。

3. 关键过程   在做好危急值培训的基础上,日常工作要着重把控好 5 个关键过程,分别是检验节点、审核节点、初次电话沟通、电话报告和应急处置,如条件允许,应充分利用自动化检测系统、实验室信息管理系统（LIS）来自动识别并提示危急值。危急值报告关键过程和要求见表 2-5。

4. 报告和接收   人员对于住院患者,由首次识别危急值的检验检查科室人员,向患者主管医护人员报告;对于门诊患者,应首先向主诊医生报告,必要时向门诊主任报告。

5. 报告和记录   信息危急值报告和记录的信息至少包含:患者识别信息(姓名、科室、住院号等)、危急值项目及危急值、报告时间(精确到分)、报告科室、报告人与接收人全名,报告人和接收人均应完整记录上述信息,且接收人接到危急值后应"回读"危急值,以保证接收信息的准确性。危急值报告流程见图 2-3。

（四）危急值报告的质量控制   《临床检验危急值规范化管理京冀专家共识》建议,应对危急值报告的下列指标进行监测:危急值通报率、危急值通报及时率、危急值临床确认及时率、危急值成功通报率、危急值临床干预率、危急值复测率、危急值假阳性率。职能部门应围绕上述指标开展对危急值报告制度的评估考核,做好过程控制,定期总结、分析制度落实情况,持续改进危急值报告制度。

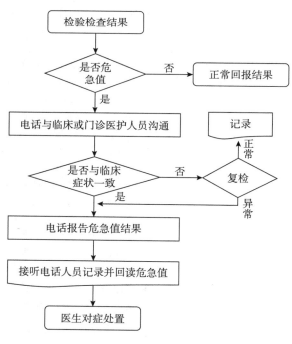

图 2-3   危急值报告流程

表 2-5　精神专科医院危急值报告关键环节和要求

关键过程	管理要求	
	关键词	具体措施
检验节点	识别	检验检查过程中发现危急值后,应检查操作是否正确,仪器传输是否有误,样本采集是否符合要求
审核节点	确认	出具报告前,应双人核对检查、检验结果报告并签字确认,夜间或紧急情况下可单人双次核对
电话沟通	病情	询问医师危急值结果是否与病情相符,必要时进行复检
电话报告	准确	在确认仪器设备正常的情况、复查结果与第一次检查结果吻合后,立即向该临床科室电话报告。临床科室任何接收到危急值信息的人员应当准确记录、复读、确认危急值结果,并立即通知主管医师、值班医师或科主任,并将报告情况详细准确地记录在《危急值结果登记本》中
应急处置	安全	临床医师立即对患者采取相应诊治措施,抢救患者生命,确保医疗安全,并记录接收到的"危急值"检查报告结果和采取的诊治措施

(李佳勋　张贤峰)

第六节　特殊情况下医务人员之间的有效沟通

沟通是人与人之间信息与情感传递和反馈的过程。有效沟通是双向交流,不仅要传递和获得信息,而且要正确理解双方的信息。医院是一个由多个学科组成的复杂组织,医务人员之间的有效沟通在质量安全管理中起着非常重要的作用。做好特殊情况下医务人员之间的有效沟通,是一项细致严谨的工作,又是一项讲究科学性和艺术性的行为。

一、建立医务人员间有效沟通机制

通过制定实施《医嘱管理制度》《医嘱处理制度》《转院、转科制度》《值班和交接班制度》《危重患者抢救制度》《危急值报告制度》,建立医务人员在进行诊疗活动过程中开具医嘱、危重患者抢救、患者转科转院、危急值报告等特殊情况下的有效沟通机制,重点包括：

（一）**医嘱沟通机制**　护士执行医嘱前应先复查一遍,对模糊不清、有疑问的医嘱,立即与医师联系,待明确无误后方可执行;医嘱执行过程发生差错或不良事件,及时向医生汇报,积极给予补救措施;医嘱执行后,护士认真观察患者疗效与不良反应,并及时与医生沟通;除抢救外,不执行口头医嘱,在实施紧急抢救需要下达临时医嘱时,护理人员应对口头临时医嘱完整重述确认,在执行时双人核查,医生应在抢救结束后 6 小时内补开医嘱。

（二）**交接班沟通机制**　医师下班前,应将新入院及危重患者情况和处理事项记入交接班本,值班医师亦应将值班期间的病情变化处理情况记入病程记录,同时将重点摘要记入交接班本,每日科晨会(交班会),值班医师应对值班期间的上述情况做重点、简要报告;护士交班前应做好准备工作，坚持"四不交接"：即患者总数不清不交接、交接班人员不齐不交接、物品不符不交接、卫生不整洁不交接，重点患者床头交接，如发现问题应当面问清原因，做好记录。

（三）转科沟通　转出科需派人陪送患者到转入科，向值班人员交代注意事项，做好病历的交接工作。

二、规范信息交接流程

《质量管理体系 要求（GB/T 19001—2016/ISO 9001：2015）》对沟通的要求是，组织应确定质量管理体系相关的内部和外部的沟通，包括：沟通什么，何时沟通，由谁沟通，如何沟通，谁来沟通。医务人员在沟通过程中经常会发生交接信息遗漏缺失、关键问题沟通不畅、患者体征交接不清楚等一系列问题，对患者安全构成了威胁。为加强医务人员之间的有效沟通，世界卫生组织（WHO）、美国医疗机构评审联合委员会（JCI）、澳大利亚医疗安全与质量委员会（ACSQHC）推荐使用标准化沟通模式（SBAR）。SBAR 沟通模式即现状（situation）、背景（background）、评估（assessment）、建议（recommendation），是一种以证据为基础的标准的快速、有效且结构化的沟通模式，可快速有效传递信息，该模式能规避交接、沟通过程中重要信息的遗漏，减少医疗差错。SBAR 沟通模式多应用于医护及护护病情沟通。医护沟通主要应用于患者病情发生变化时，护士向医生进行病情汇报。护护沟通主要应用于晨交班及晚交班时，护士与护士之间对重症患者的病情交接。有研究显示，在精神科患者交接班引入 SBAR 沟通模式后，交接班效果明显优于实施前，交班效力与效率、保证合作安全、促进患者参与、增进护士监控合作责任及提供患者所需信息等评分均提高。

【案例】某精神科病房医护 SBAR 沟通模式

案例说明：某精神科病房责任护士采用 SBAR 沟通模式向值班医生汇报一位患者突发的病情变化情况。整个过程主要包括三部分：①沟通前准备。护士简要评估患者目前症状和体征，理清关键信息入院诊断、治疗情况、检查结果等。②沟通要点。按照现状、背景、评估及建议 4 个程序进行沟通：S（现状）——患者床号和姓名、主要问题等；B（背景）——患者的现病史、既往史、最近监测数据等；A（评估）——患者最新生命体征、精神症状、心理状态、异常报告值等；R（建议）——已采取的护理措施、对问题处理的建议等。③沟通后跟进。包括沟通后医生有无及时反应、沟通后医生的处理意见及护士应配合的工作、处理后患者病情变化情况、沟通记录等。

案例：某日晚 21：00，某省精神卫生中心普通精神科病房男性住院患者，突然情绪激动，大声骂人，说要见医生，患者无自伤和伤人行为。责任护士即刻赶到患者身边，了解情况，耐心安抚患者使其稳定情绪，然后到医生办公室向当日值班医生报告这一情况。

护士：（S 现状）医生，您好，住院患者某某，十分钟前在病区走廊突然情绪激动，骂人，说一定要见医生,我安抚患者后现在他情绪稍微稳定了,没有发生伤人伤己行为。(B背景)这是一位精神分裂症患者,32岁,因行为怪异由警察强制入院,入院1周内连续3次因冲动打人给予保护性约束,存在幻听,称耳朵里听到玉皇大帝的声音,叫医生放他走,还听到有人骂他,目前口服的药物是喹硫平200mg早、晚。(A评估)患者的烦躁可能是由于受幻听内容的影响,由于是强制入院,入院后非常不安心住院。我问患者为什么一定要见医生,他只是一再重复要和医生谈谈。(R建议)目前患者尚未出现暴力攻击行为,但如果不能满足他的要求,可能会发生暴力攻击行为,请查看一下患者情况,给予对症处理。

值班医生:好的,我马上去病房看看患者。

值班医生与患者交流后得出结论:患者是受幻听内容是影响,称是耳朵里那个声音让他找医生,只有医生神通广大有权利给他开门,送他离开医院。

值班医生为患者进行心理疏导,患者情绪暂时稳定。建议护理动态评估患者幻听的内容,出现的时间、频率以及对患者的影响,必要时与值班医生沟通,给予约束保护。患者目前不安心住院,有多次暴力攻击史,医嘱防擅自离院和暴力攻击,采取评估及防范措施防止意外事件的发生,与下一班做好交班。

三、加强科室间和专业间的协作

坚持管理的整体性和系统性,构建多种沟通方式和渠道,提升团队合作能力。《三级精神病医院评审标准(2011年版)实施细则》要求建立12种协调机制,包括:医院应急工作协调机制,医院多部门质量管理协调机制,医疗风险管理多部门协调机制,医院临床路径管理协调机制,医院药事管理协调机制,医院检验与临床沟通协调机制,医院多重耐药菌管理协调机制,医院抗菌药物合理使用监管协调机制,医院消毒隔离管理协调机制,医院临床营养工作沟通协调机制,医院电子病历系统多部门协调机制,医院护理工作协调机制。通过这些机制,围绕质量与安全,建立起临床与医技、临床与后勤、行政,以及护理与医疗、医技、后勤、行政等多科室、跨专业的协作机制,提高团队工作效率和质量。

(李佳勋　王丽娜)

第七节　用药安全管理

用药安全管理作为患者安全管理的重要内容,越来越得到卫生健康行政部门、医疗机构和社会公众的广泛关注。2019年8月修订的《中华人民共和国药品管理法》第七十二条要求,医疗机构应当坚持安全有效、经济合理的用药原则,遵循药品临床应用指导原则、临床诊疗指南和药品说明书等合理用药,对医师处方、用药医嘱的适宜性进行审核。《中华人民共和国精神卫生法》第四十一条规定,对精神障碍患者使用药物,应当以诊断和治疗为目的,使用安全、有效的药物,不得为诊断或者治疗以外的目的使用药物。

精神障碍病程迁延、复发率高，患者往往需长时间甚至终身服药，伴发其他躯体疾病的还需同时服用多种药物。精神科药物具有副作用大、不良反应多、药物使用剂量差别大等特点。精神专科医院应认真落实相关法律法规，以及《医疗机构药事管理规定》《医疗质量管理办法》《处方管理办法》《医疗机构处方审核规范》《二、三 级综合医院药学部门基本标准》《关于加快药学服务高质量发展的意见》，以及中国医院协会团体标准《中国医院质量安全管理第 4-5 部分：医疗管理 用药安全管理（T/CHAS 10-4-5—2019）》等要求，加强药品质量管理体系建设，规范药品管理和用药医嘱流程，严格做好特殊药品、高警示药品、易混淆药品、近效期药品和抗菌药物管理，确保安全、有效、经济、适宜用药。

一、建立健全药品质量安全管理体系

（一）成立药品质量安全管理组织　成立药事管理与药物治疗学委员会，下设药品质量与安全管理、药品不良反应监测、合理用药督导、抗菌药物管理及麻醉、精神药品管理等工作小组。按《二、三 级综合医院药学部门基本标准》设置药学部门，保障药学部门的人员和设施设备配置。药学部门按照国家卫生健康委员会《关于加快药学服务高质量发展的意见》（国卫医发〔2018〕45 号）要求，努力实现药学服务模式的"两个转变"，即从"以药品为中心"转变为"以病人为中心"，从"以保障药品供应为中心"转变为"在保障药品供应的基础上，以重点加强药学专业技术服务、参与临床用药为中心"。

（二）建立药事管理制度　围绕药品质量管理、质量控制、风险管理、质量评价等建立管理制度及操作规程，加强药品质量监测信息化建设，有效控制药品采购、验收、储存、调配、使用等各个过程的全程药品质量，保障患者用药安全。

（三）开展常态化药品质量安全控制与评价　发挥药事管理与药物治疗学委员会各小组的作用，采用追踪方法学，站在患者角度，从系统视角，对各科室、各部门的药品质量安全管理进行检查，查找药品质量安全隐患，通过质量管理工具进行分析，持续改进药品质量。

二、特殊药品管理

特殊药品，是指法律、法规规定实行特殊管理的药品，通常包括：麻醉药品、精神药品、医疗用毒性药品、放射性药品、药品类易制毒化学品。特殊药品管理是医院药品管理的重中之重。医疗机构要依据《中华人民共和国药品管理法》《麻醉药品和精神药品管理条例（2016 修订）》《放射性药品管理办法（2017 修订）》《医疗用毒性药品管理办法》《处方管理办法》等，严格做好特殊药品管理，重点加强以下过程：

（一）特殊药品的质量管理　药事管理与药物治疗学委员会及麻醉、精神药品管理等工作小组，制定并监督落实特殊药品管理制度，审核特殊药品用药计划，审核批准特殊药品的报废、销毁处理，定期组织检查全院特殊药品使用以及安全存储等情况，作好检查记录，及时纠正存在的问题和隐患。

　　（二）特殊药品的安全管理　设置特殊药品专用库和专用柜，列为医院视频监控的重点部位；调剂和使用科室用专用保险柜保管特殊药品，并有防盗设施。特殊药品要做到日清日结。

　　（三）特殊药品的溯源管理　严格执行麻醉药品和一类精神药品的行批号管理的制度，开具的每一个处方的药品均可溯源到患者。

　　（四）特殊药品的授权管理　根据医院授权管理制度，对开具麻醉药品和第一类精神药品的医师和调剂的药师进行培训、考核，经考核合格后授予相应处方权和调剂权。

　　（五）特殊药品管理的应急管　理编制特殊药品应急预案，明确特殊药品发生滥用、流失或被盗时的应急处理、报告程序和措施，定期组织相关科室进行演练。

三、高警示药品管理

　　高警示药品，是指一旦使用不当发生用药错误，会对患者造成严重伤害，甚至会危及生命的药品。美国医疗安全协会（ISMP）在20世纪90年代将部分因使用不当而造成患者严重伤害或致死的药物称为"高危药品"。高警示药品在我国曾被称为高危药品、高危药物或高警讯药物。2015年，中国药学会医院药学专业委员会用药安全专家组把"高危药品"更名为"高警示药"，并颁布了《我国高警示药品推荐目录（2015版）》。2018年起，用药安全专家组结合我国用药错误报告情况，对目录进行了删除和修订，并于2019年5月发布《中国高警示药品推荐目录（2019版）》，见表2-6，共包含22类13种药品。

　　入选高警示药品目录的药品一般具有以下特点：药理作用显著，治疗窗较窄，用药错误易造成严重后果；药品不良反应发生频率高且严重；给药方法复杂或特殊途径给药，需要专门监测；易发生药物相互作用或易与其他药品发生混淆；其他易发生用药错误或发生用药错误后易导致严重不良后果。

　　由于高警示药品被在临床应用中存在一定程度的安全风险，医院必须建立落实高警示药品管理制度，以确保高警示药品的安全使用。根据中国药学会医院药学专业委员会等编制的《中国高警示药品临床使用与管理专家共识（2017）》《高警示药品用药错误防范技术指导原则》，高警示药品管理应重点做好以下过程：

　　（一）建立高警示药品管理制度和标准操作规程　明确高警示药品的采购审批流程、管理要点和风险点，规范高警示药品标识，严格药品储存、保管、转运和使用，做好药品监测与评价工作，使所有与高警示药品相关的操作过程实现标准化。

　　（二）建立医院高警示药品目录　根据《中国高警示药品推荐目录（2019版）》（表2-6），结合精神专科医院实际，建立医院的高警示药品目录，并动态更新；

　　（三）建立医院和科室高警示药品账目　专人负责账目管理，科室严格履行清点和交接规程，确保账物相符。

　　（四）统一专用标识　高警示药品与普通药品分区摆放，在医院药库、药房和各病区小药

表 2-6　中国高警示药品推荐目录（2019 版）

编号	名称
22 类高警示药品	
1	100ml 或更大体积的灭菌注射用水（供注射、吸入或冲洗用）
2	茶碱类药物，静脉途径
3	肠外营养制剂
4	非肠道和口服化疗药
5	高渗葡萄糖注射液（20% 或以上）
6	抗心律失常药，静脉注射（如胺碘酮、利多卡因）
7	抗血栓药（包括溶栓药、抗凝药、糖蛋白Ⅱb/Ⅲa 抑制剂和降纤药）
8	口服降糖药
9	氯化钠注射液（高渗，浓度 >0.9%）
10	麻醉药，普通、吸入或静脉用（如丙泊酚）
11	强心药，静脉注射（如米力农）
12	神经肌肉阻断剂（如琥珀酰胆碱，罗库溴铵，维库溴铵）
13	肾上腺素受体激动药，静脉注射（如肾上腺素）
14	肾上腺素受体拮抗药，静脉注射（如普萘洛尔）
15	小儿用口服的中度镇静药（如水合氯醛）
16	胰岛素，皮下或静脉注射
17	硬膜外或鞘内注射药
18	对育龄人群有生殖毒性的药品，如阿维 A 胶囊、异维 A 酸片等
19	造影剂，静脉注射
20	镇痛药/阿片类药物，静脉注射，经皮及口服（包括液体浓缩物，速释和缓释制剂）
21	脂质体的药物（如两性霉素 B 脂质体）和传统的同类药物（如两性霉素 B 去氧胆酸盐）
22	中度镇静药，静脉注射（如咪达唑仑）
13 种高警示药品	
1	阿片酊
2	阿托品注射液（规格≥5mg/支）
3	高锰酸钾外用制剂
4	加压素，静脉注射或骨髓腔内注射
5	甲氨蝶呤（口服，非肿瘤用途）
6	硫酸镁注射液
7	浓氯化钾注射液
8	凝血酶冻干粉
9	肾上腺素，皮下注射
10	缩宫素，静脉注射
11	硝普钠注射液
12	异丙嗪，静脉注射
13	注射用三氧化二砷

柜的高警示药品储存位置,张贴全院统一的高警示药品专用标识,药品标签及警示语。

（五）**严格使用管理**　医师开具高警示药品医嘱前,应进行安全性评估,并严格按照药品说明书的适应证和用法用量执行;药师调配高警示药品应认真做好"四查十对",落实高警示药品的专项处方点评,开展治疗药物监测;护理人员配制高警示药品时,严格执行操作规程,双人复核,准确记录用药情况。加强医院信息系统建设,实现信息系统的实时监测。

（六）**加强不良反应监测**　建立并落实高警示药品不良反应报告制度,对发现的可能与用药有关的不良反应要详细记录并调查处理、上报。药学部门定期对医院高警示药品所发生的不良反应进行分析、评价,发布用药安全警示,采取有效措施减少和防止高警示药品不良反应的重复发生。

（七）**开展专题培训**　面向医院临床医技科室人员开展高警示药品专题培训,重点培训高警示药品的正确用法用量、注意事项及禁忌证,不断提高医务人员对高警示药品的风险意识。同时,药师要做好用药咨询及用药指导,防止患者滥用药物或随意更改医嘱,保证患者用药的安全性。

四、易混淆药品管理

易混淆药品,指特征相似的药品,包括外形相似、名称读音相似、同一药品不同剂型、同一药品不同规格、同一药品不同厂家等。包括看似药品、听似药品、一品多规、多剂型药品等。易混淆药品增加了医务人员在调配、使用中对的辨识难度,也增加了误开、误发风险。因此,加强易混淆药品管理,对防止用药错误有重要意义。

（一）**建立易混淆药品管理制度**　规范药库、药房药品摆放,同一类的易混淆药品应分开放置,避免同排、相邻放置,明确调剂时查对和复核要求,避免错拿、错用。

（二）**制定易混淆药品目录**　编制医院易混药品目录,方便药师和其他医务人员了解、查阅,并根据医院采购药品目录进行修正调整,实施动态管理。

（三）**统一警示标识**　医院统一制作看似、听似、一品多规、多剂型药品警示标识,统一张贴在应对易混淆的药品标签的旁边,以提醒调剂人员加以注意。

（四）**加强培训,规范药品调剂流程**　对医务人员进行易混淆药品调配差错防范的规范化培训,熟悉易混淆药品,提高警惕;调剂时严格执行"四查十对",建立差错登记制度,定期对差错进行登记、分析,防止类似差错重复发生。

五、抗菌药物管理

抗菌药物,指治疗细菌、支原体、衣原体、立克次体、螺旋体、真菌等病原微生物所致感染性疾病病原的药物,不包括治疗结核病、寄生虫病和各种病毒所致感染性疾病的药物以及具有抗菌作用的中药制剂。细菌耐药问题已经成为全球公共健康领域的一个重大挑战。自2016年起,国家卫生和计划生育委员会(现国家卫生健康委员会)与世界卫生组织同步举办

"提高抗菌药物认识周"活动,会同农业农村部等14个国家部委,制定发布了《遏制细菌耐药国家行动计划(2016—2020年)》,抗菌药物使用强度作为一项考核指标纳入三级公立医院绩效考核。精神专科医院应根据《处方管理办法》《医疗机构药事管理规定》《抗菌药物临床应用管理办法》和《抗菌药物临床应用指导原则(2015年版)》等文件,做好抗菌药物管理工作。

(一)明确管理责任　院长是抗菌药物与精神药品临床应用管理第一责任人,临床科负责人是本科抗菌药物与精神药品临床应用管理第一责任人。将抗菌药物临床应用管理作为医疗质量管理的重要内容,纳入医师能力评价。

(二)制定落实抗菌药物分级管理制度　根据国家卫生健康委员会《医疗质量安全核心制度要点》,结合精神专科医院实际,制定《抗菌药物分级管理制度》,明确抗菌药物使用基本原则和分级管理原则、预防性使用原则、联合治疗原则,特殊情况下抗菌药物使用注意事项要求。明确抗菌药物遴选、采购、处方、调剂、临床应用和药物评价的管理要求和具体操作流程。加强临床微生物标本检测和细菌耐药监测,应用抗菌药物前留取临床标本,提高细菌培养和药敏试验的送检率和阳性率。

(三)建立本医院抗菌药物分级管理目录和控制指标　制定医院《抗菌药物分级管理目录》,对不同管理级别的抗菌药物处方权进行严格限定根。据各临床科室不同专业特点,设定抗菌药物与精神药品应用控制指标,落实到人。

(四)做好授权管理　应严格执行抗菌药物医师处方权和药师调剂权的资格管理。对医师和药师开展抗菌药物临床应用知识和规范化管理培训。医师经培训并考核合格后,授予相应级别的抗菌药物处方权;药师经培训并考核合格后,授予抗菌药物调剂资格医师抗菌药物处方权限。对抗菌药物处分权和调剂权进行定期调整。建立全院特殊使用级抗菌药物会诊专家库,按照规定规范特殊使用级抗菌药物使用流程。

六、用药错误

用药错误,指药品在临床使用及管理全过程中出现的、任何可以防范的用药疏失,这些疏失可导致患者发生潜在的或直接的损害。美国国家用药错误通报及预防协调审议委员会(NCC MERP)将用药错误分为4层9级。①第一层级:错误未发生(错误隐患),包括A级——由于客观环境可能引发的错误。②第二层级:错误发生,但对患者无伤害,包括B级——发生错误但未发给患者,或已发给患者但患者未使用;C级——患者已使用,但未造成伤害;D级——患者已使用,需要监测错误对患者的后果,并根据后果判断是否需要采取措施预防和减少伤害。③第三层级:错误发生,并给患者造成伤害,需要采取措施避免发生更大伤害,包括E级——错误造成患者暂时性伤害,需要采取预防措施;F级——错误对患者的伤害可导致患者住院或住院时间延长;G级——错误导致患者永久性伤害;H级——错误导致患者生命垂危,须采取维持生命的抢救措施。④第四层级:发生错误,造成患者死亡,包括I级——

错误导致患者死亡。

用药错误可发生于处方(医嘱)开具与传递,药品储存、调剂与分发,药品使用与监测,用药指导及药品管理、信息技术等多个环节。其发生可能与专业医疗行为、医疗产品(药品、给药装置等)和工作流程与系统有关。精神科较常见用药错误内容包括药品用量、品种、给药途径、药品规格等方面的错误,如药品日剂量均超出说明书推荐的最大剂量,会出现严重的不良反应,降低患者服药依从性,导致病情加重。针对用药错误的途径和内容,应加强以下管理措施:

(一)加强学习培训　面向全院的医、护、药专业加强药学知识培训,更新药物知识,开展用药错误案例的警示教育,提高医师、药师与护士的专业能力。

(二)规范药师处方审核　严格执行《医疗机构处方审核规范》,发挥药师的主导作用和处方审核工作第一责任人的责任,规范处方审核和药品调配。

1. 所有处方均经审核通过后方可进入划价收费和调配环节,未经审核通过的处方不得收费和调配。

2. 药师进行处方审核的重点是审核处方的合法性、规范性和适宜性。审核判定为合理处方,药师在纸质处方上手写签名或加盖专用印章、在电子处方上进行电子签名,处方经药师签名后进入收费和调配环节。

3. 药师审核发现用药不适宜的处方,应建议处方医师修改或者重新开具处方;药师审核发现不合理用药,处方医师不同意修改时,药师应当作好记录并纳入处方点评;药师发现严重不合理用药或者用药错误时,应当拒绝调配,及时告知处方医师并记录,按照医院规章制度上报。

(三)建立处方审核全过程质量管理机制　包括审核过程追溯机制、审核反馈机制和审核质量改进机制,保证处方审核的全过程可以追溯,发现不合理处方后及时反馈,医院定期对处方审核的数量、质量、效率和效果等进行评价,调剂分析处方审核率、处方干预率、处方合理率等指标,建立处方审核质量监测指标体系,不断改进处方审核质量。

(李佳勋　徐　娜)

第八节　医院感染控制

做好感控工作是保障医疗质量和医疗安全的底线要求,是医疗机构开展诊疗活动中必须履行的基本职责。精神专科医院应认真落实《中华人民共和国传染病防治法》《艾滋病防治条例》《突发公共卫生事件应急条例》《医疗废物管理条例》《消毒隔离办法》《国家卫生健康委办公厅关于进一步加强医疗机构感染预防与控制工作的通知(国卫办医函〔2019〕480号)》《医疗机构感染预防与控制基本制度(试行)》等法律法规、规范性文件,结合精神专科医院实际,制定完善医疗机构传染病预检分诊、诊疗隔离、医院感染管理、报告转诊等工作制度规范和处置预案,加强医院感染的全过程管理,保障患者和医务人员安全。做好以下重点工作。

一、传染病防治

《中华人民共和国传染病防治法》第七条规定,医疗机构承担与医疗救治有关的传染病防治工作和责任区域内的传染病预防工作。法律中的医疗机构指按照《医疗机构管理条例》取得医疗机构执业许可证,从事疾病诊断、治疗活动的机构。精神专科医院也应依法承担相关传染病防治工作,具体包括以下六方面:

(一)传染病防治知识和技能培训　医疗机构应当定期对其工作人员进行传染病防治知识、技能的培训。

(二)制定落实医院感染管理制度和操作规范　做好传染病预防、控制以及责任区域内的传染病预防工作,防止传染病的医源性感染和医院感染。加强对艾滋病、结核等重点传染病的检测力度,及时发现传染病患者或病原体携带者,并采取相应防护措施。不具备确诊条件的,要及时协调转诊至相关定点医院进行复检确诊,或将患者标本及时送至疾病预防控制机构进行检测。精神专科医院检测到传染病患者时,应及时协调将患者转诊至传染病定点医疗机构或专科疾病防治机构就诊。

(三)做好传染病疫情报告　设置传染病防治管理职能部门,承担传染病疫情报告。发现传染病疫情暴发、流行以及突发原因不明的传染病时,应当遵循疫情报告属地化管理和首诊负责制的原则,依法依规进行信息报告,按照规定的内容、程序、方式和时限报告。不得隐瞒、谎报、缓报传染病疫情。

(四)精神专科医院发现传染病时的处理措施　精神专科医院发现疑似甲类传染病患者,或接到患者病毒核酸检测阳性报告后,在进行网络直报的同时,第一时间将疑似感染者严格按规范转运至定点医疗机构进行排查和隔离治疗。积极配合疾病预防控制部门,开展流行病学调查,按属地卫生健康行政部门要求对相关区域进行封闭管控,对确诊病例或无症状感染者的密切接触者和次密切接触者进行集中隔离医学观察,对相关区域进行终末消毒,避免疫情向外扩散。发现乙类或者丙类传染病患者,应当根据精神专科医院的诊疗能力,进行规范治疗或转运至相应医疗机构治疗。

(五)建筑设施和服务流程应当符合预防传染病医院感染的要求

(六)做好预检分诊　应当实行传染病预检分诊制度;对传染病患者、疑似传染病患者,应当引导至相对隔离的分诊点进行初诊。医疗机构不具备相应救治能力的,应当将患者及其病历记录复印件一并转至具备相应救治能力的医疗机构。

二、预检分诊管理

根据《中华人民共和国传染病防治法》《医疗机构传染病预检分诊管理办法》《医疗机

构门急诊医院感染管理规范》法律法规和规范性文件开展相关工作。

（一）建立落实传染病预检分诊制度　明确预检分诊的责任科室，负责对医院传染病预检、分诊工作进行组织管理。从事传染病预检、分诊的医务人员应当严格遵守卫生管理法律、法规和有关规定，认真执行临床技术操作规范、常规以及有关工作制度。门急诊应配备合格、充足的感染预防与控制工作相关的设施和物品，包括体温计（枪）、手卫生设施与用品、个人防护用品、卫生洁具、清洁和消毒灭菌产品和设施等。从事预检、分诊的工作人员接诊患者时，应采取标准预防的措施。

（二）特定传染病的预检分诊　医院接到特定传染病预警信息后，设立相对独立的针对特定传染病的预检处，引导就诊患者首先到预检处检诊，初步排除特定传染病后，再到相应的普通科室就诊。

（三）转诊管理　经预检为传染病患者或者疑似传染病患者的，应及时将患者转诊到具备救治能力的医疗机构诊疗，并将病历资料复印件转至相应的医疗机构。对呼吸道等特殊传染病患者或者疑似患者，医疗机构应当依法采取隔离或者控制传播措施，并按照规定对患者的陪同人员和其他密切接触人员采取医学观察和其他必要的预防措施。

（四）加强培训　定期对医务人员进行传染病防治知识的培训，使医务人员掌握传染病防治的法律、法规以及传染病流行动态、诊断、治疗、预防、职业暴露的预防和处理等内容。

三、消毒管理

根据《消毒管理办法》，精神专科医院应加强消毒管理，预防和控制感染性疾病的传播，应从人、机、料、法、环、管六方面做好消毒隔离工作，保障患者和医务人员安全：

（一）人　医院建立消毒管理组织。工作人员应当接受消毒技术培训、掌握消毒知识。

（二）机　运送传染病患者及其污染物品的车辆、工具必须随时进行消毒处理。

（三）料　医疗卫生机构使用的进入人体组织或无菌器官的医疗用品必须达到灭菌要求。凡接触皮肤、黏膜的器械和用品必须达到消毒要求。一次性使用医疗用品应由医院统一采购，严格审核生产企业和供货单位资质，消毒产品生产企业卫生许可证编号格式为：（省、自治区、直辖市简称）卫消证字（发证年份）第 *** 号。一次性使用医疗用品用后应当及时进行无害化处理。

（四）法　制定消毒管理制度和操作规程，工作人员掌握正确配置消毒液的方法，消毒方式正确。

（五）环　医疗卫生机构的环境、物品应当符合国家有关规范、标准和规定。排放废弃的污水、污物应当按照国家有关规定进行无害化处理。

（六）管　定期开展消毒与灭菌效果监测工作。各种注射、穿刺、采血器具应当一人一用一灭菌。医疗卫生机构发生感染性疾病暴发、流行时，应当及时报告当地卫生健康委员会，并采取有效消毒措施。

四、手卫生管理

手卫生是减少医院病原微生物传播,降低医院感染风险的主要措施。精神专科医院应规范落实《医务人员手卫生规范(WS/T 313—2019)》,做好手卫生管理。

（一）制定手卫生管理制度和操作规程　科室负责人为科室手卫生管理工作第一责任人,督促科室工作人员规范落实手卫生制度;提供充足、合格的与诊疗工作相匹配手卫生设施。

（二）加强宣传教育　医院应定期开展手卫生的全员培训,医务人员和工勤人员都应掌握手卫生知识和正确的手卫生方法。因精神病患者大多无自知力,加强对患者和家属的手卫生宣教,培养其良好的手卫生习惯,也是杜绝交叉感染的重要一环。

（三）手卫生原则

1. 当手部有血液或其他体液等肉眼可见的污染时,应用肥皂(皂液)和流动水洗手。

2. 手部没有肉眼可见污染时,宜使用速干手消毒剂消毒双手代替洗手。

3. 接触传染病患者血液、体液和分泌物以及被传染性病原微生物污染的物品后,直接为传染病患者进行检查、治疗、护理或传染病患者污物后应先洗手,然后进行卫生手消毒。

4. 采用速干手消毒剂消毒双手时,应取足量的手消毒剂,双手相互搓揉至干。

5. 戴手套不能代替洗手。

6. 不能用没有进行手卫生的手触摸眼结膜、鼻腔黏膜等。

（四）开展手卫生监测　医院职能部门应定期对手卫生落实情况和手卫生效果进行监测。采用直接观察法,重点查看手卫生设施设备是否完善,工作人员是否按手卫生指征和手卫生原则进行手卫生,利用手卫生执行情况查检表,计算手卫生依从率和正确率。采取合适的培养方法,定期监测手部菌落数,查看手卫生效果。

五、医疗废物管理

根据《医疗废物管理条例》和《医疗卫生机构医疗废物管理办法》,以及国家卫生健康委员会会同生态环境部等 10 部门于 2020 年 2 月制发的《医疗机构废弃物综合治理工作方案》要求,精神专科医院应加强管理、落实责任,认真做好医疗废物管理工作,建立分类投放、分类收集、分类贮存、分类交接、分类转运的废弃物管理系统。

（一）建立医疗废物管理责任制　医疗机构法定代表人是医疗机构废弃物分类和管理的第一责任人,产生废弃物的具体科室和操作人员是直接责任人。医院设置监控部门或者专(兼)职人员,负责检查、督促、落实医院医疗废物的管理工作。

（二）建立医疗废物管理制度与应急预案　制定与医疗废物安全处置有关的规章制度和发生医疗废物流失、泄漏、扩散和意外事故的应急预案。发生医疗废物流失、泄漏、扩散时,医疗卫生机构和医疗废物集中处置单位应当采取减少危害的紧急处理措施,对致病人员提供医疗救护和现场救援；同时向所在地的县级人民政府卫生行政主管部门、环境保护行政主管部门报告，并向可能受到危害的单位和居民通报。

（三）**职业安全防护**　应当采取有效的职业卫生防护措施，为从事医疗废物收集、运送、贮存、处置等工作的人员和管理人员，配备必要的防护用品，定期进行健康检查；必要时，对有关人员进行免疫接种，防止其受到健康损害。医疗卫生机构的工作人员在工作中发生被医疗废物刺伤、擦伤等伤害时，应当采取相应的处理措施，并及时报告机构内的相关部门。

（四）**登记管理**　应当对医疗废物进行登记，登记内容应当包括医疗废物的来源、种类、重量或者数量、交接时间、处置方法、最终去向以及经办人签名等项目。登记资料至少保存3年。

（五）**收集管理**　应当及时收集本单位产生的医疗废物，并按照类别分置于符合《医疗废物专用包装物、容器的标准和警示标识的规定》的防渗漏、防锐器穿透的专用包装物或者密闭的容器内。医疗废物专用包装物、容器，应当有明显的警示标识和警示说明。感染性废物、病理性废物、损伤性废物、药物性废物及化学性废物不能混合收集。医疗废物中病原体的培养基、标本和菌种、毒种保存液等高危险废物，在交医疗废物集中处置单位处置前应当就地消毒。医院要按照标准做好输液瓶（袋）的收集，集中移交回收企业。

（六）**运送管理**　运送医疗废物应当使用防渗漏、防遗撒、无锐利边角、易于装卸和清洁的专用运送工具，按照本单位确定的内部医疗废物运送时间、路线，将医疗废物收集、运送至暂时贮存地点。运送工具使用后应当在医疗卫生机构内指定的地点及时消毒和清洁。

（七）**暂存管理**　应当建立医疗废物的暂时贮存设施、设备，不得露天存放医疗废物；医疗废物暂时贮存的时间不得超过2天。医疗废物的暂时贮存设施、设备，应当远离医疗区、食品加工区和人员活动区以及生活垃圾存放场所，并设置明显的警示标识和防渗漏、防鼠、防蚊蝇、防蟑螂、防盗以及预防儿童接触等安全措施。暂存点设有明显的医疗废物警示标识和"禁止吸烟、禁止饮食"的警示标识。医疗废物的暂时贮存设施、设备应当定期消毒和清洁。

（李佳勋　郭艳峤）

第九节　危险品管理

根据《中华人民共和国安全生产法》，危险物品是指易燃易爆物品、危险化学品、放射性物品等能够危及人身安全和财产安全的物品。精神专科医院的危险品主要是与患者安全和医务人员安全、医院安全相关的物品，必须严格管理。

一、精神科病房内危险品管理

精神专科医院收治的患者以重性精神障碍为主。由于重性精神障碍患者知情意和行为等方面的紊乱，易发生危害自己和他人的危险行为。如果病房内存在危险物品，必然给患者安全带来较大风险。精神科病房危险物品管理重点是做好以下几方面：

（一）**建筑设施和室内装修**　根据《精神专科医院建筑设计规范（GB 51058—2014）》，室内装修设计应选用安全、经济、实用、美观的材料和构造做法。

1. 门窗　门窗的开启部分应做好水平、上下限位构造处理，开启部位宜配置防护栏杆，玻璃应选用安全玻璃。门窗插销宜选用按钮暗装构造，不应使用布窗帘。门的拉手应选用不易被吊挂的形式，门铰链应采用短型链，不应设置闭门器。

2. 卫生设施　患者使用的卫生间、浴室不应设置毛巾杆、浴帘杆、杆型把手，喷头应采用与墙或吊顶平齐的安装方式，镜子应采用镜面金属板或其他不易碎裂材料制成。

3. 隔离室　隔离室的墙面、地面及顶棚均应采用软质材料装修。

4. 室内设施　不应出现管线、吊架等任何突出物。

5. 消防设施　室内消火栓、灭火器等灭火设施应设置于便于医护人员监管的区域，当所在位置不便于医护人员监管时，应采取安全防护措施。

6. 热水　生活热水宜采取供水温度恒定和防烫伤的技术措施，出水温度一般不高于50℃。

7. 电气装置　各类配电箱、控制箱等电气装置应远离患者接触的环境，患者可接触到的电气装置应安全坚固，不宜拆卸。患者可接触到的精神专科医院建筑内的插座，应采取安全防护措施。

8. 灯具　照明装置为封闭式，高度不应低于2.40米，且应采取嵌入或吸顶式安装。

（二）**危险化学品和特种设备**　如氧气瓶、氧气袋、酒精、灭火器等，应定点放置，妥善保管，定期检查。

（三）**治疗护理用具**　注射器、输液器、体温计、约束带、剪刀等物品应有固定数目和放置地点，房门随手关锁。

二、从病房外流入危险物品的管理

患者及家属可能带入病房的危险物品通常包括：刀剪类（剃须刀及刀片、指甲刀、水果刀、剪刀等）、线绳类（腰带、充电器、各种绳子等）、尖锐物类（牙签、缝衣针、易拉罐等）、易碎品类（玻璃杯、陶瓷杯碗、小镜子等）、贵重物品类（首饰、手表、现金等）、其他类（打火机、香烟、金属制品、易腐败变质的食品等）。护理人员应对外出返回病房患者进行安全检查，做好以下工作。

（一）**安全宣教**　当班护士接待新入院患者时，应向患者及家属做好入院宣教，讲明病房禁止携带危险物品入内，讲解病房安全管理制度及危险物品的种类，取得患者和家属的配合。对于住院患者及家属，定期向患者和家属进行病房安全管理宣教，讲解病房危险物品的管理，杜绝探视家属携带危险物品来院。

（二）安全检查　患者外出活动、探视进入病房前应进行安全检查，阻止危险品带入病房。可使用智能安检器进行检查。病房应定期进行安全检查，每日按要求进行病房危险物品的检查，高风险及一级护理患者每班检查，每周进行 1~2 次常规安全检查，做好记录。注意加强厕所等隐蔽场所的巡视，不定时抽查打火机等危险物品的使用。

（三）集中管理　对于家属或患者必须使用的危险物品，集中放置在护理站统一分门别类保管，置于固定的地点，贴上标识。患者使用时，须在护士看护下使用，防止患者或家属拿入病房内发生危险。

三、住院精神障碍患者吸烟管理

精神障碍患者吸烟率高于一般人群。吸烟不仅危害健康、污染环境，降低抗精神病药物的血药浓度，抵消苯二氮䓬类和抗精神病的镇静作用，还给精神科病房带来火灾风险。有研究认为，精神障碍患者完全戒烟难度较大，戒烟后易导致焦虑、失眠、易发脾气等戒断反应。北京大学第六医院、上海市精神卫生中心、河北省精神卫生中心、河南省精神卫生中心、深圳市康宁医院和甘肃省天水市第三医院等精神专科医院的管理实践证明，精神专科医院病房完全可以实现无烟化。主要做法是：

（一）实行病房禁烟制度　将病房内禁烟的规定列入病房安全管理制度，各临床科室均严格执行，禁止任何人员在病房和室内场所吸烟。

（二）将香烟纳入危险品管理　新入院、探视返回、外出活动返回的患者进入病房前，进行危险品检查，防止将香烟和打火机等危险品带入病房。

（三）健康教育　对新入院患者、住院患者及其家属进行吸烟危害性健康教育，告知病房禁烟制度，争取患者及其家属的配合和理解。

四、危险化学品管理

根据《危险化学品安全管理条例》，危险化学品是指具有毒害、腐蚀、爆炸、燃烧、助燃等性质，对人体、设施、环境具有危害的剧毒化学品和其他化学品。我国对危险化学品的管理实行目录管理制度，列入《目录》的危险化学品将依据国家的有关法律法规采取行政许可等手段进行重点管理。《危险化学品目录（2015 版）》共收录 2 828 类化学品，是判定危险化学品的依据，主要成分均为列入该目录的危险化学品，并且主要成分质量比或体积比之和不小于 70% 的混合物，可视其为危险化学品并按危险化学品进行管理。危险化学品事故具有发生突然、危害巨大、后果严重等特点，精神专科医院常用危险化学品见表 2-7。

（一）采购　坚持医院组织统一采购原则，由使用科室提出，由医院指定部门从具备生产经营资质、取得经营许可证的企业采购，同时医院也应具备相关资质。采购部门坚持用什么买什么、用多少买多少，不超购超储。

（二）储存　医院应设置危化品专用库房，有明显的危险化学品和警示标识、安全周知卡,库房具备防火、防爆、防盗功能,不同性质的危化品分门别类储存,严禁将不同特性的危险化学品混合放置在一起。库房不能与门诊、病房、员工宿舍在同一建筑内,并保持安全距离。危化品库房应设置通风、防潮、温度管控、灭火器等必备的安全设施,设专人管理,双人双锁,无关人员未经许可不得进入。使用部门应配置专用的危化品柜保管日常使用的危化品,按照危化品专业库房的要求,严格出入登记,账物相符。

（三）领取　坚持谁领用谁负责的原则,化学危险品到哪里责任到哪里,其领购、发放和库存,必须如实登记品名、数量、时间和领用人。建立《危险化学品使用台账》,双人收发,记录品名、规格、领用日期、领取人、使用人、领取数量、实际用量、剩余数量。对于使用完毕后,使用科室应将剩余的危险化学品及时交回,危化品保管人员接受登记,严禁私自存放危险化学品,严禁将剩余危化品倒入下水管道。使用危险化学品时,相关人员要做好安全防护工作。

（四）应急　建立危险品泄漏、洒溢应急处置预案,并配置消防器材、危险品溢出包,以及相关处置用物(沙土、铲、收集袋、抹布、手套、口罩、眼罩、面罩等),定期进行危化品撒溢应急演练。

（五）监管　制定危险化学品目录,主管部门定期巡查,监管记录,问题整改,改进效果验证。

表 2-7　精神专科医院常见危化品

危化品类别	危化品名称	主要使用部门	应急处理设施
易燃气体	氢气	后勤维修部门	雾状水、泡沫(二氧化碳、干粉)灭火器
	天然气	食堂	二氧化碳(干粉)灭火器
助燃气体	氧气	门诊、急诊、临床科室后勤维修部门	水
易燃液体	酒精(无水酒精、95%酒精、75%酒精)	门诊、检验科临床科室	二氧化碳(干粉)灭火器
	油漆	后勤维修部门	二氧化碳灭火器
	甲醇	检验科	二氧化碳灭火器
	柴油、汽油	应急发电机房	二氧化碳(干粉)灭火器、砂土
压缩气体和液化气体	液化石油气	食堂	干粉(二氧化碳)灭火器
腐蚀品	次氯酸钠	污水处理站	砂土、泡沫灭火器、水
	硝酸、盐酸、硫酸	检验科	砂土
	甲醛	检验科	二氧化碳(干粉)灭火器、砂土

（李佳勋　张贤峰）

第十节　消防安全管理

医院是人员密集场所,具有建筑结构复杂、人员流动性大、特殊人群多、用电设备多、易燃易爆危险品多等特点。精神专科医院多为封闭式管理,紧急疏散困难,患者管理难度大,相比综合医院和其他专科医院,精神专科医院的消防安全要求更高、责任更大。2020 年 1 月 8 日,国家卫生健康委员会、应急管理部、国家中医药管理局联合印发了《医疗机构消防安全管理九项规定(2020 年版)》,从遵守法规、组织领导、日常巡查、检查整改、安全红线、培训演练、消防设施、队伍建设和考核奖惩九个方面,进一步明确新形势下医疗机构消防安全管理工作的重点和措施。结合精神专科医院实际,按照 PDCA 闭环管理方法,重点做好以下消防安全管理工作:

一、依法建章立制,强化消防安全管理责任(P)

(一)制定完善消防安全规章制度　根据《中华人民共和国消防法》《中华人民共和国安全生产法》《机关、团体、企业、事业单位消防安全管理规定》等法律法规,以及《医疗机构消防安全管理(WS 308—2019)》《人员密集场所消防安全管理(GA 654—2006)》等强制性消防标准,结合精神专科管理实际,制定完善消防安全规章制度和标准操作规程。

(二)强化消防安全主体责任和部门责任　全面实行"党政同责、一岗双责、齐抓共管、失职追责"制度,建立逐级消防安全责任制。医院和各部门要履行消防安全主体责任,医院的消防安全第一责任人是党政主要负责人(法定代表人、主要负责人或实际控制人),医院内部各部门消防安全第一责任人为部门负责人。院领导班子成员履行消防安全一岗双责,全体职工均要履行岗位消防安全职责。

(三)强化消防培训,增强消防技能　对消防工作人员和消防安全员进行经常性的业务培训、岗位培训、法规培训,做好全体人员(包括员工、实习生、规培生、进修生、外包公司人员等)的消防安全教育,掌握消防常识和火灾基本知识,确保受训率 100%,做到"四懂四会"(四懂:懂得本单位和本岗位工作中的火灾危险性、懂得预防火灾的措施、懂得火灾的扑救方法和火灾时的疏散方法;四会:火灾时,会报火警、会使用消防器材、会扑灭初起火、会组织逃生和疏散病患及陪护人员)。同时,对住院患者和陪护人员及时开展消防安全提示。

(四)编制灭火和应急疏散预案　结合精神障碍患者的认知和行动特点,制定针对性强的灭火和应急疏散预案,明确每班次、各岗位人员及其报警、疏散和扑救初起火灾的职责,为行动不便患者配备轮椅、担架等疏散工具,对病房内重症患者明确疏散救护人员。各部门应结合医院火灾应急处置预案,制定符合本部门实际情况的灭火和应急疏散预案。

二、完善消防安全设备设施，加强消防安全巡查（D）

（一）加强消防安全人防、技防和物防建设

1. 按照国家和行业标准配置消防设施、器材，定期进行维护保养和检测，主要消防设施设备张贴维护保养、检测情况记录卡；消防通道、安全出口和消防重点部位应当设置警示提示标识。

2. 推进"智慧消防"建设，促进信息化与消防业务融合，提高医院火灾预警和防控能力。

3. 设立微型消防站，配备必要的人员和消防器材。

（二）严格进行消防安全巡查

1. 消防安全巡查重点部位　是指容易发生火灾或一旦发生火灾可能严重危及人身和财产安全以及对消防安全有重大影响的部位。这些部位应设置明显的防火标志，标明"消防安全重点部位"及其消防安全责任人，实行严格管理。精神专科医院的消防安全重点部位包括以下三类：

（1）易发火灾部位：检验科、放射科、锅炉房、供氧站（氧气瓶库房）、应急发电机房、厨房、危化品库房、药库、物资库房等。

（2）发生火灾时危害较大部位：门（急）诊区、各临床科室、职工（学生）宿舍、无抽搐电休克治疗室、地下空间、病案库房、医院档案库房、停车场等。

（3）对消防安全有重大影响部位：消防控制室、变配电室、消防水泵房等。

2. 消防安全巡查人员和频次　消防安全主管部门，各科室、各部门的消防安全员。住院和门诊区域：白天每 2 小时 1 次，夜间至少 2 次；其他区域每天至少 1 次。每月至少组织 1 次全面的防火检查。两人以上的工作场所，无值班的科室和部门，每天最后离开的人员要对本部门相关场所的消防安全进行检查并签字确认。

3. 巡查重点内容

（1）用火、用电、用油、用气等有无违章情况。

（2）安全出口、消防通道是否畅通，安全疏散指示标识、应急照明系统是否完好。

（3）消防报警、灭火系统和其他消防设施、器材以及消防安全标识是否完好、有效，常闭式防火门是否关闭，防火卷帘下是否堆放物品。每天应至少对建筑灭火器进行 1 次巡查，巡查内容包括灭火器配置点状况、灭火器数量、外观、维修标示以及灭火器压力指示器等。

（4）易燃易爆危险品使用管理是否规范，有无违规储存、使用危险品，非吸烟区有无吸烟现象。

（5）有无私拉乱接电气线路、超负荷用电，有无使用非医疗需要的电炉、热得快等大功率电器等问题。

（6）有无电动自行车或蓄电池在室内和楼道内存放、充电现象。

（7）重点部位人员是否在岗履职。

（8）医院内施工场所消防安全情况。

（三）消除安全隐患　建立医院消防安全隐患信息档案和台账，形成隐患目录，并在医院内部公示。隐患治理要实行报告、登记、整改、销号的一系列闭环管理，确保整改责任、资金、措施、期限和应急预案"五落实"。

三、开展防火安全检查和评估（C）

（一）开展消防安全检查　每月和重要节假日、重大活动前至少组织 1 次防火检查和消防设施联动运行测试，对发现的安全隐患和问题立即督促整改，检查的重点包括：

1. 医院各部门消防安全责任落实情况。

2. 消防安全重点部位日常防火巡查、日常防范措施落实和问题整改情况。

3. 消防设施设备运行和维护保养情况。每月应至少对建筑灭火器进行 1 次全面检查，每半月对地下室所配置的灭火器至少检查 1 次。

4. 危险品管理情况。

5. 医护人员和重点部门工作人员消防安全知识和基本技能掌握情况。

6. 消防控制室日常工作情况。

（二）消防设施监测和消防安全评估　设有自动消防设施的医疗机构，应每年至少进行 1 次消防设施检测，每年至少开展 1 次消防安全评估，针对评估结果加强和改进消防工作。

（三）定期进行应急演练　每半年至少开展 1 次灭火和应急疏散演练。做到全员掌握消防常识，"四会"（会查找火灾隐患、会扑救初起火灾、会组织人员疏散逃生、会开展消防安全宣传教育），掌握消防设施器材使用方法和逃生自救技能。

四、持续改进消防安全管理（A）

（一）建立风险管理和隐患排查治理双重预防机制　主动研究分析其他医疗机构和院内各类典型火灾事故案例，汲取经验教训，举一反三，持续改进隐患排查治理和整改措施。

（二）将消防工作情况纳入各科室年度考评内容

（三）制定和实施奖励制度　对成绩突出的部门和个人进行表扬和奖励。建立消防安全管理约谈机制，对未履行部门消防职责或违反医院消防安全制度并造成损失的责任人员和部门负责人严肃处理。

五、医院火灾典型案例分析

据应急管理部消防救援局对近年全国火灾形势分析，全国火灾形势呈现出高层建筑火灾多发、冬春季节火灾多发、东部发达地区火灾危害大等特点，电气火灾居各类火灾首位。根据应急管理部消防救援局发布的 2020 年全国火灾数据，2020 年因违反电气安装使用规定引发的火灾起数占全年火灾起数的 33.6%。其中,因电气引发的较大火灾 36 起,占总数的 55.4%。特别是在 36 起较大火灾中,有 11 起是电动自行车引起的,占总数的 30.6%。深刻分析火灾发生原因,汲取典型火灾案例的教训,对于精神专科医院管理者和消防安全人员有着重要的借鉴意义。每一起火灾事故的发生,绝非偶然,我们都可以从中找到消防安全责任不落实的系统性问题。

【案例】谁来给医院的电器"治病"?

（一）**事故概况**　某日 19 时 30 分,某患者因车祸被送入某医院三楼 1 号手术室接受全麻下肢截除手术。21 时 45 分许,一名护士发现隔壁 2 号手术室空气净化器起火,即取灭火器扑救,无果后则赶到二楼用座机报告医院总机室。与此同时,火势蔓延至 1 号手术室,1 名麻醉医生离开 1 号手术室呼救并告知同事用手机报警,后因烟雾很大无法返回手术室。2 名手术医生继续缝合伤口,但终因照明断电、烟雾浓重,在查明呼吸机工作正常、手术床在停电状态下却无法搬动后,只得撤离现场寻求救援。患者死于一氧化碳中毒。

（二）**事故原因**　火灾事故由 2 号手术室一通电工作中的挂壁式空气净化器故障所致,原因是电源插座老化、手术室工作人员发现问题未及时报修,报修后负责维修的部门没有及时维修。事故后经调查认为,火灾根源在于医院消防安全管理中存在薄弱环节,手术室等特殊区域应急预案缺失,由此造成医务人员应急反应能力不足。

（三）**事故分析**

《中华人民共和国消防法》第十六条明确了医院的消防安全职责,要落实消防安全责任制,制定本单位的消防安全制度、消防安全操作规程,制定灭火和应急疏散预案;组织防火检查,及时消除火灾隐患;组织进行有针对性的消防演练等。第二十七条规定,电器产品、燃气用具的产品标准,应当符合消防安全的要求。电器产品、燃气用具的安装、使用及其线路、管路的设计、敷设、维护保养、检测,必须符合消防技术标准和管理规定。

国家强制性标准《医院电力系统运行管理（WS 434—2013）》5.1.3 规定,电力系统管理人员应按照医院的用电需求以及设备的常规要求,制定电力设备的巡检时间、路线、检查内容,安排人员巡视检查,发现故障和隐患及时处理,并如实填写相关记录。另一个国家强制性标准《医疗机构消防安全管理（WS 308—2019）》4.2.7 明确规定了医院各部门、科室消防安全责任人的职责:按照规定实施消防安全巡查和定期检查,管理本部门、科室所属的各类功能用房及医疗设备、消防设施、器材等;发现和及时消除火灾隐患;不能及时消除的,应采取相应措施并向上级消防安全责任人报告。

手术室作为医院消防安全重点部位,一旦发生火灾会产生较大危害。根据上述规定,医院电力管理部门、手术室均有负有对插座、医疗电器进行巡检的责任。医院电力管理部门应定期主动到科室巡查,消除安全隐患;手术室对发现的安全隐患应向医院主管领导汇报,及时采取措施。从上述医院火灾事故看,手术室空气净化器和插座"带病工作",电力管理部门没有主动发现处理,接到报修后也没有引起重视,没有及时维修;手术室发现后没有上报发现的隐患,报修后没有人跟进落实,直到"带病工作"的电器插座"病入膏肓"发生火灾。同时,发现火灾后,手术室工作人员应急处置不当,没有熟练掌握火灾应急处理措施,没有迅速启动火灾应急预案,导致火势难以控制,造成患者死亡的严重后果。可见,消防安全问题是系统性问题,必须从建章立制入手,做好培训和演练,做细巡查和排查,掌握必备技能,强化重点部门管理,才能最大限度预防火灾发生及降低火灾事故危害。

精神专科医院虽然大多没有设置手术室,但很多部门同手术室一样重要,一旦发生火灾会造成严重后果,如封闭管理的精神科病房、老年精神科病房、无抽搐电休克治疗室等,必须严格做好消防安全管理,丝毫不可懈怠。医院消防安全风险无处不在,只有落实安全责任,才能发现风险;只有消除隐患,才能避免事故。

【案例】医院内用火大意不得!

(一)**事故概况**　1998年某日8时多,某医院电焊工(医院长期雇用的临时工)到住院部二号楼四楼净化室吊顶切割风机上的螺丝。当电焊工切割掉第二个螺丝时,听到有人喊:"快下来,下面着火了。"其匆忙从吊顶上爬下来,看到低层夹墙正在冒烟,又匆忙爬上吊顶拿下灭火器交给一同来工作的班长,自己找了个水桶到洗漱间装水。班长用灭火器未能把火灭掉就逃下了楼。该名电焊工接了水跑到净化室时火已经很大,没办法进去,就把放在走廊里的乙炔气瓶拖到三楼,当其再回到四楼时,火势已猛,便逃离了现场。9时24分,医院工作人员才向119报警。9时31分,第一批消防员赶到火场时,火势已到猛烈燃烧阶段。无法逃生的病员和护士开始跳楼逃生。11时30分,大火彻底扑灭。大火造成内分泌科的4名患者被当场烧死,有10人跳楼逃生发生意外死亡,另有14人被摔伤或烧伤。

(二)**事故原因**　在医院总务科负责人安排下,电焊工及其班长在既无上岗操作证,又未办理动火证的情况下,不顾室内化纤板等易燃物品较多的实际情况,严重违章作业。在切割排风机固定螺丝时,高温金属残渣溅落到可燃物上引起燃烧。

(三)**事故分析**　根据事故后的有关分析,医院对消防工作重视不够,制度不健全、防范措施不落实。具体表现在:

1. 采用可燃材料装修,把年老体弱和妇科患者安排在顶楼,给火灾后的人员疏散带来很大困难。

2. 医院缺乏专门的消防管理制度,对于电焊等特殊工种没有严格的管理措施。相关岗位人员没有特殊工种操作证,动火证制度流于形式,并未落实过。

3. 消防安全意识不强,对职工缺乏消防安全教育。医院没有对职工进行过消防知识培训,职工大多不会使用灭火器材,缺乏必要的自防自救常识。

4. 医院消防设施不到位。消火栓不足,院内消防通道狭窄,给救火救人带来困难。

5. 报警迟。电焊工及其班长发现最初起火时,不仅扑救不力,而且未及时报警,最终使小火酿成惨祸。

6. 逃生意识差。护士和病员普遍缺乏起码的逃生知识。护士未能及时组织病员疏散逃生，自救措施不力。

7. 医院安全组织形同虚设，早期未能很好组织疏散。

本案例又是一起非常典型的安全系统性问题，消防安全制度、消防安全教育、重点岗位管理、动火作业监管、火灾应急疏散等各个环节层层缺失，教训惨痛。特别是以内电焊等用火作业的管理，更应引起特别重视。国家强制性标准《医疗机构消防安全管理（WS 308—2019）》4.2.11 明确规定了医院的电气焊工的消防职责：持证上岗，执行有关消防安全制度和操作规程，履行审批手续或出入库手续；落实作业现场的消防安全措施；发生火情立即报火警并实施扑救；动火作业前报告上级管理人员，并到消防管理部门办理动火审批手续。4.6.1 条款对医院内的用火管理进行了明确规定：电气焊等明火作业前，实施动火的单位和人员应按照制度规定办理动火审批手续；施工管理部门及实施动火的单位应有专人负责作业现场的防火工作；明火作业前，应清除作业现场的易燃、可燃物，配置灭火器材，落实现场监护人和防火分隔等安全措施；明火作业后，作业现场负责人应检查现场有无遗留火种及未燃尽的物品。

医院内不可轻易用火，用火必谨小慎微。法律法规和规章制度不是形同虚设，而是用来照着干的，唯有落实才能保证安全。在医院这个火灾高风险场所，应特别加强对后勤部门特殊岗位人员的培训、教育和管理，凡用火作业必须严格审批，严格按照操作规程作业，以过程的正确保证医院的安全。

（李佳勋　张新凤）

第十一节　食品安全管理

食品安全是精神专科医院患者安全的重要组成部分。《中华人民共和国食品安全法》第四十七条、第五十七条，以及《中华人民共和国食品安全法实施条例》第五十七条，均对集中用餐单位食堂的食品安全提出要求。结合精神专科医院实际，从人、机、料、法、环五个方面做好食品安全管理。

一、医院食品从业人员管理

医院食品安全相关人员包括食堂负责人、食品安全管理人员、专业技术人员（营养医师、营养技师、营养护士）、食品加工人员（采购员、库管员、厨工、厨师、面点师）、食堂勤杂人员（配餐员、售饭人员、保洁人员）及其他人员。食堂从业人员应身体健康、具备专业资格，入职前应进行安全生产培训，考核合格后方可上岗。食堂从业人员若患有发热、腹泻、咽部炎症等病症及皮肤有伤口或感染应及时主动报告，伤病恢复期间应暂停岗位工作。医院应明确食堂负责人和食品安全管理人员的安全管理职责。

二、食堂设施设备管理

（一）**食品贮存设备设施**　主要为库房、货台、货架、冰箱和冷（藏/冻）柜等，规模较大、条件较好的食堂可有独立的低温储存设施，如冷（藏/冻）库。根据存放的食品类型进行分区。货台和货架的结构及位置能使贮存的食品和物品离墙 10cm 以上，离地 15cm。冰箱和冷柜应设有可正确显示内部温度的温度计，宜设置外显式温度计。

（二）**食品加工设备**　设施用于原料、半成品、成品的工具和容器，应分开并有明显的区分标志；原料加工中切配动物性和植物性食品的工具和容器，宜分开并有明显的区分标志。

（三）**食品安全设备设施**　食品工具、用具的清洗水池应与食品原料、清洁用具的清洗水池分开。采用化学消毒方法的，应设置接触直接入口食品的工用具的专用消毒水池。

（四）**行为安全设备**　炊事机械应设置相应的操作防护设备，通电设备应附设电笔以便进行漏电检测。就餐场所宜加设护栏、地毯等。

三、食品服务全流程管理

（一）**采购入库**　食堂同合格的供货者签订供货协议，入库前严格验货。查验资质证件与食品合格证明，食品符合要求方可入库。

（二）**贮存**　应分类、归类，生品与熟品、成品与半成品、食品与非食品、食品与天然冰应做到隔离存放，使用时遵循先进先出先用的原则。

（三）**加工制作**　不同类型的食品原料、不同存在形式的食品（原料、半成品、成品）分开存放，其盛放容器和加工制作工具分类管理、分开使用，严格按照规范加工食品。

（四）**留样**　由专人负责，对每餐次的食品成品用清洗消毒后的专用密闭容器进行留样，每种食品的留样量至少为 100g，标注留样食品名称、留样时间（月、日、时），在专用冷藏设备中冷藏应存放 48 小时以上。

（五）**送餐**　使用专用餐车为住院患者送餐，送餐车在送餐前后进行清洁并定期消毒，盛放容器和包装应严密，防止食品受到污染。送餐过程中，送餐人员不宜离开餐车，避免发生食品安全事故。

四、食品安全制度建设

（一）**建立食品安全规章制度**　医院根据食品安全有关的国家法律法规和标准规范、餐饮行业标准规范以及相关的规范化文件，建立健全食品安全规章制度，包括从业人员健康管理制度，采购、验收、运输和贮存管理制度，库房管理制度，场所及设施设备清洗消毒、维护、校验制度，食品留样管理制度，异物污染防治管理制度，产品召回制度，食品安全自检制度，以及卫生管理制度等。

（二）制定食品安全事故处置方案、火灾防控制度和应急预案　预案明确事故报备流程及主管部门、有关应急协作部门,定期组织工作人员进行生产安全事故的相关培训及应急演练,并对演练效果进行评估。根据评估结果,修订、完善应急预案,改进应急管理工作。

五、食品加工和服务环境的管理

烹调场所应采用机械排风及油烟过滤的排气装置。专间应设立独立的空调设施,温度应不高于25℃。食品处理区的门、窗应装配严密,食堂的加工经营场所必要时可设置灭蝇设施,灭蝇灯应悬挂于距地面2m左右高度,且与食品加工操作保持一定距离。排水和排气口应有网眼孔径小于6mm的金属隔栅或网罩,以防鼠类侵入。

（李佳勋）

第十二节　特种设备安全管理

根据《中华人民共和国特种设备安全法》,精神专科医院的特种设备是指涉及生命安全、危险性较大的锅炉、压力容器(氧气瓶)、压力管道、电梯等。特种设备具有涉及生命安全和危险性较大两个基本特征,一旦发生事故极易造成人身伤亡甚至群死群伤,影响医院公共安全,产生重大经济损失和较大社会影响。

近十年来,随着对于改善精神专科医院的基础建设工作的重视,精神专科医院的就医条件和诊疗环境得到显著改善,各种医学装备和特征设备逐渐增多,安全风险也相应增加。近年来不断发生的医院锅炉爆炸、氧气瓶爆炸、电梯坠落伤人等事故给我们敲响了警钟。精神专科医院必须高度重视特种设备的管理,依法落实管理责任,规范设备采购、安装、维护维修、运行管理和应急管理,确保特种设备安全。

一、特种设备投入使用前管理

（一）使用合格设备　医院应使用取得许可生产并经检验合格的特种设备。特种设备投入使用前或者投入使用后30日内,向医院所在地负责特种设备安全监督管理的部门申请办理《特种设备使用登记证》,登记标志应当置于该特种设备的显著位置。医院锅炉房、氧气瓶库房、高压灭菌锅炉等特种设备应设置在符合有关法律、行政法规的位置,与其他建筑物保持安全距离,设置安全防护措施。如氧气瓶库房不应设置在地下或半地下空间,库房内不得有地沟和暗道,防止阳光直射,设置区域标识和防倾倒设施。

（二）建立管理制度　医院应依法建立特种设备安全管理制度,结合实际制定相应的操作规程。包括《特种设备管理制度》《医用氧气管理制度》《锅炉房工作制度》《电梯运行管理制度》《特种设备安全操作规程》《医用氧气瓶安全使用操作规程》《电梯设备安全操作规程》《锅炉安全操作规程》《高压灭菌锅操作规程》等。

（三）配备合格人员　医院应明确特种设备管理责任科室和负责人，配备合格的从业人员，明确工作职责。特种设备负责人和从业人员上岗前应经过系统的专业培训，包括安全技术、消防安全、感染控制、设备操作和应急处置等，熟练掌握管理要求、操作规范和应急方法，并考试合格。特种设备安全管理人员、检测人员和作业人员应当按照国家有关规定取得相应资格，如电梯运行负责人、检修人员、操作人员需分别取得电梯安全管理员证、电梯检验证、特种设备操作人员证（电梯），做到持证上岗，并在相应工作场所对证件进行公示。

二、特种设备运行管理

（一）严格落实管理制度和操作规程　特种设备管理部门应加强制度落实的指导和检查，及时发现并纠正违规行为，定期分析风险隐患，限期整改，确保隐患治理到位。加强与特种设备外包服务方联系，明确外包服务的质量要求，定期对外包服务质量进行检查，确保外包服务符合要求。精神专科医院常用的以下特种设备运行中应注意做到以下几点：

1. **氧气瓶**　根据国家《医院医用气体系统运行管理（WS 435—2013）》《气瓶安全监察规定》和《气瓶安全监察规程》，使用氧气瓶时应注意做好"四防"，即防震、防火、防热、防油。

（1）不可放置于人员密集的房间，室内温度不得超过40℃，不能有阳光直射，不能靠近暖气等热源，室内严禁吸烟和动用明火。

（2）搬运时避免倾倒，勿撞击；氧气瓶立放时应妥善固定，有防倾倒装置。

（3）氧气瓶嘴、吸入器、压力表、接口螺纹严禁沾有油脂。

（4）氧气筒内氧气不可用尽，压力表指针降至0.5MPa时，即不可再用，以防灰尘进入，再次充气时发生爆炸。

（5）氧气瓶附件有缺损、阀门螺杆滑丝时，应停止使用。

2. **电梯**　根据《特种设备安全监察条例》《电梯使用管理与维护保养规则（TSG T 5001—2009）》和《提高在用电梯安全性的规范（GB/T 24804—2009）》等要求，医院电梯的使用、保养、和日常检查、管理应注意做到以下几点：

（1）电梯安全管理人员必须每天对医院电梯进行日常巡视，发现问题及时处理报告；电梯主管人员每月组织对电梯安全使用情况进行检查。巡查时应注意电梯在运行时是否有异响和噪声，电梯运行是否有抖动现象，停止平层是否精确，电梯内照明及风扇设备是否正常运行，电梯内有无焦糊味等异味等。

（2）电梯维保单位每15日对电梯进行一次维护保养，并填写《维护保养记录》，电梯发生故障后维保单位应及时到场排除，接到电梯困人报告后应在30分钟内到达现场救援。

（3）严格管理电梯钥匙，建立电梯钥匙管理制度，做好钥匙使用审批登记。

（4）加强电梯机房管理，专人负责，随时上锁，执行出入机房管理制度，机房内严禁存放易燃易爆和危险品、各种杂物。

（5）保证电梯的正常运行,保持机房内设备设施表面无积尘、无锈蚀、无油渍、无污物。

3. 锅炉　根据《医院供热系统运行管理（WS 437—2013）》《工业锅炉运行规程（JB/T 10354—2012）》《锅炉压力容器安全监察暂行条例》及实施细则,《蒸汽锅炉安全技术监察规程》《热水锅炉安全技术监察规程》《锅炉房安全管理规则》《锅炉使用登记办法》《锅炉压力容器压力管道特种设备事故处理规定》等要求,精神专科医院锅炉安全管理应注意做到以下几点:

（1）锅炉房安全设施:锅炉房入口应安装金属防护门,保持锁闭,窗户加装金属栅栏。可安装入侵报警装置和视频监控装置。机房醒目位置应粘贴应急处理流程及紧急联络表。

（2）人员:医院有专门人员负责锅炉房管理工作,司炉工应取得《特种设备作业人员资格证》方可从事锅炉操作运行工作,严禁无证上岗。水质化验人员也应持有相应的资格证上岗。

（3）健全规章制度:医院应建立健全锅炉房人员管理类制度、空间管理类制度、设备管理类制度,明确岗位职责、值班、交接班要求、应急管理、安全管理、作业人员教育与培训要求,加强机房管理、消防管理、动火管理,以及设备巡视检查、设备维修保养、仪表定期检查、工器具及防护用品、安全工具管理等。

（4）加强锅炉房设备管理,确保设备安全:机房内不应有易燃、易爆、易腐蚀、有害、有毒及可能造成环境污染的物品;设备、管道标识齐全、清晰;不同用途管路应采用不同颜色标识,并标明流向;设备标识卡应固定于设备醒目位置,设备标识卡上注明设备编号、名称、控制区域及主要参数;阀门应注明控制区域及开、闭位置、状态。已发生故障待修的和检修中的设备、管路、阀门应挂出不同颜色的警示牌。锅炉的安全附件和仪表应完好,并应校验合格。

（二）定期维护保养、校验　医院特种设备管理部门位应当对其使用的特种设备进行经常性维护保养和定期自行检查,并做好记录。电梯的维护保养应当由电梯制造单位或有相应资质的单位进行。定期对安全阀、压力表等安全附件、安全保护装置进行校验。在检验合格有效期届满前一个月向特种设备检验机构提出定期检验要求。并将定期检验标志置于该特种设备的显著位置。未经定期检验或者检验不合格的特种设备,不得继续使用。

（三）建立特种设备安全技术档案　主要包括以下内容:

1. 特种设备的设计文件、产品质量合格证明、安装及使用维护保养说明、监督检验证明等相关技术资料和文件。

2. 特种设备的定期检验和定期自行检查记录。

3. 特种设备的日常使用状况记录。

4. 特种设备及其附属仪器仪表的维护保养记录。

5. 特种设备的运行故障和事故记录。

三、特种设备应急管理

特种设备只要使用就有风险,就有发生事故并造成一定程度危害后果的可能。特种设备应急管理的目的,就是为了预防、控制及消除事故,减少人员伤害、财产损失和环境破坏程度。通过采取计划、组织、指挥、协调和控制行动,合理有效地处置特种设备突发事件。因此,特种设备应急管理特别强调快速反应、及时响应和妥善应对,避免局部事件扩大化,最大限度减轻危害后果。

(一)电梯常见事故的应急处置 电梯的常见故障主要有:电梯门无法开关闭、电梯运行时突然停梯、电梯垂直抖动、电梯运行时晃动、电梯在开关门和运行时有噪声等,电梯困人也是电梯故障中较为常见的一种。医院应制定特种设备专项应急预案和应急救援程序,电梯维修保养单位应张贴单位名称与 24 小时召修电话并在电梯轿厢内张贴本单位值班电话,以保障发生意外事件和事故时能及时有效地得到处理,迅速消除事故源,及时抢救伤员,抢修受损设备,最大限度地尽量减少事故带来负面影响,降低事故的损失。

1. 电梯困人

(1)立即报告:发生电梯困人后,现场负责人、操作人员应在第一时间向上级主管报告:电梯困人的时间、地点、人员有无伤亡等情况。

(2)安抚被困人员:与被困人员取得联系,安抚情绪,保持镇定,安静等待救援,不要扒门或将身体任何部位伸出轿厢外,若被困人员中有伤、病员,应做好其他救援准备。

(3)组织救援:现场负责人拨打轿厢内的维修电话向电梯维修单位求援。如维修单位无法及时赶到,可拨打110或119救助,开通了电梯救援热线的城市可直接拨打热线电话求助。

(4)现场救援:现场负责人和救援单位共同明确事故原因和危害程度,确定救援方;在一层和故障层设好防护栏和警戒线,抢救伤员,保护现场,防止事故扩大;确认被困人员所在轿厢位置,防止其他在电梯外等候的乘客对设备采取不理智的举动;救援人员到达现场后,按"松闸盘车救援程序"进行。

(5)保护现场:注意保护事故发生后的现场,除非因抢救伤员必须移动现场物件外,未经主管部门同意不能破坏现场。必须移动的现场物件,应事先拍照保存原始状态,妥善保护现场的重要痕迹、物证等。以便进一步调查事故发生原因,进行事故分析、吸取教训。

2. 发生火灾时的电梯应急管理 发生火灾时应立即中止电梯运行,有消防运行功能的电梯应立即按动"消防按钮",使电梯进入消防运行状态,无消防功能的电梯,应立即将电梯直驶至首层并切断电源或将电梯停于火灾尚未蔓延的楼层。使乘客保持镇静,组织疏导乘客开轿厢,从楼梯撤走。将电梯置于"停止运行"状态,用手关闭厅门并切断总电源。相邻建筑物发生火灾时也应停梯,以免因火灾而停电造成困人事故。

(二)氧气瓶爆炸的原因和预防 氧气瓶爆炸根据起因不同,可以分为物理爆炸和化学爆炸。

1. 引起氧气瓶物理爆炸的主要原因　充装压力过高,超过规定的允许压力;气瓶因接近热源或在太阳下暴晒温度升高、压力上升;气瓶被腐蚀、瓶壁减薄,强度下降;气瓶在运输、搬运过程中受到摔打、撞击,产生机械损伤;气瓶材质不符要求,或制造存在缺陷;气瓶超过使用期限;气瓶充装时温度过低,使气瓶的材料产生冷脆;充装氧气或放气时,氧气阀门开启操作过急,造成流速过快,产生气流摩擦和冲击。

2. 引起氧气瓶化学爆炸的主要原因　瓶内渗入或玷污油脂,油脂在高压氧气的作用下快速燃烧,使瓶内压力迅速升高,从而引发化学爆炸;氧气瓶中混入可燃气体;氧气瓶阀的垫片等零件采用了含有油脂或有机易燃材料,在启闭阀门时产生摩擦或静电火花引起燃烧、爆炸等。

3. 预防氧气瓶爆炸的措施　有关氧气瓶爆炸事故的调查分析表明,医院氧气瓶发生爆炸的直接原因多为气瓶内部混入油污,在开启阀门时,触发油污在纯氧中发生化学反应引起化学性爆炸。研究表明,氧气瓶在正常储运过程中,一般瓶内温度达不到着火条件,但气瓶在瓶阀开启或搬运过程中氧化皮的掉落可能摩擦产生静电,静电积聚到一定程度就会发生放电现象,引燃气瓶内部油脂。油脂在高压氧气的作用下快速燃烧,使瓶内压力迅速升高,从而引发化学爆炸。因此,氧气瓶油脂在运输、使用过程中,严禁带有油污的操作人员及工具接触氧气设备,注意一切与氧气接触的部件应严格禁油;应至少每周 1 次对工具进行消油脂、清洁消毒;使用安全、可靠的搬运工具移动气瓶,在运输、存储、使用过程中应做好防撞击措施,佩戴好气瓶瓶帽(有防护罩的气瓶除外)和防震圈;开启和关闭氧气阀门应按规定程序操作,手动氧气阀门应缓慢开启关闭,确保用氧安全。

(李佳勋)

第十三节　医学装备安全管理

医学装备是保障各级各类医院临床诊疗、教学和科研工作正常开展不可缺少的必要条件,是医务工作者为患者解除病痛的武器和工具。近年来,国家相继颁布实施了一系列加强医学装备管理的法规、规章、规范性文件和国家(行业)标准,如《医疗卫生机构医学装备管理办法》《医疗器械生产质量管理规范》《医疗器械经营质量管理规范》《医疗器械临床使用安全管理规范(试行)》《一次性使用无菌医疗器械监督管理办法》《医疗器械临床试验质量管理规范》《医疗器械召回管理办法》《药品医疗器械飞行检查办法》《医疗器械使用质量监督管理办法》《医疗器械监督管理条例(2023 修订)》,国家行业标准《医疗器械安全管理(WS/T 654—2019)》,中国医院协会团体标准《中国医院质量安全管理第 3-4 部分:医疗保障 医疗设备(T/CHAS 10-3-4—2019)》,等等。上述法规、规章和规范性文件为医院做好医学装备质量安全管理提供了遵循。医院应严格落实,确保医学装备合理配置、安全与有效利用安全使用,为患者诊疗提供高质量服务。

一、医学装备、医疗器械与医疗设备

（一）医学装备　根据《医疗卫生机构医学装备管理办法》（卫规财发〔2011〕24 号），医学装备（medical equipment），是指医疗卫生机构中用于医疗、教学、科研、预防、保健等工作，具有卫生专业技术特征的仪器设备、器械、耗材和医学信息系统等的总称。医学装备是一个范畴比较广泛的概念，包含所有具有卫生专业技术特征的医疗设备、后勤设备、办公设备、医用与非医用物资、软件等。其核心是医疗设备和医用耗材。《三级医院评审标准（2022 年版）实施细则》和《三级精神病医院评审标准（2011 年版）实施细则》等综合和专科医院的评审标准，均在医院管理部分设置"医学装备管理"部分的评审标准。

（二）医疗器械　国家药品监督管理局《医疗器械分类规则》对医疗器械（medical device）的定义是：单独或者组合使用于人体的仪器、设备、器具、材料或者其他物品，包括所需的软件。其使用目的是疾病的预防、诊断、治疗、监护或者缓解；损伤或残疾的诊断、治疗、监护、缓解或者补偿；解剖或生理过程的研究、替代或者调节；妊娠控制。其用于人体体表及体内的作用不是用药理学、免疫学或代谢的手段获得，但可能有这些手段参与并起一定辅助作用。《医疗器械安全管理（WS/T 654—2019）》对医疗器械的定义是，为了达到对疾病、损伤或者残疾的诊断、治疗、监护、缓解、补偿；对解剖或者生理过程的研究、替代、调节；对妊娠控制；对人体样本进行检查的目的，其用于人体体表及体内的作用不是通过药理学、免疫学或者代谢的手段获得（但是可能有这些手段参与并起一定的辅助作用），单独或者组合使用于人体的仪器、设备、器具、材料或者其他物品，包括所需要的软件的总称。以上两个定义的内涵基本一致。

（三）医疗设备　中国医院协会团体标准《中国医院质量安全管理第 3-4 部分：医疗保障 医疗设备（T/CHAS 10-3-4—2019）》对医疗设备（medical equipment）的定义是，对在医疗监督下的患者进行诊断、治疗或监护，与患者有身体的或电气的接触，和/或向患者传送或从患者取得能量，和/或检测这些所传送或取得的能量的设备。医疗设备的概念基本是与有源医疗器械重合的，有时医疗设备也泛指医疗器械。

（四）医学装备管理　是指在医疗环境下，根据一定的程序、方法、原则，对医学装备在整个生命周期中加以计划、指导、维护、控制和监督，使之有效地利用人力、财力、物力和信息等，安全、有效地为患者服务，达到良好的社会效益和经济效益。

二、精神专科医院常用医学装备

根据《医疗器械监督管理条例（2023 修订）》和《医疗器械安全管理（WS/T 654—2019）》，国家对医疗器械按照风险程度实行分类管理。第一类是风险程度低（低风险医疗器械），实行常规管理可以保证其安全、有效的医疗器械；第二类是具有中度风险（中风险医疗器械），需要严格控制管理以保证其安全、有效的医疗器械；第三类是具有较高风险（高风险医疗器械），需要采取特别措施严格控制管理以保证其安全、有效的医疗器械。

精神专科医院医学装备随着国家深化医药卫生体制改革的不断推进和精神医学的快速发展不断得到改善。2008年,国家发展改革委和卫生部联合印发了《关于印发精神卫生防治体系建设与发展规划的通知》(发改社会〔2010〕2267号),同时出台了《精神卫生专业机构建设指导意见(试行)》,逐渐加大对精神卫生专业机构新建、迁建、改建和扩建项目的投入。在明确精神专科医院建设规模和标准的同时,也提出了精神卫生专业机构医疗设备配置的原则,列出了医疗设备配置清单,包括影像类、电生理类、检验类、监护抢救类、治疗类、医院信息系统和其他类等7大类60种医疗设备。2016年11月,住房和城乡建设部联合国家发展改革委出台了《精神专科医院建设标准》,进一步明确了精神专科医院建筑、装修、消防、用电、排污、康复等方面的建设和配置要求。基于医学装备安全管理的要求,精神专科医院常用医疗设备见表2-8。

表2-8　精神专科医院常用医学装备表

风险分类	装备类别	常用器械品名	常见的器械不良事件
高风险医疗器械	急救、生命支持类	呼吸机	发动机故障,长期量过大,通气量不足,氧流量不稳定,管道漏气,氧中毒等
		心脏除颤器	充电无法达到额定焦耳数值
		心电监护仪	血压、SPO$_2$无法测量;屏幕无显示;数据失真
		电动吸引器、洗胃机	吸引压力不足,吸引过程中引流袋发生爆裂,手冲键失控
		单道心电图机、多道心电图机	电极接触不良、脱落;波形无显示;导联线受干扰、数据不准确
		供氧装置	氧气泄漏;氧气瓶爆炸;氧气表显示不准
	彩色超声成像设备	超声三维(立体)诊断仪、全数字化彩超仪、超声彩色多普勒	轨迹球失灵;死机;探头损坏;伪影;按键失灵;图像和信号不稳定
	电疗仪器	电休克治疗仪	治疗过程中断、漏电;屏幕无显示,黑屏
	X线诊断设备	200mA以上X线诊断设备	滤线栅故障;无射线;启动故障
	X线计算机断层摄影设备(CT)	X线全身CT机、螺旋CT机	床无法进退;图像伪影;无法启动;检查结果错误;死机
中风险医疗器械	脑电诊断仪器	脑电图机、脑电阻仪、脑电波分析仪、脑地形图仪、脑电实时分析记录仪	漏电;脑电导联线损坏
	生物电诊断仪器	眼动图仪、诱发电位检测系统(含视、听、体)、生物反馈诊疗系统、生物反馈仪	无法启动;信号采集器损坏
	检验检查设备	血细胞分析仪、凝血分析仪、电解质分析仪、生化免疫分析仪	检测数据不准确;无法启动;计算机故障

风险分类	装备类别	常用器械品名	常见的器械不良事件
中风险医疗器械	电子压力测定装置	电子血压脉搏仪、动态血压监护仪	血压值示数误差较大；血压袖带漏气
	睡眠呼吸治疗系统	多导睡眠仪、多导睡眠监测系统	脑电导联线阻抗高；脑电导联线接触不良；导联脱落
	医用手术及诊断用显微设备	生物显微镜	镜筒下滑；物镜转换器转动困难；遮光器定位失灵；目镜、物镜镜片被污染或霉变
	磁疗仪器 X射线诊断设备	经颅磁刺激治疗仪（rTMS） 影像导航磁刺激系统 200mA以下（含200mA）X线诊断设备	USB通信故障；排液功能故障；刺激线圈温度过高；配套笔记本无法开机；启动故障
低风险医疗器械	理疗康复仪	计算机认知功能矫正系统 数码听觉综合训练仪 智能呐喊宣泄放松系统 脑波治疗仪	网络故障；计算机故障；设备开机噪声
	心理测评设备	医疗心理测评系统	测验结果打印时出现白纸现象；测试时系统出现网络中断

三、医学装备全生命周期的安全管理

医学装备安全管理贯穿医学装备全生命周期,涵盖采购、安装、验收、临床使用、维护保养、检验校准、储存、应急调配、人员培训、安全与质量评价及档案管理等所有过程。医学装备安全管理应按照《医疗器械临床使用安全管理规范(试行)》(卫医管发〔2010〕4号)和《医疗卫生机构医学装备管理办法》(卫规财发〔2011〕24号)《医疗器械安全管理(WS/T 654—2019)》,加强安全组织管理、场地与设施管理、行为控制和安全技术管理。在安全监测、评估的基础上,建立安全管理规章制度、规范等系列安全保障措施,建立健全医学装备使用的安全管理体系。2019年9月,中国医学装备协会提出,在行业内推动医学装备安全文化建设,从医学装备管理者、操作者、接受者等的安全理念、安全态度、安全行为、安全能力、集体规则意识等诸方面加强安全文化建设,使之成为在医学装备全程管理中的全员自觉行动。

(一)加强医学装备管理组织建设 医院应遵循"统一领导、归口管理、分级负责、责权一致"原则,制定医院医学装备管理制度、工作流程和岗位职责,按要求建立医学装备质量安全三级管理组织,即医学装备管理委员会、医学装备管理部门和临床科室医学装备小组。二级及以上医院应设置专门的医学装备管理部门,其他规模较小的精神专科医院应当配备专人管理。医学装备部门和使用部门共同管理医学装备。

1. 医学装备管理委员会 委员会由医院领导、医学装备管理部门及有关部门人员和专家组成,负责对医院医学装备发展规划、年度装备计划、采购活动等重大事项进行评估、论证和咨询,确保科学决策和民主决策。

2. 医学装备管理部门　负责医学装备论证、决策、购置、验收、使用、保养、维修、应用分析和更新、处置等等全程管理。管理人员应了解和掌握国家相关行政管理部门颁发的医疗器械管理的相关政策法规,掌握医疗器械临床安全使用的要求,并有效履行岗位职责。医学装备技术人员应具备相应的专业学历、技术职称或者经过相关技术培训,并获得国家认可的执业技术水平资格。

3. 医学装备使用部门　使用人员应具备医疗器械的基础理论、基本知识和操作技能,能正确使用医疗器械,掌握应急处置技能。中风险和高风险医疗器械、大型医疗设备技术操作的人员,如改良电休克仪、监护仪、除颤仪、重复经颅磁刺激仪、CT 等,应培训考核合格后上岗,并定期对其进行技术能力进行评价。从事放射类医疗器械的操作人员,应接受放射防护知识培训并考核合格。

(二)场地与设施管理

1. 环境安全　医学装备的运行环境必须符合相关标准和要求。确保存放和应用处所水、电、温度、湿度、通风、光照等条件都符合要求,达到防水、防潮、防尘要求,对涉及如放射、电磁、微波的装备,必须建立符合国家标准和规范的环境防护设施,防止因环境和条件不当引发不良事件的发生。温度过高易引发设备故障和火灾;湿度过高会造成电器元件绝缘度降低,易引发短路造成设备故障。如《全国医院信息化建设标准与规范》对医院信息设备机房对温湿度有严格要求,设备区及辅助区开机时温度应为 23℃±1℃,停机时 5~35℃,温度变化率(开、停机时)<5℃/h,UPS 电池室 15~25℃。相对湿度控制,开机 40%~60%,停机 40%~70%。

2. 电气安全　医用电气设备的安全防护应符《建筑物电气装置第 7-710 部分:特殊装置或场所的要求　医疗场所(GB 16895.24—2005)》要求。中风险和高风险医疗器械临床使用前应由管理部门组织进行电气安全检测和技术性能检测,如国家卫生行业标准《WS/T 659—2019　多参数监护仪安全管理》(2020 年 5 月 1 日起施行)规定 BF 型医疗设备连续漏电流和患者辅助电流的容许值:正常状态下对地漏电流≤0.5mA,外壳漏电流≤0.1mA,患者漏电流≤0.1mA,患者辅助漏电流≤0.1mA。

3. 辐射安全　机房的设计施工应严格遵照国家相关规定,经专业机构检测合格后方可使用。防护措施符合《医用 X 射线诊断放射防护要求(GBZ 130—2020)》,机房门外应有电离辐射警告标志、放射防护注意事项、醒目的工作状态指示灯,灯箱处应设警示语句。同时,机房应设置动力排风装置,并保持良好的通风。

4. 计量安全　依据《中华人民共和国计量法》等法律法规相关规定,计量设备分为强制检定和非强制检定两类。计量器具应进行周期检定,尤其是强制检定的计量器具,如无创非自动测量血压计,心、脑电图仪,医用诊断 X 线设备等。通过将测试结果与标准值进行比对,确保其计量值准确可靠。

5. 安全与性能状态标识　医院应在医学装备显著位置悬挂医学装备信息卡,包括名称、注册证号、规格、生产厂商、启用日期和设备管理人员等内容。医院急救和生命支持、精神障碍治疗设备等高风险有源医疗器械,应在机身悬挂安全与性能状态标识,包括合格证(绿色)、停用证(红色)、临时故障证(黄色)。

（三）行为控制和安全技术管理。

1. 采购与验收的安全管理　医院应加强预算管理,严格执行年度装备计划和采购实施计划。采购医学装备前,应进行充分调查、测评及论证,利用国家医疗器械质量公告、医疗器械不良事件信息通报等社会资信平台,选用依法注册、流通规范、质量可靠、时效性强,有合格证明文件的医学装备,从源头上保障医学装备安全。新购置或新引入的医疗器械应由医疗器械管理部门会同临床使用部门共同对其进行风险等级确认,纳入相应风险等级管理。验收环节,应由医学装备部门、使用部门、供货方依据合同约定及时进行验收,在对医学装备进行外观验收时,应仔细核对装备铭牌上的名称型号等产品信息是否与注册证及注册登记表相符,验收完成后应当填写验收报告,并由各方签字确认。

2. 安装与调试的安全管理　验收安装医学装备时,要结合场地及设备需要、遵循技术要求,科学调试。医学装备安装与调试时,要测试装备的技术参数和设备性能,确保设备符合相关采购合同约定的技术要求和符合国家、行业相关的标准,如电气设备应符合《医用电气设备 第 1 部分:基本安全和基本性能的通用要求(GB 9706.1—2020)》。

3. 操作安全　使用人员严格遵照产品使用说明书、技术操作规范和规程操作,严格遵守产品禁忌证及注意事项,加强操作的安全监管。

（1）建立高风险和大型医疗器械应建立使用登记:包括使用开始与结束时间、使用人姓名、患者姓名、病历号、关键性技术参数、患者的反应状态等。使用过程中发现故障应悬挂"临时故障证"状态标识。

（2）科室医学装备小组加强对医学装备安全使用的监督检查,发现安全问题及时向科室主任和管理部门报告,并立即采取纠正措施。

（3）医学装备管理部门加强对使用部门的监管,建立日常维护记录:包括维护日期、维护人员姓名、维护具体项目、维护中发现的问题和采取的处理措施、维护后器械状态。

（4）健全医学装备的分析评估:对在用设备做好预防性维护、检测与校准、临床应用效果等信息的分析与风险评估,照相关规范明确预防性维护方案的内容与程序、技术与方法、时间间隔与频率。

（四）维护与维修的安全管理

1. 明确管理要求　医学装备使用科室及医学装备部门要对装备做到专人负责管理,专区存放和放置专用警示标识,制定各类医疗装备检测维护的质量手册、程序文件和操作标准,规范做好日常的质量控制及维护保养。

2. 定期检查维护　对需要定期检查、检验、校准、保养、维护的医疗器械,应当按照产品说明书的要求进行检查、检验、校准、保养、维护并予以记录，及时进行分析、评估，确保医疗器械处于良好状态，保障使用质量。

3. 建立医学装备档案   对使用期限长的大型医疗器械，应当逐台建立使用档案，记录其使用、维护、转让、实际使用时间等事项。记录保存期限不得少于医疗器械规定使用期限终止后 5 年，对于植入类医疗器械使用记录应永久保存。

4. 维修后的计量和矫正   医学装备出现故障经过维修后，安全性能和技术指标需要进行专门的计量和校正，才能保证技术质量合格性。

（五）医疗器械不良事件管理   医疗器械不良事件，是获准上市的、合格的医疗器械在正常使用的情况下发生的，导致或可能导致人体伤害的任何与医疗器械预期使用效果无关的有害事件。医疗器械不良事件是与医学装备使用安全最直接相关的事件，使用部门和医学装备管理部门应积极参与不良事件监测与报告工作，主动通过国家医疗器械不良事件监测信息系统报告，并通过加强操作维护的培训管理，控制人为因素相关的不良事件发生。临床使用的医疗器械发生不良事件或怀疑可能发生不良事件时，应立即停止该医疗器械的使用，切断驱动源，检查医疗器械施治对象或使用人员损害情况，必要时采取紧急处置措施。同时，医学装备管理部门要定期对医疗器械不良事件进行汇总分析，对医疗器械不良事件进行分级预警，及时反馈给临床医护人员。对于发生次数较多不良反应的医疗器械要及时停用，并向上级主管部门汇报。

国家药品监督管理局药品评价中心发布的《国家医疗器械不良事件监测年度报告（2022 年)》显示，报告数量排前 5 位的医疗器械类别分别为注射、护理和防护器械；医用诊察和监护器械；物理治疗器械；临床检验器械；呼吸、麻醉和急救器械。

四、医学装备应急管理

《医疗卫生机构医学装备管理办法》《医疗器械临床使用安全管理规范（试行）》《医疗器械安全管理（WS/T 654—2019)》等要求，对诊断治疗活动和紧急救治不可缺少的生命支持类、急救类医学装备应制定紧急调配的预案，使用部门应组织本部门所使用的医疗器械应急处置预案的演练，保障紧急救援工作需要。急救、生命支持类医学装备现已成为精神专科医院的常规装备，虽然使用率较低，但必须加强管理，保证性能完好，使其在紧急情况下能够充分发挥其功能。精神专科医院医学装备应急管理的重点包括以下内容：

（一）医学装备出现故障时的应急措施   医学装备使用过程中出现故障后，应立即停止操作，如出现有源设备冒烟现象或者闻到烧焦味时，应拔掉设备电源，并报告科室负责人和医学装备管理部门。科室负责人或医院总值班迅速到现场进行指挥，医护人员应对患者进行紧急医疗处置，降低故障对患者造成的伤害。如有可调配设备，医学装备管理部门按调配方案予以调配。故障处理后，医学装备管理部门应会同使用科室，对故障原因进行调查分析，完善保障措施。

（二）急救器械临时需求时的应急调配　急救、生命支持设备是保障患者生命安全的关键设备,医学装备部门应根据实际需求和医院资源情况,制定应急调配预案,并进行经常性演练,提高应急调配的反应性、时效性和准确性。同时,为门诊、临床科室、医技科室、电休克治疗室等配备适量的急救人工器械,如简易球囊呼吸器,以备急需。

（三）水电气等突发故障时的应急管理　医院应制定临时停电、停水时的应急预案,保障重点部门的需求。如配置一定功率的不间断电源、应急发电机等,并定期进行演练,最大程度降低临时停电停水造成的损失。

五、精神专科医院重点医学装备安全管理

随着基础医学和精神病学的快速发展,电生理学、脑影像学、心理测查等新技术在精神疾病的诊疗和研究中得到广泛应用。改良电休克治疗（MECT,又称无抽搐电休克治疗）取代传统的电休克治疗,已成为抑郁症、躁狂发作及精神分裂症治疗的主要方法之一。重复经颅磁刺激治疗仪、睡眠监测仪等也在精神专科医院普遍应用。做好上述重点装备的安全管理,对于保障患者安全、提高医疗质量具有重要的临床意义。

（一）重复经颅磁刺激治疗仪的安全管理　重复经颅磁刺激（repetitive transcranial magnetic stimulation,rTMS）是一种新兴的、非侵入性的神经调节技术,可以改变大脑皮质及皮质下神经元的兴奋性,可使刺激区域大脑皮质功能得以恢复,从而改善认知障碍。目前,rTMS已广泛应用于抑郁症、精神分裂症、双相情感障碍、焦虑障碍、睡眠障碍、认知障碍、物质依赖和神经疾病的治疗。重复经颅磁刺激治疗仪作为精神专科医院的常用医学装备,其安全管理主要包括以下内容。

1. 操作安全重点

（1）合理设定刺激强度阈值:rTMS治疗仪的关键参数包括刺激频率、刺激强度、刺激时间、脉冲数量、间歇时间等。患者能承受的刺激强度阈值因人而异,治疗之前应首先进行患者阈值的确定,避免产生身体不适等副作用。临床应用中,刺激强度（T）以运动阈值（MT）为100%作为基本单位,运动阈值的80%~120%为患者治疗强度的有效安全范围。

（2）严格掌握禁忌证:设备操作过程中,磁线圈本身瞬间变化的电流和强磁场对周围铁磁性金属物体有强烈的电磁感应作刺激用,对电子设备有不可避免的干扰。所有头部有金属植入物,人工耳蜗植入或者颅内压增高者不宜进行rTMS治疗,心脏起搏器者在没有明确临床益处的情况下,也不推荐使用rTMS。对孕妇、婴幼儿和不能表达自己感觉的人群慎用rTMS治疗。

2. 设备维护重点　设备维护应由专人负责,定期开机试运行。

（1）设备在自动刺激功能下,编制程序在频率5Hz,刺激1秒,间歇5秒,输出强度30%的情况下,刺激5分钟,机器是否正常工作。

（2）设备长期不用时应定期充电,防止设备零部件出现老化而伤及患者。

（3）设备使用过程中,如出现故障或有轻微不正常应及时停止机器工作,尤其是经颅磁线圈温度过高时应立即停止治疗,防止伤害到患者。

3. 常见不良事件及处理措施   见表2-9。

表2-9   重复经颅磁刺激治疗仪常见不良事件及处理措施表

常见不良事件	可能存在的故障和处理措施
USB 通信故障（故障代码 1111000000 ）	• 检查电脑与主机之间的 USB 连接线是否松动 • 笔记本电脑 USB 口损坏
笔记本不能开机	• 笔记本电脑电池没电,长时间不用机器导致笔记本电脑电池电量消耗完,解决:打开主机主电源笔记本电脑自动充电,充电 10 分钟即可开机治疗 • 笔记本蓝屏应与厂家联系,或送至笔记本维修中心,切记不能重新安装 Windows 系统
排液功能故障（故障代码 0100000000 ）	• 排液开关处于打开状态,请关闭排液开关（有时不小心触碰到致使开关打开） • 冷却液减少,补充冷却液
刺激线圈温度过高（故障代码 0000100000 ）	• 冷却减少,或管路堵塞。更换冷却液,更换管路和线圈 • 环境温度过高（40℃左右）机器散热效率降低

（二）改良电休克治疗仪的安全管理   根据《改良电休克治疗专家共识（2019 版）》,改良电休克治疗（modified electro-convulsive therapy,MECT）是传统电休克治疗的改进,是指应用静脉麻醉药和肌松剂使患者意识消失后,以一定量电流通过患者头部导致大脑皮质癫痫样放电的一种疾病治疗手段。MECT 能克服传统 ECT 的不足,已广泛用于治疗抑郁症和精神分裂症等精神疾病。《三级精神病医院评审标准（2011 年版）实施细则》将改良电休克治疗列为高风险技术操作、精神科特殊诊疗活动和医疗护理质量的关键环节,进行严格的评估、查对和安全管理。因此,改良电休克治疗仪的安全管理也应纳入医护人员的培训、医疗质量安全的管理范围。

1. 操作安全重点

（1）操作前进行全面评估:医护人员应全面了解患者的现病史、既往史、家族史、药物史、过敏史和 MECT 治疗史等,依据规范的治疗核对单对患者进行充分的评估。

（2）做好操作前的准备工作:包括仪器准备、药品准备和人员准备。全面检查 MECT 仪、麻醉机、心电监护仪、供氧系统、面罩、吸引器、除颤仪、喉镜、口腔保护器等仪器设备是否齐全、功能良好,相关治疗参数是否确认。镇静药、血管活性药等药物是否充足,治疗医师、麻醉师、护士等人员是否准备完毕。参与治疗的人员应是培训合格并经医院授权的合格人员,当治疗人员暂时未到位时,应上报医院主管部门启动人员紧急替代机制,由具有资质的合格人员紧急替代进行治疗。

（3）严格掌握禁忌证:进行设备操作使用前,操作师应首先查对检查项目（血常规、生化常规、心电图等）,了解患者是否存在禁忌证,排除紧急患者,填写患者治疗单、风险评估单,并及时做好记录。

2. 设备维护重点

（1）设备维护应由专人负责，定期开机试运行和检查设备所有的电源线、电极线和导线是否有磨损或者其他损伤，以免使用过程中伤及患者。

（2）设备应在每次操作使用完成后，进行清洗，可使用的清洗剂包括：温水，过氧化氢溶液、液状肥皂等，但是勿将设备直接浸泡在水中，如果湿气进入到设备接口，应用热空气烘干，然后对设备功能进行性能测试，才可以再次投入到临床使用。

3. 常见不良事件及处理措施　见表 2-10。

表 2-10　改良电休克治疗仪常见不良事件及处理措施表

常见不良事件	可能存在的故障和处理措施
编码错误显示	• 关机，重新开机
制图记录器不运转	• 确认制图记录器在制图操作菜单中被开启 • 确认纸已经装好 • 确认制图模板完全固定好
没有打印操作，制图记录器自动出纸	• 检查打印纸卷是否插入到转轴下面 • 检查打印纸卷是否超出记录器上部
出现患者阻抗错误信息	• 确认头皮电极是否有足够的接触面积 • 确认头皮电极是否有足够的电极凝胶 • 确认电极是否连接到患者

（三）多导睡眠监测仪的安全管理　多导睡眠检测（polysomnography，PSG）是当今国际睡眠领域公认的一项重要技术，被称为诊断睡眠呼吸暂停低通气综合征的金标准。便携式睡眠监测仪通过监测整个夜晚的睡眠过程中，连续同步描记脑电、心电、眼电、肌电、呼吸、鼾声、血氧饱和度等 10 余项生理信号，通过分析整晚的睡眠记录，得知睡眠结构和质量，找准失眠原因，提供睡眠报告，进而制定后续的治疗方案。

1. 操作安全重点　患者进行监测前，尤其是精神障碍患者，应对导联线进行固定，防止导联脱落造成数据无效采集。

2. 设备维护重点

（1）设备维护应由专人负责，定期开机试运行和检查设备所有的电源线、导联线、血氧探头是否有损坏或者其他故障。精神障碍患者在使用过程中，因为患者情绪激动，容易拉断脑电、心电、眼电、肌电、呼吸等导联线，所以设备维护人员，应在每次设备使用完成后，检查设备所有的电源线和导联线，确保设备性能良好。

（2）每次监测患者结束后，设备维护人员，应对设备导联线进行清洗和整理：金杯电极端在清水中进行浸泡，导电膏溶于水，让导电膏从金杯电极中自然脱落。

3. 常见不良事件及处理措施　见表 2-11。

表 2-11   多导睡眠监测仪常见不良事件及处理措施表

常见不良事件	可能存在的故障和处理措施
脑电导联线阻抗高	● 确认患者接触端是否已经贴合无缝连接，如已连接好，建议更换导联线进行故障排除
脑电导联线接触不良	● 检查导联线是否插到头盒底部，患者接触端是否已经贴合无缝连接
导联脱落	● 导联脱落后，监测端没有数据信号波动，阻抗位显示红色，重新为患者连接

（李佳勋   邓   硕）

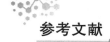
参考文献

［1］陆林.沈渔邨精神病学［M］.6 版.北京：人民卫生出版社，2018：1075-1079.

［2］钱庆文，邹新春.医疗质量与患者安全管理［M］.北京：光明日报出版社，2019：319-323.

［3］史晨辉，马宁，王立英，等.中国精神卫生资源状况分析［J］.中国卫生政策研究，2019，12（2）：51-57.

［4］陈政，彭华.北京协和医院医疗风险防控体系实践与探索［J］.中国医院，2019，23（6）：51-53.

［5］冯倩，冯磊，李珞畅.从医疗质量安全到患者安全：医疗风险治理的观念更新与政策优化［J］.中国全科医学，2019，22（31）：3905-3809.

［6］中国医药教育协会高警示药品管理专业委员会，中国药学会医院药学专业委员会，中国药理学会药源性疾病学专业委员会.中国高警示药品临床使用与管理专家共识（2017）［J］.药品不良反应杂志，2017，19（6）：409-413.

［7］中国药学会.中国药学会医院药学专业委员会高警示药品推荐目录（2019 版）［R/OL］.（2019-07-08）［2020-06-02］.http://www.cpa.org.cn//? do=info&cid=75014.

［8］中国医师协会神经调控专业委员会电休克与神经刺激学组，中国医师协会睡眠专业委员会精神心理学组，中国医师协会麻醉学医师分会.改良电休克治疗专家共识（2019 版）［J］.转化医学杂志，2019，8（3）：129-134.

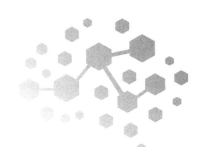

第三章

精神专科医院质量安全管理组织体系

第一节　现代医院管理制度与医疗质量安全管理

现代医院管理制度是基本医疗卫生制度"立柱架梁"的关键制度安排,是中国特色基本医疗卫生制度的重要组成部分。建立现代医院管理制度,对于推进医院治理体系和治理能力现代化建设具有十分重要的意义。2017 年 7 月,国务院办公厅印发《关于建立现代医院管理制度的指导意见》,提出 3 个方面共 20 项重点改革任务。作为完善医院管理制度的 13 项改革任务之一,健全医疗质量安全管理制度对建立医疗质量安全院科两级责任制和制度体系明确了要求。

一、现代医院管理制度

现代医院管理制度指的是在我国当前新型公共治理框架下形成的一系列医院管理相关制度安排的总和,已经成为医药卫生领域改革的重要内容。《国务院办公厅关于建立现代医院管理制度的指导意见》(以下简称《指导意见》)从医院治理体系、医院管理制度、医院党的建设 3 方面提出了推进和加强现代医院管理制度建设的任务。在完善医院管理制度方面,提出了涉及医院章程制定和决策机制进一步完善的要求,并对民主管理、医疗质量和医疗安全管理、人力资源、资产财务、绩效考核、人才培养、科研管理、后勤管理、信息管理、医院文化建设及便民、惠民服务等方面的管理制度建设给出了指导意见。

（一）现代医院管理制度的基本特征　在产业升级、经济结构调整的转型发展新形势下,我国的医院管理与经济社会的发展还存在一些不相适应的地方,管理理论和实践尚不成熟,处于发展的初级阶段。通过建立落实现代医院管理制度,主要解决政府与医院的关系不明晰、管理决策程序和机制不规范、医院管理效率低下、管理队伍职业化程度不高等问题。《指导意见》要求,充分发挥相关领域专家的智慧,组建与医疗质量安全、药事管理等相关的专业委员会,对涉及医疗服务专业性、技术性强的管理或决策事项提供技术上的支持和可行性论证。医院应根据相关法律法规要求,结合医院工作需要,科学设立专家委员会,如发展规划、人力资源、医疗质量与安全、药事管理、医学装备、医疗技术、医学伦理、科研教学等各项行政、业务相关的专家委员会,并健全专家委员会制度和章程,促进专业人员参与医院管理,推进决策科学化、民主化,有力推动医院高质量发展。因此,建立现代医院管理制度,需统一认识,转变传统医院管理观念,树立正确办院理念,把党的领导融入公立医院治理结构,发挥公立医院党委的领导核心作用,积极创新医院管理方式,大力推进医疗质量管理精细化、信息化。现代医院管理制度坚持以人民健康为中心,权责清晰、管理科学、治理完善、运行高效、监督有力,基本特征主要在以下方面:

1. 法人制度健全　通过建立规范的医院法人治理结构,使医院成为自主管理、自负盈亏、自我发展、自我约束的独立法人和市场竞争主体。建立管理委员会、理事会或董事会等,实行院长负责制,从而实现医院所有权和经营权相分离、经营管理权和监督权的相互制约。

2. 产权关系清晰　出资者的终极所有权与医院法人财产权明晰。医院的设立须有明确的出资者、法定的资本金,出资者享有医院的产权,医院拥有法人财产权。医院在经营过程中可以通过借贷行为构成医院法人财产,但借贷行为不形成产权,也不改变原有的产权关系。

3. 权利责任明确　现代医院管理制度是权责分明的有限责任制,出资者享有所有者权益和对医院承担的民事责任,医院拥有法人所享有的民事权利和承担的民事责任。出资者对医院债务不负有清债责任,医院法人依法自主经营,并对出资者负责,承担资产保值增值的责任。

4. 政事职责分开　在财产关系上,政府与医院是投资者与医院法人之间的民事法律关系,在行政管理上,二者是管理者与被管理者的关系,政府依法管理医院,医院依法经营,不受政府部门直接干预,医院只受到政府的财政金融手段和法律手段的间接调控。

5. 管理科学规范　具备科学的组织管理制度,通过规范的组织制度,使医院的权力机构、监督机构、决策机构和执行机构之间相互独立、职责明确,并形成制约关系。同时具备科学的医院内部管理制度,包括人才制度、科研制度、薪酬激励制度和财务管理制度等。

(二)现代医院管理制度的建设路径

1. 加强医院党的建设和领导　发挥新时期党的领导核心作用,进一步加强医院党建工作。《关于加强公立医院党的建设工作的意见》中明确了公立医院实行党委领导下的院长负责制,并对医院党委的职责、党委议事决策的规则、领导班子与干部队伍建设等提出了具体指导意见。医院要加强对相关文件的学习理解和贯彻落实,顺应时代变化,及时调整医院领导机制,及时规范医院议事决策程序。

2. 改革管理体制,推动产权分离　建立管办分开的治理制度,探索优化法人治理结构,制定并实施政事分开和权力归队制度,合理配置医院的权力。通过组建董事会、管理团队和监事会,履行决策、执行、监督职能。医院管理团队执行董事会的决策,负责医院运营管理。

监事会负责监督医院的运行管理和董事会、医院管理团队的职务行为。政府作为出资人,拥有医院的所有权,履行对医院的举办和监督职责。医院负责经营管理,医院管理团队依法行使人事管理、内部机构设置、绩效考核与薪酬分配、年度预算执行等经营管理自主权。

3. 落实完善外部政策健全治理体系

(1)强化政府举办职能:根据法律法规和政策要求积极履行政府办医责任,探索建立统筹政府办医职能的议事协调机制,加强对公立医院的领导,研究完善公立医院发展规划、财政投入、薪酬制度、重大项目实施等保障政策,加强对公立医院人财物运行监管,提高公立医院的精细化管理水平。建立以科学方法为指导、以成本为基础、与财政补助相衔接、体现医改方向、多方参与的医疗服务价格形成机制与动态调整机制。

(2)健全医院监督体制:科学合理且可持续的现代医院管理制度设计需要政府以及相关部门健全完善医疗机构行业监管和运行监管。健全医院监管机制,事前、事中和事后全过程入手,确保医院医疗质量安全、医疗费用合理、服务绩效显著。严格把控医疗卫生服务要素准入,加强行政审批制度改革,完善机构、人员、技术、装备准入和退出机制。重点加强医疗服务质量和安全监管、医疗卫生机构运行监管,强化医保对医疗服务的监督和制约作用,建立健全行业秩序的联防联控机制和监督检查力度。

(3)创新服务理念:从患者角度出发,以服务患者,满足患者需求为医院的服务理念和宗旨并渗透到医疗卫生服务的每个环节中;不断优化就医流程、服务方式,为患者提供更贴心、方便的就医环境和服务。同时,实现责任到科室到个人,坚持医院管理、奖罚、监管等制度的公开公正,保障全体职工的切身利益,充分调动其工作积极性,不断吸引、优化医疗队伍。

4. 深化内部改革,实现科学管理

(1)落实完善医院章程:加强医院顶层设计,科学编制公立医院发展规划,根据居民基本医疗服务需求,按照编制管理相关规定,采纳合理意见并修订完善,报送主管部门及医院主办政府机构征求意见,形成医院章程。以章程为统领,落实医院决策、管理和运营机制,进一步建立健全医院管理机构、管理制度、议事规则和办事程序,规范医院治理结构和权力运行规则,提高运行效率。以章程为统领,保障医院合法、稳定、可持续地运行。

(2)完善医院决策机制:实行党委领导下的院长负责制,完善医院党委会、职工代表大会和院长办公会议决策机制。党委会会议主要研究审定医院发展战略、综合改革、重大决策、重要干部任免等重大事项;职工代表大会主要审议涉及职工切身利益的方案、改革举措以及医院发展规划等重大事项;院长办公会主要研究审定医院医疗、教学、科研、学科建设、人才队伍建设等事项。医院重要行政、业务工作先由院长办公会议讨论通过,再按程序提交党委会议研究审定。

(3)健全人才管理制度:完善人才招聘、引进、培养和考核奖惩等管理办法。建立临床型、科研型和复合型人才分类评价机制,完善人才评价、民主评议、满意度测评等制度,健全业绩成果公示核查制度。健全完善现代医院管理人才培养和考核系统以及岗位晋升制度,保证医院管理人才的职业化和专业化以及数量充足。此外,可根据自身情况,建立医院管理后备人才培养体系,以保证医院健全完善现代化管理的连续性和科学性。

(4)健全绩效薪酬制度:明确岗位职责、工作标准和聘用条件。遵循总额控制、结构调整、动态管理原则,建立薪酬岗位结构调整机制。薪酬总额和基本工资标准向关键岗位、一线岗位、风险岗位、紧缺岗位倾斜,体现医务人员技术劳务价值。建立健全以服务效率、服务质量、医德医风、群众满意度、科研教学质量等关键指标为主的绩效考核分配新模式,将考核结果与岗位聘用、职称晋升、薪酬挂钩,调动医务人员积极性。

(5)完善财务管理制度:健全财务管理制度,不断完善医院总会计师制度,主动联系医保部门,积极探索以成本和收入结构变化为基础的价格动态调整机制,逐步优化医疗费用结构,理顺医疗服务比价关系。实行财务信息公开制度和财务报告制度,推行全面预算管理,确保经济活动合法合规,提高资金资产使用效益,强化年度预算刚性作用。坚持按照"总量控制、结构调整"的思路,在收入预算额度内合理编制支出预算。

(6)强化后勤保障管理:强化医院发展建设规划和项目前期论证,落实基本建设项目法人责任制、招标投标制、合同管理制、工程监理制和质量责任终身制。科学论证配置医学装备,完善医学装备采购、使用、维护、保养、处置全生命周期管理制度。深化后勤物资阳光采购和维护维修项目公开招标,完善后勤物资采购目录,建立健全后勤保障系列绩效考核体系。

(7)强化医疗质量管理:落实《医疗质量管理办法》,巩固医疗质量与安全院级督查工作机制、职能处(科)室及临床科室医疗质量巡查机制。做好病历诊疗质控、科室质控、环节质控和终末质控,持续提高病历质量。建立手术、高风险操作等动态授权机制,保障医疗技术实施的风险防控。

(8)推进便民惠民服务:设立互联网健康云平台,开展互联网诊疗活动,形成高技术、低成本、高效率、患者高满意度的"互联网 + 医疗服务"模式,落实双向转诊和分级诊疗,改善人民群众看病就医感受。优化就医流程,不断提升预约诊疗服务比例,推行分时段预约诊疗。推进院内调解、人民调解、司法调解、医疗风险分担机制和调解机制建设,妥善化解医疗纠纷,构建和谐医患关系。

(9)加强医院文化建设:打造医院的软实力和核心竞争力,建设有温度的医院,提供有关怀的医疗,培养有文化的医生,增强职工的凝聚力和战斗力。建立医院党委主导、院长负责,党办、纪检监察室齐抓共管的医德医风工作机制,健全完善医务人员医德考评制度。重视先进事迹、模范人物宣传,重视优良院风挖掘整理,不断形成具有特色的医院文化。

(三)现代医院管理制度的建设实践与探索

1. 国外医院管理模式　各个国家的医院管理模式与该国的经济情况、经济模式、文化背景、社会制度、医疗保健制度等因素有密切关系,从而形成多样化的管理模式。一是市场经济模式,以美国为代表,医院管理方式套用企业管理模式的方法,一般采取董事会领导下的院长负责制,澳大利亚和新加坡也采取类似的管理模式。二是以英国为代表的政府导向型市场经济模式国家,实行全民保健制度下的医院管理模式,采用的是政府聘任院长负责医院运营管理,法国、日本、俄罗斯的公立医院也都采用此种模式。三是社会市场经济模式,即市场经济 + 总体调节 + 社会保障模式,以德国为代表,医院不设职能部门建制,最为突出的特点是直接设行政院长、医疗院长和护理院长,被称为"三驾马车式"结构。

2. 国内医院管理模式　我国公立医院的管理模式大都采用直线职能制模式,即在院级领导下设置相应职能部门,实行院级领导统一指挥,职能部门专业分工,发挥处理行政事务功能;医疗业务部门采用直线制管理模式。院级管理层设书记、院长和副书记(纪委书记)、副院长,中层设综合办公室、人事、财务、后勤、医务、护理、感控、审计、医保、物价等职能部门和若干临床、医技科室,基层为一线管理人员和专业技术人员。领导体制目前有两种基本形式,即党委领导下的院长负责制和院长负责制。

【案例】现代医院管理制度建设试点案例

(一) 首都医科大学附属北京朝阳医院　北京市首家现代医院管理制度试点医院,由北京市医院管理局作为授权经营国有资产的出资人代表,任命医院理事会,以理事长为法人代表,落实公立医院的独立法人地位,实现公立医院所有权和经营权分离的委托代理关系。通过实行理事会制度、理事会领导下的执行院长负责制和监事会制度,构建起决策、执行、监督相互分工、相互制衡的权力运行机制,在重要干部任免、财务预决算、年度工作总结与计划、重大发展决策等方面行使决策权。制度改革涉及医院几乎所有的医疗与行政管理,包括法人治理机制改革、构建新型医疗质量管理体系、优化服务流程与创新服务模式、构建新型医院文化制度、人才引进与培养、信息精细化管理、建立绩效管理体系、建立护理垂直管理模式等。措施落实后效果显著,医院的服务总量持续增长,服务结构更加合理,职工满意度逐步上升。

(二) 江苏康复医疗集团　该医疗集团将镇江市 4 所市级医院和 11 家社区医疗服务中心进行整合,建造了依托于三级公立医院的大型公立综合医疗集团。在外部管理方面,对所有权、经营权、责任等进行了明确,使得医疗体系内的管理、运营更具科学性;在内部管理方面,以"落实提高医疗服务质量和水平、提高医务人员积极性、提高社会满意度和降低医疗服务成本和费用"为目标,通过学习、借鉴先进管理办法,制定集团运营管理方案并在实践中不断完善,从人事管理、财务管理、信息化建设等方向进行深化改革,实现人力、物力、财力的资源优化,控制成本,提升医院整体竞争力,实现多方共赢。

(三) 香港大学深圳医院　该院是由深圳市政府全额投资建设,深圳市政府和香港大学合作共管的综合性公立医院,作为广东省现代医院管理制度试点医院之一和粤港医疗合作的重要平台,医院在管理体制、治理机制、人事薪酬等方面均进行了积极探索,在构建现代化的管理体制、建立国际化的运行机制、推行人性化的服务理念和诊疗模式等方面,进行了有益探索,初步构建了维护公益性、调动积极性、保障可持续的公立医院运行新机制。通过深入推进改革试点,全面建立医院治理体系,健全了基于岗位绩效的薪酬制度,全面调动医务人员积极性;通过强化医疗质量管理,全面推进医疗服务高质量发展;完善人才评价机制,全面推行高级职称自主评审;通过落实分级诊疗政策,全面开展便民惠民服务;通过完善财务后勤管理,全面优化医院收入结构;通过注重医院文化引领,全面加强医德医风建设;通过发挥党委领导作用,全面提升党建工作水平等举措,满足群众多样化、多层次的医疗需求,建立维护公益性、调动积极性、保障可持续性的运行机制和决策、执行、监督相互协调、相互制衡、相互促进的治理机制,健全权责清晰、管理科学、治理完善、运行高效、监督有力的现代医院管理制度。

（四）台湾地区林口长庚医院　该院是台湾地区首个将企业经营管理模式引入医院管理的医院,创立了与直线医疗管理体系并行的直线幕僚管理体系,专职于医院管理制度建设,统筹医院各种资源,并向直线医疗体系提供各种决策支持和专业管理服务。建立了纵向医管双线体系,在经营管理等方面高度集权,在医疗专业等方面高度分权,院长可通过医疗管理各委员会和直线幕僚体系两条线来掌握医院的整体情况。长庚医院运营管理模式的创新,使其医疗、管理等方面得到优化与完善,并促使其他医院启动改革,使台湾地区的医疗服务市场进入良性竞争状态,医疗服务供给与质量得到显著提升。

现代医院管理制度的建立健全是我国医疗卫生改革中的重要组成和强有力措施,虽然在试点医院中已经初见成效,但是在推广的实践过程中仍需政府各部门的支持和监管;医院则需要从自身出发,主动作为,积极应对,不断探索、完善现代医院管理制度。针对存在的问题,克服困难解决问题,保证制度的真正落实,才能实现建立现代医院管理制度的既定目标。

二、院科两级质量安全管理组织架构

根据国家《医疗质量管理办法》要求,医院医疗质量管理实行院科两级责任制,医院主要负责人是医疗质量管理的第一责任人,各业务科室(临床科室以及药学、护理、医技等部门)主要负责人是科室医疗质量管理的第一责任人。医院医疗质量安全管理体系由院级医疗质量管理委员会、医疗质量管理专门部门及各业务科室的医疗质量管理工作小组组成,分别承担各自职责,共同在医院医疗质量安全管理体系的建设和运行中发挥作用。

（一）医院医疗质量安全管理体系的架构　一般包括"两级三层"。"两级"即院科两级;"三层"即决策层、管理层和执行层。

1. 决策层　一般由院领导和医院质量与安全管理委员会及各专业质量安全管理委员会组成,主要职能是对制定制度、计划和实施方案进行决策把关,在医疗质量的培训、监测、预警、分析、考核、评估以及反馈等工作中进行宏观控制,全面负责医院质量安全目标、制度和方案的实施。各专业委员会包括医疗质量管理委员会、护理质量管理委员会、伦理委员会、医院感染管理委员会、药事管理及药物治疗委员会、病案管理委员会、输血管理委员会、医学装备管理委员会等,应定期组织活动。医院质量委员会组长由院长担任,各委员会组长兼医院质量委员会成员。医院质量与安全管理委员会每半年组织一次活动,各委员会汇报相关工作。

2. 管理层　包括质量管理部门、医务管理部门、护理部等行政后勤职能部门。主要职能是将决策层制定的方针政策、制度、方案、计划等贯彻到各部门,对日常工作进行组织管理协调。医院应设置独立的质量管理部门,一般由院长直接管理,是医院质量与安全管理委员会常设部门,主要职能是负责医院质量管理的组织、策划、统筹、协调、管理,负责构建医院质量管理体系、制定医院质量管理、评价考核实施方案、对各职能部门的职能实施、服务效率进行监督等。有的省份在落实《医疗质量管理办法》中探索建立医疗质量总监制度,在医院设置"医疗质量总监"岗位,主要职责是配合院长开展医疗质量管理工作,参与医院质量管理决策,组织制定完善医院质量管理体系,协调质量管理过程中的多部门协作问题,为院领导质量管理决策提出建议等。

3. 执行层　为各业务科室质量与安全管理小组,科主任为第一责任人,主要职责是负责制定科室质量与安全管理工作计划及科室质量与安全工作制度,并认真组织实施;定期组织召开科室质量与安全管理工作会议,对科室质量与安全管理工作进行检查,并按要求做好各项工作记录;落实医院规章制度及评审标准,加强对科室质量与安全指标进行资料收集工作的督导,并定期开展数据分析会,运用质量管理方法与工具进行持续质量改进。

(二)院科两级质量安全管理组织的职责分工

1. 医疗质量管理委员会　按照国家医疗质量管理办法有关要求,制定本单位医疗质量管理制度并组织实施;组织开展本单位医疗质量监测、预警、分析、考核、评估以及反馈工作,定期发布本机构质量管理信息;制定本单位医疗质量持续改进计划、实施方案并组织实施;制定本单位临床新技术引进和医疗技术临床应用管理相关工作制度并组织实施;建立本单位医务人员医疗质量管理相关法律、法规、规章制度、技术规范的培训制度,制定培训计划并监督实施;落实省级以上卫生行政部门规定的其他内容。结合精神专科医院实际,院级质量安全管理组织应重点履行好以下职责:

(1)健全制度:充分发挥院级医疗质量管理委员会的职责,根据国家最新出台的相关文件精神,不定期牵头对医院原有的制度进行修订,如《医疗质量安全核心制度》《患者出入院制度》《科主任例会制度》《远程会诊制度》,以及医疗差错、事故、纠纷、隐患、危重紧急情况相关管理制度,明确在相应事件处理中医护人员的任务和职责,制定系列的处置流程和标准;对全院职工特别是临床一线医护人员的诊疗行为进行规范,提高应对突发事件的处置能力,为突发事件的处置流程提供依据。医疗质量委员会一般还负责对医疗质量安全事件的报告,针对不良事件实行约谈,组织相关科室对事件进行讨论,查找诊疗服务环节中存在的医疗隐患,加强整改,从而有效规避医疗风险,保障医疗安全。最大程度上避免医疗事故发生。

（2）加强培训：通过开展急救技能和专科技术培训，如心肺复苏、脊柱搬运、海姆立克急救法等重点操作，实行视频录像评分，对不合格的人员进行再次培训。加强医务人员的基础理论知识培训，如四大穿刺技术、四项急救技术、体格检查、病史询问规范等，制定业务培训计划。同时，可以通过对新毕业、新入职的医护人员进行岗前培训，注重法律法规及诊疗规范的教育，加强服务意识和处理医患矛盾的思沟通技能训练，有效提高医疗服务质量水平。

（3）加强法制教育，提高风险防范意识：质量安全管理委员会可以针对医务人员在诊疗过程中风险意识薄弱的普遍现象，组织学习病历书写规范与管理、侵权责任法、医疗文书与法律诉讼等方面的内容，使医务人员明确在诊疗过程中应尽的法律义务。要求各科医务人员严格落实病情告知和知情同意制度、知情选择制度，提高风险意识，有效规避医疗投诉、纠纷。

（4）实施全程医疗质量管理与持续改进：医疗质量管理委员会可以通过年度、季度或者月度例会的形式组织检查，针对科室管理、病历书写质量、安全合理用药、医院感染管理、合理输血等方面的常见缺陷进行分析并组织学习；根据各科职责任务要求，制定各科科室管理质量检评标准和医疗技术质量检评标准，要求科室定期进行质量检评，了解各科工作落实情况，对存在问题提出指导意见，从而在规范科室管理的同时，有效提高医疗质量。

（5）做好督导协调工作：院级医疗质量管理委员会往往由多部门成员组成，职责的充分发挥需要统一协调，在委员会下设办公室，指定本医疗机构的具体牵头部门，比如医务科，制定委员会管理制度，开展委员会工作评价，督促各委员会工作常态化开展。委员会具体工作组织实施过程中，具体工作情况由下设的办公室统一记录和管理。在委员会层面无法解决的问题，可提交到医院层面协调解决。这样既有助于明确工作职责，开展常态化工作，又有助于提升委员会解决问题的能力，全面提升医院质量。

2. 科室医疗质量管理工作小组   精神专科医院各业务科室应当成立本科室医疗质量管理工作小组，组长由科室主要负责人担任，指定专人负责日常具体工作。主要职责是：贯彻执行医疗质量管理相关的法律、法规、规章、规范性文件和本科室医疗质量管理制度；制定本科室年度质量控制实施方案，组织开展科室医疗质量管理与控制工作；制定本科室医疗质量持续改进计划和具体落实措施；定期对科室医疗质量进行分析和评估，对医疗质量薄弱环节提出整改措施并组织实施；对本科室医务人员进行医疗质量管理相关法律、法规、规章制度、技术规范、标准、诊疗常规及指南的培训和宣传教育；按照有关要求报送本科室医疗质量管理相关信息。精神专科医院科级质量安全管理组织应重点履行好以下职责：

（1）开展科内质量安全教育培训：结合国家政策法规、卫生行政规章制度和医院管理要求，认真组织开展全员宣传和专题培训。每年度安排科室中层领导、业务骨干参加上级相关部门组织的医疗质量管理培训学习班，结合邀请专家到院内开展培训等形式，培养科级质量管理人才。由医务科、护理部、医院感染管理科等质量管理相关部门对新职工开展培训，加强思想政治教育,引导全体职工进一步认清医疗质量安全对维护医院正常工作秩序和社会稳定的重要意义,巩固齐抓共管医疗质量安全意识。

（2）完善科室规章制度:结合科室和亚专科实际,建立规范的诊疗服务流程和标准,强化门诊、病房等医疗质量指标管理,结合新形势下医疗服务的需求变化和医疗管理中的薄弱环节,不断结合自身实际研究加强医疗质量与安全管理的新措施办法,补充和完善医疗规章制度,使科级小组的活动有章可循,推进医疗质量安全的标准化、精细化管理。

（3）定期开展科室质量安全管理活动:科级质量管理小组可以通过医院周会、行政办公会等途径对质量安全规章制度落实情况进行讲评通报,比如病历文书质量、合理用药、核心医疗指标等质量管理情况。召开医疗安全形势分析会、医疗质量管理委员会,从社会热点焦点医疗质量安全事件和医院自身发生的矛盾问题中分析总结经验教训,警钟长鸣、未雨绸缪。医院医疗管理部门通过参加病例讨论、个别特殊案例专题分析讲评、全院会诊、查房等参加和指导科室质量小组的活动,在医院层面上保障科级活动开展的数质量。安排科室质量管理小组成员参加医学会、司法鉴定听证会,组织科室主任参加司法应诉,使其对医疗过程中存在薄弱环节形成更为清醒的认识,有效促进管理水平的提高。积极鼓励支持科室开展临床路径管理、合理用药讨论、优秀病历展阅等活动,提供合理的活动费用支持。

（4）建立落实配套激励机制:医院可通过医院官网、官方社交媒体账号等,结合"中国医师节""国际护士节""国际劳动节"和年终评先评优等时机,表彰通报讲评医疗质量管理活动开展情况。设立病历文书质量奖惩制度,奖优罚劣。年终设医疗质量奖,从医疗纠纷、规章制度落实、医疗文书质量、医疗质量管理小组活动数质量等多项内容综合评判,鼓励开展品管圈活动。

三、精神专科医院关键过程分析

过程,是将输入转化为输出的相互关联或相互作用的一组活动。其任务在于将输入转化为输出。转化的条件是资源,包括人力、设备设施、物料和环境等。过程即对资源进行策划,建立过程绩效测量指标和过程控制方法,并持续改进和创新。结合实际,重点分析精神专科医院的医疗、医技、护理、感控等关键过程。

（一）关键医疗服务过程

1. 过程输入

（1）精神疾病患者的症状与要求。

（2）有关的法律法规要求。

（3）医疗制度、诊疗常规。

（4）医疗技术水平、设备设施能力。

2. 活动转化

（1）收集病史、精神检查、体格检查、辅助检查。

（2）诊断。

（3）确定治疗方案。

（4）特殊检查治疗前与患者及其家属的沟通。

（5）对患者实施药物、心理、行为等治疗活动。

（6）与护理、医技部门沟通。

（7）对症治疗药物反应和躯体疾病。

（8）书写病历、填写有关医疗记录。

（9）保护患者隐私和个人信息。

3. 过程控制

（1）建立健全并落实医疗工作制度、技术操作规程和医疗质量标准。

（2）建立健全院科两级医疗质量管理组织，明确职责，建立并实施岗位责任制。

（3）制定并实施院科两级质控方案，有计划、有目标、有标准、有措施（教育、监督、检查、评价、改进）、有奖惩。

（4）资源控制。

4. 过程输出

（1）诊断准确。

（2）沟通及时有效。

（3）治疗效果明显或处置得当。

（4）病历记录及时、准确、清晰，符合要求。

（二）关键医技服务过程

1. 过程输入

（1）医师的申请单、处方。

（2）有关法律、法规。

（3）患者需求。

（4）技术能力、设备状态。

2. 活动转化

（1）明确医师的要求。

（2）了解患者病情和诊断。

（3）严格执行操作常规。

（4）出具报告单，发放药品。

（5）维护、保养医疗器械。

（6）与临床科室沟通。

（7）填写有关记录。

（8）控制院内感染。

3. 过程控制

（1）建立健全并落实医技工作制度、技术操作规程和医技质量标准。

（2）建立健全院科两级医技质量管理组织,明确职责,建立并实施岗位责任制。

（3）制定并实施院科两级质控方案,有计划、有目标、有标准、有措施(教育、监督、检查、评价、改进)、有奖惩。

（4）资源控制。

4. 过程输出

（1）检查操作正确,结果判断准确,报告单出具快速清晰。

（2）药品调剂准确。

（3）医疗器械维护符合要求。

(三)关键护理服务过程

1. 过程输入

（1）精神疾病患者的病情。

（2）有关法律、法规。

（3）医嘱要求、患者及其家属需求。

（4）护理制度及操作常规。

（5）护理技术水平及设备设施能力。

2. 活动转化

（1）明确医嘱要求、患者及其家属要求。

（2）了解患者病情、诊断和护理要点。

（3）严格执行护理操作常规。

（4）认真观察病情和治疗后反应。

（5）严格执行安全管理制度,保管和维护病房设施。

（6）与医生、患者及其家属沟通。

（7）书写护理文件和有关记录。

（8）健康教育活动。

3. 过程控制

（1）建立健全并落实护理工作制度、护理操作规程和护理质量标准。

（2）建立健全院科两级护理质量管理组织,明确职责,建立并实施岗位责任制。

（3）制定并实施院科两级质控方案,有计划、有目标、有标准、有措施(教育、监督、检查、评价、改进)、有奖惩。

（4）资源控制。

4. 过程输出

（1）准确执行医嘱。

（2）护理文件和护理记录及时准确。

（3）病房环境安全、舒适。

（4）患者对疾病的正确认识,积极配合治疗。

（四）关键医院感染控制过程

1. 过程输入

（1）精神疾病患者的病情。

（2）有关法律、法规、规范。

（3）感染管理制度及操作常规。

（4）感染监测设施及能力。

2. 活动转化

（1）对医院各类人员进行相关知识培训。

（2）监测易感患者,并进行预防指导。

（3）做好门诊病房的消毒灭菌工作。

（4）合理使用抗生素。

（5）严格管理和处置医用废弃物。

3. 过程控制

（1）建立健全并落实感染管理工作制度、操作规程和质量标准。

（2）建立健全院科两级感染管理质量控制组织,明确职责,建立并实施岗位责任制。

（3）制定并实施院科两级感染管理质控方案,有计划、有目标、有标准、有措施（教育、监督、检查、评价、改进）、有奖惩。

（4）资源控制。

4. 过程输出

（1）感染管理培训达到预期效果。

（2）医院感染病例及传染病按要求及时上报和处置。

（3）医院感染监测及时准确。

（4）按要求处理医疗废弃物。

（孙洪强　孙思伟　何小璐　孙艳坤　李佳勋　崔彦龙）

第二节　精神专科医院院级质量安全管理组织建设

一、院级质量安全管理组织框架

（一）组织框架　医疗机构医疗质量安全管理实行院科两级责任制。医疗机构主要负责人是本机构医疗质量管理的第一责任人。科室主要负责人是本科室医疗质量管理的第一责任人。

　　医院质量安全管理委员会的组成:根据《医疗质量管理办法》第十条规定,二级以上的医院应当设立医疗质量管理委员会。其他医疗机构应当设立医疗质量管理工作小组或者指定专(兼)职人员,负责医疗质量具体管理工作。院级医疗质量管理委员会主任由医疗机构主要负责人担任,委员由医疗管理、质量控制、护理、医院感染管理、医学工程、信息、后勤等相关职能部门负责人以及相关临床、药学、医技等科室负责人组成,指定或者成立专门部门具体负责日常管理工作。

　　在医院质量与安全管理委员会领导下成立:医疗质量与安全管理委员会、护理质量管理委员会、药事管理与药物治疗学委员会、医院感染管理委员会、病案管理委员会、输血管理委员会和伦理委员会等质量与安全管理组织,定期研究医疗质量管理等相关问题,记录质量管理活动过程,为院长决策提供支持。医院质量与安全管理委员会组织体系见图3-1。

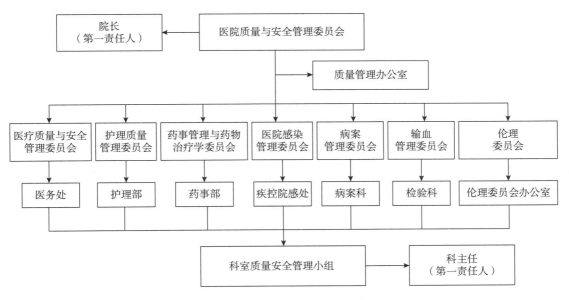

图 3-1　医院质量安全管理组织体系

(二)各质量相关委员会主要职责

1. 医疗质量安全管理委员会职责

(1)制定和修订全院各项医疗管理规章制度、工作流程、考核标准和奖惩办法。

(2)制定年度医疗工作计划,突出重点,制定全面医疗质量管理实施方案并组织实施。

(3)定期组织全院医务人员的培训工作,内容包括医疗卫生管理法律、行政法规、部门规章、三基三严和诊疗护理规范、常规,并督促落实。

(4)督促、检查医疗质量管理工作的落实情况,掌握各科医疗质量状况,定期总结,采取措施,提出奖惩意见。

（5）对重大医疗质量问题及时处理,加强控制,分析原因,及时提出整改措施。

2. 护理质量安全管理委员会职责

（1）根据医院医疗与安全管理委员会工作计划,制定护理质量与安全管理工作计划。

（2）完善临床护理工作的各项质量检查标准。

（3）督促各级护理质控组织对全院各科室的护理工作进行护理质量检查,落实各项核心制度,工作流程和护理常规。

（4）分析并量化考核结果,并向考核的科室反馈考核结果。

（5）与临床科室共同提出改进措施。

（6）组织护理专家及管理人员对全院发生的严重护理不良事件进行讨论、分析和讲评,提出整改意见与防范措施。

（7）年终总结护理质量管理中存在的突出问题,并加以整改,不断提高护理质量。

3. 药事管理与药物治疗学委员会职责

（1）贯彻执行医疗卫生及药事管理等有关法律、法规、规章,审核制定医院药事管理和药学工作规章制度,并监督实施。

（2）制定医院药品处方集和基本用药供应目录。

（3）推动药物治疗相关临床诊疗指南和药物临床应用指导原则的制定、实施、监测,评估本机构药物使用情况,提出干预和改进措施,指导临床合理用药。

（4）分析、评估用药风险和药品不良反应、药品损害事件,并提供咨询与指导。

（5）建立药品遴选制度,审核本机构临床科室申请的新购入药品、调整药品品种或者供应企业和申报医院制剂等事宜。

（6）监督、指导麻醉药品、精神药品、医疗用毒性药品及放射性药品的临床使用与规范化管理。

（7）对医务人员进行有关药事管理法律法规、规章制度和合理用药知识教育培训;向公众宣传安全用药知识。

4. 医院感染管理委员会职责

（1）认真贯彻医院感染管理方面的法律法规及技术规范、标准,制定预防和控制医院感染的规章制度,以及医院感染诊断标准,并监督实施。

（2）根据预防医院感染和卫生学要求,对本医院的建筑设计、重点科室建设的基本标准、基本设施和工作流程进行审查并提出意见。

（3）研究并确定医院感染管理工作计划,并对计划的实施进行考核和评价。

（4）研究并确定医院感染重点部门、重点环节、重点流程、危险因素以及采取的干预措施,明确各有关部门、人员在预防和控制医院感染工作中的责任。

（5）研究并制定发生医院感染暴发及出现不明原因传染性疾病或者特殊病原体感染病例等事件时的控制预案。

（6）建立会议制度，定期建议明确时间；每半年或每年研究、协调和解决有关医院感染管理方面的问题。

（7）根据本医院病原体特点和耐药现状，配合药事管理委员会提出合理使用抗菌药物的指导意见。

（8）参与完成其他有关医院感染管理的重要事宜。

5. 输血质量管理委员会职责

（1）认真贯彻临床用血管理相关法律、法规、规章、技术规范和标准，制定本机构临床用血管理的规章制监督实施。

（2）评估确定临床用血的重点科室、关键环节和流程。

（3）定期监测、分析和评估临床用血情况，开展临床用血质量评价工作，提高临床合理用血水平。

（4）分析临床用血不良事件，提出处理和改进措施。

（5）指导并推动开展自体输血等血液保护及输血新技术。

（6）承担医疗机构交办的有关临床用血的其他任务。

6. 医学伦理委员会职责

（1）负责对本院内进行的药物、医疗器械（包括诊断试剂）临床试验研究、临床和基础科研项目、诊疗新业务新技术进行伦理审查和跟踪监督。

（2）规范伦理审查标准，提高伦理审查能力，最大限度地保护临床医疗和科学研究对象的尊严、权利、安全和福利。

（3）负责制定医院伦理管理框架和制度，管理医院伦理工作的运行和实施，监察医院伦理相关工作的落实。

（4）定期对全院职工进行伦理学原则和方法的教育培训，提高全院职工的医学伦理素质。做好院内的伦理咨询、指导、培训工作。

（5）在保护患者及研究对象利益的前提下，合理保护医务人员的正当利益，平衡患者利益、医务人员利益和社会利益的之间的关系。

7. 病案管理委员会职责

（1）制定、审核、修订适于医院病案管理的相关制度和奖惩规定。

（2）定期对病案管理工作进行督促、检查和指导，收集科室对病案管理工作的意见和建议。

（3）组织全院医师认真学习《病历书写规范》及质控标准，检查病案书写质量。

（4）定期召开病案管理委员会会议，分析总结病案管理中存在的问题，及时提出改进意见和奖惩建议。

（5）组织各种形式的病案书写质量检查、病历评比，评选优秀病案，交流书写和管理经验。

8. 医院价格管理委员会职责

（1）根据政府价格主管部门有关价格管理的规定，结合医院实际，制定医疗价格管理制度、考评指标及奖惩标准，并负责组织实施。

（2）指导、协调、监督和考核有关科室价格执行的具体情况。

（3）讨论、决定医院收费管理机制等重大事项。

（4）执行上级部门有关价格管理的重大事项。

（5）指导医院价格督查小组，做好以下工作：

1）对医院的医疗服务、药品价格进行管理，对医疗服务项目成本进行测算。

2）参与医学装备、医用耗材采购前和新技术、新疗法在进入医院前的收费许可审核。

3）指导临床、医技科室正确执行医药价格政策，并监督、检查执行情况。

4）严格贯彻执行医药价格政策法规，审核医疗服务项目、药品和医用耗材价格，并依据政府医药价格政策的变动，及时调整价格管理系统的价格标准。

5）定期对门（急）诊、住院患者费用等进行检查，并将检查结果反馈相应科室，同时对不规范收费行为及时纠正。

6）对医院新增医疗服务价格项目进行申报和备案。

7）对医疗服务项目、药品和医用耗材价格进行公示，并在医药价格变动时及时进行调整公示。

8）接待医药价格咨询，处理医药价格投诉。

9）对兼职价格管理人员进行价格政策（业务）培训、指导。

10）协助、配合相关部门开展医药价格检查，完成上级部门交办的各种医疗服务项目成本调查和统计工作，为调整医疗服务价格政策提供真实、可靠的依据。

9. 医院医学装备管理委员会职责

（1）负责医院医学装备引进的咨询、审议、决策及医学装备的规划、计划、论证等管理工作。

（2）负责建立健全医学装备管理体系，不断完善医学装备管理制度、质量标准和相关操作规程。

（3）建立健全医学装备质量安全管理体系，定期组织对全院医疗器械不良事件进行分析，研究制定改进措施。

（三）医疗质量管理部门

1. 精神专科医院医疗质量安全管理部门的设置   根据《医疗质量管理办法》，医疗机构应当成立医疗质量管理专门部门，负责本机构的医疗质量管理工作。目前，精神专科医疗机构质量管理组织主要存在以下3种模式：第一种为独立设置质量管理办公室，与医务科同级，负责全院质量管理或医疗质量管理，直接向院长负责；第二种是医务科下设有医疗质量管理办公室，向医务科长负责；第三种为医务科有相对固定人员分工从事医疗质量管理工作。独立设置质量管理部门,既是国家的法定要求,又是医院质量安全管理的现实需求。不仅减少了管理层级,更加直接地、全面地收集、整理、分析医院质量信息,制定阶段性质量目标,还能通过有组织有计划的质量策划、横向协调职能部门的质量管理,持续提高医院质量安全管理体系的适宜性和有效性。

2. 质量管理办公室的职责　质量管理办公室作为医院质量管理委员会的常设办公机构,负责医院质量管理委员会的日常管理工作。执行质量管理委员会的决策,依据医院的质量方针,制定年度质量目标,进行质量策划,开展质量培训,收集质量信息,不断完善医院质量管理制度、指标,同时提出质量持续改进方案。

二、院级质量安全管理组织的运行机制

(一)院级质量安全的机制建设

1. 建立完善落实规章制度　医院应围绕工作建立、完善落实各项规章制度,加强制度建设,以医疗质量核心制度为基础,健全医疗管理制度体系。医疗管理制度就是医务人员医疗工作行为规范的指南,尤其对跨部门的业务,要配有具体的、具有可操作性和可行性的操作流程。医疗质量安全核心制度,是指医疗机构及其医务人员在诊疗活动中应当严格遵守的相关制度。医院应严格执行医疗质量和安全的核心制度,加强医疗服务重点环节的安全管理。

2. 健全考评机制　考核评价是对一定时期的工作状况按照设定的指标,对照一定的标准进行对比评估。评估结果作为部门、科室及个人评优、晋升、聘任、薪酬的重要依据之一。全院聘用制、述职考评制、绩效考核制、晋升评审制、奖惩机制等均应体现质量管理的要求,以激发和调动各级各类人员救死扶伤、爱岗敬业、以质量为主导、以患者为中心的工作积极性。

3. 持续优化质量指标分析机制　质量指标分析机制包括医疗业务量分析、诊断质量分析、治疗质量分析、成本核算分析等。考核分析的质量指标要根据医院发展过程中的目标进行调整,持续优化改进。

4. 建立医疗质量监控机制　职能部门定期对各科室问题进行调研、检查,发现医疗质量问题,对医疗质量和安全隐患提出整改需求;对需要医院支持解决需求,进行协调解决;必要时,对重大问题可专题立项解决。对环节医疗质量开展定期或不定期检查,及时发现医疗安全隐患,防止医疗不良事件的发生;针对医疗安全薄弱环节、医疗风险场所,作为重点检查目标。

(二)院级质量安全管理组织运行机制的具体实施

1. 健全质量管理体系　医疗质量管理体系是指医院为了达到既定的医疗质量目标,在组织上、制度上和物质技术条件上对医院的组织结构、工作程序、服务流程和医疗资源进行优化,以保障医疗服务质量达到预期要求的系统。医疗质量管理体系是以医疗服务过程为

基础,对医疗服务每个过程的输入、输出、工作交接环节、反馈、修正等进行有效的控制,使整个医疗服务质量满足医院的预定质量目标。为保证医院达到既定的医疗质量目标,要建立健全质量管理体系:

（1）建立医院、科室的质量管理责任体系:院长为医院质量管理第一责任人,负责制定医院质量与患者安全管理方案,定期专题研究医院质量和安全管理工作,科主任全面负责科室质量管理工作,履行科室质量管理第一责任人的管理职责。

（2）建立医院质量管理委员会组织体系:包括医院质量与安全管理委员会、医疗质量与安全管理委员会、伦理委员会、药事管理与药物治疗学委员会、医院感染管理委员会、病案管理委员会、护理质量管理委员会等。定期研究医疗质量管理等相关问题,记录质量管理活动过程,为院长决策提供支持。

2. 急诊诊疗运行机制

（1）合理配置急诊资源,人力配备经过专业培训、胜任急诊工作的医务人员,配置急救设备和药品。符合《急诊科建设与管理指南(试行)》的基本要求。

（2）有首诊负责制度,医务人员能熟知并执行。有急诊与挂钩合作基层医疗机构建立的急诊转接服务机制。急诊患者、留观患者、抢救患者均有完整的符合规范的急诊病历,记录急诊救治的全过程。转送急危重症患者均有完善的病情与资料交接,保障患者得到连贯抢救。有急诊病历质量评价的记录,评价结果纳入医师、护理人员个人的技能评价。

（3）加强急诊检诊、分诊,及时救治急危重症患者,有效分流非急危重症患者。有急诊留观患者的管理制度与流程,对急诊留观时间过长的患者有管理协调机制,及时妥善处置。主管职能部门对急诊留观制度有监管评价,对存在问题有持续改进措施并得到落实。

（4）建立精神药物中毒、严重暴力攻击和自杀自伤等重点病种的急诊服务流程与操作规范,承担急诊工作的医务人员熟悉重点病种急诊抢救流程和操作规范。保障"绿色通道"畅通。需紧急抢救的危重患者可先抢救后付费,保障患者获得连贯医疗服务。有妥善处理特殊人员(如"三无"人员)的诊疗流程。有重点病种急诊抢救登记、总结、分析、反馈及持续改进措施。

（5）开展急救技术操作规程的全员培训,实行合格上岗制度。

（6）科主任、护士长与具备资质的质量控制人员能用质量与安全管理核心制度、岗位职责、诊疗规范与质量安全指标来加强急诊质量全程监控管理与定期评价,促进持续改进。

3. 住院诊疗运行机制

（1）由具有法定资质的医师和护理人员按照制度、程序与病情评估/诊断的结果为患者提供规范的同质化服务。

（2）根据现有医疗资源,按照精神科临床诊疗规范、精神疾病防治指南、药物临床应用指南、临床路径规范精神疾病的诊疗和康复活动;对疑难危重患者实施多学科综合诊疗,为患者制定最佳的住院诊疗计划或方案。

（3）有对新入院患者的暴力、自杀、摔伤、噎食风险、物质使用、心理创伤史等进行评估筛查的制度，根据评估结果采取恰当的防范或干预措施。对已住院的患者，进行定期评估，评估的指标包括：风险评估、疾病特点评估、疗效评估、等级护理评估等。

（4）由高级职称医师负责评价与核准住院诊疗（检查、药物治疗、物理治疗、心理治疗等）计划/方案的适宜性，并记入病历。

（5）依照制度与程序管理院内、外会诊，明确院内会诊任务，对重症与疑难患者实施多学科联合会诊活动，提高会诊质量和效率。

（6）运用国内外权威指南与有关循证医学的证据，结合现有医疗资源，制定与更新医院临床诊疗工作的指南/规范，培训相关人员，并在临床诊疗工作中遵照执行。

（7）为出院患者提供规范的出院医嘱和康复指导意见。出院时如果有多种同类精神药物联合使用，应当有适当的指征和评估记录。

（8）科主任、护士长与具备资质的人员组成质量与安全管理团队，能定期分析影响住院诊疗（检查、药物治疗、物理治疗、心理治疗等）计划/方案执行的因素，对住院时间过长的患者，进行管理与评价，优化医疗服务系统与流程。

4. 无抽搐电休克治疗（MECT）运行机制

（1）合理配置无抽搐电休克治疗相关资源，人力配备经过专业培训、胜任无抽搐电休克治疗工作的医务人员，配置急救设备和药品。

（2）对麻醉医师有定期执业能力评价：麻醉医师经过严格的专业理论和技能培训，考核合格。每一位麻醉医师均经心肺复苏高级教程培训，能熟练掌握。跟踪最新指南，及时更新心肺复苏流程。对相关岗位人员进行相关教育与培训。

（3）有患者病情评估制度，在 MECT 术前完成精神症状、躯体状况、体格检查、实验室资料等综合评估。

（4）有落实患者知情同意管理的相关制度与程序：MECT 治疗前医生应向患者监护人、授权委托人充分说明 MECT 指征、禁忌证，MECT 风险与利弊等内容，并签署知情同意书。知情同意书结果保存于病历之中。

（5）无抽搐电休克治疗患者在完成各项术前检查、病情和风险评估以及履行知情同意手续后，主治及以上级别的医生方可下达治疗医嘱。

（6）针对每次的无抽搐电休克治疗，设立患者核对制度与工作流程：设立患者转入、转出 MECT 治疗室交接流程。

（7）针对每次的无抽搐电休克治疗，设立安全核查与治疗风险评估制度与流程：第一次治疗前依次核对患者身份（姓名、性别、年龄、病案号）、知情同意情况、麻醉安全检查、静脉通道建立情况、患者过敏史、禁食要求、各项疗前检查资料及影像学资料等内容；在此后的治疗前，按要求做好相应的核对工作。开展治疗风险评估，并且做好预警准备工作。治疗中各项内容记录正确和完整。

（8）有突发事件防范和处理预案：①有明确的应急预案、责任分工。②有应急救援具体措施，实施应由专职或兼职防护人员负责。平时要有训练。③操作区应展示简明的应急救援措施指南，并指定该区域的防护负责人。④检查与治疗室设有必要的急救药品和设备。

（9）MECT 首次治疗经过、术后恢复情况、MECT 小结、MECT 后治疗内容等应及时、准确记录于病历中。

（10）主管部门对制度落实情况定期检查，并有分析、反馈和整改措施。

（11）科主任、护士长与具备资质的质量控制人员组成的质量与安全管理团队，能够用质量与安全管理制度、岗位职责、诊疗规范与质量安全指标，加强重点患者诊疗服务的监控管理，定期评价质量，促进持续改进。

5. 精神科患者康复治疗运行机制

（1）有适用的康复治疗指南及评价标准。

（2）根据患者病情恢复情况评估进行康复治疗的必要性，安排康复治疗的日程及项目。

（3）有专门康复科室建设及康复治疗师的配备。由专门的康复治疗师指导患者进行康复训练。由康复治疗师对患者的康复治疗效果进行评估并记录在病历中。

（4）向患者及其家属（监护人）充分说明住院治疗和院内康复计划，鼓励其主动参与康复治疗。

（5）有为精神疾病患者提供出院康复指导的制度。

（6）在评估患者及家属认知能力的基础上，运用有效的沟通方式，使患者和家属掌握出院后康复治疗与护理事项。

（7）运用随访中患者及家属、授权委托人反馈的信息分析，采取有效措施不断提高服务质量。

6. 护理质量与安全运行机制

（1）有护理质量与安全管理组织，职责明确，有监管措施。

（2）根据精神科分级护理的原则和要求，实施护理措施，有护理质量评价标准，有质量可追溯机制。

（3）依据《护士条例》《综合医院分级护理指导原则》《临床护理实践指南（2023 版）》规范护理行为，保障护理质量规范护理行为，保障护理质量。

（4）贯彻落实精神科护理核心制度，制定并完善护理工作规范、细化工作标准。加强病房安全管理，密切观察患者病情变化。按照《病历书写基本规范》书写护理文件。

（5）建立护理查房、护理会诊和护理病例讨论制度。临床护理人员护理患者实行责任制和整体护理，与患者沟通交流，为患者提供连续、全面和全程的基础护理和专业技术服务。

（6）有主动报告护理安全（不良）事件与隐患信息的制度和处理流程，护理部有专人监督和保证落实。有护理不良事件的成因分析及改进机制，改进措施到位。

（7）有针对精神疾病和患者需要的防护设备、约束保护措施，有防范护理不良事件发生的制度/规范、措施并落实。

（8）根据医嘱,对不同患者(不合作、拒绝进食、拒绝服药或治疗、自杀、伤人等)实施约束(如约束带)等保护措施,加强巡视、注意更换体位、填写约束保护记录;对拒食或防噎食患者采用饮食护理措施以保证能量供给。

（9）有高风险患者(如自杀自伤、冲动毁物、伤人、外走、跌倒等)以及跌倒/坠床、压疮、管路滑脱、用药错误等护理风险评估制度和防范措施。

（10）有病房安全管理制度与巡视制度:按照患者病情、护理级别定时进行病房巡视与巡检工作并做好记录。

（11）有临床护理技术操作常见并发症的预防与处理规范:护理人员熟练掌握口腔护理、静脉输液、各种注射、鼻饲、约束保护等常见技术操作及并发症预防措施及处理流程。

（12）有精神科紧急意外情况的应急预案和处理流程,有培训与演练:对重点环节,包括患者用药、治疗、标本采集、患者外出活动、洗澡、做检查和特殊治疗(无抽搐电休克治疗)、保护性约束等有管理制度及工作流程。有精神科紧急情况下的应急预案,包括患者自杀自伤、攻击行为、外走、噎食、猝死、癫痫发作、窒息、直立性低血压、输液反应、用药错误、坠床、跌倒等应急预案及处理程序。

（13）遵照医嘱为患者提供符合规范的治疗、用药等护理措施,及时观察、了解患者用药和治疗的反应。

（14）制定宣教制度和精神科标准健康教育计划,包括恢复期康复训练计划,体现在患者入院、住院、出院各个环节中。做好患者的组织管理,丰富患者的住院生活。

（15）保障仪器、设备和抢救物品的有效使用。

（16）有临床路径护理质量控制制度及流程,有可追溯机制。

（17）体现人性化服务,落实患者知情同意与隐私保护,为患者提供心理护理、康复和健康指导以及安全的病房环境。

7. 医疗安全不良事件管理运行机制

（1）建立主动报告医疗安全(不良)事件与隐患缺陷的制度与可执行的工作流程,并让医务人员充分了解。

（2）建立医务人员主动报告的激励机制,对不良事件呈报实行非惩罚制度,有激励措施,鼓励不良事件呈报。

（3）有防范患者跌倒、坠床、噎食、窒息、自杀、暴力攻击、擅自离院的记录与报告制度、处置预案与工作流程,并体现多部门协作。

（4）对住院患者跌倒、坠床、噎食、窒息、自杀、暴力攻击、擅自离院风险评估及根据病情、用药变化再评估,并在病历中记录。

（5）主动告知患者跌倒、坠床、噎食、窒息、自杀、暴力攻击、擅自离院风险及防范措施并有记录。并有与患者监护人或近亲属沟通记录。

（6）医院环境有防止跌倒安全措施,如走廊扶手、卫生间及地面防滑。

（7）对特殊患者,如儿童、老年人、孕妇、行动不便和残疾等患者,主动告知跌倒、坠床、噎食、窒息、自杀危险,采取适当措施防止跌倒、坠床等意外发生,如警示标识、语言提醒、搀扶或请人帮助、床挡以及保护性约束等。

（8）将安全信息与医院实际情况相结合,定期分析,对重大不安全事件进行根本原因分析。

（9）利用信息资源加强管理,实施具体有效的改进措施。

（10）对改进措施的执行情况进行评估。

8. 药事和药物使用管理运行机制

（1）医院药事管理工作和药学部门设置以及人员配备符合国家相关法律、法规及规章制度的要求;建立与完善医院药事管理组织。

（2）加强药剂管理,规范采购、储存、调剂,有效控制药品质量,保障药品供应。

（3）执行《处方管理办法》,开展处方点评,促进合理用药。

（4）医师、药师按照《国家基本药物临床应用指南》和《国家基本药物处方集》,优先合理使用基本药物,并建立相应监督考评机制。

（5）医师、药师、护理人员按照《抗菌药物临床应用指导原则》《精神药品临床应用指导原则》等要求,合理使用药品,并建立监督机制。

（6）建立药物安全性监测管理制度,观察用药过程,监测用药效果,按规定报告药物严重不良反应,并将不良反应记录在病历之中。

（7）配备临床药师,参与临床药物治疗,提供用药咨询服务,促进合理用药。

（8）科主任与具备资质的质量控制人员组成的质量与安全管理团队,能用质量与安全管理核心制度、岗位职责与质量安全指标,落实全面质量管理与改进制度,定期通报医院药物安全性与抗菌药物耐药性监测的结果。

9. 临床检验管理运行机制

（1）临床检验部门设置、布局、设备设施符合《医疗机构临床实验室管理办法》,服务项目满足临床诊疗需要,能提供 24 小时急诊检验服务。

（2）有实验室安全流程,制度及相应的标准操作流程,遵照实施并记录。

（3）由具备临床检验专业资质的人员进行检验质量控制活动,解释检查结果。

（4）检验报告及时、准确、规范,严格审核制度。

（5）有试剂与校准品管理规定,保证检验结果准确合法。

（6）为临床医师提供合理使用实验室信息的服务。实验室与临床建立有效沟通机制,通过多种形式和途径(如电话或网络等),及时接受临床咨询。实验室通过有效的途径(如参与临床查房、现场宣讲、提供网络资料等)宣传新项目的用途,解答临床对结果的疑问。

10. 医院感染管理运行机制

（1）有医院感染管理组织，医院感染控制活动符合《医院感染管理办法》等规章要求，并与医院功能、任务及临床工作相匹配。

（2）开展医院感染防控知识的培训与教育。

（3）按照《医院感染监测规范》，监测重点环节、重点人群与高危险因素，采用监控指标管理，控制并降低医院感染风险。

（4）执行手卫生规范，实施依从性监管与改进活动。

（5）有多重耐药菌（MDR）医院感染控制管理的规范与程序，实施监管与改进活动。

（6）应用感染管理信息与指标，指导临床合理使用抗菌药物。

（7）消毒工作符合《医院消毒技术规范》《医院消毒供应中心清洗消毒及灭菌技术操作规范》《医院消毒供应中心清洗消毒及灭菌效果监测标准》的要求；隔离工作符合《医院隔离技术规范》的要求；医务人员能获得并正确使用符合国家标准的消毒与防护用品；重点部门、重点部位的管理符合要求。

（8）医院感染管理组织要监测医院感染危险因素、医院感染率及其变化趋势；根据医院感染风险、医院感染发病率和/或患病率及其变化趋势改进诊疗流程；将医院感染情况与其他医疗机构进行比较；定期通报医院感染监测结果。

11. 临床营养管理运行机制

（1）营养科具备与其功能和任务相适应的场所、设备、设施和人员条件。由有资质的人员从事临床营养工作，执行《中华人民共和国食品安全法》相关法律法规。

（2）有"住院患者的各类膳食的适应证和膳食应用原则"，为住院患者提供适合其治疗需要的膳食。

（3）对住院患者实施营养评价，接受特殊、疑难、危重患者的营养会诊，提供各类营养不良/营养失衡患者的营养支持方案，按照《病历书写基本规范》的要求进行记录。

（4）开展营养与健康宣传教育服务，在出院时提供膳食营养指导；为临床医护人员提供临床营养学信息；听取并征求患者及家属的意见。

（5）科主任、护士长与具备资质的质量控制人员组成的质量与安全管理团队，能够用质量与安全管理制度、岗位职责、诊疗规范与质量安全指标，加强重点患者全程营养诊疗服务的监控管理，定期评价质量，促进持续改进。

12. 病历（案）管理运行机制

（1）病历（案）管理符合《病历书写基本规范》《医疗机构病历管理规定》《医疗事故处理条例》等有关法规、规范。

（2）为每一位在门诊、急诊、住院患者书写符合《病历书写基本规范》要求的病历，按现行规定保存病历资料，保证可获得性。

（3）加强安全管理，保护病案及信息的安全。

（4）有病历书写质量的评估机制,定期提供质量评估报告。

（5）采用国家卫生健康委发布的疾病分类编码对病案进行分类编码;建立科学的病案库管理体系,包括病案编号及示踪系统,出院病案信息的查询系统。

（6）严格执行借阅、复印或复制病历资料制度,防止丢失、损毁、篡改、非法借阅、使用和患者隐私的泄露。

（7）推进电子病历,电子病历符合《电子病历基本规范(试行)》。

三、精神专科医院院级质量安全管理监测指标

（一）住院死亡类指标

1. 住院总死亡率

$$住院总死亡率 = \frac{住院总死亡患者人数}{同期出院患者总人次} \times 100\%$$

2. 重点病种死亡率（重点病种根据当地发布的有关标准执行）

$$重点病种死亡率 = \frac{某病种的死亡患者人数}{同期某病种出院患者总人次} \times 100\%$$

（二）重返类指标

1. 住院患者出院 31 天再住院率

（1）住院患者出院当天再住院率

$$住院患者出院当天再住院率 = \frac{出院当天再住院患者人次}{同期出院患者总人次(除死亡患者外)} \times 100\%$$

（2）住院患者出院 2~15 天内再住院率

$$住院患者出院 2\text{~}15 天内再住院率 = \frac{出院 2\text{~}15 天内再住院患者人次}{同期出院患者总人次(除死亡患者外)} \times 100\%$$

（3）住院患者出院 16~31 天内再住院率

$$住院患者出院 16\text{~}31 天内再住院率 = \frac{出院 16\text{~}31 天内再住院患者人次}{同期出院患者总人次(除死亡患者外)} \times 100\%$$

2. 重点病种出院 31 天再住院率

$$重点病种出院 31 天再住院率 = \frac{重点病种患者出院 31 天再住院人次}{同期重点病种出院人次(除死亡患者外)} \times 100\%$$

（三）医院感染类指标

1. 医院感染（例次）发病率

（1）定义:医院感染新发病例是指观察期间发生的医院感染病例,即观察开始时没有发生医院感染,观察开始后直至结束时发生的医院感染病例,包括观察开始时已发生医院感染,在观察期间又发生新的医院感染的病例。医院感染发病(例次)率是指住院患者中发生

医院感染新发病例(例次)的比例。

(2)计算公式:

$$医院感染(例次)发病率 = \frac{新发生医院感染的患者人数(例次数)}{同期住院患者人数} \times 100\%$$

(3)意义:反映医院感染总体发病情况。一般指月发病(例次)率和年发病(例次)率。

2. 医院感染(例次)现患率

(1)定义:确定时段或时点住院患者中,医院感染患者(例次)数占同期住院患者总数的比例。也称医院感染(例次)患病率。

(2)计算公式:

$$医院感染(例次)现患率 = \frac{确定时段或时点住院患者中医院感染人数(例次数)}{同期住院患者人数} \times 100\%$$

(3)意义:反映确定时段或时点医院感染实际发生情况,为准确掌握医院感染现状,判断变化趋势,采取针对性干预措施及干预效果评价提供基础。

3. 医院感染病例漏报率

(1)定义:应当报告而未报告的医院感染病例数占同期应报告医院感染病例总数的比例。

(2)计算公式:

$$医院感染病例漏报率 = \frac{应当报告而未报告的医院感染病例数}{同期应报告医院感染病例数} \times 100\%$$

(3)意义:反映医疗机构对医院感染病例报告情况及医院感染监测、管理情况。

4. 多重耐药菌医院感染发生率

(1)定义:多重耐药菌主要包括:耐碳青霉烯类肠杆菌科细菌(CRE)、耐甲氧西林金黄色葡萄球菌(MRSA)、耐万古霉素肠球菌(VRE)、耐碳青霉烯鲍曼不动杆菌(CRABA)、耐碳青霉烯铜绿假单胞菌(CRPAE)。多重耐药菌感染发现率是指多重耐药菌感染患者数(例次数)与同期住院患者总数的比例。

(2)计算公式:

$$多重耐药菌医院感染(例次)发生率 = \frac{住院患者中检出导致医院感染的特定多重耐药菌的人数(例次数)}{同期住院患者人数} \times 100\%$$

(3)意义:反映医院内多重耐药菌感染的情况。

5. 多重耐药菌检出率

(1)定义:多重耐药菌检出菌株数与同期该病原体检出菌株总数的比例。

(2)计算公式:

$$多重耐药菌检出率 = \frac{住院患者中检出特定多重耐药菌的例次数}{同期住院患者中检出特定细菌的例次数} \times 100\%$$

（3）意义：反映医院内多重耐药菌感染的总体情况和某种特定菌种多重耐药菌感染情况。

6. 医务人员手卫生依从率

（1）定义：受调查的医务人员实际实施手卫生次数占同期调查中应实施手卫生次数的比例。

（2）计算公式：

$$医务人员手卫生依从率 = \frac{医务人员采取手卫生措施次数}{同期机会总数} \times 100\%$$

（3）意义：描述医务人员手卫生实际执行依从程度，反映医务人员手卫生执行情况。

7. 住院患者抗菌药物使用率

（1）定义：住院患者中使用抗菌药物（全身给药）患者数占同期住院患者总数的比例。

（2）计算公式：

$$住院患者抗菌药物使用率 = \frac{住院患者中应用抗菌药物的人数}{同期住院患者人数} \times 100\%$$

（3）意义：反映医院内住院患者抗菌药物使用及管理情况。

8. 住院患者抗菌药物治疗前病原学送检率

（1）定义：以治疗为目的使用抗菌药物的住院患者，使用抗菌药物前病原学检验标本送检病例数占同期使用抗菌药物治疗病例总数的比例。病原学检验标本包括：各种微生物培养、降钙素原、白介素-6 等感染指标的血清学检验。

（2）计算公式：

$$住院患者抗菌药物治疗前病原学送检率 = \frac{治疗性应用抗菌药物前病原学送检的人数}{同期住院患者中治疗性应用抗菌药物的人数} \times 100\%$$

（3）意义：反映抗菌药物使用的规范性。

9. 导尿管相关泌尿系感染发病率

（1）定义：使用导尿管住院患者中新发导尿管相关泌尿系感染的发病频率。单位：例/千导尿管日。

（2）计算公式：

$$导尿管相关泌尿系感染发病率 = \frac{新发生导尿管相关尿路感染的例次数}{同期住院患者导尿管使用天数} \times 1\,000‰$$

（3）意义：反映导尿管相关泌尿系感染情况和院感防控能力。

（四）患者安全与权益类指标

1. 住院患者精神科相关风险评估率

（1）定义：出院患者中在入院时完成精神科相关风险评估的比率。精神科相关风险评估,是指对根据新入院患者病情,使用评估工具对其进行攻击、自伤和自杀、物质滥用、不良生活事件等评估。在现场追踪溯源时,在住院病历中可查见到以下量表的记录表单之一即认为进行了相关评估:①Young 氏躁狂评定量表(YMRS);②攻击风险评估表要求;③汉密尔顿抑郁量表(HAMD);④日常生活能力量表(ADL);⑤阳性与阴性症状量表(PANSS);⑥药物不良反应量表(TESS);⑦住院患者护士观察量表;⑧自杀危险因素评估表;⑨其他由省级卫生健康行政部门或医院指定的评估表。

(2)计算公式:

$$住院患者精神科相关风险评估率 = \frac{入院时完成攻击、自伤和自杀风险、物质滥用、不良生活事件等评估的例数}{同期出院人数} \times 100\%$$

2. 住院患者压疮发生率　计算公式:

$$住院患者压疮发生率 = \frac{发生压疮的出院患者人次}{同期出院患者人次} \times 100\%$$

3. 住院患者跌倒发生率及伤害严重程度

(1)住院患者跌倒发生率,计算公式:

$$住院患者跌倒发生率 = \frac{住院患者跌倒发生例次数}{同期住院患者实际占用床日数} \times 1\,000‰$$

(2)住院患者跌倒伤害占比,计算公式:

$$住院患者跌倒伤害占比 = \frac{住院患者跌倒伤害总例次}{同期住院患者跌倒例次数} \times 100\%$$

注:跌倒伤害总例次数为轻度、中度、重度例次数和跌倒死亡例数四项之和,应小于或等于跌倒发生总例次数。

4. 住院患者烫伤发生率　计算公式:

$$住院患者烫伤发生率 = \frac{发生烫伤的出院患者人次}{同期出院患者人次} \times 100\%$$

5. 住院患者噎食窒息发生率　计算公式:

$$住院患者噎食窒息发生率 = \frac{发生噎食窒息的出院患者人次}{同期出院患者人次} \times 100\%$$

6. 住院患者自杀、自伤发生率　计算公式:

$$住院患者自杀、自伤发生率 = \frac{发生自杀、自伤的出院患者人次}{同期出院患者人次} \times 100\%$$

7. 住院患者伤人、毁物发生率　计算公式:

$$住院患者伤人、毁物发生率 = \frac{发生伤人、毁物的出院患者人次}{同期出院患者人次} \times 100\%$$

8. 住院患者擅自离院发生率　计算公式：

$$住院患者擅自离院发生率 = \frac{发生擅自离院的出院患者人次}{同期出院患者人次} \times 100\%$$

9. 住院患者约束措施实施率　计算公式：

$$住院患者约束措施实施率 = \frac{住院期间实施约束措施的出院患者人次}{同期出院患者人次} \times 100\%$$

10. 住院患者隔离措施实施率　计算公式：

$$住院患者隔离措施实施率 = \frac{住院期间实施隔离措施的出院患者人次}{同期出院患者人次} \times 100\%$$

11. 住院患者社会功能评估率

（1）定义：出院前完成社会功能评估的出院患者占同期出院患者总人次的比例。出院前社会功能评估，是指患者出院时医务人员根据患者病情选择适当的评估工具对其社会功能进行评估，现场追踪溯源时在病历中可查见到以下九种量表的记录表单之一即认为符合要求：①精神障碍患者社会功能缺损评定量表（SSFD-MD）；②功能缺陷筛选量表（SDSS）；③住院精神患者社会功能评定量表（SSPⅠ）；④精神功能大体评定量表（GAF）；⑤简明精神病评定量表（BPRS）；⑥世界卫生组织残疾评定量表Ⅱ（WHO-DASⅡ）；⑦成人智残评定量表（ARSMD）；⑧锥体外系副反应量表（RSESE）；⑨其他由省级卫生行政部门或医院指定的评估表。

（2）计算公式：

$$住院患者社会功能评估率 = \frac{出院前完成社会功能评估的出院患者人次}{同期出院患者人次} \times 100\%$$

12. 出院时多种抗精神病药物联合使用率　计算公式：

$$出院时多种抗精神病药物联合使用率 = \frac{出院时多种抗精神病药物联合使用人次}{同期出院患者人次} \times 100\%$$

（五）合理用药类指标

1. 处方指标

（1）每次就诊人均用药品种数，计算公式：

$$每次就诊人均用药品种数 = \frac{就诊用药总品种数}{同期就诊人次}$$

（2）每次就诊人均药费，计算公式：

$$每次就诊人均药费 = \frac{就诊药物总费用}{同期就诊人次}$$

（3）就诊使用抗菌药物的百分率，计算公式：

$$就诊使用抗菌药物的百分率 = \frac{就诊使用抗菌药物人次}{同期就诊总人次} \times 100\%$$

（4）就诊使用注射药物的百分率,计算公式:

$$就诊使用注射药物的百分率 = \frac{就诊使用注射药物人次}{同期就诊总人次} \times 100\%$$

（5）基本药物占处方用药的百分率,计算公式:

$$基本药物占处方用药的百分率 = \frac{就诊用基本药物品种数}{同期就诊用药总品种数} \times 100\%$$

2. 抗菌药物用药指标

（1）住院患者人均使用抗菌药物品种数,计算公式:

$$住院患者人均使用抗菌药物品种数 = \frac{出院患者使用抗菌药物总品种数}{同期使用抗菌药物的出院总人数}$$

（2）住院患者人均使用抗菌药物费用,计算公式:

$$住院患者人均使用抗菌药物费用 = \frac{出院患者使用抗菌药物总费用}{同期使用抗菌药物出院总人数}$$

（3）住院患者使用抗菌药物的百分率,计算公式:

$$住院患者使用抗菌药物百分率 = \frac{出院患者使用抗菌药物总例数}{同期总出院人数} \times 100\%$$

（4）抗菌药物使用强度,计算公式:

$$抗菌药物使用强度 = \frac{抗菌药物消耗量（累计\,DDD\,数）}{同期收治患者人天数} \times 100$$

其中,同期收治患者人天数 = 同期出院患者人数 × 同期患者平均住院天数

（5）抗菌药物费用占药费总额的百分率,计算公式:

$$抗菌药物费用占药费总额的百分率 = \frac{已使用抗菌药物总费用}{已使用药品总费用} \times 100\%$$

（6）抗菌药物特殊品种使用量占抗菌药物使用量的百分率,计算公式:

$$\frac{抗菌药物特殊品种使用量}{占抗菌药物使用量的百分率} = \frac{抗菌药物特殊品种使用量（累计\,DDD\,数）}{同期抗菌药物使用量（累计\,DDD\,数）} \times 100\%$$

（7）住院用抗菌药物患者病原学检查百分率,计算公式:

$$\frac{住院用抗菌药物患者}{病原学检查百分率} = \frac{出院使用抗菌药物患者病原学检查送检例数}{同期使用抗菌药物总例数} \times 100\%$$

（六）医院运行管理类指标

1. 资源配置

（1）床位情况:

1）编制床位。

2）实际开放床位。

其中：重症监护室（ICU）床位；特需病房床位；负压病房床位。

3）观察床数（急诊留观）。

4）实际开放总床日数。

5）实际占用总床日数。

6）出院患者占用总床日数。

（2）人员情况：

1）在编人员数。

2）在岗职工数。其中：

卫生技术人员数：医师数（执业医师、执业助理医师）；注册护士；检验技师（士）；影像技师（士）（包括超声、放射、CT、MRI等影像诊断专业）；药师（士）；其他卫生技术人员。

其他专业技术人员。

（3）设备情况：

1）电子计算机断层扫描（CT）：台数、年度门急诊服务人次、年度住院服务人次。

2）磁共振成像（MRI）：台数、年度门急诊服务人次、年度住院服务人次。

3）彩色多普勒超声诊断仪：台数、年度门急诊服务人次、年度住院服务人次。

（4）基本建设情况

其中：医院医用建筑面积。

2. 工作负荷

（1）年门诊人次数

其中：门诊手术人次数（病例数）。

（2）年急诊人次数

其中：急诊死亡人数。

（3）观察室留观病例数

其中：留观死亡人数。

（4）健康体检人次数

（5）年入院患者人次

（6）年出院患者人次

其中：出院患者中死亡人数。

（7）临床用血总量（U）

其中：全血量（U）。

3. 工作效率

（1）出院患者平均住院日。

（2）重点病种出院患者平均住院日。

（3）平均每张床位工作日。

（4）床位使用率。

（5）床位周转次数。

4. 患者负担

（1）每门诊（含急诊）人次费用（元）

其中:药费（元）。

（2）每住院人次费用（元）

其中:药费（元）。

（3）重点病种每住院人次费用（元）

（七）临床检验专业医疗质量控制指标

1. 标本类型错误率　类型不符合要求的标本数占同期标本总数的比例。计算公式如下:

$$标本类型错误率 = \frac{类型不符合要求的标本数}{同期标本总数} \times 100\%$$

2. 标本容器错误率　采集容器不符合要求的标本数占同期标本总数的比例。计算公式如下:

$$标本容器错误率 = \frac{采集容器不符合要求的标本数}{同期标本总数} \times 100\%$$

3. 标本采集量错误率　采集量不符合要求的标本数占同期标本总数的比例。计算公式如下:

$$标本采集量错误率 = \frac{采集量不符合要求的标本数}{同期标本总数} \times 100\%$$

4. 血培养污染率　污染的血培养标本数占同期血培养标本总数的比例。计算公式如下:

$$血培养污染率 = \frac{污染的血培养标本数}{同期血培养标本总数} \times 100\%$$

5. 抗凝标本凝集率　凝集的标本数占同期需抗凝的标本总数的比例。计算公式如下:

$$抗凝标本凝集率 = \frac{凝集的标本数}{同期需抗凝的标本数} \times 100\%$$

6. 检验前周转时间中位数　检验前周转时间指从标本采集到实验室接收标本的时间（以分钟为单位），检验前周转时间中位数是指将检验前周转时间由长到短排序后取其中位数。计算公式如下:

（1）检验前周转时间中位数 $= X_{(n+1)/2}$，n 为奇数时;

（2）检验前周转时间中位数 $=(X_{n/2}+X_{n/2+1})/2$，n 为偶数时；

注：n 为检验标本数，X 为检验前周转时间。

7. 室内质控项目开展率   开展室内质控的检验项目数占同期检验项目总数的比例。计算公式如下：

$$室内质控项目开展率 = \frac{开展室内质控的检验项目数}{同期检验项目总数} \times 100\%$$

8. 室内质控项目变异系数不合格率   室内质控项目变异系数高于要求的检验项目数占同期对室内质控项目变异系数有要求的检验项目总数的比例。计算公式如下：

$$\frac{室内质控项目变}{异系数不合格率} = \frac{室内质控项目变异系数高于要求的检验项目数}{同期对室内质控项目变异系数有要求的检验项目总数}$$

9. 室间质评项目参加率   参加室间质评的检验项目数占同期特定机构（国家、省级等）已开展的室间质评项目总数的比例。计算公式如下：

$$室间质评项目参加率 = \frac{参加室间质评的检验项目数}{同期特定机构已开展的室间质评项目总数} \times 100\%$$
$\times 100\%$

10. 室间质评项目不合格率   室间质评不合格的检验项目数占同期参加室间质评检验项目总数的比例，计算公式如下：

$$室间质评项目不合格率 = \frac{室间质评不合格的检验项目数}{同期参加室间质评检验项目总数} \times 100\%$$

11. 实验室间比对率（用于无室间质评计划检验项目）   执行实验室间比对的检验项目数占同期无室间质评计划检验项目总数的比例。计算公式如下：

$$实验室间比对率 = \frac{执行实验室间比对的检验项目数}{同期无室间质评计划检验项目总数} \times 100\%$$

12. 实验室内周转时间中位数   实验室内周转时间是指从实验室收到标本到发送报告的时间（以分钟为单位）。实验室内周转时间中位数，是指将实验室内周转时间由长到短排序后取其中位数。计算共识如下：

（1）实验室内周转时间中位数 $=X_{(n+1)/2}$，n 为奇数；

（2）实验室内周转时间中位数 $=(X_{n/2}+X_{n/2+1})/2$，n 为偶数。

注：n 为检验标本数，X 为实验室内周转时间。

13. 检验报告不正确率   检验报告不正确是指实验室已发出的报告，其内容与实际情况不相符，包括结果不正确、患者信息不正确、标本信息不正确等。检验报告不正确率是指实验室发出的不正确检验报告数占同期检验报告总数的比例。计算公式如下：

$$检验报告不正确率 = \frac{实验室发出的不正确检验报告数}{同期检验报告总数} \times 100\%$$

14. 危急值通报率   危急值是指除外检查仪器或试剂等技术原因出现的表明患者可能

正处于生命危险的边缘状态,必须立刻进行记录并第一时间报告给该患者主管医师的检验结果。危急值通报率是指已通报的危急值检验项目数占同期需要通报的危急值检验项目总数的比例。计算公式如下:

$$危急值通报率 = \frac{已通报的危急值检验项目数}{同期需通报的危急值检验项目数} \times 100\%$$

15. 危急值通报及时率　危急值通报时间(从结果确认到与临床医生交流的时间)符合规定时间的检验项目数占同期需要危急值通报的检验项目总数的比例。计算公式如下:

$$危急值通报及时率 = \frac{危急值通报时间符合规定时间的检验项目数}{同期需要危急值通报的检验项目总数} \times 100\%$$

(八) 住院病案首页数据质量管理与控制指标

1. 住院病案首页/首页项目填报完整率

(1) 定义:住院病案首页填报完整率是指首页必填项目完整填报的病案份数占同期出院病案总数的比例。

住院病案首页项目填报完整率是指 n 份病案首页填报的必填项目之和占 n 份病案首页全部必填项目总数的比例。

(2) 计算公式:

$$病案首页填报完整率 = \frac{首页必填项目完整填报的病案份数}{检查出院病案总数} \times 100\%$$

$$病案首页项目填报完整率 = \frac{n 份病案首页填报的必填项目之和}{n 份病案首页全部必填项目总数} \times 100\%$$

(3) 意义:反映医疗机构填报住院病案首页的总体情况,是衡量住院病案首页数据质量的基础指标,是应用首页数据客观评价医院服务能力和医疗质量的工作基础。

2. 主要诊断选择正确率

(1) 定义:主要诊断选择正确的病案数占同期出院病案总数的比例。

(2) 计算公式:

$$主要诊断选择正确率 = \frac{病案首页主要诊断选择正确的病案数}{检查出院病案总数} \times 100\%$$

(3) 意义:主要诊断是病种质量管理、临床路径管理的数据基础,也是应用诊断相关分组(DRGs)这一评价工具对医院进行绩效评估的重要依据。主要诊断选择正确率是评估诊疗措施适宜性的重要指标,反映医疗机构及其医师的临床能力及诊治水平。

3. 主要手术及操作选择正确率

(1) 定义:主要手术及操作选择正确的病案数占同期有手术及操作的出院病案总数的比例。

（2）计算公式：

$$主要手术及操作选择正确率 = \frac{主要手术及操作选择正确的病案数}{检查有手术及操作的出院病案总数} \times 100\%$$

（3）意义：主要手术及操作信息是病种质量管理、临床路径管理的数据基础，也是对医院进行技术能力及绩效评价的重要依据。

4. 其他诊断填写完整正确率

（1）定义：其他诊断填写完整正确的病案数占同期出院病案总数的比例。

（2）计算公式：

$$其他诊断填写完整正确率 = \frac{其他诊断填写完整正确的病案数}{检查出院病案总数} \times 100\%$$

（3）意义：其他诊断（包括并发症和合并症）体现患者疾病的危重及复杂程度，是保障诊断相关分组（DRGs）客观准确的重要数据。其他诊断填写完整正确率能够更客观地反映医疗机构及其医师的临床能力及诊治水平。

5. 主要诊断编码正确率

（1）定义：主要诊断编码正确的病案数占同期出院病案总数的比例。

（2）计算公式：

$$主要诊断编码正确率 = \frac{主要诊断编码正确的病案数}{检查出院病案总数} \times 100\%$$

（3）意义：主要诊断编码正确率是反映医疗机构病案编码质量的重要指标，对正确统计医院及地区疾病谱、支撑 DRGs 分组和医疗机构绩效评估均具有重要意义。

6. 其他诊断编码正确率

（1）定义：其他诊断编码正确的病案数占同期出院病案总数的比例。

（2）计算公式：

$$其他诊断编码正确率 = \frac{其他诊断编码正确的病案数}{检查出院病案总数} \times 100\%$$

（3）意义：其他诊断编码正确率是反映医疗机构病案编码质量的重要指标，对正确统计医院及地区疾病谱、支撑 DRGs 分组和医疗机构绩效评估均具有重要意义。

7. 手术及操作编码正确率

（1）定义：手术及操作编码正确的病案数占同期有手术及操作记录的出院病案总数的比例。

（2）计算公式：

$$手术及操作编码正确率 = \frac{手术及操作编码正确的病案数}{检查有手术及操作记录的出院病案总数} \times 100\%$$

（3）意义：手术及操作编码正确率是反映医疗机构病案编码质量的重要指标，对重要病种质量评价、临床路径质量分析具有重要意义。编码员应当根据国际疾病分类规则对临床实施的手术操作准确编写 ICD-9-CM-3 手术操作代码。

8. 病案首页数据质量优秀率

（1）定义：病案首页数据质量优秀的病案数占同期出院病案总数的比例。

（2）计算公式：

$$病案首页数据质量优秀率 = \frac{病案首页数据质量优秀的病案数}{检查出院病案总数} \times 100\%$$

（3）意义：病案首页数据质量优秀率是全面反映病案首页数据填报质量的主要指标。医疗机构应当对住院病案首页数据质量进行全面管理，使首页内容填报全面、准确。

9. 医疗费用信息准确率

（1）定义：医疗费用信息准确的病案数占同期出院病案总数的比例。

（2）计算公式：

$$医疗费用信息准确率 = \frac{医疗费用信息准确的病案数}{检查出院病案总数} \times 100\%$$

（3）意义：医疗费用信息准确率是医疗费用分析的重要指标，用于评价医院是否启用标准收费字典库及按照收费分类要求进行信息系统改造，并对照接口标准准确上传住院医疗费用信息。

10. 病案首页数据上传率

（1）定义：上传首页数据的病案数占同期出院病案总数的比例。

（2）计算公式：

$$病案首页信息上传率 = \frac{上传首页数据的病案数}{同期出院病案总数} \times 100\%$$

（3）意义：病案首页数据上传率是反映医疗机构首页数据导出及信息上传的完整性，是利用首页数据客观评价医院服务能力和医疗质量的工作基础。

（王　刚　李晓虹　潘轶竹　梁新宇　张新乔　李建峰）

第三节　精神专科医院科级质量安全管理组织建设

一、科室质量安全管理组织的组成

科室医疗质量管理是指科室内确定质量方针、目标和职责，在质量体系中进行的质量策划、质量控制、质量保证和质量改进等措施，使科室提供的医疗质量达到规范要求和患者满意的医疗管理活动。科室医疗质量管理体系是指科室为了达到既定的医疗质量目标，在组织上、制度上和物质技术条件上对医院的组织结构、工作程序、服务流程和医疗资源进行优化,以保障医疗服务质量达到预期要求的系统。医疗质量管理体系是以医疗服务过程为基础,对医疗服务每个过程的输入、输出、工作交接环节、反馈、修正等进行有效的控制,使整个医疗服务质量满足医院的预定质量目标。

（一）科室质量安全管理组织职能　科室质量安全管理组织为院级质量管理体系的重要组成部分,一般情况下,科室质量安全管理职能部门包括医务、门急诊、护理、质量控制、院内感染控制、疾病预防等管理部门为主,承担着医院医疗管理的职能工作。

1. 制定质量改进和患者安全管理的规程和计划,并监督指导执行。

2. 确定医院年度质量改进和患者安全管理的优先级范围和项目,并监督实施。

3. 对关键指标进行监测。

4. 制定医疗质量与安全的员工培训计划,并监督实施。

5. 对院内医疗资源进行合理配置。

6. 协调各医疗部门之间的关系,保证医疗质量与安全。

7. 有计划地组织医疗业务培训,提升医生业务素质。

8. 对重大的质量隐患及医疗风险问题进行分析,提出改进方案和预防措施。

9. 对各科室医疗质量与安全工作进行分析评价,总结经验和教训,提出改进建议。

（二）科室质量安全管理组织的组成　科室质量安全管理组织的组成包含质量安全管理专兼职人员。除了全面质量管理办公室质量安全管理专职人员,负责制定全院安全管理制度、每年对科室和质控员进行考核,科室内部成立质量安全管理兼职人员,负责科室内质量安全管理,保证医疗工作安全有效运行。科室质量安全管理主要由科室质量控制小组负责,科室质控小组由科室负责人、质量秘书、护士长以及质控医师、护士等相关人员组成,科室主任是医疗质量的第一责任人,负责病区全面医疗管理与安全管理工作。医护紧密配合,落实“医疗质量与安全管理”内容要求,全员参与医疗质量与安全管理的过程。科室质量控制小组在科主任领导下对全科的医疗质量进行管理监督、指导、检查,开展日常质控。科室质量控制小组应建立科室质量安全管理体系,设立多个专管员,可根据医院工作内容的调整和增补情况,增加其他专管人员。专管员协助主任进行协调管理科室质量安全。

（三）科室质量安全管理小组工作内容　临床科室的质量自查控制由科室质控小组负责。即由科主任、主管质量的副主任、质控员、护士长负责每月对本科室的病史质量、三级查房质量、围术期质量、医疗台账记录质量、科间会诊质量、护理书写与操作质量、设备日常维护情况、非医疗因素可能引起的患者安全情况、医院职能部门检查中发现的问题,以及科室月度质量目标完成情况等,进行自查和评估。对于自查的结果,一方面以科室质量自查报告的形式,每月交质控办汇总;另一方面,对自查中发现的问题在科务会上进行分析讨论,提出改进措施,并在下一次的科室质量自查时进行追踪复查,同时将自查结果及整改情况与科室内部考核挂钩。专管员工作检查内容包括:病历质控,临床路径,院感管理,核心制度,危急值管理,合理用药,安全监管(不良事件),专管员晨会汇报,会议管理等。

二、质量安全管理专兼职人员

（一）质量安全管理专职人员　医院建立全面质量管理办公室负责全院质量安全管理,成立医院质控员队伍,其成员称为质量安全管理专职人员。质管办负责每年对科室和质控员进行考核,内容包括:科室自查工作完成的及时性、自查的质量、医院内审的结果、平时各条线质量检查的情况,各类会议和培训出席率等,评出优胜科室和优秀质控员,予以奖励。全面质量管理办公室质量安全管理专职人员组织建立全院安全管理制度,包括:患者身份识别,用药安全,医嘱安全,医院感染控制,"危急值"报告,防范患者跌倒事件,医疗不良事件上报,告知制度执行。质量安全管理专职人员职责如下。

1. 维护全院质量管理体系的正常运行,每年组织内审、管理评审、接受外部审核,维护质量管理体系和体系文件的持续修改。

2. 负责组织全院层层制定每年的质量目标,并定期评估质量目标达标情况。

3. 负责组织全院制定每年的持续改进计划,并组织验收计划的实施情况。

4. 负责全院医疗、护理服务过程的测量和控制。

5. 负责全院各层次的质量教育,每年制定培训计划,深入科室进行质量培训。

6. 负责全院质量信息数据的收集、统计、分析和利用。

7. 围绕医院质量目标和质量体系运行中的问题,开展质量研究工作。

8. 定期向院长汇报,提出合理化建议,协调处理质量运行过程中的问题。

（二）科室质量安全管理重点内容　全院每季度组织一次医疗质量讲评,由全面质量管理办公室负责、质量安全管理专职人员协调组织进行。

1. **医疗指标评估**　评估内容包括门诊人次、住院人数、住院手术例数、平均住院日与术前平均住院日、医疗收入及医疗费用构成。细化和分解统计指标的完成情况。以科室为基本单元进行分析,对各项指标逐一描述,提高医疗质量管理的针对性,加强科室对指标的理解。

2. **医疗管理质量**　重点根据医院医疗质量管理存在的主要难点问题(病案质量、病历归档、院内感染、药品使用及各项规章制度完成缺陷)进行分析总结。基于统计信息,应用数据把主要成绩和问题都分析透彻,必要时将问题分解到具体科室,重在原因分析。

3. **医疗费用**　与质量目标值比较,医保费用、药占比、人均次费、严格按比例监控,按费用结构分析并定期讲评。

4. **原因分析**　医疗纠纷分析、强化基础医疗质量问题、环节医疗质量问题、医疗质量管理问题。定期汇总分析,组织案例讲评。

5. **信息上报**　病史室、医保办定期按要求上报。

全面质量管理办公室定期收集并向全院反馈医院质量与安全信息数据,通过数据对比分析来更加全面反映质量问题,定位问题所在环节和严重程度,有助于查找原因,有助于运用质量管理工具制定改进措施。以科级质控为抓手,夯实基础建设。

(三)质量安全管理兼职人员

1. 质控员　科室成立科室质量控制小组,其成员称为质量安全管理兼职人员,除承担本职临床工作外,负责本科室质量安全管理相关工作。每个科室委派一名主治及以上级别的、工作责任心强的医师和护士长担任质控员,负责每月科室的质量自查和全院的质量互查工作、科室质量体系的文控工作、每月科室质量目标达标情况的评估工作、质量管理体系运行的问题报告等。

2. 专管员　每个科室可设置数名专管员,协助科室主任管理科室质量安全管理。病区主任根据人员及工作情况设置专管人员,由质量秘书协助工作,明确职责,做好年度及月度计划及工作安排。专管人员按照分工,按已定计划做好科室内部质量控制检查,及时发现问题,做好检查记录,问题及时反馈至相关人员及病区主任。科室每月定期召开1次病区质量分析会,由各质量专管员对发现问题进行汇总,并分析汇报,提出整改措施,并跟踪落实,做到质量持续改进。在质量分析会上,病区主任、护士长、质量秘书对各专管员工作进行监督评价考核。

3. 质量安全管理专兼职人员职责　协助科室主任负责科室质量安全管理的具体工作措施包括,制定及修订本专业疾病诊疗规范、操作SOP,参照全院安全管理制度,制定本科室安全管理制度;在相关职能部门指导下,负责本科室医护质量控制检查工作,抓好科内诊疗质量、护理质量、医疗文书书写质量等;做好科室的质量自测自评,分析科室医疗质量数据、服务满意度情况、质量缺陷问题,自我查找医疗隐患,提出并落实改进措施。

三、科室质量安全管理的运行机制

科室是医院最基本的结构单元,是医院可持续发展的坚实基础。科室良好的质量安全管理,除能够提高医疗质量,缓解医患关系,还能够提高医疗技术水平,树立科室品牌,提高科室竞争力。

(一)科室医疗质量安全管理可能存在的问题

1. 重临床、轻管理　认为只要提高医疗技术,将患者治愈出院,就能够成为优秀医师,创建优势科室,导致科主任在科室质量管理方面较为普遍地存在管理知识薄弱。管理手段和方法不多,管理效果不佳的情况。

2. 重形式、轻内容　科室只管记录流于形式,内涵不足;自查往往发现不了问题,结果缺乏真实可靠性;质量安全管理结果未进行有效评价;不良事件未进行根本原因分析等。

3. 重部署、轻落实　各科室制定的医疗质量与安全管理实施方案、工作计划不具体,指标不明确;对数据收集及分析欠缺;忽视对医疗安全与风险相关问题检查、分析;对发现问题未进行分析,无法进行深层次、彻底整改。

4. 重计划、轻分析　开展管理活动不及时,科室不能及时对院部督查情况进行总结反馈;未定期开展质量安全管理活动等。

(二)存在问题的根本原因分析

1. 缺乏有素质的质管人员　科室无专职质管人员;质管人员素质参差不齐,质管人员管理能力、知识储备不足;科室质管队伍不固定;科主任重业务、轻管理;质管人员忙于业务,用于管理的时间过少。

2. 管理技能培训不到位　医院未对科室质管人员进行管理学、医院管理等管理知识、技能培训;质管人员未使用管理工具对检查结果进行分析、追踪,应用结果方式较单一;质管人员仅对医院布置的相关工作纵向检查、落实,未进行横向关联、分析,未系统地对质量与安全管理工作进行全过程、全方位管理。

3. 科室质量安全管理保障机制未落实　科室二次绩效工资分配仅对业务量进行考核,未对质管员管理工作给予有效激励机制;医院系统软件不支持部分质量管理数据的获取、统计,使质管员工作无法有效、顺利开展;医院对科室质管小组的指导性工作制度较笼统,未根据各科室特点制定适宜的工作方案。

(三)科室开展医疗质量与安全管理重点

《三级医院评审标准(2022年版)实施细则》对科室的医疗质量安全管理提出了新的要求,各级医院应对标准进行深入研读,依标准要求规范科室医疗质量与安全管理活动,并从以下方面重点推进科室医疗质量与安全管理活动的规范开展。

1. 建立科室质量安全管理体系架构

(1)科室应建立科室质量安全管理小组:科室质量与安全管理小组应结合本科室工作,建立起适合于本科的制度管理体系,同时制定科室质量安全管理方案,重点突出科室质量安全管理标准和督查考核方法,通过记录、行为以及数据分析三个方面对科室各方面运行质量和安全状况进行系统评价和持续改进。并至少就质量管理、安全管理、院感管理、护理管理、临床路径与单病种过程管理、病历质量管理、技术授权管理、危急值管理、药事管理、应急管理等方面工作进行人员分工,制定管理职责,明确责、权、利,力求做到每项质量安全管理工作都有制度约束、有专人负责、有工作记录、有总结评价。

(2)设定科学合理的质控员考核标准:结合科室实际情况,对质控员的考核分为季度考核和年度考核。季度考核标准为质控员在日常工作过程中对科室质量安全与管理的督导落实情况,以工作记录为抓手,结合科室每月质控主题上报、质控会议召开、科室自查、后续改进等情况进行评价。

2. 建立质量问题报告机制　临床科室在日常工作中,在发现多接口的质量问题而又不能解决时,质控员、护士长及时填写质量问题报告书,写明问题的事由、性质属性、起始时间、严重程度、解决建议,报告质控部门。质控部门通过调查、协调、处理,不断理顺接口,优化流程。医疗质量是医院各项诊疗过程中诸多环节质量连接形成的,任何一个环节点发生问题或者流程设计上的缺陷,都会导致整个医疗流程运行出现偏差。通过质量问题报告制度,每一位员工对自己所处的质量环节点进行监控,发现问题及时上报,让缺陷消灭在萌芽状态。

3. 做好科内培训安排

(1)科室应建立三基三严训练制度,制定每年的培训考核计划,对各级各类人员岗位职责、诊疗指南、操作规范、医疗制度管理、医疗技术、合理用药、临床用血、应急技能、患者权益保护相关知识、医疗风险防范、医患沟通、患者安全目标等方面进行培训考核,并定期进行效果评价。

(2)将国家卫生法律法规、各项医疗护理技术规章制度、质控评分标准及评估方法等医疗质量的文件汇编成册下发到各科室,并在院内局域网发布卫生法规及信息,组织医务人员学习讨论。

(3)定期为医护人员开展维权自律、医疗质量安全讲座,开展质量控制及品质管理活动,提高医务人员的质量安全意识。

(4)定期召开质量讲评会议,以身边的人和事为例,由各科主任根据医疗质量检查发现的质量问题,基于实际,有的放矢地进行质量教育及讲评,增加防范医疗差错事故的经验。

4. 合理使用临床路径

(1)临床路径的概念:临床路径(clinieal pathway,CP)是指医生、护士及其他专业人员,针对某个病种或手术,以循证医学为基础,以预期的治疗效果和成本控制为目的,所制定的有严格工作顺序和准确时间要求的最佳程序化、标准化医疗检查和处置流程,并把全面质量管理和持续性质量提高作为监控手段整合到其中,用以减少康复延迟及资源浪费,使患者获得最佳的医疗护理服务。它强调的是把传统的弹性治疗变为标准化、规范化的诊疗计划。临床路径有助于弥补由于医务人员水平不同导致的医疗质量的不同。

(2)加强临床路径实施过程管理:医疗质量取决于诊疗过程中决策的质量和准确实施的质量。临床路径的实施不仅关注决策的质量,更多地关注准确实施的质量。决策质量体现在疾病诊治过程中,要严格遵守路径的纳入标准和排除标准,对不符合路径治疗的患者不得纳入,允许部分已经进入路径而因一个或多个理由而终止路径。准确实施的质量表现在一旦确定某病例适合按照临床路径,临床医务人员就应按照临床路径的具体要求严格按时、准确地执行,不得随意和无故调整诊疗活动,确保患者诊疗活动的规范和一致性。

(3)认真记录和分析变异:变异是实际进行诊疗活动时与原定临床路径不一致的偏差。临床路径不是一种行为标准,只是一种指导或建议,它适合大多数患者,但并不是适合所有患者。在使用路径时,也允许专业人员根据患者实际情况偏离路径,做出自主决策。变异代表了个体的差异,任何变异都是有价值的,有利于工作质量的改进。

5. 加强科室安全管理 科室应关注患者安全目标的实施,加强科室不良事件报告登记管理,制定投诉、抱怨处理流程,加强科室医疗风险管理,主动邀请患者参与安全管理,保障患者权益。同时,根据新的评审标准要求,科室亦应重点关注超长住院日患者和非计划再入院患者的个案分析与系统改进。

6. 做好科室技术准入管理 科室应对已在临床应用的医疗技术(主要是高风险医疗技术)在科内进行培训、考核,从个人专业技术资质、既往开展情况、学习考核情况以及不良事件发生情况对科内医师进行动态授权管理,并从开展技术数量、并发症发生情况、知情同意情况、治愈好转率、随访情况、费用发生情况等多方面进行技术运行质态监控。对新开展医疗技术和实验性医疗技术应建立申请、批准安全保障措施、质量控制方案、风险处置预案、随访记录等全套技术档案。

7. 做好以科级质量管理为基础的病历质量督查机制

(1)对病历考核标准进行分类分级,根据标准内容要求是否旨在提高病历内涵质量,将考核标准分成内涵类和形式类两大类。内涵类注重内涵质量,需注意检查人员的一致性。形式类根据国家病历有关规定和医院特色,需要尽量固化检查要求和具体扣分标准。

(2)运行病历:国家规定患者有权复印或复制病历,未明确具体时间期限,这意味着患者需要时可随时要求复印病历。加强对运行病历的质量控制,才能及时发现病历缺陷,把缺陷弥补在病历形成过程中,真正达到提高病历质量的目的。运行病历检查是病历质控的重要部分,能够在病案的产生过程中进行监控,较终末病历质控具有更加特殊的意义。运行病历质量督查主要目的在于及时帮助各临床科室对病历存在的问题进行整改完善。

(3)终末病历:科级病历质量督查(全面审查),各临床科室内部组织(形式不限,如责任组负责制、责任组交叉检查制、成立专门的病历质量督查组、全科室统一组织督查等形式均可,由各科室根据本科室情况决定)对出院病历进行全面审查。

8. 科室应急保障能力建设 科室除加强急救技能的训练外,亦应建立应对各类突发事件的应急响应流程,如科室人员应急响应流程、科内人员紧急替代程序、急诊重点疾病抢救服务方案、设备故障应急处理方案等,确保科内人员在发生突发情况时能够迅速而有条不紊地进行人力、资源、设备的调度。

9. 科室精细化管理 科室精细化管理包括精确定位、精益求精、细化目标、量化考核。"精确定位"指每个部门和岗位的职能、职责进行规范且有机地结合;"精益求精"指对待工作要高标准、严要求、追求完美;"细化目标"指将任务进行层层分解,指标落实到人;"量化考核"则要求定量准确、考核及时、奖惩分明、及时兑现。医院精细化管理要做到:

(1)医疗安全精细化,如对各项医疗核心制度的落实更加细化,对发生的所有医疗纠纷,定期组织专家进行分析、讨论,对存在问题的进行讲评、通报、处罚,并制定整改措施、追踪落实。

（2）临床医疗护理工作精细化，如建立一整套医疗护理医技质量考评办法及工作流程。

（3）医院经营精细化，如在购进设备前期做可行性论证，广泛调研，集体公开招标，确保购进设备能发挥最大效能。

（4）医务人员日常行为管理精细化，如护理人员在接待患者出入院时有完整流程，包括医务人员的衣着、发饰、语言等均有统一的规范。

（5）医院基础管理精细化，医院设计中应虑节能系统；全院职工应树立节约意识，从一张纸、一根棉签入手，消灭长流水、长明灯现象。

10. 质量指标分析机制

（1）医疗业务量分析：①医疗业务量的指标主要有住院人次数、门急诊人次数、病种数。②通过分析住院、门急诊方面的工作量及其比例情况，反映科室人力、物力和技术效果是否得到正常发挥。③工作量越大，表示完成的任务越多；治疗疑病种越多，表示发挥技术的效果越高。

（2）诊断质量分析：①诊断质量的高低主要表现在诊断是否正确、及时和全面三方面。②常用诊断质量指标，包括出入院诊断符合率、临床诊断与病理诊断符合率、入院确诊天数等。③常用诊断质量指标在质量分析中的应用：由于任何一个指标只能反映一个方面的问题所以必须将几个指标综合运用；在分析诊断指标时，不能只着眼符合率高低，还要注意不符合情况，以便找出诊断质量不高的原因，寻求提高诊断质量的办法，如不但要总体分析，还要对不同疾病种类分别进行分析。凡是初诊待查的病例，可列为疑诊病例。待查数多，在一定程度上，反映初诊质量低；确诊时排除疾病愈多，在一定程度上，也反映初诊水平不高。

（3）治疗质量分析：①治疗质量的高低主要表现在治疗是否有效、及时和彻底三个方面。②常用治疗质量指标，包括治愈率、死亡率、同一疾病反复住院率、抢救成功率等。③常用治疗质量指标在质量分析中的应用：治愈率、死亡率与收治患者情况不同（病种病情、年龄等）对指标高低影响较大；在分析反复住院率时，须对不同病种的疾病进行单独分析。

（4）医疗效率指标：运用统计指标来分析和评定科室工作效率（快、慢），可以评定设备、人员、床位等资源的使用是否合理。医疗效率指标可以反映科室管理方面的成效和问题。常用床位效率指标为平均住院日、床位使用率、床位周转次数。平均住院日与床位使用率两项指标形式不同，前者用平均数表示，后者用百分数表示，但都是反映床位负荷，均受床位周转次数制约。平均住院日等指标可按病种分类统计。

（四）科室医疗质量安全管理活动持续改进的方向

1. 抓管理队伍建设　重视科室医疗质量安全管理组织建设，健全科室医疗质量安全管理架构，明确科室医疗质量安全管理队伍分工。科主任作为科室医疗质量安全管理的重要领军人物。应强化质量安全管理理念,对科室医疗质量安全管理人员的挑选应仔细斟酌,制定准入机制,选拔有管理才能的人员从事医疗质量安全管理工作。

2. 抓管理能力培训　做好质量安全管理培训工作,推广科室医疗质量安全管理创新理念,增加科室医疗质量安全管理知识储备。应重视质量管理工具的学习和应用,利用管理工具持续改进医疗质量。科主任对待不同的医技人员应做好不同类别工作的安排,使科内医务人员能够合理分配工作时间,提高管理效能。通过个人能力培养,进而对不同医务人员工作能力进行不同的职业规划。

3. 抓管理数据信息　科室医疗质量安全管理应重视数据信息的收集。质量安全管理信息主要分医院发布的各类管理信息、科室日常工作信息的记录与统计两大类(其中后者应涵盖本专业特有的质量安全信息),应安排专人负责收集数据信息。科室应建立医疗质量安全管理指标体系,定期利用质量管理工具质量对科室数据信息进行分析评价。

4. 抓管理情况督查　医院质量管理部门应做好科室医疗质量安全管理活动的监管与指导工作,从记录、行为、数据三个方面建立起科室医疗质量与安全的全程监督。医院质量管理部门应重视监管结果的反馈与评价工作,充分利用监管结果,持续改进科室医疗质量与安全管理工作。

5. 以人为本持续改进　科室质控小组应以注重持续改进与提高总体业绩为一项永恒的管理原则,科室质控小组每月组织全科室制定持续改进的工作计划,注重出院患者满意度调查,使科室的工作制度不断完善,工作流程更趋合理,患者的就医环境更加舒适、温馨,患者满意度逐年上升。

6. 规范和优化工作流程　减少、控制错误和伤害事件,越是复杂的工作,发生错误的概率就越大,通过规范和优化流程,减少复杂性是减少错误的有效措施,如通过规范和优化完成任务的步骤、分解任务、明确协调方式等措施将复杂的工作简单化。

【案例】持续改进医疗质量实例

某医院通过确立标准,实施控制,衡量成效,纠正偏差,达到了持续改进医疗质量的目的。与活动之前相比,该医院门诊量增长了115%,住院诊疗人次增长了15%,手术人次增长了26%,医院甲级病案率保持在90%以上,医疗缺陷、医疗纠纷发生率下降40%。其科室采取了全员参与质量改进的管理形式,扩大了质量控制的深度和广度。质控员从医疗质量的细微之处着手,严格按照自查、互控的方法和程序,多渠道、多层次及时准确反馈第一手医疗质量信息,加强环节质量控制,全程动态监控医疗质量,改变了过去由于忽视医务人员参与、环节质控薄弱而造成的监控不到位、信息反馈不及时、出现管理盲区的现象。

(王　刚　李晓虹　潘轶竹　郭　彤　康　凯　李建峰)

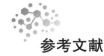

参考文献

［1］徐一峰.现代精神专科医院管理制度建设指南［M］.北京:人民卫生出版社,2019.

［2］马学先,张春华,尚伟,等.医院质量与安全管理委员会体系评价研究［J］.中国卫生质量管理,2019,26（5）:34-37.

［3］罗克品,陈勇,李鹏社,等.科级医疗质量管理小组建设实践［J］.解放军医院管理杂志,2016,23（1）:14-15.

［4］陈阳,程雪莲,唐贵忠,等.《医疗质量管理办法》运行机制初探［J］.中国医院管理,2017,37（7）:45-47.

［5］魏镜,史丽丽,曹锦亚.将心理健康状态系统评估与干预纳入患者安全管理［J］.协和医学杂志,2019,10（3）:206-210.

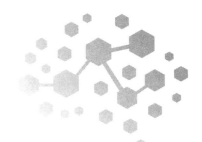

第四章

精神专科医院质量安全管理制度

第一节　质量安全管理的法律法规和政策依据

一、医疗质量安全管理的法定要求

基于大卫生、大健康、大质量理念和建设健康中国、法治中国的高度,国家从立法层面,对医疗卫生机构的质量安全管理责任、制度建设、组织管理、监督管理,以及传染病防治、消防安全、特种设备质量安全、药品和医学装备质量安全等方面明确了要求。

(一)《中华人民共和国基本医疗卫生与健康促进法》对医疗质量安全的要求　2019年12月28日,十三届全国人大常委会第十五次会议表决通过了我国卫生健康领域第一部基础性、综合性法律——《中华人民共和国基本医疗卫生与健康促进法》,自2020年6月1日起施行。该法律共十章110条,涵盖基本医疗卫生服务、医疗卫生机构和人员、药品供应保障等方面内容,体现了卫生健康工作理念从"以治病为中心"到"以人民健康为中心"的转变。《中华人民共和国基本医疗卫生与健康促进法》的第四十三条、第四十四条、第四十九条、第五十一条、第五十八条、第六十五条、第九十一条、第一百零一条等条文,分别对医疗机构的质量安全管理的责任、监管和法律责任做出了明确规定,主要包括以下内容。

1. **质量安全管理责任**　医疗卫生机构应当遵守法律、法规、规章,建立健全内部质量管理和控制制度,对医疗卫生服务质量负责。医疗卫生机构应当按照临床诊疗指南、临床技术操作规范和行业标准以及医学伦理规范等有关要求,合理进行检查、用药、诊疗,加强医疗卫生安全风险防范,优化服务流程,持续改进医疗卫生服务质量。

2. **医德医风要求**　医疗卫生人员应当弘扬敬佑生命、救死扶伤、甘于奉献、大爱无疆的崇高职业精神,遵守行业规范,恪守医德,努力提高专业水平和服务质量。医疗卫生行业组织、医疗卫生机构、医学院校应当加强对医疗卫生人员的医德医风教育。

3. **药品和医疗器械质量安全**　国家完善药品供应保障制度,建立工作协调机制,保障药品的安全、有效、可及;加强对医疗器械的管理,完善医疗器械的标准和规范,提高医疗器械的安全有效水平。

4. 质量安全监管　县级以上地方人民政府卫生健康主管部门应当建立医疗卫生机构绩效评估制度,组织对医疗卫生机构的服务质量、医疗技术、药品和医用设备使用等情况进行评估。赋予卫生健康主管部门开展常态化医疗质量评估的法定责任。

5. 法律责任　违反本法规定,医疗卫生机构等的医疗信息安全制度、保障措施不健全,导致医疗信息泄露,或者医疗质量管理和医疗技术管理制度、安全措施不健全的,由县级以上人民政府卫生健康等主管部门责令改正,给予警告,并处一万元以上五万元以下的罚款;情节严重的,可以责令停止相应执业活动,对直接负责的主管人员和其他直接责任人员依法追究法律责任。可见,健全医疗质量安全管理制度并认真落实,是包括精神专科医院在内的各级医疗机构和管理者的底线,是必须要履行好的职责,否则,将为此承担法律责任。

(二)《中华人民共和国民法典》对医疗质量安全的要求

2020 年 5 月 28 日,十三届全国人大三次会议表决通过了《中华人民共和国民法典》,于2021 年 1 月 1 日正式施行。《中华人民共和国民法典》第七编第六章医疗损害责任部分共十一条涉医条文,与医疗质量安全直接相关。

1. 知情告知　《中华人民共和国民法典》第 1219 条,对《中华人民共和国侵权责任法》第 55 条进行了修订,将向患者说明实施手术、特殊检查、特殊治疗的医疗风险、替代医疗方案等情况的"说明"修订为"具体说明",强化了医务人员对患者的具体说明义务;将取得患者或其近亲属的"书面同意"修订为取得其"明确同意",标志着知情同意制度从原来的形式告知转为实质内容告知。

2. 病历资料保管　《中华人民共和国民法典》第 1222 条,患者在诊疗活动中受到损害,医疗机构存在遗失、伪造、篡改或者违法销毁病历资料情形的,推定医疗机构有过错。该规定较《中华人民共和国侵权责任法》第 58 条新增了"遗失病历资料"这一情形,同时将"销毁病历资料"修订为"违法销毁病历资料"。《中华人民共和国民法典》将"遗失病历"纳入过错推定情形中,进一步要求医疗机构加强病历管理的责任,更加注重对病历资料的妥善保管。

3. 患者隐私和个人信息保护　《中华人民共和国民法典》第 1226 条规定,医疗机构及其医务人员应当对患者的隐私和个人信息保密。泄露患者的隐私和个人信息,或者未经患者同意公开其病历资料的,应当承担侵权责任。相较于《中华人民共和国侵权责任法》,《中华人民共和国民法典》将"个人信息"也纳入到了医疗机构和医务人员不应泄露的侵权责任当中。医疗机构应特别注意对患者姓名、身份证件号码、生物识别信息、健康信息、个人私密信息等在内的个人信息保护,不得泄露或者篡改收集、存储的个人信息,不得向他人非法提供,且应采取技术措施和其他必要措施,确保其收集、存储的个人信息安全,防止信息泄露、篡改、丢失。

4. 医护人员合法权益保护　《中华人民共和国民法典》第 1228 条规定,医疗机构及其医务人员的合法权益受法律保护。干扰医疗秩序,妨碍医务人员工作、生活,侵害医务人员合法权益的,应当依法承担法律责任,较《中华人民共和国侵权责任法》第 64 条规定,新增了"侵害医务人员合法权益"的表述,进一步明确侵害医务人员合法权益需承担法律责任,系为捍卫医务人员合法权益,维护正常医疗秩序的保护性规定。

（三）其他法律对医疗质量安全的要求

1.《中华人民共和国精神卫生法》对医疗质量安全的要求　2013 年 5 月 1 日起施行的《中华人民共和国精神卫生法》第二十五条规定,开展精神障碍诊断、治疗活动,应当有完善的精神障碍诊断、治疗管理制度和质量监控制度。

2.《中华人民共和国传染病防治法》对医疗质量安全的要求　1989 年颁布、2013 年 6 月第二次修正的《中华人民共和国传染病防治法》要求,医疗机构必须严格执行国务院卫生行政部门规定的管理制度、操作规范,防止传染病的医源性感染和医院感染。医疗机构应当确定专门的部门或者人员,承担传染病疫情报告、本单位的传染病预防、控制以及责任区域内的传染病预防工作;承担医疗活动中与医院感染有关的危险因素监测、安全防护、消毒、隔离和医疗废物处置工作。

3.《中华人民共和国劳动法》对医疗质量安全的要求　1994 年颁布、2018 年 12 月第二次修正的《中华人民共和国劳动法》第六章对劳动安全卫生做出明确规定,用人单位必须建立、健全劳动安全卫生制度,严格执行国家劳动安全卫生规程和标准,对劳动者进行劳动安全卫生教育,防止劳动过程中的事故,减少职业危害。用人单位必须为劳动者提供符合国家规定的劳动安全卫生条件和必要的劳动防护用品,对从事有职业危害作业的劳动者应当定期进行健康检查。劳动者在劳动过程中必须严格遵守安全操作规程。

4.《中华人民共和国消防法》对医疗质量安全的要求　1998 年颁布、2019 年 4 月修正的《中华人民共和国消防法》第十六条明确了医疗机构作为事业单位的七项消防安全职责。

（1）落实消防安全责任制,制定本单位的消防安全制度、消防安全操作规程,制定灭火和应急疏散预案。

（2）按照国家标准、行业标准配置消防设施、器材,设置消防安全标志,并定期组织检验、维修,确保完好有效。

（3）对建筑消防设施每年至少进行一次全面检测,确保完好有效,检测记录应当完整准确,存档备查。

（4）保障疏散通道、安全出口、消防车通道畅通,保证防火防烟分区、防火间距符合消防技术标准。

（5）组织防火检查,及时消除火灾隐患。

（6）组织进行有针对性的消防演练。

（7）法律、法规规定的其他消防安全职责。

同时,医院作为消防安全重点单位,第十七条明确还应履行以下四项职责:确定消防安全管理人,组织实施本单位的消防安全管理工作;建立消防档案,确定消防安全重点部位,设置防火标志,实行严格管理;实行每日防火巡查,并建立巡查记录;对职工进行岗前消防安全培训,定期组织消防安全培训和消防演练。

5.《中华人民共和国计量法》对医疗质量安全的要求　1985 年颁布、2018 年 10 月第五次修正的《中华人民共和国计量法》第九条规定,县级以上人民政府计量行政部门对用于安全防护、医疗卫生方面的列入强制检定目录的工作计量器具,实行强制检定。未按照规定申请检定或者检定不合格的,不得使用。

6.《中华人民共和国特种设备安全法》对医疗质量安全的要求　2014 年 1 月 1 日起施行的《中华人民共和国特种设备安全法》,对锅炉、压力容器、压力管道、电梯特种设备的使用、检测和管理做出规定。如管理层面,要求使用单位要设置特种设备安全管理机构或者配备专职的特种设备安全管理人员,建立岗位责任、隐患治理、应急救援等安全管理制度,制定操作规程,建立特种设备安全技术档案,对特种设备使用状况进行经常性检查,发现问题应当立即处理;情况紧急时,可以决定停止使用特种设备并及时报告本单位有关负责人。特种设备层面:应当使用取得许可生产并经检验合格的特种设备,并取得使用登记证书,进行定期校验、检修,登记标志、定期检验标志应当置于该特种设备的显著位置,对特种设备进行经常性维护保养和定期自行检查,并作出记录。

（四）行政法规的要求　行政法规是指国务院根据宪法和法律,按照法定程序制定的有关行使行政权力,履行行政职责的规范性文件的总称。行政法规一般以条例、办法、实施细则、规定等形式组成,由国务院总理签署国务院令发布,其效力仅次于宪法和法律,高于部门规章和地方性法规。目前,与医疗质量安全管理相关的行政法规主要有:《医疗机构管理条例》《护士条例》《医疗事故处理条例》《医疗纠纷预防和处理条例》《突发公共卫生事件应急条例》《医疗废物管理条例》《医疗器械监督管理条例》《企事业单位内部治安保卫条例》《危险化学品安全管理条例》等,医疗质量安全管理的相关要求包括:

1. 医疗质量安全管理和监管　2018 年 10 月 1 日起施行的《医疗纠纷预防和处理条例》提出了医疗机构进行医疗质量安全管理的要求,以及卫生主管部门的监管要求。《医疗纠纷预防和处理条例》第十条规定,医疗机构应当制定并实施医疗质量安全管理制度,设置医疗服务质量监控部门或者配备专(兼)职人员,加强对诊断、治疗、护理、药事、检查等工作的规范化管理,优化服务流程,提高服务水平。医疗机构应当加强医疗风险管理,完善医疗风险的识别、评估和防控措施,定期检查措施落实情况,及时消除隐患。第十九条规定,卫生主管部门应当督促医疗机构落实医疗质量安全管理制度,组织开展医疗质量安全评估,分析医疗质量安全信息,针对发现的风险制定防范措施。

2. 医疗质量安全评价　《医疗机构管理条例》第四十一条规定,国家实行医疗机构评审制度,由专家组成的评审委员会按照医疗机构评审办法和评审标准,对医疗机构的执业活动、医疗服务质量等进行综合评价。1989 年以来,我国逐步建立了以医院分级管理为基础的等级评审制度。近 30 多年来,国家先后颁布实施了《医疗机构管理条例实施细则》《医疗机构设置规划指导原则》《医疗机构基本标准》,以及二、三级综合和相关专科医院的评审标准及其实施细则,我国医院评审制度逐步走上法治轨道。特别是 2011 年以来开展的新一轮医院评审,围绕"质量、安全、管理、服务、绩效",从医院自我评价、专家现场评价、医院管理统计评价、社会评价四个维度对医院开展全方位的评价,促进了各级医疗机构实现医疗质量安全的持续改进。2020 年、2022 年,国家卫生健康委修订了三级医院评审标准,推动医院评审由以现场检查、主观定性、集中检查为主的评审形式转向以日常监测、客观指标、现场检查、定量与定性评价相结合的工作思路和工作方向,对于进一步促进医院践行"三个转变、三个提高",努力实现公立医院高质量发展具有重要意义。

(五)医疗质量管理办法的要求　2016 年 7 月 26 日,国家卫生和计划生育委员会颁布《医疗质量管理办法》(以下简称《办法》)。《办法》在总结我国改革开放以来医疗质量管理经验的基础上,借鉴国际做法,对我国的医疗质量管理进行了全方位的制度安排,体现在以下几方面:

1. **明确了医疗质量管理的责任主体**　《办法》第四条指出,各级各类医疗机构是医疗质量管理的第一责任主体,第九条进一步确定了医疗机构的主要负责人为该机构第一责任人,实行院科两级责任制。医院层面,医疗机构主要负责人是医院医疗质量管理的第一责任人;科室层面,业务科室的主要负责人是科室医疗质量管理的第一责任人,业务科室除临床科室外,还包括药学、护理、医技等部门。责任主体的明确,是对医疗质量管理规章制度的进一步完善,使医疗质量责任具体化,会有效避免医疗行为实施主体和监督主体之间的职责推诿。

2. **建立了医疗质量管理工作机制和制度体系**　确定各级卫生行政部门依托专业组织开展医疗质量管理的工作机制,重视发挥信息化手段在医疗质量管理中的作用。建立了医疗机构医疗质量管理评估制度、医疗机构医疗安全与风险管理制度和医疗质量安全核心制度体系,将医疗质量管理情况纳入医疗机构考核指标体系,鼓励医疗机构和医务人员主动上报医疗质量(安全)不良事件,总结提炼了 18 项医疗质量安全核心制度,为医疗机构及其医务人员开展质量安全管理活动提供了制度保障。

3. **提出了医疗质量保障的措施**　从职业道德教育、依法执业、医疗技术管理、落实核心制度等方面提出了原则要求,并分别明确了药事质量管理、护理质量管理、医技科室的质量管理、门急诊质量管理、医院感染管理、病历质量管理、中医医疗质量管理等方面的保障措施。

4. **指出了医疗质量持续改进的路径与方法**　实现医疗质量持续改进,基础是建立全员参与、覆盖临床诊疗服务全过程的医疗质量管理与控制工作制度,方法是运用医疗质量管理工具开展医疗质量管理与自我评价,具体措施是加强临床专科服务能力建设,推行多学科诊疗模式,加强单病种质量管理与控制工作,定期开展患者和员工满意度监测,开展全过程成本精确管理,医院定期对各科室医疗质量管理情况进行现场检查和抽查,定期对医疗卫生技术人员开展卫生法律法规、管理制度和方法的培训考核、强化基于电子病历的医院信息平台建设。保障措施是,按照 PDCA 循环理念,常态化开展对本医院医疗质量管理的评估、信息分析和反馈,进行医疗质量问题和医疗安全风险预警,对存在问题和风险及时采取有效干预措施,评估干预效果,实现医疗质量的持续改进。

5. 强化了医疗风险防范的措施　重点是建立两个制度、一个体系。两个制度,一是医疗质量(安全)不良事件报告制度,二是药品不良反应、药品损害事件和医疗器械不良事件监测报告制度,建立非惩罚性的质量安全管理文化,鼓励医疗机构和医务人员主动上报不良事件,促进信息共享,实现基于循证依据的持续改进。一个体系是医疗安全与风险管理体系。医疗安全管理体系包含了工作制度、应急预案和工作流程,特别要对医疗质量重点部门和关键环节加以识别和管控,以实现患者安全目标。

6. 强化了监督管理和法律责任　进一步明确了各级卫生健康行政部门的医疗质量监管责任,提出医疗质量信息化监管的机制与方法。同时,在鼓励地方建立医疗质量管理激励机制的前提下,明确了医疗机构及其医务人员涉及医疗质量问题的法律责任。强化了公立医疗机构负有责任的主管人员和其他直接责任人员要承担法律责任的情形,如未建立医疗质量管理部门或者未指定专(兼)职人员负责医疗质量管理工作、未建立医疗质量管理相关规章制度、医疗质量管理制度不落实或者落实不到位导致医疗质量管理混乱、发生重大医疗质量安全事件隐匿不报、未按照规定报送医疗质量安全相关信息等。由此更加强化了医院高级管理者的法律责任,必须做到有法必依。

(六) 其他部门规章的要求　与医疗质量安全管理相关的部门规章还有:《医疗机构管理条例实施细则》《抗菌药物临床应用管理办法》《医疗机构临床用血管理办法》《处方管理办法》《消毒管理办法》《医疗机构投诉管理办法》《医疗技术临床应用管理办法》等,从不同角度对加强医疗质量安全管理提出要求。

1.《医疗机构管理条例实施细则》相关要求　在医疗机构的执业管理中要求,医疗机构应当按照卫生健康行政部门的有关规定、标准加强医疗质量管理,实施医疗质量保证方案,确保医疗安全和服务质量,不断提高服务水平。应当定期检查、考核各项规章制度和各级各类人员岗位责任制的执行和落实情况。

2.《医疗机构投诉管理办法》相关要求　医疗机构应当将投诉管理纳入患者安全管理体系,定期汇总、分析投诉信息,梳理医疗管理、医疗质量安全的薄弱环节,落实整改措施,持续改进医疗质量安全。应当鼓励工作人员主动收集患者对医疗服务、医疗质量安全等方面的意见和建议,通过规定途径向投诉管理部门或者有关职能部门反映。

3.《处方管理办法》相关要求　医疗机构应当建立处方点评制度,对处方实施动态监测及超常预警,登记并通报不合理处方,对不合理用药及时予以干预。

4.《消毒管理办法》相关要求　医疗卫生机构应当建立消毒管理组织,制定消毒管理制度,执行国家有关规范、标准和规定,定期开展消毒与灭菌效果检测工作。医疗卫生机构工作人员应当接受消毒技术培训、掌握消毒知识,并按规定严格执行消毒隔离制度。

5.《医疗技术临床应用管理办法》相关要求　二级以上的医院医疗质量管理委员会应当下设医疗技术临床应用管理的专门组织,负责制定医院医疗技术临床应用管理制度,并定期检查医疗技术临床应用管理各项制度执行情况。

上述部门规章的要求,是同样具有法律效力的要求,是对做好医院质量安全管理的非常重要的规定,作为医院的管理者和医务人员,必须全面了解掌握,认真贯彻执行。

(七)相关行政规范性文件的要求　根据《国务院办公厅关于加强行政规范性文件制定和监督管理工作的通知》(国办发〔2018〕37号),行政规范性文件是除国务院的行政法规、决定、命令以及部门规章和地方政府规章外,由行政机关或者经法律、法规授权的具有管理公共事务职能的组织依照法定权限、程序制定并公开发布,涉及公民、法人和其他组织权利义务,具有普遍约束力,在一定期限内反复适用的公文。近年来,国务院办公厅、国家卫生健康委员会等印发了一系列行政规范性文件,对推进医疗质量安全管理从不同角度提出了工作要求。

1.《国务院办公厅关于建立现代医院管理制度的指导意见》(国办发〔2017〕67号)工作要求　该指导意见提出,健全医疗质量安全管理制度。进一步明确了院长是医院依法执业和医疗质量安全的第一责任人,落实医疗质量安全院科两级责任制。医疗质量管理与控制工作制度应是全员参与的、覆盖临床诊疗服务全过程的制度,要加强重点科室、重点区域、重点环节、重点技术的质量安全管理,推进合理检查、用药和治疗。在建立健全绩效考核指标体系中,要突出服务质量、行为规范、医疗质量安全、医德医风和患者满意度等指标。

2.《关于坚持以人民健康为中心推动医疗服务高质量发展的意见》(国卫医发〔2018〕29号)工作要求　该意见提出,推动医疗服务高质量发展要坚持以人民健康为中心、以质量安全为底线、以保障权益为重点、以改革发展为动力的原则。要进一步完善医疗相关法律法规和医疗质量管理体系,严格依法执业,落实医疗质量管理规章制度,形成医疗质量管理的长效机制,持续提升医疗质量,保障患者医疗安全。

3.《医疗质量安全核心制度要点》(国卫医发〔2018〕8号)工作要求　2018年4月,国家卫生健康委员会印发了《医疗质量安全核心制度要点》(国卫医发〔2018〕8号),对各级各类医疗机构实施医疗质量安全18项核心制度提出了基本要求。

4.《关于加快药学服务高质量发展的意见》(国卫医发〔2018〕45号)工作要求　应从转变药学服务模式、加强医疗机构药学部门建设管理、加强药师队伍建设、加强处方审核和处方点评、加强临床用药监测、评价和超常预警、建设智慧药房等角度,全面提高药学服务水平,促进药学服务高质量发展。

5.《关于进一步加强患者安全管理工作的通知》(国卫办医发〔2018〕5号)工作要求　明确了患者安全管理的5项任务,即构建"政府主导、社会协同、公众参与"的患者安全工作格局,健全患者安全相关管理制度体系,提升医疗机构患者安全管理水平,营造积极的医疗机构患者安全文化,减少医疗机构患者安全主要不良事件。落实患者安全管理的10项措施,即完善患者安全组织管理与制度体系,广泛开展患者安全教育培训,加强医疗机构内患者安全组织管理,全面落实患者安全各项规章制度,以多部门合作推动医院管理系统,不断改进加强重点领域、重点部门、重点环节的患者安全管理,着力推进患者用药安全,营造积极的医院安全文化,鼓励患者参与患者安全活动,开展患者安全相关科学研究和国际交流合作。

6.《国家卫生健康委办公厅关于进一步加强医疗机构感染预防与控制工作的通知》(国卫办医函〔2019〕480号)工作要求　做好感控工作是保障医疗质量和医疗安全的底线要求,是医疗机构开展诊疗活动中必须履行的基本职责。明确了各级各类医疗机构的法定代表人或主要负责人是感控工作的第一责任人。要加强易发生医源性感染的重点科室的感控管理和主动监测,定期开展感控风险因素科学评估,开展全员感控培训,做好感染暴发报告及处置工作。

7.《关于完善发热门诊和医疗机构感染防控工作的通知》(国卫办医函〔2020〕507号)工作要求　规范发热门诊的设置和管理,医务人员在诊疗活动中要坚持标准预防,在标准预防的基础上,根据诊疗操作的风险高低进行额外防护。加强患者收入院管理和陪护、探视的管理。

8.《关于印发医疗机构消防安全管理九项规定(2020年版)的通知》(国卫办发〔2020〕1号)工作要求　该通知由国家卫生健康委、应急管理部、国家中医药管理局发布,医疗机构要全面实行"党政同责、一岗双责、齐抓共管、失职追责"制度,公立医疗机构党政主要负责人,其他医疗机构法定代表人、主要负责人或实际控制人是本单位消防安全第一责任人,领导班子其他成员对分管范围内的消防安全负领导责任,部门负责人为本部门消防安全第一责任人,设立消防安全员。对各部门(科室)的消防安全员、两人以上的工作场所、无值班的部门(科室)等场所提出了具体的巡查要求,将手术室、病理科、检验科等要害部位及地下空间、停车场、宿舍等特殊场所作为重点巡查部位。划定了医院消防安全管理的六条红线,新增了"严禁电动自行车(蓄电池)在室内和楼道内存放、充电",严禁违规行为。要求医疗机构要建立风险管理和隐患排查治理双重预防机制,建立"约谈机制",促进消防安全责任的落实。

9.《关于进一步加强医疗机构护理工作的通知》(国卫办医发〔2020〕11号)工作要求　二级及以上医疗机构应当设立护理管理委员会和独立的护理管理部门,护理管理委员会由人事、财务、医务、护理、医院感染管理、后勤、医学装备、信息及其他相关部门主要负责人组成,主任委员由医疗机构主要负责人或者分管护理工作的负责人担任。要建立扁平化的护理管理层级,可结合实际建立三级护理管理体制(护理部主任/副主任—科护士长—护士长),或二级护理管理体制(护理部主任/副主任—护士长)。要建立健全护士岗位培训制度、护理岗位管理制度、护士人力资源管理制度、科学绩效考核制度、护理不良事件报告制度等护理管理制度,原则上临床护理岗位护士数量占全院护士数量不低于95%,二级及以上医院全院病区护士与实际开放床位比不低于0.5∶1,重症监护病房护士与实际开放床位比不低于(2.5~3)∶1。

二、医疗质量核心制度

医疗质量安全核心制度,是指在诊疗活动中对保障医疗质量和患者安全发挥重要的基础性作用,医疗机构及其医务人员应当严格遵守的一系列制度。根据《医疗质量管理办法》和《医疗质量安全核心制度要点》,医疗质量安全核心制度共18项,涵盖了从患者走进医院就医、诊断、检查、住院治疗到出院的全过程。

（一）医疗质量安全核心制度的演变过程

1.《医院管理评价指南（2008版）》13项医疗质量和医疗安全核心制度　2005年4月开始,卫生部、国家中医药管理局开展"以病人为中心,以提高医疗服务质量为主题"的医院管理年活动。同时发布了《医院管理评价指南(试行)》,首次提出"医疗质量和医疗安全的核心制度"的概念,在关键性制度基础上增加首诊负责制度、分级护理制度、会诊制度、手术分级制度和临床用血审核制度。2006年,《关于继续深入开展"以病人为中心,以提高医疗服务质量为主题"的医院管理年活动的通知》要求健全医院规章制度和人员岗位责任制度,严格落实医疗质量和医疗安全的12项核心制度,包括首诊负责制度、三级医师查房制度、分级护理制度、疑难病例讨论制度、会诊制度、危重患者抢救制度、术前讨论制度、死亡病例讨论制度、查对制度、病历书写基本规范与管理制度、交接班制度、技术准入制度等。2008年5月,卫生部印发了《医院管理评价指南（2008年版）》,在2006年12项医疗质量和医疗安全核心制度基础上,增加了""手术分级制度和临床用血审核制度,删除了技术准入制度,这13项核心制度是:首诊负责制度、三级医师查房制度、疑难病例讨论制度、会诊制度、危重患者抢救制度、手术分级制度、术前讨论制度、死亡病例讨论制度、分级护理制度、查对制度、病历书写基本规范与管理制度、交接班制度、临床用血审核制度。

2.《医疗质量管理办法》18项医疗质量安全核心制度　2016年,国家卫生和计划生育委员会发布的《医疗质量管理办法》,在附则中明确了医疗机构及其医务人员在诊疗活动中应当严格遵守的18项医疗质量安全核心制度,主要包括:首诊负责制度、三级查房制度、会诊制度、分级护理制度、值班和交接班制度、疑难病例讨论制度、急危重患者抢救制度、术前讨论制度、死亡病例讨论制度、查对制度、手术安全核查制度、手术分级管理制度、新技术和新项目准入制度、危急值报告制度、病历管理制度、抗菌药物分级管理制度、临床用血审核制度、信息安全管理制度等。现行核心制度的依据可分为三类:第一类是依据2010年修订的《医院工作制度与人员岗位职责》确定的首诊负责制度、会诊制度等;第二类是依据行政规范性文件或推荐卫生行业标准制定的分级护理制度、病历管理制度等;第三类是依据近年来新颁布实施的法律法规、部门规章和规范性文件新形成的手术安全核查制度、临床用血审核制度等。上述 18 项核心制度体现了实践性、时代性、科学性和开放性特点,制度的内涵和保障的范围与现行的法律法规和相关要求更加一致。如"急危重患者抢救制度"较以前的"危重患者抢救制度"涵盖的保障对象更加全面;"值班和交接班制度"较"交接班制度"扩大了范围,将规范医生值班行为纳入核心制度管理;"三级查房制度"较"三级医师查房"更为准确,体现了临床查房需要医生、护士、临床药师、营养师共同参与的特点。

2018 年 10 月,国家卫生健康委员会医政医管局出版了《医疗质量安全核心制度要点释义》,详细阐述了核心制度实施的具体内容,为各级医疗机构落实核心制度提供了行动指南。

(二)落实医疗质量管理安全核心制度应遵循的原则

1. 以患者为中心的原则　以患者为中心的医疗服务模式,是高质量医疗服务的关键,在构建和谐医患关系中发挥着重要作用。医院应当理解患者当前和未来的健康需求,满足并争取超越患者期望。精神障碍患者是特殊群体,理解患者的需求和期望是医院进行质量安全管理的前提,医院只有满足患者的健康需求才能实现自身高质量发展。以患者为中心的理念是对以疾病为中心的管理方式的突破,使医疗服务能够更加贴合社会、贴近患者,对提升医疗质量管理水平具有显著作用。在国内外医院评审评价体系中,越来越重视这一原则,从落实患者知情同意权、知情选择权,到请患者参与到治疗方案的决策中来,使以患者为中心的质量安全管理原则得到充分体现。

2. 全员参与的原则　医务人员是医院之本。在质量安全管理过程中,只有全体医务人员的充分参与,充分发挥每一位员工的作用,才能使质量安全核心制度真正得到落实。现代质量安全管理与传统的质量管理最大的区别,就是传统质量管理是少数人的事,而现代质量安全管理是全体医务人员的事。一项工作只有全体人员积极主动地充分参与,才能做得好、做得有成效。

3. 系统管理原则　现代医院医疗质量安全管理的最重要的理论基础就是系统管理原则。管理者必须理解医院是一个相互关联的多种过程组成的复杂系统。整体医疗、整体护理都是基于系统管理理论,都是系统理论在医院各项工作的延伸和实践。系统管理原则要求医院作为一个质量安全管理的整体,在落实核心制度过程中不仅对医疗质量进行监控,而是要对全体医务人员的医德医风和执业行为进行监测。同时,医院信息系统、后勤系统、消防安全和安保系统、行政系统均要起到协同作用。因此,落实核心制度,就是要运用系统理论,对医院的人、财、物、设备、技术、信息、时间等进行有效的系统管理,使其发挥整体效应。

4. 持续改进原则　持续改进是在现有水平上不断提高质量、过程及体系的有效性和效率。在落实核心制度过程中,质量改进是不间断的过程,只有起点没有终点。医院要满足各种各样的患者的不同要求,必须不断改进医疗服务,改进医疗服务程序,直到患者满意。落实核心制度,重在实践,要针对各医疗过程问题,采取纠正和预防措施,持续提升医疗活动质量,不断推进医疗质量的持续改进,实现患者安全目标。

5. 公平公正公开原则　在医院管理过程中,要公平公正地对待每一位患者;在落实核心制度的过程中,要公平公正地对待每一名医务人员,公开各项监测数据和信息。按照《医疗质量管理办法》的要求,医院应对各科室医疗质量管理情况进行现场检查和抽查,建立医疗质量内部公示制度,对医疗质量关键指标完成情况予以内部公示。

三、核心制度落实与医疗质量安全管理

再好的制度得不到落实也等于零。在医院质量安全管理中,经常出现院长批评中层干部不落实,中层干部责怪职工没有执行,职工反过来埋怨中层不以身作则,中层抱怨院领导奖惩不公等现象。在这样的落实情况中,每个人都在指责别人,却没有人问自己有没有保质保量地做好自己的工作,有没有老老实实地落实制度。因此,核心制度落实不到位,不仅是基层员工的问题,而是一个系统问题,是医院整个质量安全管理系统没有得到有效运行。抓好医疗质量安全核心制度落实,要用系统思维策划,用科学方法执行,公平公正监督,持续不断改进。

（一）建立健全院科两级质量安全管理体系　核心制度落实是做好质量安全管理的基础和关键,是一项系统工程,涉及医院各个部门和所有领域,需要全体医务人员和患者的共同参与。医院要按照《医疗质量管理办法》的要求,成立院科两级质量安全管理组织,明确工作职责,保障核心制度落实。组织机构包括:医院的医疗质量安全管理委员会、医疗质量管理专门部门(质量安全管理办公室)、各业务科室的医疗质量管理工作小组。医院要落实医疗质量安全管理主体责任,加强组织领导,实行院、科两级责任制。院长是核心制度落实的第一责任人,科室、部门主要负责人是本科室、本部门核心制度落实的第一责任人。完善核心制度落实的顶层设计,建立多学科、多部门、多环节的合作机制,加强上下左右联动,多层次、持续推进核心制度落实。

（二）开展全员核心制度教育培训　质量始于个人的态度和行为。质量如果不能内化到员工层次上,就不可能根植于医院的文化中。医务人员的能力和态度是决定核心制度落实的关键所在。提高医务人员的能力、改善医务人员的态度都要靠教育培训来实现。教育培训在核心制度落实过程中往往会起到关键性作用,医院领导层应高度重视,将其纳入全员培训的总体安排,由人事部门或医务部门牵头,着重做好以下工作:

1. 做好培训需求的调查分析　医院是一个知识密集的单位,需要培训的内容非常多。如何保证核心制度的培训不流于形式,达到良好效果,首先需要对培训的对象、内容、方式等进行需求调查,以明确重点。

2. 规划培训内容　根据医院不同层面人员的不同需求,开展不同内容和形式的培训。对于科主任、护士长层面的管理人员,应重点培训核心制度的背景、实施要点、督查方法、监测数据和改进措施等内容,根据管理人员的特长,分配培训任务,采取集中讲解、案例分析、小组讨论等方式,使其掌握核心制度的深层次理论和知识,深刻理解核心制度的重要性,增

强落实的主动性。对于一定工作经历的普通员工,要分解培训单元,避免大水漫灌式培训。可将核心制度培训融入"三基三严"培训、质量安全分析会、典型质量安全案例教育会、科室质量安全会议等,紧密结合科室专业特点和身边的不良事件案例,教育员工遵循核心制度的重要意义,启发员工以慎独精神落实核心制度。对于新入职员工,要将核心制度纳入岗前培训,由经验丰富的医务人员或管理者讲解,帮助新入职员工树立质量安全意识,系好质量安全管理的第一粒扣子。

3. 培训实施　根据规划的培训内容和方式,重点做好培训课程的设计、培训师资的选择、培训时间和地点的确定、培训场地和服务设施的支持等。要在医院统一部署下,针对不同层面的培训灵活安排培训课程,选择有一定管理经验和沟通技巧的专家,有的放矢地做好不同人群的培训。

4. 培训效果评估　培训没有评估,效果难以保证。可借鉴柯式四级培训评估模式:通过反应评估(reaction)评估被培训者的满意程度,通过学习评估(learning)测定被培训者的学习获得程度,通过行为(behavior)评估考察被培训者的知识运用程度,通过成果(result)评估计算培训产出的效益。反应评估是在培训项目结束时,通过问卷调查来收集受训人员对于培训项目的效果和有用性的反映,作为改进培训内容、培训方式、教学进度等方面的建议或综合评估的参考。学习评估可以采用笔试、实地操作和工作模拟等方法来考查,了解受训人员在培训前后,知识以及技能的掌握方面有多大程度的提高。行为评估是在培训结束后的一段时间里,由质量管理部门或医务、护理等部门,观察医务人员的医疗行为在培训前后是否发生变化,是否在工作中进一步落实了核心制度,这方面可通过全院和科室的质量安全监测数据变化反映出来。成果评估即判断培训是否能给医院的经营成果带来具体而直接的贡献,可以通过一系列运营指标、死亡指标、重返指标、患者安全和权益类指标,以及重点病种指标、患者满意度等来衡量,使管理层了解培训所带来的收益。

(三)制定以落实核心制度为重点的质量计划和实施方案　《质量管理和质量保证的术语(GB/T 6583—1994/ISO 8402:1994)》对质量计划的定义是,针对特定的产品、项目或合同,规定专门的质量措施、资源和活动顺序的文件。质量计划的内容,是专门的质量措施、资源和活动顺序,具体包括:应达到的质量目标、职责职权的分配、程序、方法和作业指导书等。

《三级精神病医院评审标准(2011 年版)实施细则》要求,要根据医院总体目标,制定并实施质量与安全管理工作计划与考核方案、科室质量与安全管理工作计划,以及医疗质量管理和持续改进实施方案,包括合理用药、医院感染控制、病历质量管理、急危重症管理、医疗护理缺陷与纠纷管理、患者满意度调查等方面的年度实施计划及相配套措施、质量考核标准和相关指标。

(栗克清　李佳勋　刘　杰)

第二节　医院评审与质量安全管理

医院评审制度是我国医院管理发展的产物。医院评审评价既是规范医院管理的重要工具,也是评价、监督、保障和提高医疗质量安全的有力武器。经过 30 余年的发展,中国医院评审制度逐步走向制度化和规范化,为推动医疗质量安全制度的建设和落实,不断规范医疗服务行为,提高医疗质量管理,保障患者安全,起到了非常重要的作用。

一、我国医院评审制度的发展历程

我国医院评审始于 20 世纪 80 年代末。1989 年 11 月,卫生部发布的《关于实施医院分级管理的通知》,标志着我国医院分级管理与评审工作正式开始。1994 年 9 月,国务院颁布的《医疗机构管理条例》第四十一条规定,国家实行医疗机构评审制度,由专家组成的评审委员会按照医疗机构评审办法和评审标准,对医疗机构的执业活动、医疗服务质量等进行综合评价。之后,又分别发布了《医疗机构管理条例实施细则》《医疗机构设置规划指导原则》和《医疗机构基本标准(试行)》《医疗机构评审委员会章程》《医疗机构评审暂行办法》《综合医院评审标准》等文件,我国初步建立了医院评审管理体系,医院评审工作在全国范围内开展起来。

1998 年 8 月,卫生部印发《卫生部关于医院评审工作的通知》(卫医发〔1998〕第 21 号)要求"暂停开展第二周期医院评审工作",全国范围的医院评审工作暂时停止。2005 年,卫生部又出台了《医院管理评价指南(试行)》,重新启动医院评审制度。之后,修订了《医疗机构评审暂行办法》和《医院管理评价指南》,制定了《综合医院评价标准(修订稿)》和《综合医院评价标准实施细则(征求意见稿)》。2005 年始,全国陆续开展了以省市为单位的公立医院复评,至 2010 年末,全国 80% 以上的省市完成了复评工作。

在总结上一周期医院评审和医院管理年活动等的基础上,2011 年卫生部印发了《医院评审暂行办法》《三级综合医院评审标准(2011 年版)》《医院评审专家库管理办法(试行)》《卫生部办公厅关于推广应用疾病诊断相关分组(DRGs)开展医院评价工作的通知》,标志着新一轮医院评审正式启动,推动了各级医院的规范化和标准化建设。2012 年,卫生部印发了《三级精神病医院评审标准(2011 年版)》和《三级精神病医院评审标准(2011 年版)实施细则》。国内三级精神专科卫生机构根据医疗机构基本标准和评审标准,积极开展自我评价,持续改进医院工作。

2020 年 12 月 28 日,国家卫生健康委员会组织发布了《三级医院评审标准(2020 年版)》2021 年 10 月 9 日,国家卫生健康委员会办公厅办颁布了《三级医院评审标准(2020 年版)实施细则》。2020 年版新标准进一步强化医院评审以政府为主导,吸取了国际、国内的先进管理理念,体现了对医院各方面的管理要求与意愿,融入与涵盖了 20 多年来的法律法规、规范以及医改要求,延续强调"以患者为中心,以安全质量为主线"的医院管理,是落实《建立现代医院管理制度的指导意见》的有效抓手。2020 年版新标准对 2011 年版标准进行了整合与简化,形成新构架、新要求,更加注重结果质量的管理,明确医院管理指标在医院管理中的作用,涵盖了当前医院管理关注的热点与焦点。《医院评审标准(2020)版》主要包含 3 大部分。第一部分为前置要求,包含 3 章 25 条,主要包括依法设置与执业具体要求、公益性责任和行风诚信具体要求、安全管理与重大事件具体要求,规定医院在评审周期内发生一项及以上情形的,延期一年评审。第二部分为医疗服务能力与质量安全监测数据,包含 5 章 240 条 437 个监测数据,在 2011 版标准第七章日常统计学评价的基础上,新增医院资源配置、质量、安全、服务、绩效等指标监测,以及 DRGs 评价、单病种质控和重点医疗技术等日常监测数据。第三部分为现场检查标准,是对 2011 版评审标准第一至六章内容的浓缩与提炼,涉及全院管理的各个方面,通过现场检查发现医院存在的问题与不足。

总之,通过医院评审,促进了精神专科医院的医疗质量安全管理体系建设,推动精神专科医院向构建目标明确、布局合理、规模适当、结构优化、层次分明、功能完善、富有效率的医疗机构阔步前进。

二、新一周期医院评审的特点

(一)突出以患者为中心的理念　新一周期评审最重要的特点就是坚持以患者为中心的理念,坚持"政府主导、分级负责、社会参与、公平公正"的原则和"以评促建、以评促改、评建并举、重在内涵"的方针,围绕"质量、安全、服务、管理、绩效",以医疗质量安全为重点,强调医疗质量安全的持续改进。

无论是评审标准和实施细则的制定,还是从患者角度看医疗护理的追踪方法,都体现了"以患者为中心"这一根本宗旨。通过落实医院评审标准,保障患者安全、改进服务质量、增进患者满意,从而实现"三个转变、三个提高"的目标。"三个转变"即发展方式由规模扩张型转向质量效益型转变,管理模式从粗放的行政化管理转向精细的信息化管理转变,投资方向从投资医院发展建设转向扩大分配转变;"三个提高"即提高效率、提高质量、提高待遇,通过资源纵向流动提升服务体系整体绩效,以临床路径管理为抓手加强医疗质量管理,通过改善医务人员待遇切实调动医务人员积极性。

(二)制定与国际接轨的评审标准体系　新一周期评审,紧密结合国家医改的要求,同时不断吸取国外医院评审的新经验,制定发布了三级综合医院、二级综合医院、三级眼科医院、三级肿瘤医院、三级心血管病医院、三级儿童医院、三级妇产医院、三级精神病医院、三级传染病医院、三级口腔医院等 10 个评审标准和实施细则的,实现了逐步与国际接轨的评审标准体系。各评审标准实施细则遵循 PDCA 循环原理,每个条款均分 ABCD 四档,由 D 到 A 逐步递增。每个条款、每项工作要达到合格档次的 C 档,必须是有制度有规定并能有效执行;达到良好档次的 B 档,应是在 C 档基础上,有监管有效果;达到优秀档次的

A 档,应是在 B 档次的基础上,有持续改进,且改进成效维持 6 个月以上。如果仅仅有制度没有得到落实,那就是不合格的 D 档。任何工作只有按照 PDCA 要求完成闭环管理,并有数据和案例做支撑,才能达到优秀。可见,持续改进是评审标准细则的精髓,围绕患者的就医体验和感受持续改进患者安全、医疗质量和服务。持续改进永远是进行时,没有完成时。

(三) 引入追踪方法学为现场评价的主要方法　新一周期评审采用 4 个维度的评价方式,包括医院书面评价、医疗信息统计学评价、现场评价和社会评价等。现场评价是在基于大数据、全样本病案首页数据分析的基础上,由评审员采用追踪方法现场检查。追踪方法学内容参见本书第五章第二节。

(四) 以问题为导向全方位关注质量安全　整个评审标准各章节是一个相互关联的系统,都是坚持以问题为导向,以影响质量安全的问题为关注点,采用看、问、查、追等方法,以问题为导向,全方位检查人、机、料、法、环、管等方面的问题,形成了"七个注重"的医院评审导向,即注重过程管理,显示真实现状;注重流程管理,发现接口问题;注重系统问题,发现潜在失误;注重患者体验,查找服务缺陷;注重风险管理,保证患者安全;注重质量提高,推进持续改进;注重部门协作,体现团队意识。

1. 人(人员)的问题　重点是人员资质、科室人员配备、各类培训,通过查看台账和资料,掌握各级各类人员的比例和资质。通过访谈和现场考核、查看,了解各类专业技术人员的技能、培训、职业安全防护、安全管理和同工同酬制度落实等情况。

2. 机(仪器设备)的问题　现场查看仪器设备的标识、运行状态、维护维修、使用、保养,以及仪器设备的采购、配备、校准、报废和日常管理情况,特别是急诊科、重症医学科、手术室等重点科室生命支持类和急救类设备的待用状态情况。

3. 料(药品耗材)和疗(医疗)的问题　现场查看药品和耗材是否合格、是否可及、是否安全储存、是否可追溯,以及药品和耗材的招标、采购、验收、保管、使用管理等情况。医疗质量管理方面,重点围绕核心制度落实、医疗技术管理、医疗质量管理、医疗安全、病历书写、风险管理、危急值管理、护理管理、感控管理等方面,查找质量安全问题。

4. 法(制度)的问题　查看各项法律、法规、规章、规定、指南、标准、制度、规程的执行情况,医疗机构和专业技术人员的依法执业问题。

5. 环(环境流程)的问题　全方位查看医院各个院区、各个区域、各个建筑、各个科室的设施、标识、流程、环境等问题,重点查看建筑布局是否符合就诊流程、是否安全、是否符合感控要求。

6. 管(管理)问题　通过评审员的质问查追,通过对现场医务人员和环境、设施设备的检查,查看职能部门是否对各科室进行了常态化的质量安全监管,采取了哪些管理措施,实施了哪些评价,收集了哪些数据和案例,制度落实效果如何,持续改进和成效如何,最终对医院质量安全管理体系运行的有效性、整体性和系统性进行客观评价。

　　（五）评审员同质化评价　做好新一周期医院评审，评审员是关键。在医院书面评价、医疗信息统计学评价、现场评价和社会评价这4个评价维度中，现场评价的难度最大。一方面，评审标准内容繁多，无论是《三级精神病医院评审标准（2011年版）实施细则》还是《三级医院评审标准（2020年版）实施细则》，都针对医疗、护理、院感、后勤、质量安全管理等方面，制定了具体的条款，以保障国家有关卫生健康法律法规和政策的落实落地；另一方面，细则内容包含了医院管理、医疗、药学、护理、院感等不同专业。每一家医院的评审都要有五个专业的十几名评审员协同作战，采用看、问、查、追等方式，对全部细则的达标情况进行检查评估，这就要求评审员具备准确理解标准、系统思维、良好的沟通交流能力、公正的态度。因此，评审员的能力和水平直接决定评审结果的准确性和客观性，决定着医院评审的水平。

　　2012年3月，卫生部出台了《医院评审专家库管理办法》，批准成立了"卫生部医院评审评价项目办公室"，主要任务是开展医院评审评价政策与方法学研究，制定各级各类医院评审评价标准及配套文件，组建国家级评审评价专家库，对专家库骨干力量进行管理和培训等。卫生部医院评审评价项目办公室在组建国家级评审评价专家队伍的基础上，对评审员进行系统培训，着力建立一支高水平的同质化的评审队伍，使国家级评审员准确理解医院评审的理念、方法和判定原则，在现场评审过程中做到"四个一致"，即掌握标准一致、检查方法一致、判定问题一致和结果评价一致。河北、浙江、江苏、河南、云南、湖南、湖北、山西、江西等省也按照国家要求分别制定了评审专家管理的有关文件，成立了省级医院评审专家库，并开展系统培训，使各省的医院等级评审实现了同质化要求。

　　（六）有力推进了医院的法治化建设　新一周期评审标准和实施细则涵盖了国家出台的各种卫生健康相关的政策，如《三级综合医院评审标准实施细则（2011年版）》就涵盖了383部政策与规范。各医院按照评审标准规范管理医院的过程中，有力促进了各项国家政策法律规范的贯彻落实。有专家调查，凡开展了评审评价的省份与地区，接受过评审的医院，医院的制度规范都得到了不同程度的健全完善，各个岗位的职责都得到进一步明确。通过落实医院评审过程，使医院的各项工作都有法可依、有据可查，各级各类人员的政治意识、法律意识、规范意识、质量意识、安全意识和服务意识都有较大程度提升。

　　在落实评审标准的同时，国家又相继出台实施了《进一步改善医疗服务行动计划》《医疗质量管理办法》《关于建立现代医院管理制度的指导意见》《医疗机构临床路径理指导原则》《医疗机构处方审核规范》《医疗质量安全核心制度要点》《关于加快药学服务高质量发展的意见》《医疗纠纷预防和处理条例》《医疗技术临床应用管理办法》《互联网诊疗管理办法（试行）》《三级公立医院绩效考核指标》《关于实施健康中国行动的意见》《医疗机构医用耗材管理办法（试行）》《医疗机构投诉管理办法》等一系列行政法规、部门规章和规范性文件，对医院评审标准和实施细则形成了全方位补充和更新，进一步丰富和完善了评审标准的依据，同评审标准一道合力推进医院的法治化进程。

【案例】医院评审对推进医院质量安全管理的作用

某省级精神卫生中心按照《医院评审暂行办法》要求,坚持"以患者为中心"的原则,坚持"以评促建、以评促改、评建并举、重在内涵"的方针,坚持"让标准成为规范,让规范成为习惯,让习惯成为自然"的原则,围绕"质量、安全、服务、管理、绩效",全院动员,全员参与,认真落实医院评审标准,促进了医疗质量安全的持续改进。

一是健全一个管理体系。根据评审标准要求,结合医院实际,逐步健全了院科两级质量与安全管理组织。医院质量与安全管理委员会下设 14 个院级委员会,医院质量与安全管理委员会办公室负责全院质量控制工作的组织、督导、协调工作,定期汇总、分析各种数据,编印《质控通报》,落实奖惩;夯实科级质量与安全管理组织,明确科室主任的管理职责,完善各科室质控小组成员,利用质量工具解决日常工作中的重点难点问题。

二是完善一套管理体系文件。依据《中华人民共和国精神卫生法》等相关法律法规、规范性文件和评审标准要求,对医院《管理体系文件汇编》进行全方位修订;管理体系文件经过两年的实际运行后,再次进行了补充和修订,编印《医院管理体系文件汇编(第二版)》,进一步增强体系文件的实用性和针对性。

三是引进推广一系列质量管理工具。本着建立质量持续改进长效机制的目的,引入 PDCA、品管圈(QCC)、根本原因分析(RCA)、失效模式与效应分析(FMEA)、6S 管理和追踪方法学等管理工具,增强职工的质量意识、问题意识和改进意识,提升利用管理工具发现并解决问题的能力。品管圈活动覆盖医疗、护理、医技、行政、后勤等各类科室,占全院科室总数的 70%,参与人员占全院职工的 58%,一批品管圈优秀成果经过标准化后在全院实施推广;大力实施非惩罚性医疗安全(不良)事件报告制度,安装不良事件系统软件,提高报告的便捷性、时效性和信息化,显著提高了报告数量;职工不良事件的报告意识显著增强,每百张实际开放床位年报告件数达 33.23 件。对Ⅱ级及以上不良事件,逐一进行根本原因分析(RCA),寻找系统漏洞,堵塞安全隐患。

四是开展一系列培训活动。举办医院内审员培训班和追踪方法学培训班,对全体内审员进行评审标准的系统培训;对全院干部职工进行规章制度、操作规程和应急预案、法律法规和医学伦理知识的系统培训;派出相关人员外出参加各种医院评审培训班,丰富理论知识。

五是建立一个内部审核和持续改进机制。组建一支覆盖全院各科室的内审员队伍,院级内审组织成员获得中国医院协会内审员证书;派出骨干内审员参加国内相关培训,丰富评审知识和技能。内部审核过程中,引入追踪方法学,深入查找系统问题,促进医疗质量持续改进。

(栗克清　李佳勋)

第三节　医疗质量安全管理制度

一、医疗质量安全管理核心制度

（一）**组织领导**　《医疗质量管理办法》通过顶层设计,将医疗机构及其医务人员应当严格遵守的、与医疗质量和患者安全密切相关的一系列制度,凝练为 18 项医疗质量安全核心制度。精神专科医院应结合专业实际,深入理解和贯彻落实核心制度,以保障医疗质量和患者安全。

医疗机构主要负责人是本机构医疗质量管理的第一责任人。临床科室以及药学、护理、医技等业务科室主要负责人是本科室医疗质量管理的第一责任人。质量与安全管理架构分为院级、职能科室层级和科室层级。质量与安全管理架构中所涉及的所有职能科室全员参与,对相关工作内容和发展方向要思虑周全;各委员会及小组按照责任分工,实时监督、定期分析工作情况,把握总体质量与安全工作方向及重点环节;成立 QC 小组,及时根据分析结果,利用根本原因分析法（RCA）和 PDCA 方法对缺陷和问题进行持续改进。

各院级委员会应根据《医疗质量管理办法》《医疗质量安全核心制度要点》等要求,以及本医疗机构的年度工作重点,制定质量与安全管理制度,分工定责,组织实施;定期召开总结汇报会议,收集各委员会工作情况,使用管理工具针对突出问题,组织开展本机构医疗质量与安全的信息监测、预警、分析、考核、评估,以制定本机构医疗质量持续改进计划、实施方案,将重点内容纳入日常管理和绩效考核内容。科室医疗质量与安全管理小组应贯彻执行医疗质量管理相关的法律、法规、规章、规范性文件和本科室医疗质量管理制度,结合专业特色及发展趋势,按照国家诊疗规范,完善本科室常见及疑难疾病诊疗、医疗技术操作、合理用药等重点工作内容。根据院级医疗质量与安全管理规划和本科室年度总结,讨论并制定本科室的质量与安全管理工作计划及实施方案,确定整改提升的目标及方法,积极落实,并定期总结。定期对科室医疗质量进行分析和评估,对医疗质量与安全薄弱环节提出整改措施,制定持续改进计划和具体落实措施。

（二）**医疗质量安全核心制度要点**　结合精神专科实际,依照患者就诊流程,从门诊、住院、出院三方面对核心制度要点进行系统分析（图 4-1）。

1. 门急诊医疗质量管理制度　医疗机构应当完善门急诊管理制度,规范门急诊质量管理,加强门急诊专业人员和技术力量配备,优化门急诊服务流程,保证门急诊医疗质量和医疗安全,并把门急诊工作质量作为考核科室和医务人员的重要内容。应当遵循患者知情同意原则,尊重患者的自主选择权和隐私权,并对患者的隐私保密。

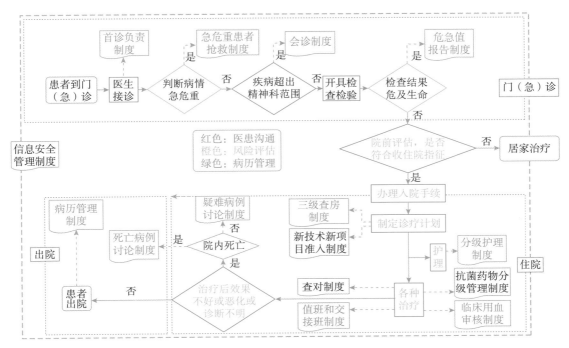

图 4-1 精神专科医院核心制度及关键环节流程

首诊负责制度:

(1)定义:指患者的首位接诊医师(首诊医师)在一次就诊过程结束前或由其他医师接诊前,负责该患者全程诊疗管理的制度。医疗机构和科室的首诊责任参照医师首诊责任执行。患者首次就诊的医院为首诊医院,首先接诊的科室为首诊科室;首位接诊的医师为首诊医师。

(2)首诊医师工作职责:首诊医师在一次就诊过程结束前或由其他医师接诊前,应对患者的病史采集、检查、诊断、治疗、抢救、转院转科等诊疗环节负责。在诊疗过程中,医师应当做好病历记录,确保医疗行为可追溯,如遇疑难病例应及时请示上级医师,不得随意推诿患者。对急危重症需抢救的患者开通绿色通道,按照抢救流程进行救治。如患者有其他躯体疾病需要诊疗的,应告知患者及其家属或陪同人员,并建议患者尽快前往相应的医疗机构就诊。首诊医师要善于与不同情况的患者及家属进行沟通,耐心解答患者或家属对疾病诊疗、用药、康复等方面的咨询,详细交代患者或家属治疗期间注意事项及复查事项,并做好病历记录。门诊医师要注意保证患者就诊期间的安全,对有冲动行为或其倾向的患者应做好必要的防范,了解突发事件的应对措施,尽量规避各种风险。

2. 住院诊疗质量管理制度

(1)院前评估部分:

1)基础信息:核对患者及家属身份信息;患者常规检查结果及躯体查体情况;患者现病史、既往史、个人史、家庭史等。

2）收住院指征：①自愿住院，存在精神障碍诊断，门诊治疗效果不佳，需要住院治疗；目前不存在明显的伤害自身或危害他人的行为或风险。②非自愿住院，诊断为严重精神障碍的患者，并有下列情形之一的，应当对其实施住院治疗：已经发生伤害自身的行为，或者有伤害自身的危险的；已经发生危害他人安全的行为，或者有危害他人安全的危险的。其中严重精神障碍按照《中华人民共和国精神卫生法》，是指"疾病症状严重，导致患者社会适应等功能严重损害、对自身健康状况或者客观现实不能完整认识，或者不能处理自身事务的精神障碍。"包括：有明确精神病性症状，或者因为精神症状造成身体健康受损，或危及生命的拒食，受冻，意向倒错等行为障碍；因精神障碍导致社会功能受损，或生活不能自理，或丧失对精神障碍的认识能力而拒绝治疗。具体诊断上涉及以下疾病：脑器质性精神障碍、精神分裂症、偏执性精神病、双相障碍、分裂情感障碍、精神发育迟滞、严重抑郁症和严重进食障碍等。

（2）患者住院诊疗：

1）三级查房制度：患者住院期间，所在科室不同级别的医师，包括但不限于主任医师或副主任医师—主治医师—住院医师，以查房的形式实施患者评估、制定与调整诊疗方案、观察诊疗效果等医疗活动；工作要求：遵从下级医师服从上级医师，所有医师服从科主任的工作原则，各级医师按照本医疗机构医疗决策和实施权限制度开展诊疗工作；查房周期要明确并严格执行，工作日每天至少查房 2 次，非工作日每天至少查房 1 次，查房过程或结果原则上应当在病历记录中有所体现。按照三级医师级别，三级医师是医疗工作中的主导者、责任者，对本科患者尤其是危重症患者要做到定期查房，每周查房至少 2 次，对新住院患者的首次查房应在其入院 72 小时内完成。二级医师每周至少查房 3 次，对于新住院患者应在其入院 48 小时内完成。一级医师负责住院患者的日常管理工作，普通患者每日至少查房 2 次，危重患者要随时查房了解病情变化；遵守查房行为规范，尊重患者、注意仪表、保护隐私、加强沟通、规范流程；开展护理、药师查房的医疗机构可参照上述规定执行。

2）查对制度：指为防止医疗差错，保障医疗安全，医务人员对医疗行为和医疗器械、设施、药品等进行复核查对的制度。要求医疗机构建立身份识别、临床诊疗行为、设备设施运行、药品和医疗环境安全等相关查对制度，以防止医疗差错，保障医疗安全。医务人员在医疗活动中，需通过严格执行查对制度，对患者的身份进行核实，保证所执行的诊疗活动准确无误。医疗机构对门诊就诊和住院患者执行唯一标识依据（身份证号、医保卡号等）管理，以确认患者身份。对昏迷、意识不清等无法表明自己身份的患者进行身份查对时，可由其陪同人员陈述患者姓名，并按患者姓名和住院号等两种以上身份查对方式实施查对确认并及时佩戴腕带；对无法表明自己身份且无人陪伴的患者可临时采用其他方式标记其身份并佩戴腕带，通过两种以上方式由双人进行查对确认。医疗机构的每项医疗行为都必须查对患者身份。应当至少使用两种身份查对方式，严禁将床号作为身份查对的标识。为无名患者进行诊疗活动时，须双人核对。用电子设备辨别患者身份时，仍需口语化查对。医疗器械、设施、药品、标本以及医疗环境安全等查对要求按照国家有关规定和标准执行。

3）会诊制度：会诊是指出于诊疗需要，由本科室以外或本机构以外的医务人员协助提出诊疗意见或提供诊疗服务的活动。规范会诊行为的制度称为会诊制度。实施会诊的基本要求如下：按会诊范围，会诊分为机构内会诊和机构外会诊。机构外会诊是指患者罹患疾病超出了本医疗机构处置能力或需要做特殊检查的，需邀请外机构医务人员会诊。机构外会诊原则上由行政科主任提出，主管医师与患者或家属沟通征得同意后，申请会诊科室应将会诊病例的病情摘要、会诊目的和拟邀请人员报医疗管理部门，由医疗管理部门负责组织会诊，并登记备案。前往或邀请机构外会诊，应当严格遵照有关规定执行。机构内会诊包括科间会诊和多学科会诊：科间会诊为患者罹患疾病超出了本科室诊疗范围和处置能力，需要其他科室协助诊疗的，需行科间会诊。科间会诊由主治及以上技术职称医师或三级查房医师中的二级及以上医师提出，填写会诊单并发出会诊申请。应邀科室应在 24 小时内派具有中级及以上职称或医疗管理部门认定（授权）的医务人员进行会诊。原则上，申请会诊医师应陪同完成会诊，介绍患者基本情况和诊疗过程，表明会诊目的，听取会诊意见。会诊医务人员在会诊完成后应及时书写会诊单。多学科会诊是指同时邀请两个及以上的学科参与的会诊。多学科会诊原则上由行政科主任、主诊医师、医疗组长、带组主任医师等提出，申请会诊科室应将会诊病例的病情摘要、会诊目的和拟邀请人员报医疗管理部门，由医疗管理部门负责组织会诊。会诊由医疗管理部门指定的部门（或科室）主持，必要时邀请医疗管理部门负责人参加。主管医师应认真做好记录，并将会诊意见摘要记入病程记录；按病情紧急程度，会诊分为急会诊和普通会诊。患者罹患疾病超出了本科室诊疗范围和处置能力，且经评估可能随时危及生命，需要院内其他科室医师立刻协助诊疗、参与抢救，此种情形可以发出急会诊申请。机构内急会诊应当在会诊请求发出后 10 分钟内到位，普通会诊应当在会诊发出后 24 小时内完成；医疗机构应当统一会诊单格式及填写规范。会诊单至少包括以下内容：门诊号/住院号、姓名、性别、年龄、简要病情及诊疗情况、会诊目的、申请人签名、申请时间（时间记录到分）、会诊意见或建议、会诊人签名及会诊完成时间（时间记录到分）；原则上，会诊请求人员应当陪同完成会诊，会诊情况应当在会诊单中记录。会诊意见的处置情况应当在病程中记录；前往或邀请机构外会诊，应当严格遵照国家有关规定执行；护理、药师、营养师等会诊制度可参照上述规定执行。

4）值班及交接班制度：医院及医务人员通过值班和交接班机制保障患者诊疗过程的连续性。医疗机构应当建立全院性值班管理和工作体系，包括临床、医技、护理部门以及提供诊疗支持的后勤部门，明确值班岗位职责、值班人员资质和人数，值班表应当在全院公开，涵盖与患者诊疗相关的所有岗位和时间，保证常态运行。各岗位值班工作职责：①院总值班，在非工作时间承担行政领导协调职责，总值班人员须接受相应的培训并经考核合格后方可上岗；②医护总值班，有条件的医疗机构可单独设立医疗总值班、护理总值班，分别处理医疗事务和护理事务；③临床科室医护值班，当值的医务人员中必须有本院的医务人员，其他机构的医务人员不得单独值班。值班期间所有的诊疗活动必须及时记入病历。四级手术患者手术当日和急危重患者必须床旁交班,交接班未完成时,交班人员不得离岗。所有当值人员不得擅自离岗,确保通信畅通,确需暂时离开时要做好交接班工作,确保医疗工作的连续性和处置的及时性。值班期间发生的重要事件记录在册,所有的诊疗活动必须及时记录在病历中,交班记录原则上应在交班之前书写完成,由交接班人员共同签字确认并注明签字时间,时间注意要精确到分钟。

5)疑难病例讨论制度:医疗机构及临床科室应当明确疑难病例的范围,包括但不限于入院后没有明确诊断或诊疗方案难以确定、住院期间不明原因病情恶化或出现严重并发症的病例、疾病在应有明确疗效的周期内未能达到预期疗效的病例、涉及重大疑难手术或需要再次手术治疗的病例、非计划再次住院或非计划再次手术的病例、出现可能危及生命或造成器官功能严重损害的并发症的病例、住院期间有医疗纠纷倾向以及其他需要讨论的病例等。依据参加疑难病例讨论人员的范围,可以划分为科内疑难病例讨论、院内疑难病例讨论、市内疑难病例讨论。①科内疑难病例讨论:参加人员原则上应为全科范围内的医务人员,并由行政科主任主持,必要时可邀请科室外人员参加,患者主管医师负责汇报病例;②院内疑难病例讨论:参加人员原则上应为本院的相关专业科室行政科主任、护士长,或是具备高级职称的医务人员,由医政部门负责组织讨论,必要时可邀请机构外人员参加,患者主管医师或本科行政科主任负责汇报病例;③市内疑难病例讨论:为全市范围内卫生行业各相关专业专家参加的疑难病例讨论,可以自行邀请专家,必要时由卫生行政部门组织讨论。医院依据实际情况具体安排参加讨论人员的范围,本院参加讨论人员应包括主管医疗副院长或院长,以及相关专业科室行政主任,讨论由主管医疗副院长或院长主持,患者所在科室行政科主任负责汇报病例。讨论前相关准备工作包括但不限于以下几个方面:完善患者现阶段的影像学、检验学各项检查,以及与疾病相关的其他各项检查,完成阶段性病情总结,病情总结对病例需要讨论的疑难内容应重点提出,并且明确病例讨论需要解决的问题,确保疑难病例讨论的目的和预期效果。疑难病例讨论内容应由主管医师负责记录,医疗机构应统一疑难病例讨论记录的格式和模板。记录内容应包括但不限于患者姓名、性别、年龄、住院号、讨论日期、讨论地点、主持人及参加人员的姓名及专业技术职务、病情摘要及讨论目的、讨论意见,记录完毕后记录人和主持人应签字确认。主管医师应将讨论内容整理后专册记录,讨论结论记入病历。医院及其临床科室应组织足够的人员数量及技术力量,保障疑难病历讨论内容的全面性和科学性,参与讨论的人员中至少2人应当具有主治及以上专业技术职务或本单位依据三级查房制度认定的二级、三级医师。

6)危急值报告制度:在临床诊疗过程中,患者出现某项或某类检验结果异常,而当这种检验异常结果出现时,表明患者可能正处于有生命危险的边缘状态,临床医生需要及时得到检验信息,迅速给予患者有效的干预措施或治疗,就可能挽救患者生命,否则有可能出现严重后果,失去最佳抢救机会。而危急值报告制度就是对提示患者处于生命危急状态的检查、检验结果建立复核、报告、记录等管理机制,以保障患者安全的制度。医疗机构内能够出具检查、检验报告的科室,应当根据其出具的检查、检验结果是否可能存在危及患者生命的状态,梳理可能存在的危急值,包括但不限于检验科、临床实验室、医学影像科、电生理科、内窥镜室、血液药物浓度检测部门等从事各种检查、检验的医技科室以及开展床旁检验项目的临床科室。为确保危急值信息准确,传递及时,信息传递各环节无缝衔接且可追溯,医疗机构应当分别建立住院和门急诊患者危急值报告具体管理流程(应包括但不限于核实、通知、记录、报告等环节)和记录规范。

医疗机构应根据行业指南,结合本机构收治患者的病情特点,科学制定符合实际需要的危急值项目和阈值,并动态调整。通常由科室提出,医疗管理部门组织专家审核、确定,并在全院范围内公布。根据临床需要和实践总结,定期更新和完善危急值项目及阈值。出现危急值时,出具检查、检验结果报告的部门报出前,应当双人核对并签字确认,夜间或紧急情况下可单人双次核对。对于需要立即重复检查、检验的项目,应当及时复检并核对;外送的检验标本或检查项目存在危急值项目的,医疗机构应当和相关机构协商危急值的通知方式,并建立可追溯的危急值报告流程和记录规范,确保临床科室或患方能够及时接收危急值。双方合作协议中应明确危急值项目和阈值的通知方式、责任部门和责任人员等内容;临床科室任何接收到危急值信息的人员均应当核准信息、准确记录、确认危急值结果,并立即通知相关医师;医疗机构应当统一制定临床危急值信息登记专册和模板,并保存危急值相关记录,记录内容应包括但不限于患者姓名、住院号(或门诊号)、危急值项目及结果、时间(精确至分钟)、报告人、接收人等信息,确保危急值信息报告全流程的人员、时间、内容等关键要素可追溯;有条件的医疗机构可实现信息系统自动识别、拦截功能,提示操作人员及时处理危急值,且对上述各项记录要有追溯性;报送危急值后,若接收方不响应时,应有补救报告措施。

7)急危重患者抢救制度:急危重患者抢救是指为控制病情、挽救生命,对急危重患者进行抢救并对抢救流程进行规范的制度。适用于所有医疗机构和临床科室,包括急诊、门诊和病房等。医疗机构及临床科室应当明确急危重患者的范围,包括但不限于以下情形:病情危重,不立即处置可能存在危及生命或出现重要脏器功能严重损害;生命体征不稳定并有恶化倾向;原有慢性器官功能障碍短期内迅速加重;不明原因意识障碍或血流动力学不稳定;提示重要脏器功能障碍的危急值回报等。医疗机构应当建立抢救资源相关配置制度和紧急调配制度。医疗机构应保障抢救资源的配置合理充足,各临床科室有完善的抢救物资登记和交接制度,定期维护、巡查,责任落实到人,确保物资随时可用。对抢救资源不能满足抢救需求时、特殊的不能各单元都单独配置的设备和物资等应明确调配方法和流程,确保各单元抢救资源可迅速调用;建立绿色通道机制,确保急危重患者优先救治。如遇患者欠费、无法联系到其法定代理人或被授权人等情况,由医疗管理部门或其他相关部门负责协调开通绿色通道,保障流程畅通。诊疗过程中应优先安排急危重患者的救治;医疗机构应当为非本机构诊疗范围内的急危重患者的转诊提供必要的帮助。如患者病情需要转诊时,医疗机构和科室应在完成基本急救措施后先对患者进行评估,根据评估结果决定是否具备转运条件、转运的主要风险及转运方式,并向患者或其法定代理人或被授权人履行告知义务。主持抢救人员的配置和责任:临床科室急危重患者的抢救,由现场级别最高的医师主持,现场医师级别相同时由同级别年资最高的医师主持。如需请示上级医师或需要其他相关科室支援,可在抢救的同时请求支援,待上级医师到达并成功交接之后可以将抢救移交给上级医师主持;抢救过程中有多个科室参与会诊时,由主持抢救的医师负责组织和协调各科室会诊意见,并形成最终的处置意见;紧急情况下医务人员参与或主持急危重患者的抢救,不受其执业范围限制。当具有相应执业范围和资质的医务人员赶到抢救现场时,原则上应将抢救主持权交予适当的医务人员。初始参加抢救的超执业范围人员有责任和义务提供必要的抢救过程信息,并协助继续抢救。抢救完成后6小时内应当将抢救记录记入病历,记录时间应具体到分钟。如遇特殊情况确实无法在6小时内完成抢救记录的应向上级主管部门报告,并记录原因。抢救记录应由主持抢救的人员审核并签字。由多个科室合作共同完成抢救过程的,应由参与会诊医师同时完成会诊单记录或抢救记录并签字。

8)分级护理制度:分级护理是指医护人员根据住院患者病情和/或自理能力对患者进行分级别护理的制度。医疗机构应当按照国家分级护理管理相关指导原则和护理服务工作标准,制定本机构分级护理制度,由医护人员根据患者病情和生活自理能力进行综合评定,确定并实施不同级别的护理,做到动态调整。原则上,护理级别分为特级护理、一级护理、二级护理、三级护理四个级别。各医疗机构可以按照所在省市卫生行政管理机构要求明确护理级别标识,且床头卡、姓名牌标识与护理级别一致。不同护理级别的分级依据:特级护理,适用于维持生命,实施抢救性治疗的重症监护患者;病情危重,随时可能发生病情变化需要进行监护、抢救的患者;各种复杂或者大手术后、严重创伤或大面积烧伤的患者。一级护理,适用于病情趋向稳定的重症患者;病情不稳定或病情随时可能发生变化的患者;手术后或者治疗期间,需要严格卧床的患者;自理能力重度依赖的患者。二级护理,适用于病情趋于稳定或未明确诊断前,仍需观察,且自理能力轻度依赖的患者;病情稳定,仍需卧床,且自理能力轻度依赖的患者;病情稳定或处于康复期,且自理能力中度依赖的患者。三级护理,适用于病情稳定或处于康复期,且自理能力轻度依赖或无需依赖的患者。依据不同护理级别以及护理工作标准实施相应护理措施。不同护理级别患者病情观察及护理记录要求如下:特级护理严密观察患者病情变化,监测生命体征,准确记录出入量;制定并实施护理计划或护理重点,有完整的护理记录,详细记录患者病情变化;一级护理根据患者病情,测量生命体征,随时观察患者病情变化,做好护理记录;二级护理根据患者病情,测量生命体征,一旦患者发生病情变化应及时记录;三级护理根据病情需要观察患者病情变化,做好康复指导。

9)抗菌药物分级管理制度:指根据抗菌药物的安全性、疗效、细菌耐药性和价格等因素,对抗菌药物临床应用进行的分级管理。医疗机构应当建立健全本机构抗菌药物临床应用分级管理制度,根据抗菌药物的安全性、疗效、细菌耐药性和价格等因素,按照"非限制使用级""限制使用级"和"特殊使用级"的分级原则,明确各级抗菌药物临床应用的指征。

各医疗机构应当根据国家相关规定,按照抗菌药物分级管理原则,建立抗菌药物遴选、采购、处方、调剂、临床应用和药物评价的管理制度和具体操作流程。按照国家及所在省市卫生行政管理部门的相关规定,制定本机构抗菌药物供应目录,并定期调整,按规定向核发其《医疗机构执业许可证》的卫生行政部门备案。医疗机构抗菌药物供应目录包括采购抗菌药物的品种、品规。因特殊治疗需要,医疗机构需使用本机构抗菌药物供应目录以外抗菌药物的,按照相关规定执行。医疗机构应严格医师抗菌药物处方权限管理,并对处方权限进行定期调整,逐步实现通过信息系统对各级医师使用抗菌药物处方权限的管理。应对医师和药师进行抗菌药物临床应用和规范化管理的培训及考核,从临床实际出发,根据不同科室诊疗需要,按照规定,科学、合理地授予不同岗位医师不同级别抗菌药物处方权,切实发挥抗菌药物分级管理作用。医师在特殊情况下越级使用抗菌药物的,应按照医疗机构内相关规定执行。医疗机构应当建立全院特殊使用级抗菌药物会诊专家库,按照规定规范特殊使用级抗菌药物使用流程。各医疗机构应持续加强特殊使用级抗菌药物临床应用管理,对本机构重点管理的特殊使用级抗菌药物实施专档管理。临床应用特殊使用级抗菌药物应严格掌握用药指征,且必须按照会诊权和处方权分开的原则,原则上应先经具有特殊使用级抗菌药物会诊资格人员会诊同意后,再按程序由具有相应处方权医师开具处方。

3. 患者出院、死亡管理制度

（1）死亡病例讨论制度:死亡病例讨论是指在医疗机构门、急诊区域内已有医务人员接诊后发生死亡的患者或在住院期间发生死亡的患者进行死亡讨论。门、急诊死亡患者由最终接诊医师所在科室完成死亡讨论。是为全面梳理诊疗过程、总结和积累诊疗经验、不断提升诊疗服务水平,对医疗机构内死亡病例的死亡原因、死亡诊断、诊疗过程等进行讨论的制度。死亡病例讨论是住院病历的一部分,需要及时完成并归档,原则上死亡病例讨论应在患者死亡1周内完成。尸检病例在尸检报告出具后1周内必须再次组织相关人员讨论,并做客观记录和分析。死亡病例讨论应当在全科范围内进行,原则上由行政科主任主持。必要时(如死亡原因涉及其他科室或对死亡原因有异议或有纠纷的),可邀请医疗管理部门和相关科室副主任以上职称医师或三级医师查房制度中的三级医师参加。各医疗机构应制定本单位统一的死亡病例讨论模板。医疗机构各科室的死亡病例讨论记录应独立成册,妥善保存,死亡病例讨论记录须由讨论主持人审核并签字,记录内容应包括但不限于讨论时间、地点、主持人、死亡诊断、死亡原因等。死亡病例讨论结果应当记入病历。医疗管理部门或相关科室应当及时对全部死亡病例进行汇总分析。对死亡病例诊断、治疗以及抢救整个医疗过程中存在的缺陷提出改进意见及措施,对现有制度流程及可能存在的系统安全等问题进行改进及优化,有针对性地开展医疗质量安全核心制度、专业技术、基本技能等学习培训等,促进医疗质量的持续改进。

（2）请假离院制度:医保患者请假离院应遵守属地医保政策,如政策不允许则不能办理。自愿住院患者本人可以提出暂时请假离院的申请,非自愿入院的患者原则上不能请假,如有特殊情况需要由其监护人或具有监护资格的近亲属提出申请;请假离院的申请需要以书面形式提交给患者的主管医师,经病区主任同意后方可办理请假离院手续;非自愿住院患者请假须由科主任同意后方可办理请假离院手续。每次请假离院原则上以7天为上限;每月累计请假不得超过7天。

（3）出院制度:患者入院时,住院医师应做好出院规划,在患者接受阶段性治疗后,经主管医师进行出院评估,上级医生批准,达到出院指征的患者应及时出院恢复社会功能。出院时病情评估具体由具有执业资格的主管医师评定,并填写出院适宜性评估表（表4-1）,再由病区主任为负责人的病区临床疗效评定小组按照《精神疾病临床疗效四级评定标准》进行评定（显效、有效、稍有效、无变化或恶化）,通过精神症状和体格检查,使用相关评估工具,如阳性与阴性症状量表（PANSS）、汉密顿抑郁量表（HAMD）、YONG躁狂评定量表（YMRS）、临床总体印象量表（CGI）、治疗副反应量表（TESS）对病情和治疗效果、不良反应等进行综合评估,复查身体健康指标,指导出院后的维持治疗。

按照住院患者病情不同,出院流程分为以下两种:

1）自愿住院患者:自愿入院患者病情稳定或者提出出院申请的,经病区主任组织的出院评估确定可以出院后,可以自行或者委托其监护人办理出院手续。医师检查后认为患者目前病情不宜出院的,应当将不宜出院的理由告知患者本人及其监护人,并在病历中详细记录。如果患者本人或者其监护人仍然要求出院,须签署书面的《自动出院协议》,方可办理自动出院手续。主管医生应当在协议中提出出院以后的医学建议。

2）非自愿住院患者:按照《中华人民共和国精神卫生法》第30条第2款第一种情况（已经发生伤害自身的行为,或者有伤害自身的危险）而入院的患者,患者病情稳定或者监护人提出出院申请的,经病区主任组织的出院评估确定可以出院后,可以自行或者由其监护人代为办理出院手续。医师检查后认为患者目前病情不宜出院的,医疗机构应当将不宜出院的理由告知患者本人及其监护人,并在病历中详细记录。如果患者本人或者其监护人仍然要求出院,须由患者的监护人签署书面的《自动出院协议》,方可办理自动出院手续。医疗机构应当在协议中提出出院以后的医学建议以及宣教内容,重点告知复诊的重要性及时间。

按照《中华人民共和国精神卫生法》第30条第2款第二种情况（已经发生危害他人的行为,或者有伤害自身的危险）而入院的患者,经病区主任组织的出院评估后确定该患者可以出院时,医疗机构应当口头或者书面通知其监护人,通知其在接到通知之日起7日内,前往医疗机构代为或者协助患者办理出院手续。

4. 病历（案）管理制度　指为准确反映医疗活动全过程,实现医疗服务行为可追溯,维护医患双方合法权益,保障医疗质量和医疗安全,对医疗文书的书写、质控、保存、使用等环节进行的管理。

（1）医院应当建立住院及门、急诊病历管理和质量控制制度,严格落实国家病历书写、管理和应用相关规定。设立病案管理委员会或工作组,对病历进行质量控制。建立院科两

表 4-1　精神科住院患者疾病特点、风险评估、出院适应性评估表

姓名_____　性别_____　年龄_____　床号_____　住院号_____

风险因素评估	跌倒：	□无	□轻	□中	□重
	坠床：	□无	□轻	□中	□重
	噎食：	□无	□轻	□中	□重
	自杀：	□无	□轻	□中	□重
	窒息：	□无	□轻	□中	□重
	擅自离院：	□有	□无		
	心理创伤史： □有　　□无　详见病历				
	物质使用史： □有　　□无　详见病历				
疾病特点	需要重点防范的风险项目(详见以上栏目)				
	自知力：　　□无　　□部分　　□良好				
	患者目前合作程度评估:□合作良好　□一般程度合作　□合作较少　□不合作				
	目前第一诊断：				
	目前有无其他疾病诊断：				
	目前治疗依从性：　□无　　□差　　□一般　　□良好				
	本科(亚专科)检查评估情况：				
危险性评估与出院适应性评估	目前诊断是否属于严重精神障碍:□是　□不是　如选"是",请填写以下项目				
	有无伤害自身行为:□无　　□轻　　□中　　□重				
	有无伤害自身危险:□无　　□轻　　□中　　□重				
	有无伤害他人行为:□无　　□轻　　□中　　□重				
	有无伤害他人危险:□无　　□轻　　□中　　□重				
	综合目前的检查评估,是否适宜出院： □适宜出院　　□不宜出院　　□缓解出院　　□康复出院				
评估医师：					
评估护士：					
评估时间：	年　月　日				

级的病历质量控制体系,形成病历质量检查、评估与反馈机制,根据病历书写基本规范要求和质量控制指标进行病历质量管理。

（2）病历书写应当做到客观、真实、准确、及时、完整、规范,即记录患者客观存在的信息、记录的信息与实际发生的一致、按照相关规范的不同时限要求完成相应的病历内容书写、对诊疗活动全过程相关信息进行记录、医学术语应用得当、记录顺序符合逻辑。病历书

写的格式、内容和时限应符合相关规定。

（3）电子病历应当按照国家相关要求建立电子病历的建立、记录、修改、使用、存储、传输、质控、安全等级保护等管理制度。

（4）建立病历资料安全管理制度，保障病历资料安全。门、急诊病历由医院机构保管的，应在每次诊疗活动结束后首个工作日内归档，患者住院期间所形成的病历由所在病区统一保管，患者出院后，住院病历由病案管理部门或者专（兼）职人员统一保存、管理。病历的借阅、复制、封存和启封应遵照国家有关规定执行。电子病历运行的分级管理、审核、归档过程要有符合国家相关规定措施，保障电子病历安全。任何人不得随意涂改病历，严禁伪造隐匿、销毁、抢夺、窃取病历。

（5）病历内容记录与修改信息可追溯。病历按照规定时限和要求完成，按照国家相关规定提供使用。如需修改按照相关规定进行规范修改。医务人员修改电子病历时，应遵循国家和医疗机构的相关规定。

（6）积极推行病历无纸化。按照病历管理相关规定，在患者门、急诊就诊结束或出院后适时将电子病历转为归档状态，无纸化保存。因存档等需要可以将电子病历打印后与非电子化的资料合并形成病案保存。打印的电子病历纸质版本应当统一规格字体、格式等，其内容应与归档的电子病历完全一致。打印字迹应清楚易认、内容完整，符合病历保存期限和复印的要求。电子病历保存期限同纸质病历。电子病历与纸质病历具有同等法律效力。电子签名的实施应符合国家相关要求。

5. 信息安全管理制度　指医院按照信息安全管理相关法律法规和技术标准要求，对患者诊疗信息的收集、存储、使用、传输、处理、发布等进行全流程系统性保障。

（1）医院应当依法依规建立覆盖患者诊疗信息管理全流程的制度和技术保障体系，完善组织架构，明确管理部门，落实信息安全等级保护等有关要求。

（2）建立健全患者诊疗信息安全管理人才培养机制，确保相关从业人员具备患者诊疗信息安全管理所要求的知识和技能。

（3）医院主要负责人是医疗机构患者诊疗信息安全管理第一责任人，加强安全保障体系建设，强化统筹管理和协调监督，保障医疗机构患者诊疗信息安全。

（4）医院应当建立患者诊疗信息安全风险评估和应急工作机制，制定应急预案。若发现涉及本可能扰乱社会正常秩序的虚假信息或不完整信息，应及时发布准确权威性的信息予以澄清。

（5）医院应当确保实现本机构患者诊疗信息管理全流程的安全性、真实性、连续性、完整性、稳定性、时效性、溯源性，确保访问患者诊疗信息的行为可管、可控，并且服务管理全程留痕，可查询、可追溯，对任何泄露事件及风险可追溯到相关责任部门和责任人。

（6）建立患者诊疗信息保护制度，使用患者诊疗信息应当按照法律法规和相关文件规定，合法、依规、正当、必要、遵循医学伦理的原则，保护个人隐私，不得出售或擅自向他人或其他机构提供患者诊疗信息。

（7）建立员工授权管理制度，向员工明确患者诊疗信息的使用权限和相关责任。严格规范不同授权管理等级用户的患者诊疗信息调阅和使用权限，确保患者诊疗信息在授权范围内使用。不得擅自利用和发布未经授权或超出授权范围的患者诊疗信息，不得使用非法手段获取数据。医疗机构应当为员工使用患者诊疗信息提供便利和安全保障，确保患者隐私保护和信息安全，因个人授权信息保管不当造成的不良后果由被授权人承担。

（8）不断提升患者诊疗信息安全防护水平，采取防范计算机病毒、网络攻击和网络侵入等危害网络安全行为的技术措施，防止泄露、毁损、丢失患者诊疗信息。定期开展患者诊疗信息安全自查工作，普及患者诊疗信息安全宣传教育，建立患者诊疗信息系统安全事故责任管理、追溯机制。在发生或者可能发生患者诊疗信息泄露、毁损、丢失的情况时，应当立即采取补救措施，启动应急预案，按照规定向有关部门报告。

6. 新技术和新项目准入管理制度　新技术和新项目是指在医院首次应用于临床的诊断和治疗技术。包括但不限于临床上新的诊疗技术方法或手段、常规开展的诊疗技术的新应用、其他可能对人体健康产生影响的新的侵入性的诊断和治疗等。新技术和新项目的准入管理指的是为保障患者安全，对于医院首次开展临床应用的医疗技术或诊疗方法实施论证、审核、质控、评估全流程的规范管理。

医院对医疗技术的引入和应用必须经过严格的论证和伦理审查，拟开展的新技术和新项目应当为安全、有效、经济、适宜、能够进行临床应用的技术和项目。需要在人员、设备、技术等准备工作完成确实具备开展新技术的条件时，才能够开展，开展后还需要做好监督和评价工作。

新技术的管理也是医疗质量重要的核心制度之一，新技术引进的不规范不合理会给患者带来伤害，《医疗技术临床应用管理办法》明确了医疗技术的分类管理：对禁止临床应用的医疗技术实施负面清单管理，对部分要严格监管的医疗技术进行重点管理。禁止类技术包括：临床应用安全性、有效性不确切，存在重大伦理问题，该技术已经被临床淘汰，未经临床研究论证的医疗新技术。

为规范新技术和新项目的准入及监管，医院应当遵循以下基本要求：

（1）建立医疗技术临床应用管理委员会或工作组，负责医院新技术和新项目的准入和临床应用管理工作。管理委员会或工作组成员包括但不限于临床、医技、财务、医保、设备、药剂、医务管理、护理管理、医学伦理相关科室行政负责人。

（2）建立新技术和新项目审批流程，所有新技术和新项目必须经过医院医疗技术临床应用管理委员会或工作组和医学伦理委员会审核同意后，方可开展临床应用。申请科室在医疗技术临床应用管理委员会或工作组审核前，应当提交《新技术、新项目申报表》。申报表内容包括但不限于开展该项技术的相关设备和设施情况、学科和人员资质条件以及其他支撑条件、技术需求状况和成本效益分析、国内外有关该项技术研究和使用情况的检索报告及技术资料等。其中涉及医疗器械、药品的,还应当提供相应的批准文件。

医学伦理委员会审核内容原则上包括但不限于是否符合科学性和伦理原则、被实施者可能遭受的风险程度与预期受益相比是否合理、被实施者权利保护等。

医疗技术临床应用管理会或工作组审核内容原则上包括但不限于是否符合相关法律法规和诊疗规范、是否具有可行性和安全性、所涉及的人员资质、医疗仪器、药品、试剂等是否具备开展新技术和新项目的条件、是否有医疗技术风险防范预案等。

(3)建立医疗技术临床应用论证和评估制度。新技术和新项目临床应用前,要充分论证可能存在的安全隐患或技术风险,并制定相应预案。预案原则上应包括但不限于技术/项目负责人,项目组成员;可能出现的并发症和不良反应及预防措施和处置措施;报告流程;技术中止的情形等。

(4)明确本机构医疗技术和诊疗项目临床应用清单并定期更新。新技术和新项目目录应单列并单独管理。

(5)明确开展新技术和新项目临床应用的专业人员范围,在新技术和新项目未明确其效果并转为常规技术和项目前,其他人员不得实施。

(6)加强新技术和新项目质量控制工作,明确新技术和新项目质量控制要点。

(7)建立新技术和新项目临床应用动态评估制度,对新技术和新项目实施全程追踪管理和动态评估。重点评估新技术和新项目的质量安全情况和技术保证能力,对存在严重质量安全问题或者不再符合有关技术管理要求的,应立即停止。

(8)开展临床研究的新技术和新项目按照国家有关规定执行。

二、医疗质量管理重点操作规程

(一)保护性约束操作规程   精神科保护性约束实质就是躯体约束,是精神科一项特殊的护理操作技术,不是一种简单的捆绑技术,它包含着一定的医疗风险,约束不当极可能导致激烈行为或护患纠纷。因此使用过程中必须遵循一定的医疗护理程序。

1. 保护性约束制度   ①护理人员在没有其他可替代措施的情况下,方可实施保护性约束;②对患者实施保护性约束时,必须遵医嘱执行;③约束带松紧要适宜,并随时注意观察局部皮肤和血液循环情况;④需长时间约束的患者必须定时更换体位,喂水、喂饭、喂药;⑤约束患者必须重点交班,经常巡视;⑥解除约束后用具必须严加保管,认真交班;⑦约束时要详细完成相关记录。

2. 保护性约束护理质量标准   ①约束患者体位应舒适,有橡胶单及中单,患者皮肤不能直接接触橡胶单;②约束带的固定结松紧要适度,以伸进一指为宜;③约束部位、约束带放置隐蔽,以不能使患者看到、摸到为宜,肩部保护时腋下有棉垫;④约束患者床单清洁平整干燥,患者无异味,皮肤无破损;⑤约束应有医嘱,约束后在精神科保护性约束观察单上详细记录。

3. 保护性约束流程

（1）约束前期：评估患者（情绪、精神症状、合作程度、言行举止）→告知家属危险程度→保护性约束宣教→家属签署约束知情同意书→护理记录中体现宣教内容。

（2）约束执行期：评估（情绪、合作程度、行为）→报告医师→确认约束知情同意书家属签字→医师开具约束医嘱→护士审核有效医嘱→准备用物（约束带、衬垫、橡胶单、中单、约束患者监护单）→稳定情绪解释→铺橡胶单中单→协同其他工作人员→约束患者（垫衬垫，四肢"八字法"和肩部"十字法"固定，松紧以插入一手指为宜，肢体功能位）→填写监护单，悬挂于床头→汇报护士长→组织查房，现场指导→护理记录（开始时间，约束原因，约束带根数，约束部位皮肤，末梢血液循环情况，签名）。

（3）约束持续期：每15分钟巡视1次，观察约束带根数、松紧度、皮肤和末梢循环，准确填写监护单；每30分钟评估1次，评估内容包括自知力、依从性、情绪、躁动情况，并据此增减约束带根数；每小时评估患者的心理状态，积极心理干预；每2小时翻身1次，受压部位按摩；适时给予日常生活护理，及时更换床单元和衣服，及时记录饮水、进食和大小便量；护理记录：接班时间，约束带根数，约束部位，皮肤完整性，末梢循环，情绪，晨晚间护理，进食，饮水，排泄，睡眠；向家属宣教约束期间的注意事项；护士长督查约束期间的护理质量。

（4）约束停止期：评估（情绪、依从性，自知力），如情绪稳定，认识到行为的危险，主动服从→心理护理→报告医师（开具停止约束医嘱）→审核有效医嘱→解除约束，清点约束带，妥善保管→记录约束监护单→动态观察患者（精神症状，情绪变化，肢体活动，治疗合作程度，饮食，睡眠，个人生活自理情况）→护理记录（停止约束时间，皮肤完整性，末梢循环，言行举止，精神心理状态，签名）。

（二）电休克治疗操作规程　电休克治疗，是使用小量电流诱发全面性惊厥发作的一种治疗方法。目前，临床普遍采用改良电休克治疗（MECT），是在麻醉状态下，以一定量的电流通过大脑引起痉挛发作，从而达到治疗精神疾病的目的。本操作规程即是 MECT 的操作规程。

1. 适应证与禁忌证

（1）电休克治疗的适应证：严重抑郁，有强烈自伤、自杀行为或明显自责自罪者；极度兴奋躁动、冲动伤人者；拒食、违拗和紧张木僵者；精神药物治疗无效或对药物治疗不能耐受者。

（2）电休克治疗的禁忌证：大脑有占位性病变及其他增加颅内压的病变；最近的颅内出血；心脏功能不稳定的心脏病；出血或不稳定的动脉畸形；视网膜脱落；嗜铬细胞瘤；导致麻醉危险的疾病（如严重呼吸系统与肝肾疾病）；发热、贫血、消瘦、感染、衰竭、妊娠、老人和儿童；严重的运动系统疾病。

2. 治疗前准备

（1）评估：主管医生需提供被治疗者的病情（包括以往是否接受过 MECT）、详细的体格检查结果（包括神经系统检查），以及相关实验室检查结果。接受治疗的患者应完成血常规、血生化常规、肝炎、梅毒、艾滋病等试验检查和心电图、胸部 X 线检查，且无明显异常。

（2）告知：签署知情同意书（MECT 治疗知情同意书）。

（3）医嘱：由科主任审阅医嘱后，提前一天通知治疗室，并发出治疗通知单，核对患者基本情况、病情症状、躯体情况及实验室检查结果。

（4）患者治疗前 8 小时绝对禁食禁饮；前 30 分钟测体温、排空二便，首次加秤体重、测血压（有高血压者每次测）。检查口腔取出活动义齿，首饰、有指甲油者应刮掉等。

（5）调整精神药物剂量，停用对呼吸有抑制作用的药物，慎用抗痉挛药物。MECT 与精神药物并用时，剂量以中小量为宜，慎与锂盐并用，不可与利血平并用。

（6）病程记录：治疗前讨论，治疗过程应及时记录患者转归和反应，治疗后小结。阶段小结应有所反映。

（7）治疗当天由接送组工作人员护送至 MECT 治疗室，治疗完毕后由接送组工作人员接回病区。2 小时后可在监护下进食少量流质食物。

3. 治疗过程

（1）治疗室应安静、宽敞明亮，备有各种急救药品与器械。室温保持 18~26℃。

（2）在每个治疗日，治疗护士应提前配备好当日所有被治疗患者需要的阿托品、诱导麻醉剂、肌松剂。治疗师查验治疗仪、监护仪、除颤器、吸引器等设备是否处于良好的功能状态。麻醉师查验氧气储备是否能满足当日所需，给氧面罩和皮囊是否能正常使用。

（3）查对患者姓名、病房、床号等基本情况，查看患者躯体状况。让患者自然仰卧于治疗床上。再次检查口腔取出义齿、解开衣带领扣。对不合作的患者应适当予以保护和约束。治疗护士开通静脉。同时，治疗师安放各种需要监测和治疗的电极片，并与相关监测和治疗仪器相连。

（4）麻醉师开始入位，作好给氧的准备。治疗护士根据患者心率给患者注射 0.5~1mg 阿托品。

（5）治疗师选择好适合于患者的能量百分比，之后，测试静态电阻。确认治疗电极安放适当，能保证治疗的顺利进行。

（6）与上述（5）同步。在麻醉师的医嘱下，治疗护士开始缓慢注射诱导麻醉剂，静脉注射异丙酚（1.5~2.0mg/kg）或依托咪酯（0.2~0.3mg/kg），直到睫毛反射迟钝或消失，患者呼之不应，推之不动为止。之后，静脉注射适量的葡萄糖注射液然后，按麻醉师的医嘱剂量，快速推注肌松剂。氯化琥珀胆碱 2ml（甘油制剂内含 100mg），用注射用水稀释到 5ml。按体重 0.8~1mg/kg 静脉注射约 30~60 秒后，患者面部及肢体肌肉出现肌纤维呈束收缩，待肌纤维呈束收缩停止后，这是肌松弛最佳时刻。在给肌松药前后应用面罩人工通气，并注意气道通畅和返流误吸。

（7）麻醉师开始向患者加压通气给氧，并开始观察患者全身肌肉松弛的程度（以肌肉自发性收缩情况为参照),当确认患者的肌肉松弛程度达到可以治疗(通电)的标准后,向治疗师发出可以开始治疗的信号。

(8)麻醉师暂时停止向患者供氧。治疗护士为患者插入口腔保护器,做好保护患者牙齿、下颌关节、肩关节的准备。并在准备妥当后,向治疗师示意可以通电。由另一名护士接替治疗护士维持静脉的开放。

(9)治疗师确认可以通电后,持续按治疗仪上的通电按钮,直至设定的时间结束。之后,治疗仪开始监测并打印与治疗相关的各种参数。

(10)当发作结束后,治疗护士撤除保护,取出口腔保护器,麻醉师继续给氧到患者恢复自主呼吸,如遇体形较胖或有咽后坠患者应采用通气道提前防护,防止意外。此期间,注意观察患者血氧饱和度、心率等生命体征的变化。通电治疗前应保持静脉通道,以便必要时抢救使用。

(11)当治疗仪显示抽搐终止后,治疗师按下停止记录键,治疗仪终止对有关治疗参数的监测。并将打印出来的有关参数记录在治疗记录单上。

(12)每位患者使用消毒面罩,牙托不能重复使用。

(13)通电:电压为110V;时间为2~3秒。观察患者面肌、眼肌、口轮匝肌出现痉挛现象,或两下肢趾端呈痉挛或抽搐状态,即为有效发作。

(14)通气功能:通电结束,局部痉挛仍有发作,即用活瓣气囊(连接氧气)做加压人工呼吸,评估包括气道通畅、胸廓活动、呼吸音听诊等,一般为5~10分钟,直至自主呼吸恢复后,拔除静脉注射针头。

4. 治疗后的处理

(1)当患者自主呼吸恢复良好及其他生命体征显示平稳后,治疗护士将静脉穿刺针拔出护送患者至恢复观察室,由恢复观察室护士继续观察患者呼吸、心率和血压变化,酌情给氧至患者意识完全恢复。

(2)MECT患者治疗结束后必须由专人护理,防止其由床上跌落。并注意观察患者的意识恢复情况。

(3)如患者并发有谵妄,可予以5~10mg地西泮静脉注射。如躁动不安显著者,可考虑予以安全约束。

(4)如患者呼吸道分泌物较多,则要使用吸引器进行气管内吸引,并将患者的头部侧卧,保持气道的开放。

(5)当治疗师确认患者意识已完全恢复清晰,生命体征平稳后,方可离开治疗室。

(6)治疗一般为隔日1次,每周3次。急性患者可每日1次,根据病情连续治疗3~6次后改隔日1次。疗程视病情而定,一般为6~12次为1个疗程。

5. 并发症及处理　常见症状为头痛、恶心及呕吐,不必特殊处理,重则对症处理。记忆减退患者多在停止治疗后数周内恢复。呼吸暂停延长一般在5分钟内呼吸自行恢复。如未及时恢复,则应立即进行人工呼吸,输氧。引起呼吸暂停延长的原因可能为中枢性抑制、呼吸道堵塞、舌后坠或使用镇静剂过多。

(三) 心理治疗操作规程

1. 心理治疗规范

(1) 心理治疗定义:心理治疗是一类应用心理学原理和方法,由专业人员有计划地实施的治疗疾病的技术。心理治疗人员通过与患者建立治疗关系与互动,积极影响患者,达到减轻痛苦、消除或减轻症状的目的,帮助患者健全人格、适应社会、促进康复。心理治疗要遵循科学原则,不使用超自然理论。

(2) 心理治疗人员资质:以下两类在医疗机构工作的医学、心理学工作者可以成为心理治疗人员:①精神科(助理)执业医师并接受了规范化的心理治疗培训;②通过卫生专业技术资格考试(心理治疗专业),取得专业技术资格的卫生技术人员。

(3) 心理治疗的对象:心理问题严重、需要系统性心理治疗的人员,以及符合精神障碍诊断标准《国际疾病分类(ICD-10)精神与行为障碍分类》的患者。心理治疗的适应证包括以下种类:神经症性、应激相关的及躯体形式障碍;心境(情感)障碍;伴有生理紊乱及躯体因素的行为综合征(如进食障碍、睡眠障碍、性功能障碍等);通常起病于儿童与少年期的行为与情绪障碍;成人人格与行为障碍;使用精神活性物质所致的精神和行为障碍;精神分裂症、分裂型障碍和妄想性障碍;心理发育障碍,以及器质性精神障碍等。在针对以上各类精神障碍的治疗中,心理治疗可以作为主要的治疗方法,也可以作为其他治疗技术的辅助手段。

(4) 心理治疗的禁忌证:精神病性障碍急性期患者,伴有兴奋、冲动及其他严重的意识障碍、认知损害和情绪紊乱等症状,不能配合心理治疗的情况。伴有严重躯体疾病患者,无法配合心理治疗的情况。心理治疗属于医疗行为,应当在医疗机构内开展。医疗机构应该按照心理治疗工作的需要,设置专门的心理治疗场所。

(5) 心理治疗的伦理要求:

1) 心理治疗人员应有责任意识,在自身专业知识和能力限定范围内,为服务对象提供适宜而有效的专业服务。如果需要拓展新的专业服务项目,应接受相应的专业培训和能力评估。应定期与专业人员进行业务研讨活动,在有条件的地方应实行督导制度。当自身的专业知识和能力以及所在场所条件不能满足服务对象需要时,应及时转介。

2) 心理治疗人员应当建立恰当的关系及界限意识。尊重服务对象(包括患者及其亲属),按照专业的伦理规范与服务对象建立职业关系,促进其成长和发展。应平等对待患者,不因患者的性别、民族、国籍、宗教信仰、价值观等因素歧视患者。应对自己的专业身份、所处的位置对患者可能产生的潜在影响有清楚的认识;应努力保持与患者之间客观的治疗关系,避免在治疗中出现双重关系,不得在治疗关系之外与服务对象建立其他关系,不得利用患者对自己的信任或依赖谋取私利。一旦治疗关系超越了专业的界限,应采取适当措施终止这一治疗关系。

3）应当尊重服务对象的知情同意权,让服务对象了解服务的目的、主要内容及局限性、自身权益等信息,征得服务对象同意后提供服务。

4）应当遵循保密原则,尊重和保护服务对象的隐私权;向接受治疗的相关人员说明保密原则,并采取适当的措施为其保守秘密。但法律、法规和专业伦理规范另有规定的除外。以下情况按照法律不能保密,应该及时向所在医疗机构汇报,并采取必要的措施以防止意外事件的发生,及时向其监护人通报;如发现触犯刑律的行为,医疗机构应该向有关部门通报:发现患者有危害其自身或危及他人安全的情况时;发现患者有虐待老年人、虐待儿童的情况时;发现未成年患者受到违法犯罪行为侵害时。心理治疗人员应该参照医疗机构病案管理办法,对心理治疗病案作适当文字记录。只有在患者签署书面同意书的情况下才能对治疗过程进行录音、录像。在因专业需要进行案例讨论,或采用案例进行教学、科研、写作等工作时,应隐去那些可能会提示患者身份的有关信息(在得到患者书面许可的情况下可以例外)。心理治疗工作中的有关信息应妥善保管,无关人员不得翻阅。

5）心理治疗过程中应避免下列行为:允许他人以自己的名义从事心理治疗工作;索贿、受贿,或与患者及其亲属进行商业活动,谋取专业外的不正当利益;与患者发生超越职业关系的亲密关系(如性爱关系);违反保密原则。违反法律、行政法规的其他行为。

（6）法律责任:心理治疗以治疗疾病、促进健康为目的。违反国家有关法律规定,给患者或他人造成损失的,依法承担法律责任。

2. 心理治疗的阶段与步骤　心理治疗的阶段主要由心理诊断阶段、帮助和改变阶段以及结束阶段组成。

（1）心理诊断阶段:①建立医疗关系,施治者与求治者建立起相互依赖、合作无间的关系,并基于此种友好关系而施予治疗。②收集问题信息,深入收集与求治者及其问题有关的资料,了解求治者过去的经历、现在的面临的问题以及对未来的看法和打算,三者综合,了解对方对自己、他人以及周围世界的看法,了解其所面临的烦恼与困难,进一步了解求治者是什么样的人,探究其思维与行为之间的关系。通过资料的搜集,认清求治者最关心、需要解决或改善的"主要问题"。③进行初步诊断,对求治者的心理问题及造成此问题的原因进行分析和确认,并评估求治者是否适宜继续接受心理治疗。在对求治者进行综合分析及判断的基础上,确定心理治疗应采用的方法及工作的主要方面。④确立治疗目标,施治者要在完成心理诊断的基础上,与求治者共同制定一个具体的、切实可行的、有轻重缓急的心理治疗目标,让求治者明确通过治疗希望解决什么问题、应有什么改变、达到什么程度等。

（2）帮助和改变阶段:帮助和改变阶段是心理治疗中最重要的阶段,是施治者任务最重的阶段,又是施治者最能发挥其创造性的阶段。在此阶段,施治者可以开动脑筋,采用一切可能的方式,针对性地创造出一些新的技术来帮助求治者产生某些改变,以达到治疗的目标。①明确施治者的责任。施治者要让求治者了解施治者并不是万能的,而是求治者在心理治疗过程中的管理者,施治者提供一种对求治者有利的外在环境和良好的人际关系,提出某些说明、解释、意见和建议,通过领悟和学习,促进求治者的改变和成长。②领悟。施治者帮助求治者重新审视自己内心中与问题有关的"情结",并帮助对方达到某种程度的领悟,使其问题的严重程度降低,建立起真正强大的心理平衡,为求治者改变其外显行为提供心理依据,产生强烈的彻底解决自己问题的动机。③支持。施治者通过给求治者以正强化,以及通过给对方指明在某一事件或情境中应抱有的积极、有益的方式,通过真诚地对对方好的行为的表扬、鼓励和支持等方式来减轻对方的焦虑,促进对方积极行为方式的增长。当施治者对求治者作保证或鼓励的基本出发点应立足于现实,要注意"正强化"的方向,即不鼓励对治疗起副作用的行为,又要注意避免"正强化"使求治者为了赢得施治者的表扬而表现出的迎合行为的消极影响。④反塑造。在治疗过程中,施治者往往采用奖励、期望、对峙、帮助对方达到某种领悟等影响方式来矫正求治者的认知和行为。反塑造是指求治者采用同样的方式来影响施治者。对所有人来说,他人的影响都可能会在自己身上产生某种作用。因此,施治者也应注意来自求治者的各种影响。⑤移情。求治者可能把以前与他人关系中产生过的情感、态度等主观体验强加到施治者身上,施治者要保持强大的洞察力,认识到无论哪种移情都可能成为某种形式的治疗阻力。⑥反移情。反移情是指施治者以不适当的行为来对待求治者在治疗中的某种行为表现。这种反移情有积极的作用也有消极的作用,施治者要保持判断力,避免反移情带来的负面影响。⑦对峙。对峙是向求治者指出其态度、思想与行为之间出现的矛盾。对峙不是施治者对求治者认知、感受的直接、简单的反馈,而是更重视对方较深层的动机与所表现的行为之间的矛盾。对峙的运用必须建立在良好的医疗关系的基础上,以有助于求治者的成熟发展为目的,注意掌握时机,对峙的内容一定要有事实根据。⑧解释。解释是为求治者提供关于现实世界的另一种看法,是施治者在治疗过程中最常用、最有力的"武器",在进行解释时,施治者应知道向对方解释的内容是什么,要注意何时应用解释以及怎样应用解释来面对求治者。

(3)结束阶段:心理治疗进行一段时间,取得理想的治疗效果后,就该采取一定的方法,以便结束治疗。①综合所有资料、作结论性解释。到了治疗结束之前,施治者宜与求治者作一次全面性的研究、检讨,综合所得资料,做出结论性解释,使求治者有机会对自己进行更清楚的认识,以便应对将来可能必然面对的心理生活。②帮助求治者举一反三,学习应用治疗经验。在结束阶段,施治者要向求治者指出他在治疗中已达到的成果,并向其指出还有哪些应注意的问题;还应帮助求治者重新回顾治疗要点,帮助检查治疗目标的实现情况,进一步巩固治疗所取得的成果。使求治者把在治疗过程当中所学习到的新知识、领会与经验应用到日常生活里,能不经施治者指点、引导与帮助,自己也能帮助自己继续学习、发展,走向成熟。③准备结束,接受离别。施治者应让求治者了解凡事都有终结,鼓励其自力而为,在真实的世界里独立自主。有的求治者依赖性很强,施治者应采取渐次结束的办法而中止治疗。

三、重点科室和环节医疗质量管理

(一) 重点科室

1. 急诊科

（1）功能任务：主要任务是对来院的各类急性精神障碍患者作出评估、检查、处置和危机干预。精神科急诊常见的工作有：自杀、自伤、冲动、伤人毁物等急性精神障碍的处理，精神药物过量或中毒的救治，精神药物不良反应的处理，与精神活性物质滥用有关的精神障碍和行为问题的处理，等等。

（2）设置要求：急诊科应当设在精神专科医院内便于患者迅速到达的区域，入口应当通畅，设有无障碍通道，方便轮椅、平车出入，并设有救护车通道和专用停靠处。急诊科应当设医疗区和支持区。医疗区包括诊室、治疗室、处置室、抢救室和观察室；支持区包括挂号、药房、收费等部门。急诊科应当有醒目的路标和标识，以方便和引导患者就诊，在医院挂号、化验、药房、收费等窗口应当有抢救患者优先的措施。急诊科应当根据急诊患者流量设置观察床，收住需要在急诊临时观察的患者，观察床数量根据医院承担的医疗任务和急诊患者量确定。急诊患者留观时间原则上不超过 72 小时。

（3）人员要求：急诊科医护人员应受过专门训练，掌握常见精神障碍的诊疗以及急诊医学的基本理论、基础知识和基本操作技能，具备独立工作能力。精神科急诊医师应当具有 3 年以上临床工作经验，具备独立处理常见急诊精神障碍的基本能力，熟练掌握心肺复苏、洗胃等基本技能，并定期接受急救技能的再培训，再培训间隔时间原则上不超过 2 年。三级精神专科医院急诊科主任应由具备副高以上专业技术职务任职资格的医师担任；二级精神专科医院的急诊科主任应当由具备中级以上专业技术职务任职资格的医师担任；急诊科主任负责本科的医疗、教学、科研、预防和行政管理工作，是急诊科诊疗质量、患者安全管理和学科建设的第一责任人。急诊护士应当具有 3 年以上临床护理工作经验，经规范化培训合格，掌握急诊、危重症患者的急救护理技能，常见急救操作技术的配合及急诊护理工作内涵与流程，并定期接受急救技能的再培训，再培训间隔时间原则上不超过 2 年。三级精神专科医院急诊科护士长应当由具备主管护师以上任职资格和 2 年以上急诊临床护理工作经验的护士担任。二级精神专科医院的急诊科护士长应当由具备护师以上任职资格和 1 年以上急诊临床护理工作经验的护士担任。

（4）质量管理：急诊科应当建立健全并严格遵守执行各项规章制度、岗位职责和相关诊疗技术规范、操作规程，保证医疗服务质量及医疗安全。急诊科应当根据精神科急诊医疗工作制度与诊疗规范的要求，在规定时间内完成诊疗工作；急诊实行首诊负责制，不得以任何理由拒绝或推诿急诊患者，对危重急诊患者按照"先诊疗后付费"的原则救治，确保急诊救治及时有效。科内常备的抢救药品应当定期检查和更换，保证药品在使用有效期内；抢救设备须进行定期检查和维护，保证设备完好率达到 100%，并合理摆放，有序管理。急诊科医护人员应当按精神科病历书写有关规定书写医疗文书,确保每一位急诊患者都有急诊病历,要记录诊疗的全过程和患者去向。精神专科医院应当加强对急诊科的质量控制和管理,急诊科指定专(兼)职人员负责本科医疗质量和安全管理;应当指定专(兼)职人员负责急诊科管理,帮助协调紧急情况下各科室、部门的协作;应制定主要常见急危重症的抢救流程和处置预案,做到急诊科抢救关键措施及相关医技等科室支持配合有章可循;各类辅助检查部门应当按规定时间出具急诊检查报告,药学等部门应当按有关规定优先向急诊患者提供服务;应当建立急诊患者优先住院的制度与机制,保证急诊处置后需住院治疗的患者能够及时收入相应的病房。

2. 精神科重症病房(PICU)

(1)建设标准:PICU应当设在病房内能够24小时监控到的区域,并邻近护士站和医生办公室,旁边设有设施得当的发泄室。具备急救药品、器械及心肺复苏、监护等抢救设备、保护性约束设备等。

(2)人员配备:配备至少一名内科医生、一名护士对PICU患者进行24小时护理,发现问题及时采取相应措施并向医生报告。

(3)收治标准:主要收治精神障碍合并严重躯体疾病及精神症状严重的住院患者。

(4)质量管理——利用前馈控制提高管理质量:前馈控制是指通过观察情况、收集整理信息、掌握规律、预测趋势,正确预计未来可能出现的问题,提前采取措施,将可能发生的偏差消除在萌芽状态中,为避免在未来不同发展阶段可能出现的问题而事先采取的措施。

(5)目前存在主要问题:

1)护理管理机制不健全,如安全管理制度和安全应急预案不够完善,质控管理不够到位;检查考核不严格,考核结果未与个人绩效挂钩,未及时对所发生的不良事件进行系统的根因分析、提出整改措施和整改后复查;护理人力资源不足,双休日、节假日、夜间是不良事件的高发时段。

2)护理人员个人能力不足,如工作中存在随意简化流程,常规或凭经验、印象开展护理服务等现象,精神科专业知识缺乏,对患者的疾病症状认知及评估不到位。

3)急危重症患者多,新入院患者发生不良事件的概率高,如精神分裂症患者受幻觉、妄想支配容易冲动伤人、外走、吞食异物等;重度抑郁症患者急性期可能发生自杀、自伤等;住院期间跌倒发生最为常见,一方面与患者服用抗精神病药物所致的步态不稳、直立性低血压有关,另一方面还与住院患者年龄偏大等有关。

4)病房环境与设施有待改善,病房空间相对狭小,患者的情绪容易波动,易发生冲突致外伤、骨折或不安心住院治疗而外走等。

(6)应对措施:

1)提供良好的病房环境,减少外界不良刺激:做好入院护理评估,制定相应护理计划,对有潜在安全问题的患者分开活动和居住,对有严重安全隐患的重点看管和隔离。

2）严格病房安全管理和制度检查：加强危险品检查，定期进行安全大检查，杜绝危险品留放病房；严格三查七对，加强巡视制度并做好记录，随时了解患者情况。

3）加强精神科职业道德教育：增强服务意识，改善服务态度，尊重患者，关心患者，满足其合理要求，鼓励他们参与活动，宣泄恶劣心境，建立良好的医患关系。

4）加强岗前培训和业务学习：精神科医务人员不但要有扎实的医学知识，娴熟的操作技能，更要有相关的人文、社会、法律知识，掌握良好的沟通技巧。定期组织学习和考核，以各种形式搞好继续教育，不断提高执业者素质，规范医疗护理文书书写。

5）加强学习国家相关医疗护理法律法规：提高精神科工作人员法律意识，熟悉患者住院享有的权利和义务，保证监护人对治疗的知情同意权，保护自身的合法权益，解释病情要科学、签字手续要完善、执行制度要严格、说话办事要谨慎。

3. 脑功能整合治疗室（MECT）

（1）建设标准：至少有 2 间互相独立的房间，作为等候区和治疗区。等候区用于治疗前等候和治疗后休息；治疗区用于 MECT 治疗和治疗后复苏，治疗和复苏需相对独立，使复苏患者不能看到治疗区域。最好有 4 间工作用房，分别用于治疗前等候、治疗、复苏、治疗后休息。最好有 MECT 专用办公室。

治疗区与复苏区能相互间进行病床转移无障碍。治疗区至少能容纳一个 MECT 单元（MECT 治疗单元为完成一个患者 MECT 治疗全过程所需的设备和人员）进行操作。所有房间符合院感控制标准，对残疾人无障碍，配有空调设备。

一个 MECT 治疗单元的设备：病床（1 张），ECT 治疗仪（1 台），呼吸机（1 台），供氧设备（1 套），急救设备（1 套），监测设备（1 套），转运设备（1 套）。

一个 MECT 复苏单元设备：病床，监测设备：至少有 1 台多参数心电监护仪、急救设备、供氧设备。

治疗前等候区设备（若设置）：至少有足够多椅子，有空调。最好有沙发、可播放音乐设备、有空调。

治疗后恢复区设备（若设置）：至少有足够多椅子，有空调；最好有沙发、可播放音乐设备、有空调。

MECT 办公室设备（若设置）：至少有办公桌、电脑、内线电话、文件柜；最好有外接网络、外线电话和传真、打印机。

（2）人员配备：治疗师，应为精神科执业医师，经过 MECT 相关培训，经所在机构考核合格并授权，每年参加 MECT 继续教育培训；麻醉师，应取得麻醉专业执业医师资格，经过 MECT 相关培训，经所在机构考核合格并授权；护士，应为注册护士，经过 MECT 相关培训，经所在机构考核合格并授权，每年参加 MECT 继续教育培训。

（3）收治标准：适应证：①严重抑郁，有强烈自伤、自杀行为或明显自责自罪者；②极度兴奋躁动、冲动伤人者；③拒食、违拗和紧张木僵者；④精神药物治疗无效或对药物治疗不能耐受者。禁忌证：①大脑有占位性病变及其他增加颅内压的病变；②最近的颅内出血；③心脏功能不稳定的心脏病；④出血或不稳定的动脉畸形；⑤视网膜脱落；⑥嗜铬细胞瘤；⑦导致麻醉危险的疾病（如严重呼吸系统与肝肾疾病）；⑧发热、贫血、消瘦、感染、衰竭、怀孕、老人和儿童；⑨严重的运动系统疾病。

（4）质量管理：MECT治疗前严格执行讨论制度，由科主任主持、治疗师、病区内医师、护士及有关人员参加，必要时请医疗管理部门人员参加。讨论内容包括：诊断及其依据、MECT治疗适应证、治疗合并用药、治疗要点及注意事项，治疗可能发生的危险、意外、并发症及其预防措施，是否履行了治疗同意书签字手续。术前准备情况、术后注意事项，护理要求等。对于疑难及危重患者必须进行多科会诊讨论后方能决定治疗。所有讨论内容均有风险评估记录。

MECT治疗中严格执行相关操作规范，严格患者行MECT治疗后出室标准，保证抢救药品、设备严格管理，严格执行院感消毒隔离制度，制定突发情况处理预案，保障患者医疗安全。

4. (半)开放病房管理

（1）建设背景：随着现代医学已经从生物医学模式转化为生物-心理-社会医学模式，这种转变使得对疾病的治疗和护理的关注点发生了变化，从以往的以疾病为中心，改变为以患者为中心。同时精神医学的发展及人们生活水平的提高，精神病患者的管理也逐渐向人性化、家庭化方向发展，(半)开放式精神科病房在各地实施日益广泛。开放式模式具有提高治疗和康复效果的有效方式，也是专科领域发展的需要，满足了患者的心身需要，提高患者的自尊和自信，对患者的精神康复及提高治疗依从性有很大的促进作用。

（2）人员配备：在精神科普通病房的配备基础上适当配备心理治疗(咨询)师、医务社会工作者等人员，与精神科医师、护士形成四位一体的战斗团队，为患者精神疾病的诊断、治疗、康复、回归社会提供高质量服务。

（3）收治标准：一般收治轻性精神疾病患者，需要24小时有人陪护，患者行为比较自由，除特殊情况外，可以在陪护下自由进出病房，探视时间自由，可以穿着自己喜欢的服装，不用穿统一病号服，这些都有利于减轻和消除患者及其家属的紧张和担心不适应住院治疗的情绪。

（4）质量管理：存在风险主要包括：一是个人物品多，危险物品不好管理；二是患者自伤自杀、出走外跑的风险高；三是陪护家属成为"双刃剑"一方面可以起到陪伴、照顾患者的积极作用，另外一方面家属的情绪、言语也会影响到患者的治疗；四是护理人员常认为患者有家属陪伴，产生松懈情绪。

管理对策主要包括：一是严格危险品管理，创造安全的病房环境；二是规范病房管理，建立完善(半)开放式病房管理制度；三是加强陪护管理，重视陪护人员在(半)开放式病房管理中的重要性；四是提高护士整体素质和安全意识，加强护理安全管理。

5. 封闭病房

（1）建设标准：分设男女病区，每个护理单元设 40~60 张床位，分设单人间、双人间、多床间（不超过 6 张），床间距≥1 米，各病室应合理设置卫生间，包含厕所、脸盆及淋浴。每个病房应有不易损坏的床、床头柜。有条件的地区可使用电子门禁系统，如钥匙扣、密码或指纹锁等。

病区内布局合理，陈设规格统一，力求简单，美观实用，家庭化，安全舒适。病室内不能有外露的电线和电源插座（除抢救室外）。有适宜的温湿度环境，每床净面积不少于 6 平方米，光线柔和，阳光充足，地面要用防滑材料。病区的窗户可使用双层钢化玻璃，并固定好两侧空隙。内设有重点病房、抢救室、活动区域、餐厅、会客室、发泄室等，与医护办公室分隔。办公区域应设有医师办公室、护士办公室、治疗师、保管室、杂物间（储藏室）、洗手间、更衣室、值班室等。

（2）人员配备：每个护理单元配备护理人员 20 名左右，医生 5~6 名，能够完成三级查房任务，有条件的地方可配备 1~2 名心理咨询师或医务社工。

（3）收治标准：用于收治非自愿住院的严重精神障碍患者。

（4）质量管理：通过实施细节管理提高封闭病房内的护理质量，进一步降低不良事件的发生，减少医疗纠纷的产生，提高患者住院满意度。

首先从细节上培养医护人员的安全意识，要耐心地向患者讲解住院的相关事宜和注意事项，做好患者的心理疏导工作，使患者消除紧张感，并使患者能有效的配合治疗，尤其对首次住院的患者，有条件的医院可以配备医务社工，开展此类工作。由于封闭式病房内都是一些较重的精神障碍患者，很容易发生自杀、自伤、伤人、外跑等一些危险情况，因此，对病房中存在的问题，制定一系列细节管理措施是非常重要的。如患者在服药时，医务人员要对患者的口腔进行仔细的检查，看服下肚，以防患者出现不吃或多吃的现象。还要随时观察患者的病情变化情况，并及时做好记录，从而能够让医护人员对患者的实际情况进行有针对性的管理，减少封闭式病房患者不良事件的发生率。同时还要强化细节监控，成立质控小组，由护士长和组长、主任组成，质控组成员要定期进行综合全面细致的检查，对封闭病房的每一个环节都要做到严格检查，确保细节落实到位。

（二）重点环节

1. 诊治流程（送、诊、治、出）

（1）自愿医疗：

1）概念：个人在选择就诊地点和就诊方式、接受医学检查和治疗、进行康复活动的全部过程中，享有自由表达意愿和自主做出选择的充分权利。

2）适用范围：所有精神障碍患者，包括严重精神障碍患者。

3）重点问题：自愿医疗中的难点是严重精神障碍患者的自愿医疗与知情同意。

4）常见情况：

A. 送：自愿来、自己来：就诊者主动、自愿地独自来诊，多为各类神经症患者、轻度抑郁障碍、有心理卫生问题的正常人等，也有严重精神障碍患者。即使有伴诊者，多数是患者主动要求陪伴的，此时医生应注意和患者讨论诊治过程的信息保密问题。协助来、陪伴来：个人没有主动就诊的意愿或者意愿不足，在相关人员的督促和帮助下，不那么情愿地来诊，但来诊就表明了个人决定，因此也属于自愿就诊。此种情况多数有陪伴者，可能是亲属、同事、友人等；诊断更有可能是严重精神障碍者，因此尤其要注意保密原则。医生还要与伴诊者沟通如何进一步帮助患者，比如发现患者有明显的自杀观念或危害他人安全的意图，应严肃、谨慎地权衡遵循保密原则和维护患者自身和他人的利益之间的关系，通过耐心地、有技巧地与患者沟通，妥善处理这种两难的情况。由民政部门帮助送诊的疑似精神障碍的流浪、乞讨人员也属于此类。

B. 诊：由精神科执业医师遵循《中华人民共和国精神卫生法》第二十六条和第二十七条的规定作出诊断，自愿就诊患者一般在门诊治疗，但不妨碍医生根据患者的具体情况提出住院治疗的建议，如病情不严重的厌食症和物质依赖戒断的治疗等，门诊治疗有一定难度而且有风险，本着"最小限制条件下的治疗"的原则，可以向患者建议在开放病房住院治疗。当然，是否住院完全由患者决定。至于危害到自身生命却拒绝住院的厌食症，应属于符合非自愿住院治疗标准的严重精神障碍，需要转入非自愿住院的程序。

C. 治：自愿住院治疗的患者自主选择病房类别和治疗方案，并不意味着患者具有无限制的决定权。既然"推定患者有决定能力"，患者就应遵从医院和病房的规章制度，共同遵守知情同意协议和协商后达成一致的诊疗方案。比如厌食症患者的治疗方案包括严格的进食要求，并可能规定进食后限制活动。患者签署了知情同意，就应当严格执行和医生的共同协定，因为患者的"自愿"就包含了自愿接受这种限制。同样的道理，自愿住院诊疗的严重精神障碍患者在知情同意的前提下，也应当遵守规章、遵循治疗方案；特殊情况：自愿住院治疗的患者在住院期间发生或将要发生伤害行为时，可以约束，但是应当更加谨慎、尽量少用或者不用。因为自愿住院治疗的患者很少出现"没有其他可替代措施的情况"。

D. 出：自愿住院治疗的精神障碍患者可以随时要求出院，医疗机构应当同意，医疗机构认为不宜出院的，应当告知理由；如患者仍坚持出院，则由医疗机构在病历中记录，并提出出院后治疗建议，由患者签字确认。

（2）非自愿住院：

1）概念：违背患者意志，不同程度限制患者自由，使患者在特定的医疗机构接受一段时间的观察、诊断或治疗。包括非自愿就诊和接受医学检查，非自愿入院观察和非自愿住院治疗。

2）适用范围：主要适用"发生伤害自身、危害他人安全的行为，或者有伤害自身、危害他人安全的危险的"疑似患者和诊断为严重精神障碍者。不包括因违反治安管理处罚法和刑法而需要"依照有关法律"处理的精神障碍者。

3）重点问题：非自愿住院治疗的标准：首先患者必须符合某种严重精神障碍的医学诊断。其次是精神障碍者有危害他人、伤害自身的行为，或迫在眉睫的伤害或危害危险，或基本生活不能自理的三种情况之一；疑似精神障碍的定义：有明显外在的言语、行为等异常表现，既往无精神病史或虽有精神病史但当时无法获取相关诊断信息者，即可认为是"疑似精神障碍患者"；严重精神障碍的定义：疾病症状严重，导致患者社会适应等功能严重损害、对自身健康状况或者客观现实不能完整认识，或者不能处理自身事务的精神障碍；非自愿住院治疗的出院标准：医疗机构认为患者可以出院的，应当及时告知患者及其监护人。医疗机构应当根据精神障碍患者病情，及时组织精神科执业医师对实施住院治疗的患者进行检查评估。评估结果表明患者不需要继续住院治疗的，医疗机构应当立即通知患者及其监护人。只要非自愿住院治疗的患者不再符合非自愿住院治疗的标准，即应出院或者转入自愿住院治疗；非自愿住院治疗的决定主体：对于"已经发生伤害自身行为、伤害自身安全的危险的"的"严重精神障碍"者，只有经其监护人同意，医疗机构应当对患者实施住院治疗；监护人不同意的，医疗机构不得对患者实施住院治疗。监护人应当对在家居住的患者做好看护管理。对于"已经发生危害他人行为、危害他人安全的危险的"的"严重精神障碍"者，"监护人应当同意对患者实施住院治疗"，如果"监护人阻碍实施住院治疗或者患者擅自脱离住院治疗的，可以由公安机关协助医疗机构采取措施对患者实施住院治疗"。"其监护人不办理住院手续的，由患者所在单位、村民委员会或居民委员会办理住院手续，并由医疗机构在患者病历中予以记录"。此类患者的非自愿住院治疗的决定权在医院。

4）常见情况：

A. 送：近亲属负责家庭成员中出现危险的疑似患者的送诊；单位负责出现危险的疑似患者的员工的送诊；公安机关负责公共场所里出现危险的疑似患者的送诊。同时，无论是亲属还是单位，都有权利请求公安机关予以协助。

B. 诊：医疗机构接到送诊的疑似精神障碍患者，不得拒绝为其作出诊断。如果在门诊很快确诊，则根据不同情况决定是否非自愿住院治疗；如果不能确诊，则"应当将其留院"，一般是72小时内作出诊断，疑难病例可以延期留观，原则不超过14天。一旦作出诊断，则根据不同情况进行处理。"患者或者其监护人对需要住院治疗的诊断结论有异议，不同意对患者实施住院治疗的，可以要求再次诊断和鉴定"。

C. 治：一旦对患者实施非自愿住院，即可对患者进行非自愿治疗，而无需再采取别的治疗批准程序。"医疗机构及其医务人员应当遵循精神障碍诊断标准和治疗规范，制定治疗方案，并向精神障碍患者或者其监护人告知治疗方案和治疗方法、目的以及可能产生的后果。"

D. 出：对于"已经发生伤害自身行为、伤害自身安全的危险的"的"严重精神障碍"患者实施住院治疗的，监护人可以随时要求患者出院，医疗机构应当同意。医疗机构认为精神障碍患者不宜出院的，应当告知不宜出院的理由；患者或者其监护人仍要求出院的，执业医师应当在病历资料中详细记录告知过程，同时提出出院后的医学建议，患者或其监护人应当签字确认。对于"已经发生危害他人行为、危害他人安全的危险的"的"严重精神障碍"患者实施住院治疗,医疗机构认为患者可以出院的,应当立即告知患者及其监护人。

患者本人没有能力办理出院手续的,监护人应当为其办理出院手续。

（3）强制医疗:

1）法律依据:《中华人民共和国刑事诉讼法》《中华人民共和国精神卫生法》。

2）收治流程及范围:一是经法定程序鉴定依法不负刑事责任;二是由人民法院作出强制医疗的决定,下达强制医疗决定书;三是由公安机关将患者送往强制医疗机构进行强制医疗治疗。

3）解除条件:强制医疗机构应当定期对被强制医疗的人进行诊断评估。对于已不具有人身危险性,不需要继续强制医疗的,应当及时提出解除意见,报决定强制医疗的人民法院批准。

2. 急症处理

（1）定义:精神科急症指起病急、发展快、病情严重。有可能对周围人群或患者本身造成生命威胁或财产损失,或其躯体情况处于危急状态,急需采取治疗防护措施。

（2）主要任务:对于各类急性精神障碍作出迅速、准确的评估,依据病史、体格检查、精神检查、实验室检查结果,尽快判断精神障碍的性质、严重程度及危险性,及时作出相应的处置。要充分考虑可能存在的器质性病因、合并的躯体疾病情况、创伤性事件及药物与物质使用情况等,也要注意可能涉及的精神障碍患者合法权益等法律问题。自杀和攻击行为是精神科常见的高风险行为,对自杀和攻击行为风险快速评估和干预是精神科急诊的首要任务。

（3）范围:主要包括门急诊、住院患者的应急处理、紧急会诊。①门急诊紧急处理:包括各种急性精神障碍的处理、脑器质性和躯体疾病所致精神障碍、精神药物过量和中毒、精神药物不良反应、与精神活性物质滥用有关的精神障碍和行为问题、儿童和青少年的心理问题、其他社会心理危机问题;②住院患者的应急处理:精神科住院患者常常有需要紧急处理的急诊情况,如自伤、自杀、暴力、冲动、精神运动性兴奋、震颤、急性焦虑和惊恐发作、紧张或恐惧症状、谵妄及木僵状态等,以及突发严重躯体疾病或药物不良反应,如心力衰竭、高热、哮喘、直立性低血压、严重心律失常、严重的水电解质失衡、急性肌张力障碍、严重的静坐不能等情况。

（4）评估:①精神科急诊评估:急诊精神科评估是为获取诊断、处理急性症状和归入合适医疗级别而进行的简洁而有针对性的评估。详细的病史采集、躯体检查、精神检查及辅助检查是基础,完成多方面的信息采集有助于作出全面、准确的处理决定。②伴发精神症状的器质性疾病的急诊评估:如发现患者存在认知、思维、情绪、行为等精神活动改变,首先必须排除躯体或脑器质性疾病,特别是谵妄或痴呆的患者。由于许多精神专科医院对于躯体疾病或脑器质性疾病的诊断条件有限,因此需要格外地关注患者引起精神症状的躯体因素,以防漏诊。评估内容应包括全面的病史采集、全面的体格检查和实验室检查等。尤其需要注意某些具有躯体疾病或脑器质性疾病高危因素的群体,如老年患者、既往有躯体疾病病史、急性起病且生命体征不稳定或意识障碍、静脉使用毒品者、流浪或无家可归者。

（5）诊断和处理原则:①诊断:主要基于从病史、体格检查、精神检查、相关的辅助检查等方面活动获得的临床线索,对照精神疾病分类诊断标准,如《国际疾病分类第十一次修订本》(ICD-11)、《精神障碍诊断与统计手册》(DSM-5),快速作出初步印象或诊断。②处理原则:在决策处理措施之前,需要注意是否是躯体疾病或脑器质性疾病所致精神障碍;要注意是否合并躯体疾病;还要考虑患者年龄因素,女性患者还需要注意是否妊娠或哺乳。

3. 风险评估

（1）定义:风险评估:在风险事件发生之前或之后(但还没有结束),该事件给人们的生活、生命、财产等各个方面造成的影响和损失的可能性进行量化评估的工作。即,风险评估就是量化测评某一事件或事物带来的影响或损失的可能程度。

（2）流程:①要求医师对所有住院患者进行风险评估。根据病史、临床症状、体格检查、辅助检查、健康史、心理状况、社会状况和经济因素等方面的内容,同时考虑到患者的某些需求,如教育、出院计划及其他会诊的需求等进行综合评估,评出三个风险等级,即一般、病重、病危。②经治医师须在8小时内完成对新入院患者的首次评估,书写首次病程记录,并在24小时内完成大病历的书写;主治医师须在患者入院后48小时内评估患者,并记录于主治医师查房记录中,内容包括补充的病史和体征、诊断依据、鉴别诊断的分析研究及诊疗计划等;带组教授须在患者入院后72小时内评估患者并记录于教授查房记录中,内容包括对病情的分析和诊疗意见等。③在下列情况下,须随时将对患者的评估内容记录于病程记录中:患者病情变化;患者诊断改变或诊疗计划改变;判断药物或其他治疗是否有效及患者是否能转院或出院。④对急诊患者即时评估,迅速落实诊疗措施;对症状危急、有生命危险的患者延时评估,实行先抢救后评估。评估时以保证患者安全为原则,不能为评估而评估,耽误急救时间。⑤医师必须在评估后及时与患者或家属沟通,做好病情告知工作:告知评估结果、初步诊断、目前治疗方案;告知诊疗过程中可能出现的风险或不良后果、下一步措施和注意事项等;评估后医院不能诊疗或治疗效果不能肯定时,及时与患者及家属沟通,做好知情告知。在告知的同时,履行签字手续。⑥住院患者风险评估的核心内容是将对患者的风险评估贯穿于诊疗过程的始终,并做好相关记录。在患者入院时、住院期间、出院前均需要进行医患沟通并记录。

（3）常见问题:主要包括以下几方面:一是患者自杀自伤、冲动外走风险高;二是年龄较高,走路不稳容易跌倒;三是患者合并严重躯体疾病有可能导致死亡;四是患者久病多年、长期住院,家属关注度低。

（4）质量管理:规范病房管理制度,严格执行各项操作规程,排除病房安全隐患,必要时进行保护性约束;加强护理人员责任心、使命感,对重点患者巡视到位,对生活自理能力差的患者要求陪护,以便患者得到更好的照顾;严格落实核心制度,对于自身难以解决的问题及时进行院内外会诊,必要时建议患者转院治疗;定期与患者家属进行沟通,保持长时期联系,寻求患者家属配合诊疗工作。

4. 医患沟通

(1)定义:医患沟通就是医患双方为了治疗患者的疾病,满足患者的健康需求,在诊治疾病过程中进行的一种交流。医患之间的沟通不同于一般的人际沟通,患者就诊时,特别渴望医护人员的关爱、温馨和体贴,因而对医护人员的语言、表情、动作姿态、行为方式更为关注、更加敏感。这就要求,医务人员必须以心换心,以情换真,站在病患的立场上思考和处理问题。

(2)原则:①平等,医患沟通和人际关系的前提和基础;②信任,是医患沟通的原则也是做人的根基;③互利,医患双方应在对抗疾病中互利共赢。

(3)常见问题:①地位不平等,医务人员常认为医学是极其专业的一门学科,精神障碍患者什么都不懂,解释太多也没有用,因此会出现服务态度不好,态度冷淡或回答问题时简单,显得不耐烦、言语生硬等;②医患双方缺乏信任,都在过度保护自己,不能进行真诚的沟通,患者隐瞒病情,医生不敢创新等;③由于患者缺乏对医疗诊疗工作和医学知识的了解,导致常常对医疗诊疗的效果期望值过高,普遍认为有病到医院就应当能治好,花了钱治不好病就是医院有过错。

(4)质量管理:规范病房管理制度,严格执行各项操作规程,排除病房安全隐患,必要时进行保护性约束;加强护理人员责任心、使命感,对重点患者巡视到位,对生活自理能力差的患者要求陪护,以便患者得到更好的照顾;严格落实核心制度,对于自身难以解决的问题及时进行院内外会诊,必要时建议患者转院治疗;定期与患者家属进行沟通,保持长时期联系,寻求患者家属配合诊疗工作。

5. 保护性约束

(1)定义:是指在精神科医疗过程中,医护人员针对患者病情的特殊情况,对其紧急实施的一种强制性的最大限度限制其行为活动的医疗保护措施,是精神科治疗护理特殊患者的方法之一,目的是最大限度地减少其他意外因素对患者的伤害。

(2)原则:保护性约束一直是辅助治疗与安全管理的有效措施之一。急性精神科病房中患者的不合作行为,冲动暴力、逃跑、自伤、破坏规则及拒药会造成工作人员和病员的应激和伤害,而约束保护作为急性医学干预手段,可减少不合作事件的发生,加强自身行为控制。分析表明,约束保护不仅可提高患者的治疗依从性,还可避免患者伤害他人、物品或自伤、自杀等,最大限度地减少其他意外因素对患者的伤害。

约束保护的应用原则:①患者当时有伤害自身或者危害他人的危害性;②为保证患者得到及时的治疗;③其他较少限制的措施在当时无法提供或使用后无效。

(3)对象:精神障碍患者在医疗机构内发生或者将要发生伤害自身、危害他人安全、扰乱医疗秩序的行为,医疗机构及其医务人员在没有其他可替代措施的情况下。

（4）质量管理：严格规范保护性约束的适应证，禁止扩大使用范围；约束前做好评估记录工作的同时进行心理疏导及劝慰；约束时严格执行保护性约束操作规范，尽量避免过程中出现次生伤害；约束中医务人员定时进行检查、巡视，患者病情缓解及时解除约束；及时向患者家属告知保护性约束情况。

四、病历（案）质量管理

（一）病历（案）质量的基本概念

1. 病历的定义　病历是医务人员在医疗活动过程中形成的关于病人疾病发生、发展、诊断和治疗情况的客观记录，是临床医疗、科研教学、保险理赔的重要原始资料，也是评价患者健康状况的客观依据，还是处理、仲裁和判决医疗纠纷的重要法律依据，真实反映患者的病情，为此病案质量的优劣，不仅反映医院的管理水平和医疗质量，也反映出医务人员的基本素质和专业能力。病历在经病案管理人员整理后归档到病案室，病历将转变为病案。

2. 病历（案）质量的定义　病历（案）质量是医院管理水平的主要标志，是医院医疗水平的综合体现，是基础医疗工作的关键环节，是医疗质量管理的基础，是医疗质量的保障。要做好病历（案）管理工作，首先要树立科学发展观，应用先进的管理理念和管理方法，建立病历（案）质量管理体系。病历（案）质量是指从病历的建立、形成到归档、利用等一系列工作环节，按照各项工作预定标准和要求所需达到的程度。病历（案）质量控制包括病历（案）管理质量控制和病历书写质量控制。前者主要体现在病历的回收、编码、装订、保管、提供、复印等满足一定的质量控制标准；后者包括书写首先要做到客观、真实、准确，其次是书写应符合规则要求，符合质量评估标准。

（二）精神科病历的特点

精神科的病历与其他临床科室的病历既有着共性，又有着很大的不同，如精神病患者的特殊性给精神科病历书写带来了很大的挑战，无论是病史采集还是查体都有一定的困难，甚至有的患者根本就无法描述出自己的病情，往往由家属代述，这就给患者病情的真实性带来了隐患，也影响着后续的治疗方案的实施。综合上述，只有对于精神科病历质量要求更为严格，才能确保患者和医务人员的权益得到合理合法的保障。

（三）精神科住院患者信息采集工作

住院信息采集工作需要经历四个阶段的操作流程，四个阶段分别是：

1. 门急诊医生对患者初诊信息的采集阶段　这一阶段记录的载体为门诊病历和住院证，容易出错的地方是门诊就诊信息采集不全，各种检查化验报告记录不全，住院证上填写诊断字迹潦草或填写错误。

2. 住院登记部门对入院患者基本信息的采集阶段　内容包括患者的基本社会学信息：姓名、年龄、籍贯、婚姻、住址、工作单位、联系人等，这一环节往往由于患者和家属的身份证件未随身携带而导致填写错误。

3. 临床医疗部门对住院患者医疗信息的采集阶段   此环节出现不规范的问题是缺失，如缺少查房记录、缺少上级医师签字等。

4. 病案管理部门对住院病人各种信息资料的整理归集阶段   此处环节较多回收、装订、编码、质检、归档、各个部门查阅，每个环节不严格把关都会出现错误。

（四）精神科病历书写质量控制

1. 门急诊科对门诊病历及住院证进行质量控制   门急诊医生建立门诊病历尽量确保采集信息客观、真实、准确，检查报告单要及时、准确归入患者门诊病历中，开具住院证填写全面，诊断术语规范准确。

2. 入院登记工作质量控制

（1）入院登记工作：由住院处工作人员完成首页部分基本信息的采集工作，要求工作人员要认真、准确地录入计算机系统患者的基本信息，此环节一定要履行核对制度，核对患者的身份证或户口本。对于没有携带证件的患者，住院处工作人员必须反复叮嘱患者家属于三天内，持身份证或户口本到病房接诊医生那里完善信息，以确保患者姓名、住址、联系方式等真实、完整。

（2）分发住院病案号工作：住院处工作人员面临的第二项重点任务就是病案号一致性，尤其多次住院患者，易出现重复发住院病案号的情况，凡是来院住院的患者住院处工作人员先进行电子查询，对于查询不到的，还要经由病案科人员确定后为该患者发放新的住院病案号，尽量确保患者病案号唯一性，并在此环节关联好患者身份证信息，并且完善患者其他基本信息。

3. 医、护、技人员书写病历质量控制   根据《病历书写基本规范》和《电子病历应用管理规范（试行）》，重点做好以下质量管理工作。

（1）书写病历人员资质要求：①纸质版病历的要求：病历应当按照规定的内容书写，并由相应医务人员签名。实习医务人员、试用期医务人员书写的病历，应当经过本医疗机构注册的医务人员审阅、修改并签名。进修医务人员由医疗机构根据其胜任本专业工作实际情况认定后书写病历。②电子版病历的要求：电子病历系统应当对操作人员进行身份识别，并保存历次操作印痕，标记操作时间和操作人员信息，并保证历次操作印痕、标记操作时间和操作人员信息可查询、可追溯。

（2）书写病历时限要求：①首次病程记录当在患者入院 8 小时内完成；②主治医师首次查房记录应当于患者入院 48 小时内完成；③抢救记录在抢救结束后 6 小时内据实补记，并加以注明；④接班记录应当由接班医师于接班后 24 小时内完成；⑤转入记录由转入科室医师于患者转入后 24 小时内完成；⑥入院记录、再次或多次入院记录应当于患者入院后 24 小时内完成；⑦24 小时内入出院记录应当于患者出院后 24 小时内完成；⑧24 小时内入院死亡记录应当于患者死亡后 24 小时内完成；⑨常规会诊意见记录应当由会诊医师在会诊申请发出后 48 小时内完成，急会诊时会诊医师应当在会诊申请发出后 10 分钟内到场，并在会诊结束后即刻完成会诊记录;⑩死亡病例讨论记录是指在患者死亡一周内,由科主任或具有副主任医师以上专业技术职务任职资格的医师主持,对死亡病例进行讨论、分析的记录。

（3）书写病历的修改:①纸质版病历:病历书写过程中出现错字时,应当用双线划在错字上,保留原记录清楚、可辨,并注明修改时间,修改人签名。不得采用刮、粘、涂等方法掩盖或去除原来的字迹。上级医务人员有审查修改下级医务人员书写的病历的责任。②电子版病历:医务人员采用身份标识登录电子病历系统完成书写、审阅、修改等操作并予以确认后,系统应当显示医务人员姓名及完成时间。电子病历系统应当设置医务人员书写、审阅、修改的权限和时限。实习医务人员、试用期医务人员记录的病历,应当由具有本医疗机构执业资格的上级医务人员审阅、修改并予确认。上级医务人员审阅、修改、确认电子病历内容时,电子病历系统应当进行身份识别、保存历次操作痕迹、标记准确的操作时间和操作人信息。电子病历应当设置归档状态,医疗机构应当按照病历管理相关规定,在患者门(急)诊就诊结束或出院后,适时将电子病历转为归档状态。电子病历归档后原则上不得修改,特殊情况下确需修改的,经医疗机构医务部门批准后进行修改并保留修改痕迹。

（4）依据《住院病历书写质量评估标准》,精神专科医院非甲级病历的单项否定项:①病案首页中医疗信息未填写(至空白首页);②传染病漏报;③血型或 HBsAg、HCV-Ab 和 HIV-Ab 书写错误;④无入院记录(入院记录的书写由住院医师完成,实习医师代替住院医师书写入院记录视为无入院记录);⑤入院记录未在 24 小时内完成;⑥首次病程未在患者入院后 8 小时内完成;⑦首次病程记录中无病历特点、诊断依据、鉴别诊断和诊疗计划之一者;⑧患者入院 48 小时内无主治医师首次查房记录,72 小时内无副主任以上职称医师查房记录;⑨医师在交接班后 24 小时内未完成交接班记录或无交接班记录;⑩24 小时内未完成转出、转入记录或无转出、转入记录;⑪对危重症者不按规定时间记录病程;⑫疑难或危重病例无科主任或主任(副主任)医师查房记录;⑬抢救记录中无参加者的姓名和上级医师的意见;⑭无特殊检查、特殊治疗、有创检查、操作知情同意书或无患者或家属、医师签字(包括骨髓穿刺、腰椎穿刺和胸椎穿刺等操作);⑮中等以上手术无术前讨论记录;⑯新开展的手术及大型手术无科室主任或授权的上级医师签名确认;⑰无麻醉记录;⑱手术记录未在术后 24 小时内完成;⑲无手术记录;⑳植入体内的人工材料的条形码未粘贴在病历中;㉑无死亡抢救记录;㉒抢救记录未在抢救后 6 小时内完成;㉓缺少死者家属同意尸检意见和签字记录(患者死亡后家属须在 48 小时内申请尸解,并签署尸解申请书);㉔缺出院(死亡)记录或未按时完成出院(死亡)记录(应在出院后或死亡后 24 小时内完成);㉕无死亡讨论记录(死亡讨论记录应在患者死亡后一周内完成);㉖产科无新生儿出院记录,无新生儿脚印及性别前后不符;㉗缺少住院期间对诊断和治疗有重要价值的辅助检查报告(患者输血前必须检查乙肝五项、丙肝抗体、梅毒抗体、HIV 和肝功能);㉘病历中模仿或代替他人签字;㉙整页病历记录缺失,造成病历不完整;㉚涂改、伪造、拷贝病历造成原则错误,计算机打印的病历无书写者的手工签字(修改病历中的错别字应用双划线在错字上,不得采用刮、粘、涂等方法掩盖原来字迹)。

（五）精神科住院病案首页数据填写和病案管理质量控制

1. 基本要求

（1）住院病案首页填写应当客观、真实、及时、规范,项目填写完整,准确反映住院期间诊疗信息。

（2）住院病案首页中常用的标量、称量应当使用国家计量标准和卫生行业通用标准。

（3）住院病案首页应当使用规范的疾病诊断和手术操作名称。诊断依据应在病历中可追溯。

（4）疾病诊断编码、手术和操作编码,以及疾病诊断相关分组（DRGs）等应按照国家或当地卫生健康行政部门制定的标准执行。

（5）医疗机构应当建立病案质量管理与控制工作制度,确保住院病案首页数据质量。

2. 填写规范

（1）入院时间是指患者实际入病房的接诊时间;出院时间是指患者治疗结束或终止治疗离开病房的时间,其中死亡患者是指其死亡时间;记录时间应当精确到分钟。

（2）诊断名称一般由病因、部位、临床表现、病理诊断等要素构成。出院诊断包括主要诊断和其他诊断（并发症和合并症）。

（3）主要诊断一般是患者住院的理由,原则上应选择本次住院对患者健康危害最大、消耗医疗资源最多、住院时间最长的疾病诊断。

（4）主要诊断选择的一般原则:①病因诊断能包括疾病的临床表现,则选择病因诊断作为主要诊断。②以手术治疗为住院目的时,则选择与手术治疗相一致的疾病作为主要诊断。③以疑似诊断入院,出院时仍未确诊,则选择临床高度怀疑、倾向性最大的疾病诊断作为主要诊断。④因某种症状、体征或检查结果异常入院,出院时诊断仍不明确,则以该症状、体征或异常的检查结果作为主要诊断。⑤疾病在发生发展过程中出现不同危害程度的临床表现,且本次住院以某种临床表现为诊治目的,则选择该临床表现作为主要诊断。疾病的临终状态原则上不能作为主要诊断。⑥本次住院仅针对某种疾病的并发症进行治疗时,则该并发症作为主要诊断。

（5）住院过程中出现比入院诊断更为严重的并发症或疾病时,按以下原则选择主要诊断:①手术导致的并发症,选择原发病作为主要诊断;②非手术治疗或出现与手术无直接相关性的疾病,按上述第（4）条中③的情形选择主要诊断。

（6）其他诊断是指除主要诊断以外的疾病、症状、体征、病史及其他特殊情况,包括并发症和合并症。并发症是指一种疾病在发展过程中引起的另一种疾病,后者即为前者的并发症。合并症是指一种疾病在发展过程中出现的另外一种或几种疾病,后发生的疾病不是前一种疾病引起的。合并症可以是入院时已存在,也可以是入院后新发生或新发现的。

（7）填写其他诊断时,先填写主要疾病并发症,后填写合并症;先填写病情较重的疾病,后填写病情较轻的疾病;先填写已治疗的疾病,后填写未治疗的疾病。

（8）下列情况应当写入其他诊断：入院前及住院期间与主要疾病相关的并发症；现病史中涉及的疾病和临床表现；住院期间新发生或新发现的疾病和异常所见；对本次住院诊治及预后有影响的既往疾病。

（9）由于各种原因导致原诊疗计划未执行，无其他治疗出院的，原则上选择拟诊疗的疾病为主要诊断，并将影响原诊疗计划执行的原因（疾病或其他情况等）写入其他诊断。

3. 填报人员要求

（1）临床医师、编码员及各类信息采集录入人员，在填写病案首页时应当按照规定的格式和内容及时、完整和准确填报。

（2）临床医师应当按照本规范要求填写诊断及手术操作等诊疗信息，并对填写内容负责。

（3）编码员应当按照本规范要求准确编写疾病分类与手术操作代码。临床医师已作出明确诊断，但书写格式不符合疾病分类规则的，编码员可按分类规则实施编码。

（4）医疗机构应当做好住院病案首页费用归类，确保每笔费用类别清晰、准确。

（5）信息管理人员应当按照数据传输接口标准及时上传数据，确保住院病案首页数据完整、准确。

4. 病案管理质量控制指标（2021 年版）

（1）人力资源配置指标：

指标一、住院病案管理人员月均负担出院患者病历数（MER-HR-01）

定义：单位时间内，每名住院病案管理人员每月平均负担的出院患者病历数。

计算公式：

$$住院病案管理人员月均负担出院患者病历数 = \frac{出院患者病历总数}{同期住院病案管理人员实际工作总月数}$$

说明：①住院病案管理人员是指专职从事住院病历回收、整理、扫描、装订、归档、复印、借阅、编码、统计及质量控制等工作的人员；②实际工作总月数等于每名工作人员实际工作月数的总和（下同）。

指标二、门诊病案管理人员月均负担门诊患者病历数（MER-HR-02）

定义：单位时间内，每名门诊病案管理人员每月平均负担的门诊患者病历数。

计算公式：

$$门诊病案管理人员月均负担门诊患者病历数 = \frac{门诊患者病历总数}{同期门诊病案管理人员实际工作总月数}$$

说明：①门诊病案管理人员是指专职从事门诊病案资料整理、装订、归档、复印、借阅、编码、统计及质量控制等工作的人员；②门诊患者病历总数按同期门诊实际诊疗人次计算。

指标三、病案编码人员月均负担出院患者病历数（MER-HR-03）

定义：单位时间内，每名病案编码人员每月平均负担的出院患者病历数。

计算公式:

$$病案编码人员月均负担出院患者病历数 = \frac{出院患者病历总数}{同期病案编码人员实际工作总月数}$$

说明:病案编码人员是指对出院病历病案首页各数据项进行信息录入,包括对疾病、手术操作信息进行 ICD 编码及审核等工作的专业技术人员。

(2)病历书写时效性指标:

指标四、入院记录 24 小时内完成率(MER-TL-01)

定义:单位时间内,入院记录在患者入院 24 小时内完成的住院患者病历数占同期住院患者病历总数的比例。

计算公式:

$$入院记录 24 小时内完成率 = \frac{入院记录在患者入院 24 小时内完成的住院患者病历数}{同期住院患者病历总数} \times 100\%$$

指标五、出院记录 24 小时内完成率(MER-TL-03)

定义:单位时间内,出院记录在患者出院后 24 小时内完成的病历数占同期出院患者病历总数的比例。

计算公式:

$$出院记录 24 小时内完成率 = \frac{出院记录在患者出院后 24 小时内完成的病历数}{同期出院患者病历总数} \times 100\%$$

指标六、病案首页 24 小时内完成率(MER-TL-04)

定义:单位时间内,病案首页在患者出院后 24 小时内完成的病历数占同期出院患者病历总数的比例。

计算公式:

$$病案首页 24 小时内完成率 = \frac{病案首页在患者出院后 24 小时内完成的病历数}{同期出院患者病历总数} \times 100\%$$

(3)重大检查记录符合率

指标七、CT/MRI 检查记录符合率(MER-ME-01)

定义:单位时间内,CT/MRI 检查医嘱、报告单、病程记录相对应的住院患者病历数占接受 CT/MRI 检查的住院患者病历总数的比例。

计算公式:

$$CT/MRI 检查记录符合率 = \frac{CT/MRI 检查医嘱、报告单、病程记录相对应的住院病历数}{同期接受 CT/MRI 检查的住院病历总数} \times 100\%$$

说明:CT/MRI 检查医嘱、报告单、病程记录相对应是指在接受 CT/MRI 检查的住院患者病历中,CT/MRI 相关医嘱、报告单完整,检查结果及分析在病程记录中有相应记录。

指标八、细菌培养检查记录符合率(MER-ME-03)

定义:单位时间内,细菌培养检查的医嘱、报告单、病程记录相对应的住院患者病历数占同期开展细菌培养检查的住院患者病历总数的比例。

计算公式:

$$细菌培养检查记录符合率 = \frac{细菌培养检查的医嘱、报告单、病程记录相对应的住院患者病历数}{同期开展细菌培养检查的住院患者病历总数} \times 100\%$$

说明:细菌培养检查的医嘱、报告单、病程记录相对应是指在开展细菌培养检查的住院患者病历中,细菌培养检查相关医嘱、报告单完整,培养结果及分析在病程记录中有相应记录。

(4)诊疗行为记录符合率

指标九、抗菌药物使用记录符合率(MER-D&T-01)

定义:单位时间内,抗菌药物使用医嘱、病程记录相对应的住院患者病历数占同期使用抗菌药物的住院患者病历总数的比例。

计算公式:

$$抗菌药物使用记录符合率 = \frac{抗菌药物使用医嘱、病程记录相对应的住院患者病历数}{同期使用抗菌药物的住院患者病历总数} \times 100\%$$

说明:①抗菌药物使用医嘱、病程记录相对应是指在使用抗菌药物治疗的住院患者病历中,抗菌药物使用相关医嘱单完整,使用情况在病程记录中有相应记录;②抗菌药物的范围见《抗菌药物临床应用管理办法》(卫生部令第84号)。

指标十、医师查房记录完整率(MER-D&T-07)

定义:单位时间内,医师查房记录完整的住院患者病历数占同期住院患者病历总数的比例。

计算公式:

$$医师查房记录完整率 = \frac{医师查房记录完整的住院患者病历数}{同期住院患者病历总数} \times 100\%$$

说明:医师查房记录完整是指医师查房记录符合《医疗质量安全核心制度要点》(国卫医发〔2018〕8号)《病历书写基本规范》(卫医政发〔2010〕11号)要求。

指标十一、患者抢救记录及时完成率(MER-D&T-08)

定义:单位时间内,抢救记录及时完成的住院患者病历数占同期接受抢救的住院患者病历总数的比例。

计算公式:

$$患者抢救记录及时完成率 = \frac{抢救记录及时完成的住院患者病历数}{同期接受抢救的住院患者病历总数} \times 100\%$$

说明:抢救记录及时完成是指抢救记录的书写时限和内容符合《医疗质量安全核心制

度要点》(国卫医发〔2018〕8 号)《病历书写基本规范》(卫医政发〔2010〕11 号)要求。

（5）病历归档质量指标

指标十二、出院患者病历 2 日归档率（MER-TQ-01）

定义：单位时间内，2 个工作日内完成归档的出院患者病历数占同期出院患者病历总数的比例。

计算公式：

$$出院患者病历 2 日归档率 = \frac{2 个工作日内完成归档的出院患者病历数}{同期出院患者病历总数} \times 100\%$$

指标十三、出院患者病历归档完整率（MER-TQ-02）

定义：单位时间内，归档病历内容完整的出院患者病历数占同期出院患者病历总数的比例。

计算公式：

$$出院患者病历归档完整率 = \frac{归档病历内容完整的出院患者病历数}{同期出院患者病历总数} \times 100\%$$

说明：病历内容完整是指归档病历内容符合《病历书写基本规范》(卫医政发〔2010〕11 号)要求。

指标十四、主要诊断填写正确率（MER-TQ-03）

定义：单位时间内，病案首页中主要诊断填写正确的出院患者病历数占同期出院患者病历总数的比例。

计算公式：

$$主要诊断填写正确率 = \frac{病案首页中主要诊断填写正确的出院患者病历数}{同期出院患者病历总数} \times 100\%$$

说明：主要诊断填写正确是指主要诊断填写符合《卫生部关于修订住院病案首页的通知》(卫医政发〔2011〕84 号)《国家卫生计生委办公厅关于印发住院病案首页数据填写质量规范(暂行)》(国卫办医发〔2016〕24 号)要求。

指标十五、主要诊断编码正确率（MER-TQ-04）

定义：单位时间内，病案首页中主要诊断编码正确的出院患者病历数占同期出院患者病历总数的比例。

计算公式：

$$主要诊断编码正确率 = \frac{病案首页中主要诊断编码正确的出院患者病历数}{同期出院患者病历总数} \times 100\%$$

说明：主要诊断编码正确是指主要诊断编码符合国家统一发布的最新的《疾病分类与代码国家临床版》要求。

指标十六、不合理复制病历发生率（MER-TQ-07）

定义:单位时间内,出现不合理复制病历内容的出院患者病历数占同期出院患者病历总数的比例。

计算公式:

$$不合理复制病历发生率 = \frac{出现不合理复制病历内容的出院患者病历数}{同期出院患者病历总数} \times 100\%$$

说明:不合理复制病历内容是指首次病程记录病例特点与入院记录、现病史完全相同;拟诊讨论部分重复病例特点;2次以上病程记录完全相同;同科同种疾病拟诊讨论内容完全相同。

指标十七、知情同意书规范签署率(MER-TQ-08)

定义:单位时间内,规范签署知情同意书的出院患者病历数占同期存在知情同意书签署的出院患者病历总数的比例。

计算公式:

$$知情同意书规范签署率 = \frac{规范签署知情同意书的出院患者病历数}{同期存在知情同意书签署的出院患者病历总数} \times 100\%$$

说明:规范签署知情同意书是指病历中各类知情同意书签署符合《病历书写基本规范》(卫医政发〔2010〕11号)《医疗纠纷预防和处置条例》(中华人民共和国国务院令第701号)有关规定。

指标十八、甲级病历率(MER-TQ-09)

定义:单位时间内,甲级出院患者病历数占同期出院患者病历总数的比例。

计算公式:

$$甲级病历率 = \frac{甲级出院患者病历数}{同期出院患者病历总数} \times 100\%$$

(六)精神专科医院应有完善健全的病案质量控制体系　精神科病案质量管理是使病案质量不断提高的过程,管理过程应该是一个动态的过程,因此一套完整的病案质量管理体系尤为重要,对管理而言很有必要建立完善控制体系,即在医院病案管理委员会的技术指导下,建立医院病案四级质控管理体系,达到闭环管理,形成不断发现问题、解决问题、反馈问题、提高管理质量的目的。

精神专科医院应建立四级质量监控:

1.一级质量监控　①质量监控小组成员:住院处工作人员、病区主治医师、病区护士长、科主任。②职责:住院处工作人员负责收集住院患者基本信息,填全、填正确住院首页基本信息部分,确保不空项、真实。病区主治医师(或该病区主任)要对本病区的住院医师书写的病历进行质量控制,以确保住院医师书写病案首页完整、准确、真实、采集病历资料客观、具体、翔实,引导本病区主治医师、实习医师、进修医师时刻要有提高病案书写质量的意识。护士长要检查各级护理人员书写各种护理量表正确、医嘱执行有效、记录及时、准确,以及患者危急情况是否及时反馈给住院医师等质量工作。科主任则检查主治医师(病区主任)对住院医师病历质量检查实施情况,并严格落实三级查房制度,指导主治医师、住院医师不断提高病历内涵质量。③作用:一级质量监控是源头和环节管理的重要步骤,是其他三级质量监控的基础。

2. 二级质量监控   ①质量监控小组成员:业务院长、医务处、门诊部、病案科疾病编码员。②职责:门诊部负责门诊病历的书写质量,可以安排人员兼职或专职,定期或不定期抽查门诊病历,检查门诊病历书写是否规范,门诊电子病历拷贝是否严重,甚至于拷贝错误。业务院长和医务处要组织定期查房,监控病房运行病历质量情况,给予各级医师关于病案内涵质量方面的指导,积极参与病房重大抢救、疑难病例、死亡病历的讨论,参与病房医疗纠纷、医疗缺陷、医疗事故的分析会,给予临床医师政策性、制度性、法律性的指导,减少病历缺陷,督促医护人员重视医疗护理质量,真正发挥行政管理作用。病案科疾病编码员要深入病房检查疾病诊断名称、疾病编码填写的规范性、正确性,给予临床医师疾病诊断选择方面、疾病编码方面的知识指导与培训,检查每一份病历疾病诊断有无漏诊、错诊。③作用:二级质量监控做得好不好直接关系到一个医院的医疗水平的高低、病案内涵质量的好坏。

3. 三级质量监控   ①质量监控小组成员:病案科管理人员、病历终末质检人员。②职责:病案科管理人员对病案首页进行质量检查期限归档处理、对电子病历进行期限归档处理,确保纸质病历回收及时、排序准确,归档正确,病历使用安全。病历终末质检人员对每份出院病案逐一进行严格检查、进行质量评分、记录存在缺陷,每月汇总统计表向医务处、绩效管理部门汇报检查结果,向临床科室和个人反馈存在问题。建议建立奖惩机制,将病历质量检查结果与绩效考核工作结合起来,以激励和提高全员对病案质量的重视。③作用:反馈全院病案书写质量和病案管理质量,查找存在的问题,向相关部门反馈检查结果。

4. 四级质量监控   ①质量监控小组成员:病案管理委员会全体成员(业务院长、医务处处长、临床科室科主任、病案科科长、信息统计科科长、财务物价科科长、医保科科长、检查检验部门科长、疾病编码员、终末质控工作人员)。②职责:病案管理委员会是病案质量管理的最高权威组织,在主管院长领导下,负责研究、审核全院病案管理和病历书写质量控制的具体实施办法。深入科室,收集对病案管理工作的意见和指导。定期对病案管理工作进行监督、检查和指导。贯彻落实《病历书写基本规范》《医疗机构病历管理规定》等相关内容。在医务处指导下定期组织各种形式的病案质量检查,并通过每年病案质量培训、讲座,促进病案书写质量的不断提高。③作用:定期召开病案管理委员会会议,分析总结管理中存在的问题,及时提出改进意见。

(七)病案科管理病案质量控制   国家的法律、法规明确规定所有的医疗机构都必须设置病案管理部门或是配备专(兼)职人员管理病案,二级以上医院,应设置病案管理科且直属医院院长领导。病案管理科是完成一个医疗机构病历管理质量控制的核心部门,因此做好重点环节的质量控制是体现病案科管理水平高低的标尺。重点环节管理如下:

1. 病历回收、整理、装订的质量控制　及时完整的收回出院病历,做好各种登记工作,做好催收工作,确保病历回归率;出院病案排序正确,使排序正确率≥95%,以确保各项病历资料的连续性完整性。出院病案装订正确,确保正确率为100%。

2. 疾病编码的质量控制　熟悉卫生健康行政部门推广使用的疾病分类标准,取得疾病编码资格证的人员方可从事此项工作。对住院病历进行全本浏览,逐个疾病进行编码,督导临床医师填写首页符合首页填写规定。疾病编码正确率≥90%,手术操作编码正确率≥90%。

3. 归档工作质量控制　坚持核对制度,定期抽查制度,确保回归正确率。保持病案按照顺序号进行排序,病案排放整齐、松紧适中,定期更换破损的住院病案皮。

4. 病案库房的质量安全与控制　病案库房防水防潮,建筑结构达到一级耐火结构,库房消防器材配备齐全,有《消防安全管理制度》,定期召开消防例会,对病案管理人员进行消防知识培训。确保病案库房温度在14~24℃,相对湿度45%~60%。有《应急管理措施》用于突发事件的处理。

5. 病案供应质量控制　有严格的《病案借阅管理制度》,能够及时、准确地提供病案。借出的病案有据可查,定期催收回归,查看有无破损、拆开、缺页等核对病案完整性。有完整的病案示踪系统,形成病案动态监测体系。除为患者提供诊疗服务的医务人员,以及经卫生健康行政部门、中医药管理部门或者医疗机构授权的负责病案管理、医疗管理的部门或者人员外,其他任何机构和个人不得擅自查阅患者病历。其他医疗机构及医务人员因科研、教学需要查阅、借阅病历的,应当向患者就诊医疗机构提出申请,经同意并办理相应手续后方可查阅、借阅。查阅后应当立即归还,借阅病历应当在3个工作日内归还。查阅的病历资料不得带离患者就诊医疗机构。

6. 病案复印工作质量控制

(1)关于精神科医疗机构提供复制病历的规定:医疗机构及其医务人员应当在病历资料中如实记录精神障碍患者的病情、治疗措施、用药情况、实施约束、隔离措施等内容,并如实告知患者或者其监护人。患者及其监护人可以查阅、复制病历资料;但是,患者查阅、复制病历资料可能对其治疗产生不利影响的除外。医疗机构还应依法受理公、检、法以及其他单位或机构复制或者查阅病历资料的申请,并按规定提供病历复制或者查阅服务(具体要求见后)。

(2)关于复制病案服务对象的规定:①患者本人或者其委托代理人;②死亡患者法定继承人或者其代理人。

(3)关于复制病历所要提供的凭证:医疗机构应当指定部门或者专(兼)职人员负责受理复制病历资料的申请。受理申请时,应当要求申请人提供有关证明材料,并对申请材料的形式进行审核:①申请人为患者本人的,应当提供其有效身份证明;②申请人为患者代理人的,应当提供患者及其代理人的有效身份证明,以及代理人与患者代理关系的法定证明材料和授权委托书;③申请人为死亡患者法定继承人的,应当提供患者死亡证明、死亡患者法定继承人的有效身份证明,死亡患者与法定继承人关系的法定证明材料;④申请人为死亡患者法定继承人代理人的,应当提供患者死亡证明、死亡患者法定继承人及其代理人的有效身份证明,死亡患者与法定继承人关系的法定证明材料,代理人与法定继承人代理关系的法定证明材料及授权委托书。

（4）关于公、检、法部门以及其他的国家机构或单位复制精神病患者病历的规定:公安、司法、人力资源社会保障、保险以及负责医疗事故技术鉴定的部门,因办理案件、依法实施专业技术鉴定、医疗保险审核或仲裁、商业保险审核等需要,提出审核、查阅或者复制病历资料要求的,经办人员提供以下证明材料后,医疗机构可以根据需要提供患者部分或全部病历:该行政机关、司法机关、保险或者负责医疗事故技术鉴定部门出具的调取病历的法定证明;经办人本人有效身份证明;经办人本人有效工作证明(应与该行政机关、司法机关、保险或者负责医疗事故技术鉴定部门一致)。保险机构因商业保险审核等需要,提出审核、查阅或者复制病历资料要求的,还应当提供保险合同复印件、患者本人或者其代理人同意的法定证明材料;患者死亡的,应当提供保险合同复印件、死亡患者法定继承人或者其代理人同意的法定证明材料。合同或者法律另有规定的除外。

（5）关于运行病历复印的管理规定:按照《病历书写基本规范》和《中医病历书写基本规范》要求,病历尚未完成,申请人要求复制病历时,可以对已完成病历先行复制,在医务人员按照规定完成病历后,再对新完成部分进行复制。医疗机构受理复制病历资料申请后,由指定部门或者专(兼)职人员通知病案管理部门或专(兼)职人员,在规定时间内将需要复制的病历资料送至指定地点,并在申请人在场的情况下复制;复制的病历资料经申请人和医疗机构双方确认无误后,加盖医疗机构证明印记。

7. 电子病历保存、查阅、复制工作的质量控制

（1）电子病历的保存期限:门(急)诊电子病历由医疗机构保管的,保存时间自患者最后一次就诊之日起不少于 15 年;住院电子病历保存时间自患者最后一次出院之日起不少于 30 年。

（2）电子病历的查阅:电子病历系统应当设置病历查阅权限,并保证医务人员查阅病历的需要,能够及时提供并完整呈现该患者的电子病历资料。呈现的电子病历应当显示患者个人信息、诊疗记录、记录时间及记录人员、上级审核人员的姓名等。

（3）电子病历的复制:医疗机构应当为申请人提供电子病历的复制服务。医疗机构可以提供电子版或打印版病历。复制的电子病历文档应当可供独立读取,打印的电子病历纸质版应当加盖医疗机构病历管理专用章。有条件的医疗机构可以为患者提供医学影像检查图像、手术录像、介入操作录像等电子资料复制服务。

8. 病案复制工作的延伸　患者有权查阅、复制其门诊病历、住院志、体温单、医嘱单、化验单(检验报告)、医学影像检查资料、特殊检查同意书、手术同意书、手术及麻醉记录、病理资料、护理记录、医疗费用以及国务院卫生主管部门规定的其他属于病历的全部资料。患者要求复制病历资料的,医疗机构应当提供复制服务,并在复制的病历资料上加盖证明印记。复制病历资料时,应当有患者或者其近亲属在场。医疗机构应患者的要求为其复制病历资料,可以收取工本费,收费标准应当公开。患者死亡的,其近亲属可以依照本条例的规定,查阅、复制病历资料。

【案例】用 FOCUS-PDCA 提高无抽搐电休克治疗预约成功率

(一)背景

无抽搐电休克治疗(MECT),是在通电治疗前先注射适量的肌肉松弛剂然后再进行电休克治疗的一种方法。为合理安排治疗时间,缩短患者等候时间,某精神卫生中心对实施MECT 的患者实行预约管理制度。但制度实施后,MECT 预约成功率始终处于较低水平。该中心运用持续质量改进模式(FOCUS-PDCA)提高 MECT 预约成功率。FOCUS-PDCA 是PDCA 循环的改进,是将聚焦问题和改进问题两个阶段相结合。根据 FOCUS-PDCA 模式的内涵和首字母代表的意思可以分为 9 大步骤:即发现问题(Find)、成立改进小组(Organize)、明确现行流程和规范(Clarify)、对问题的根本原因分析(Understand)、选择可改进的流程(Select)、制定改进计划(Plan)、实施计划、收集资料和分析(Do)、检查和评估新流程的实施结果(Check)。通过实施上述过程,可有效实现新流程的实施实现持续改进。

(二)FOCUS-PDCA 实施过程

1. 发现问题(F)　调查某年 7—12 月 MECT 预约成功率情况。结果显示,6 个月来,预约成功率最高为 62.5%,最低为 52.75%。因预约成功率低,预约失败患者及家属、主管医生对 MECT 室满意度较差。因此,确立改善主题为"提高无抽搐电休克治疗预约成功率"。

2. 成立改进小组(O)　MECT 涉及病房医疗、护理等多环节。成立由医务科、护理部、MECT 室、病区等多部门人员组成的质量管理小组。设组长 1 人,由医务科负责人担任,负责全面协调,推进小组活动进展。组员包括 MECT 室 2 人,负责协调部门事宜;医务科 1 人,负责协调医师、麻醉师等事宜;护理部 1 人,负责协调护理人员事宜;病区 2 人,负责协调病区与管理部门、MECT 室事宜。

3. 明确流程和规范(C)　绘制流程图(图 4-2),明确活动重点改善环节。

调查某年 12 月 MECT 预约实施情况。共预约96 例次,成功实施 56 例次,预约成功率为 58.33%。

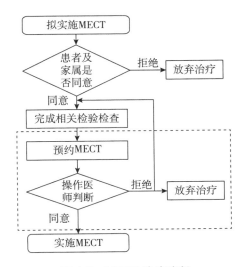

图 4-2　MECT 治疗流程

预约失败原因包括理化检查结果异常,护理准备不到位,并发症及其他。其中,前两项占 82.5%,根据 80/20 法则,将其作为本次活动改善重点。

4. **根本原因分析(U)**　运用头脑风暴法、特性要因图从人员、方法、环境等方面进行分析,投票确定要因。随后,分别对理化检查结果异常的 20 例次和护理准备不到位的 13 例次进行调查,寻找真因。导致理化检查结果异常的主要原因包括理化结果判断标准不统一(8 例)、术前理化检查项目不统一(5 例),医护责任分工不明(4 例),其他(3 例)。根据 80/20 法则,将前 3 项列为真因。导致护理准备不到位的主要原因包括病区患者多导致管理难度大(5 例),患者对 MECT 不了解(3 例),护士对 MECT 知识掌握不足(3 例),其他(2 例)。根据 80/20 法则,将前 3 项列为真因。

5. **方案选择(S)**　根据真因,运用头脑风暴法,列出相应对策,选择改进方案如下。

(1)针对治疗前管理:明确在实施 MECT 前需完成实验室检查、理化检查、体格检查等,为风险评估和预防提供证据;规范 MECT 患者术前护理准备工作;明确 MECT 前医师、麻醉师、护士的安全核查内容及责任,并进行风险评估。

(2)针对人员资质管理:对 MECT 实施者实行授权管理,明确授权流程、考核方法等。

6. **计划(P)**　根据每个环节的责任部门、具体任务、完成时限等,制定工作计划。

(1)医务科牵头,MECT 室配合,制定"无抽搐电休克治疗术前准备要求及评估标准",计划用时 1 个月。

(2)医务科牵头,护理部配合,建立"高风险操作项目管理制度",计划用时 1 个月。

(3)医务科牵头,建立"无抽搐电休克治疗安全核查与风险评估制度",计划用时 2 周。

(4)护理部牵头,各病区配合,规范 MECT 患者术前护理准备,计划用时 2 周。

7. **实施(D)**

(1)制定《无抽搐电休克治疗术前准备要求及评估标准》,要求治疗前病区主管医师履行告知义务,并取得患方同意。准备完整的病例资料,详细记录患者病史,完成必须的理化检查。术前评估标准包括生命体征、理化检查结果范围、合并症、合并用药、身体体征等。

(2)建立《高危操作项目管理制度》,实行授权管理,有详细的资质要求、授权流程等。MECT 应由医师本人提出申请,所在科室负责人同意,医务科考核通过,报医疗质量管理委员会审批,之后方可进行操作。医务科、护理部对 MECT 操作医师、护士进行培训、考核并授权。

(3)建立《无抽搐电休克治疗安全核查与风险评估制度》,明确治疗医师、护士、麻醉师职责。治疗医师负责核查病历资料,评估高风险因素等;护士负责核查患者身份信息、生命体征、禁食水情况、衣着饰物等;麻醉师负责核查麻醉相关禁忌证、风险因素等。

(4)规范患者术前护理准备工作,重点要求在封闭病房,夜班护士对患者实行集中管理、宣教等。

8. **检查(C)**　措施实施后,共预约 MECT 349 例次,成功 275 例次,预约成功率为

78.8%,较改进前显著提高。

9. 处理（A）　将有效对策在全院实施,建立长效制度。将遗留问题或出现的新情况归入下一轮 PDCA 循环。

（1）将《高危操作项目管理制度》《无抽搐电休克治疗安全核查与风险评估制度》纳入医院标准化管理文件,将《无抽搐电休克治疗术前准备要求及评估标准》纳入医院诊疗规范。将封闭病房对治疗前患者实施集中管理、宣教经验在全院推广。

（2）持续监测改进后 MECT 预约成功率,MECT 预约成功率均在 80% 以上,说明措施持续有效。

（3）遗留问题:MECT 预约成功率需进一步提高;亟待建立全面、科学的 MECT 安全评价指标。

（三）分析

通过建立多部门协作的持续改进小组,部门之间、人员之间加强了沟通,实现了信息共享,促进了质量工具在多部门的应用。通过管理工具应用、数据分析,使医疗质量管理模式逐渐从经验管理走向科学管理。PDCA 循环不仅适用于解决医院整体问题,也适用于解决科室局部问题,该模式应广泛推广和应用。通过 FOCUS-PDCA 的应用,使相关制度、规范、标准的制定更加科学,员工更容易接受,执行效果更好。员工的问题意识、改进意识参与意识增强,能够主动发现工作中存在的问题,并科学运用管理工具加以改进。

（李　洁　靳　彬　周晓静　刘晓萌　陈　涵　李建峰　崔彦龙　李佳勋）

第四节　药事管理和药学服务管理制度

一、药事管理和药学服务核心制度

（一）药事管理与药物治疗学委员会工作制度

1. 根据《中华人民共和国药品管理法》《医疗机构管理条例》和《麻醉药品和精神药品管理条例》等有关法律、法规,加强医疗机构药事管理,促进药物合理应用,保障公众身体健康,制定本制度。

2. 二级以上医院设立药事管理与药物治疗学委员会,其他医疗机构成立药事管理与药物治疗学组。医院药事管理与药物治疗学委员会委员由具有高级技术职务任职资格的药学、临床医学、护理和医院感染管理、医疗行政管理等人员组成。

3. 药学部门负责日常工作并定期向药事管理与药物治疗学委员会汇报。药事管理与药物治疗学委员会下设处方点评专家组（下设处方点评工作小组）、抗菌药物管理工作组、麻醉精神药品临床应用工作组、临床药师工作组、药品不良反应报告和监测工作组、短缺药品管理工作组。医院药事管理与药物治疗学组的医院由药学、医务、护理、医院感染、临床科室等部门负责人和具有药师、医师以上专业技术职务任职资格人员组成,医院负责人任药事管理与药物治疗学委员会(组)主任委员,药学和医务部门负责人任药事管理与药物治疗学委员会(组)副主任委员。医院药事管理与药物治疗学委员会(组)是医院药事管理的决策和监督组织。

4. 根据医院具体工作情况,药事管理与药物治疗学委员会定期对医院临床用药情况进行检查和监督,定期或不定期举行药事管理与药物治疗学委员会核心组工作会议,发现问题及时讨论解决。

5. 涉及重大的药事管理和药物治疗问题时,核心组应根据情况组织有关专家进行讨论和表决,结果提供给核心组重点参考。

6. 医院药事管理的重大问题,核心组应报告院长办公会。

7. 每次药事管理与药物治疗学委员会会议,应形成会议记录或会议纪要,会议纪要经委员会主任委员或副主任委员签字后由委员会秘书保存。

(二)药品遴选管理制度

1. 为促进医院药品管理及医疗技术整体水平提高,根据医院的临床实际情况,制定本制度。

2. 遴选原则　入选药品应具备安全、有效、经济、适宜的原则。要充分考虑药品的安全性,临床治疗效果,兼顾药品价格,满足不同需求的人群。以《处方管理办法》《医院基本药物处方集》为基础,参考《国家基本药物目录》及增补的基本药物品种,保障医院使用基本药品的比例符合相关规定。保障临床科室基本用药需求。

3. 重点遴选药品范围　国家批准生产的新药,特别是国家一类新药。支持医院专科建设,开展新项目、提高治疗手段所必需的药品。兼顾国家基本药物集中带量采购药物医保目录谈判的药品。从药品和医用耗材招采管理系统中遴选。

4. 程序与方法

(1)由医院药事管理和药物治疗学委员会讨论,一致同意后通过。

(2)按照入选的基本原则,药学部门应以不同形式不定期地广泛征求临床科室的意见,做好定期修订准备工作。

(3)属于各临床专科新药的,科室提交用药需求申请,由药学专家团队,对新进药品的必要性、安全性、有效性、经济性、医保政策、适用范围以及一致性评价等项目进行打分评价。

(4)如医院有同品规药品,需对同品规药品进行评价,评价结果提交医院药事管理和药物治疗学委员会投票通过。

(5)属于临床用药淘汰的药品,由药学部门根据医院药品使用情况,提出淘汰品种,交药事管理和药物治疗学委员会讨论淘汰。

(6)经医院药事管理和药物治疗学委员会讨论决定的品种,交医院纪律监察室备案后方可采购。

（三）基本药物优先合理使用管理办法

1. 根据国务院办公厅《国家基本药物目录管理办法》《关于进一步加强公立医疗机构基本药物配备使用管理的通知》等相关文件,进一步规范基本药物使用和管理,保障患者基本用药,制定本制度。

2. 基本药物是指适应基本医疗卫生需求、剂型适宜、价格合理、能够保障供应、公众可公平获得的药品,主要特征是安全、必需、有效、价廉。本管理办法所指基本药物为国家基本药物。

3. 组织及实施

（1）在医院药事管理与药物治疗学委员会的领导下,医务部门、药学部门负责组织《国家基本药物临床应用指南》《国家基本药物处方集》的宣传、培训,对基本药物优先合理使用进行评价、监管。

（2）药学部门提供技术支持,负责基本药物的采购供应、处方专项点评工作。

（3）基本药物的配备及引进:本医院现有基本药物品种予以保留,保证医院采购基本药物品种数符合国家有关规定,基本药物品种目录报医院药事管理与药物治疗学委员会备案。药学部门根据国家基本药物政策的相关要求和本医院临床需求,拟定本医院需要增补的基本药物品种、品规目录,报医院药事管理与药物治疗学委员会审核后,从药品和医用耗材招采管理系统采购。药学部门定期将基本药物的调整及使用情况报医院药事管理与药物治疗学委员会备案。

（4）基本药物优先合理使用相关措施:加强基本药物优先合理使用的培训。药学部门根据国家基本药物目录、基本药物处方集及基本药物临床应用指南等相关材料,由医务部门、药学部门组织,对全院医师进行培训并考核。医务部门、药学部门督促临床科室将基本药物作为临床治疗的首选用药。

（5）临床科室应首选使用基本药物,使全院基本药物品种数和使用金额占比符合规定。药学部门、网络信息中心负责对临床各科室基本药物使用情况进行统计、点评,结果报医务部门、门诊部。

（6）监督管理:临床科室质量与安全管理小组、药学部门、医务部门、门诊部按照各自的职责范围进行管理。药学部门每季度对临床各科室基本药物使用情况进行统计、点评,结果报医务部门、门诊部。医务部门、门诊部将对临床各科室基本药物使用情况进行公示,对于存在的问题进行有效干预,结果纳入科室及个人绩效考核,并与本人处方权、医师定期考核、年度考核、晋升、聘用等挂钩。

（四）合理用药管理制度

1. 为加强医院药事管理工作,促进临床合理用药,保障临床用药的安全性、有效性、经济性,减少药物的不良反应及细菌耐药性的产生,全面提高医疗质量,依据《中华人民共和国药品管理法》《中华人民共和国执业医师法》《抗菌药物临床应用管理办法》《处方管理办法》《医疗机构药事管理规定》等相关法律、法规、规章和规范性文件制定本制度。

2. 药事管理与药物治疗学委员会(以下简称药事会)负责全院合理用药监督管理工作,合理用药专家督导组负责全院合理用药的日常监督检查工作。

3. 医师在临床诊疗过程中要按照药品说明书所列的适应证、药理作用、用法、用量、禁忌、不良反应和注意事项等制定合理用药方案,因医疗创新和实际诊疗情况确需扩展药品使用规定的,应报医院药事会和医学伦理委员会审批,在医务部门备案,并签署知情同意书。执行用药方案时要密切观察疗效,注意不良反应。

4. 医师在使用有严重不良反应的药品时应告知患者,并严格掌握适应证、剂量和疗程,避免滥用。

5. 联合用药应从尽可能减少副作用,对解除患者的病情有相加或协同作用角度,慎重考虑患者病情与药物毒、副作用的利弊。使用中药(含中药饮片、中成药)时,要根据中医辨证施治的原则,注意配伍禁忌,合理选药。

6. 临床医师应严格按照《抗菌药物分级管理办法》《抗菌药物临床应用指导原则》的规定,严格掌握抗菌药物联合应用和预防应用的指征,合理使用。

7. 对毒、副作用较大的药物,特别是中枢神经毒、副作用大的药物时,要严格掌握适应证、剂量和疗程,避免滥用。使用肝肾毒性药物前,应先进行肝肾功能的检查,使用中应定时监测肝肾功能的变化,并根据其变化及时调整用药。对于治疗剂量与中毒剂量较近的药物,应进行血药浓度监测,实施个体化给药方案。

8. 对特殊群体(孕妇、哺乳期妇女、儿童)患者,应慎重考虑用药与疾病二者利益关系,并与患者及家属签署知情同意。

9. 对老年患者用药应根据其各脏器情况合理选药,特别是对心脏、神经、肝肾毒性较大的药物,应酌情使用。

10. 严格执行特殊管理药品使用规定,为患者正确开具药品,保障患者用药安全。

11. 临床用药应根据诊疗规范、《国家基本药物处方集》《国家基本药物临床应用指南》,优先使用基本药物,降低药物费用。

12. 医师应严格遵照《处方管理办法》要求,开具相应药品,不得超出权限开药。

13. 药学部门应建立"以患者为中心"的药学服务模式,开展以合理用药为核心的临床药学工作,充分发挥临床药师的作用,及时收集药物安全性、疗效等信息,为临床用药提供帮助,通过开展处方、医嘱点评,对病历用药进行分析,提出合理用药建议。

14. 药师应及时向患者及医师提供准确的药物使用帮助,保障用药安全。门诊发药时应清晰、简要地按照药品说明书或处方医嘱,向患者或其家属进行相应的用药交代与指导,包括用法、用量、注意事项等。并提供药学咨询门诊,解答医师、患者及家属的用药咨询,提供药品信息。

15. 临床药师参加临床查房和病历用药分析,对重点患者进行治疗药物监测,提出合理用药建议。

16. 药学部门加强药品不良反应监控和上报工作。药学部门重点加强药物相互作用、药物代谢、药物禁忌、药物动力学等方面知识的培训,努力提高临床医师药学知识水平,强化医师合理用药的意识。

17. 医院将合理用药纳入医疗质量管理体系,针对临床药物使用中存在的问题进行分析并及时提出改进措施,对相应医师进行惩罚。

18. 科室负责人为科室合理用药负责人,具体负责对本科室医师合理用药进行督导检查,及时纠正本科室医师临床用药中存在的问题。

19. 药学部门每月对医院使用排名前十位的药品、抗菌药物及使用被公示药品前十位的科室进行公示,对不合理用药的情况积极进行干预。

20. 实行处方点评制度,每月抽查门诊处方和出院病历,对不合格处方及病历进行汇总分析,并公示。

21. 加强和重视微生物的检测工作,切实提高病原学的诊断水平。临床医师对住院患者使用或更改抗菌药物前,要采集标本作病原学检查,以明确病原菌和药敏情况。

(五)麻醉药品、精神药品管理制度

1. 根据国务院《麻醉药品和精神药品管理条例》、原卫生部《医疗机构麻醉药品、第一类精神药品管理规定》及《处方管理办法》等有关规定,加强医院麻醉药品和精神药品管理,保证正常医疗工作需要,制定本制度。

2. 在医院药事管理与药物治疗学委员会领导下,医院麻醉药品、精神药品临床应用工作组负责本医院麻醉药品、精神药品使用、管理和人员培训的指导、监督、检查工作。药学部门麻醉药品、精神药品管理小组负责本医院麻醉药品、精神药品的日常采购、处方调配和使用的管理工作。

3. 药学部门应按照有关规定,建立麻醉药品、精神药品的采购、验收、储存、保管、发放、调配、报残损、销毁、丢失、被盗案件报告等制度,制定各相应岗位人员职责并严格执行和定期检查。

4. 对药库、药品调剂室、各病区的麻醉药品、精神药品实行三级管理和"五专"管理(专人管理、专库/柜加锁、专用账册、专用处方、专册登记)。

5. 具有麻醉药品、精神药品处方权的医师,应当掌握与麻醉、精神药品使用相关的法律、法规和规定,掌握和熟悉麻醉药品、精神药品的正确使用方法和有关注意事项,做到安全、有效、合理地使用麻醉药品和精神药品,保护患者权益。

6. 药学部门安排专人负责麻醉药品、精神药品的采购、储存保管、调配及管理工作,人员应当保持相对稳定。

7. 医务部门、药学部门组织有关科室及人员学习《麻醉药品和精神药品管理条例》《医疗机构麻醉药品、第一类精神药品管理规定》《处方管理办法》《麻醉药品临床应用指导原

则》《精神药品临床应用指导原则》等有关规定。

8. 医务部门、药学部门负责对本制度的执行情况进行管理。监管情况纳入科室综合目标和个人考核。对违反本规定者,按国家有关规定和条例进行处理。

(六) 药品质量管理制度

1. 根据《中华人民共和国药品管理法》《药品管理法实施条例》和《医疗机构药事管理规定》等有关规定,保证患者用药安全、有效、合理,制定本制度。

2. 为保障患者的用药安全,应在药品的购入、保管储存、临床使用等各个环节保证药品的质量。

3. 药学部门要按正规渠道采购药品,禁止违规采购假劣药品。严格执行药品质量验收制度,保证入库药品质量合格。

4. 药库、各药品调剂室及临床科室应按相关规定保管、养护药品,做好相关记录。防止药品出现虫蛀、霉烂变质、破损、污染等情况。

5. 药品效期管理

(1) 药学部门原则上应采购距有效期不短于 6 个月的药品。对于 3 个月有效期内的药品,原则上不进入调剂室,如有特殊需要,应由药库及时告知调剂室,应由调剂室做出使用计划,严格按计划采购。

(2) 药库、调剂室和各病区均应按"先产先出,近期先出,按批号发药"原则摆放、调剂、使用药品。

(3) 药品调剂室每月检查药品效期,近效期药品(距离失效期 6 个月以内)填写《近效期药品报表》,报药品库。药库保管员每月检查库存药品效期,近效期药品填写《近效期药品报表》,根据调剂室报表情况,加快内部调剂使用,并联系经销商退货或更换,避免药品失效。

(4) 对过期药品,禁止发放于临床,查明原因,经有关领导审批后,做销毁处理。

(5) 临床科室的备用药品应定期检查药品的有效期,做好记录。不需要的备用药品,可定期到药学部门办理退药手续。备用药品距离失效期 6 个月以上可到药房调换,6 个月以内不予调换。过期药品由护士长确认后,交药学部门统一销毁,各病区不得自行销毁。

(6) 药品调剂室因特殊情况确需发放距失效期短于 3 个月的药品时,应向患者说明药品的效期情况,叮嘱其及时服用,不要超效期保存。

6. 药品质量问题报告程序

(1) 当接到医师、护士及患者或其亲属对药品的质量投诉时,相关药品调剂室负责人应详细了解情况的发生、发展过程,分析原因所在。如因药品质量问题,应报告药学部门药品质量管理小组。

(2) 药学人员在日常工作中发现药品存在质量问题时,应报告部门负责人,填写药品质量报告单,报药品质量管理小组。

（3）药学部门药品质量管理小组对药品质量问题进行调研,写出调查报告,报告医院药事管理与药物治疗学委员会;若为重大质量问题,还应在2日内向药品监督管理部门作出书面汇报。

7. 药品质量管理小组通知各有关部门采取必要的控制、补救措施,防止同类事件再次发生。药品质量管理小组协同有关科室制定整改、防范措施,督促落实,持续改进。临床科室质量与安全管理小组、药学部门、医务部门等按照各自的职责范围进行管理。

（七）抗菌药物临床应用管理制度

1. 根据《抗菌药物临床应用管理办法》《抗菌药物临床应用指导原则》《全国抗菌药物临床应用专项整治活动方案》等有关规定,进一步加强医院抗菌药物临床应用管理,规范抗菌药物临床应用行为,提高抗菌药物临床应用水平,促进临床合理应用抗菌药物,控制细菌耐药,制定本制度。

2. 抗菌药物是指治疗细菌、支原体、衣原体、立克次体、螺旋体、真菌等病原微生物所致感染性疾病病原的药物,不包括治疗结核病、寄生虫病和各种病毒所致感染性疾病的药物以及具有抗菌作用的中药制剂。

3. 抗菌药物临床应用应遵循安全、有效、经济的原则。

4. 抗菌药物临床应用实行分级管理。根据安全性、疗效、细菌耐药性、价格等因素,将抗菌药物分为三级:非限制使用级、限制使用级与特殊使用级。具体划分标准如下:

（1）非限制使用级抗菌药物是指经长期临床应用证明安全、有效,对细菌耐药性影响较小,价格相对较低的抗菌药物。

（2）限制使用级抗菌药物是指经长期临床应用证明安全、有效,对细菌耐药性影响较大,或者价格相对较高的抗菌药物。

（3）特殊使用级抗菌药物是指具有以下情形之一的抗菌药物。

1）具有明显或者严重不良反应,不宜随意使用的抗菌药物。

2）需要严格控制使用,避免细菌过快产生耐药的抗菌药物。

3）疗效、安全性方面的临床资料较少的抗菌药物。

4）价格昂贵的抗菌药物。

5. 院长是医院抗菌药物临床应用管理的第一责任人,各临床科室负责人是本科室抗菌药物管理第一责任人。药事管理与药物治疗学委员会下设抗菌药物管理工作组。

6. 抗菌药物管理工作组每季度召开一次工作会议,贯彻执行抗菌药物管理相关的法律、法规、规章,制定本医院抗菌药物管理制度并组织实施,并对各科室的抗菌药物临床应用情况进行督导、检查,提出整改意见和措施;审议本医院抗菌药物供应目录,对遴选、清退、更换抗菌药物进行全程监管,制定抗菌药物临床应用相关技术性文件,并组织实施;定期发布抗菌药物临床应用监测及细菌耐药监测预警信息,提出干预和改进措施;对医务人员进行抗菌药物管理相关法律、法规、规章制度和技术规范培训,组织对患者合理使用抗菌药物的宣传教育；负责完善抗菌药物管理工作制度和监督管理机制，并对违规使用抗菌药物的科室和个人进行处罚；负责对科室抗菌药物责任状落实情况进行评估，对医院全年抗菌药物整体检查和使用情况进行评价，提出下一步整改措施及工作目标。

7. 药学部门、医务部门、感染管理部门、网络信息中心根据各自的工作职责，共同参与抗菌药物应用管理的相关工作。

8. 抗菌药物管理工作组审核制定本医院抗菌药物供应目录，并向核发其《医疗机构执业许可证》的卫生行政部门备案，未经备案的抗菌药物品种、品规，不得采购。

9. 抗菌药物的采购必须符合以下要求：购进抗菌药物品种符合国家卫生健康委员会有关要求；优先选用《中国国家处方集》《国家基本药物目录》和《国家基本医疗保险、工伤保险和生育保险药品目录》收录的抗菌药物品种。

10. 抗菌药物由药学部门统一采购供应，其他科室或者部门不得从事抗菌药物的采购、调剂活动。临床上不得使用非药学部门采购供应的抗菌药物。

11. 因特殊治疗需要，需使用本医院抗菌药物供应目录以外抗菌药物的，可以启动临时采购程序。临时采购应当由临床科室提出申请，填写《抗菌药物临时采购申请单》，说明申请购入抗菌药物名称、剂型、规格、数量、使用对象和使用理由，经抗菌药物管理工作组审核同意后，由药学部门临时一次性购入使用。

12. 临时采购抗菌药物品种和数量应严格控制，同一通用名抗菌药物品种启动临时采购程序原则上每年不得超过 5 例次。如果超过 5 例次，应当讨论是否列入抗菌药物供应目录。调整后的抗菌药物供应目录总品种数符合要求。每年将抗菌药物临时采购情况向核发其《医疗机构执业许可证》的卫生行政部门备案。

13. 遴选和新引进抗菌药物品种，应当由临床科室提交申请报告，经药学部门提出意见后，由抗菌药物管理工作组审议。抗菌药物管理工作组三分之二以上成员审议同意，并经药事管理与药物治疗学委员会三分之二以上委员审核同意后方可列入采购供应目录。

14. 抗菌药物品种或者品规存在安全隐患、疗效不确定、耐药率高、性价比差或者违规使用等情况，临床科室、药学部门可提出清退或者更换意见。清退意见经抗菌药物管理工作组一半以上成员同意后执行；并报药事管理与药物治疗学委员会备案；更换意见经药事管理与药物治疗学委员会讨论通过后执行。清退或者更换的抗菌药物品种或者品规原则上 12 个月内不得重新进入本医院抗菌药物供应目录。

15. 根据本医院抗菌药物分级管理目录，对不同管理级别的抗菌药物处方权进行严格限定，明确各级医师使用抗菌药物的处方权限。对临床执业医师和药师开展抗菌药物临床应用知识和规范化管理培训、考核工作，医师经培训并考核合格后，授予相应级别的抗菌药物处方权。具有高级专业技术职务任职资格的医师，经考核合格授予特殊使用级抗菌药物处方权；具有中级以上专业技术职务任职资格的医师，经考核合格授予限制使用级抗菌药物处方权；具有初级专业技术职务任职资格的医师经考核合格授予非限制使用级抗菌药物处方权。药师经培训并考核合格后,方可获得抗菌药物调剂资格。

16. 医务人员应当严格掌握使用抗菌药物预防感染的指征。预防感染、治疗轻度或者局部感染应当首选非限制使用级抗菌药物;严重感染、免疫功能低下合并感染或者病原菌只对限制使用级抗菌药物敏感时,方可选用限制使用级抗菌药物。

17. 抗菌药物不得在门诊使用。严格控制特殊使用级抗菌药物使用。临床应用特殊使用级抗菌药物应当严格掌握用药指征,特殊使用级抗菌药物经院外会诊专家会诊同意后,由具有相应处方权医师开具处方。

18. 紧急情况下医师可以越级使用抗菌药物。越级使用抗菌药物应当详细记录用药指征,上级医师应当于24小时内评估越级使用抗菌药物的合理性,并记录在病历中。

19. 严格控制抗菌药物使用比例和强度,住院患者抗菌药物使用率不超过5%,抗菌药物使用强度力争控制在每百人天5DDDs以下。

20. 根据临床微生物标本检测结果合理选用抗菌药物,接受抗菌药物治疗的住院患者抗菌药物使用前微生物检验样本送检率不低于30%。

21. 院长与临床科室主任签订抗菌药物临床应用责任状,将抗菌药物临床应用情况作为科室主任年度考核的重要依据,责任状每年签署一次。

22. 抗菌药物临床应用和细菌耐药监测

(1)药学部门负责抗菌药物临床应用监测工作,监测内容包括:住院患者抗菌药物使用率、使用强度、抗菌药物处方比例等指标。对抗菌药物使用趋势进行分析,出现使用量异常增长且频繁用药不合理、企业违规销售以及频繁发生药物严重不良事件等情况,及时调查并采取有效干预措施。

(2)感染管理部门负责细菌耐药监测工作,对细菌耐药信息进行统计、分析、评价。

(3)网络信息中心负责抗菌药物临床应用监测数据的统计工作。

(4)药学部门、感染管理部门每季度向抗菌药物管理工作组提交抗菌药物临床应用监测和细菌耐药监测相关信息。

(5)抗菌药物管理工作组负责发布抗菌药物临床应用监测及细菌耐药监测预警信息,对抗菌药物不合理使用情况和细菌耐药进行干预,对超指标使用抗菌药物的科室和个人提出处理意见。

(6)针对主要目标细菌耐药率的不同,采取下列相应的干预措施:

1)对主要目标细菌耐药率超过30%的抗菌药物,及时将预警信息通报全院医务人员。

2)对主要目标细菌耐药率超过40%的抗菌药物,提示临床医务人员慎重经验用药。

3)对主要目标细菌耐药率超过50%的抗菌药物,提示临床医务人员参照药敏试验结果选用。

4)对主要目标细菌耐药率超过75%的抗菌药物,暂停针对此目标细菌的临床应用。

23. 药师应积极对临床合理选用抗菌药物提供技术支持;积极参与抗菌药物临床应用

治理方案的制定、病例分析、医嘱审核、咨询等工作。

24. 抗菌药物管理工作组每季度组织相关专业技术人员对抗菌药物处方、医嘱实施点评。

25. 对存在抗菌药物临床不合理应用问题的科室及个人，根据以下情形进行处理：

（1）根据监测及点评结果，每季度对不合理使用抗菌药物的医师，进行全院通报批评教育或诫勉谈话。

（2）对出现抗菌药物超常处方3次以上且无正当理由的医师提出警告，限制其特殊使用级和限制使用级抗菌药物处方权1个月，1个月后须经培训考核合格后方可恢复其特殊使用级和限制使用级抗菌药物处方权。

（3）医师出现下列情形之一的，将取消其抗菌药物处方权6个月，6个月后再次进行培训，并考核合格后方可恢复其处方权：抗菌药物考核不合格的；限制处方权后，仍出现超常处方且无正当理由的；未按照规定开具抗菌药物处方，造成严重后果的；未按照规定使用抗菌药物，造成严重后果的；开具抗菌药物处方牟取不正当利益的。药师未按照规定审核抗菌药物处方与用药医嘱，造成严重后果的，或者发现处方不适宜、超常处方等情况仍进行调剂的，取消其药物调剂资格6个月，6个月后再次进行培训，并考核合格后方可恢复其调剂资格。

（4）科室有下列情形之一的，责令限期改正，给予警告，对负责人根据情节按医院规定给予处分：使用未取得抗菌药物处方权的医师或者使用被取消抗菌药物处方权的医师开具的抗菌药物处方的；未按要求进行微生物送检的；非药学部门人员从事抗菌药物购销、调剂活动的；在抗菌药物购销、临床应用中牟取不正当利益的。

（八）高警示药品管理制度

1. 根据中国药学会医院药学专业委员会等编制的《中国高警示药品临床使用与管理专家共识（2017）》《高警示药品用药错误防范技术指导原则》，提高警示药品的安全合理使用，制定本制度。

2. 高警示药品，即通常所说的高危药品，是指若使用不当或发生用药错误会对患者造成伤害/死亡的药品。

3. 高警示药品应设置专门的存放药架，不得与其他药品混合存放。存放药架应标识醒目，设置黄色专用警示牌提醒药学人员注意。

4. 建立医院和科室高警示药品账目专人负责账目管理，科室严格履行清点和交接规程，确保账物相符。

5. 高警示药品使用前要进行充分安全性论证，并严格按照药品说明书的适应证和用法用量执行。

6. 高警示药品调配发放要认真做好"四查十对"，落实高警示药品的专项处方点评，开展治疗药物监测。

7. 加强高警示险药品的效期管理，保持先进先出，保证安全有效。

8. 定期和临床医护人员沟通,加强高警示药品的不良反应监测,并定期总结汇总,及时反馈给临床医护人员。

9. 新引进高警示药品要经过充分论证,引进后要及时将药品信息告知临床,促进临床合理应用。

10. 定期面向医院临床医技科室人员开展高警示药品专题培训,重点培训高警示药品的正确用法用量、注意事项及禁忌证,不断提高医务人员对高警示药品的风险意识。

11. 药师要做好用药咨询及用药指导,防止患者滥用药物或随意更改医嘱,保证患者用药的安全性。

(九) 药品不良反应管理制度

1. 根据《中华人民共和国药品管理法》《中华人民共和国执业医师法》《处方管理办法》《医疗机构药事管理规定》等相关法律法规、规章和规范性文件制定本制度。

2. 医院实行药品不良反应报告制度,医务人员应按规定报告所发现的药品不良反应/事件。

3. 医院设立药品不良反应监测小组,药学部门负责药物不良反应监测工作,各临床科室指定监控医生、护士各一名参与全院监控工作。

4. 医院药品不良反应监测小组承担全院药品不良反应监测管理工作,主要履行以下职责:负责对《药品不良反应监测管理办法》组织实施;承担全院药品不良反应/事件报告资料的收集、评价、反馈和上报工作;对突发、群发、影响较大并造成严重后果的药品不良反应/事件组织调查、确认和处理;承担全院药品不良反应知识的宣传和培训工作,通报和总结全院药品不良反应报告和监测情况;承担省市药品不良反应监测中心委托的相关任务。

5. 各科室必须指定人员负责本部门药品不良反应报告和监测工作。

6. 临床药师定期进入各科室,采集《药物不良反应/事件登记本》信息,填写《药品不良事件登记本汇总表》与《药品不良反应/事件报告表》,按规定进行网上上报,纸质报表留底备查。

7. 医护人员发现紧急、严重或群发的不良事件需要立即报告药学部门(夜间或节假日通知总值班),相关人员接到报告后尽快到达现场进行调查,初步判断原因并提出处理意见(对现场无法提出处理意见的经查阅资料后48小时内提出处理意见)。

8. 医护人员树立药品不良反应观念,学习相关知识,结合病情和药物特点(遵照说明书),慎重选用药物。用药前告知患者,药物治疗有风险,发现不适及时告知医护人员。

9. 发现不良事件后,及时处理,进行有效严谨的沟通,对于紧急、严重或群发的不良事件及时报告处理,防止事态扩大。

10. 药学部门定期或不定期公布药物不良反应/事件的相关信息。

11. 有关人员延误不良反应报告、未采取有效措施控制严重药品不良反应重复发生并造成严重后果的,依照有关规定给予处分。

二、药事管理和药学服务重点操作规程

（一）处方点评管理规程

1. 依据《医疗机构药事管理规定》《处方管理办法》《医疗机构处方审核规范》等有关法律法规、规章制度和要求，对全院处方进行点评，规范医院合理用药，监测临床用药工作。

2. 处方点评工作小组成员应当具备以下条件，具有较丰富的临床用药经验和合理用药知识；处方点评工作小组成员应当具有中级以上药学专业技术职务任职资格。

3. 处方点评的实施　其中门诊处方的抽样率不应少于总处方量的 1‰，且每月点评处方绝对数不应少于 100 张；病房（区）医嘱单的抽样率（按出院病历数计）不应少于 1%，且每月点评出院病历绝对数不应少于 30 份。

4. 处方点评的结果　分为合理处方和不合理处方。不合理处方包括不规范处方、用药不适宜处方及超常处方。

（1）有下列情况之一的，应当判定为不规范处方：

1）处方的前记、正文、后记内容缺项，书写不规范或者字迹难以辨认的。

2）医师签名、签章不规范或者与签名、签章的留样不一致的。

3）药师未对处方进行适宜性审核的（处方后记的审核、调配、核对、发药栏目无审核调配药师及核对发药药师签名，或者单人值班调剂未执行双签名规定）。

4）新生儿、婴幼儿处方未写明日、月龄的。

5）西药、中成药与中药饮片未分别开具处方的。

6）未使用药品规范名称开具处方的。

7）药品的剂量、规格、数量、单位等书写不规范或不清楚的。

8）用法、用量使用"遵医嘱""自用"等含糊不清字句的。

9）处方修改未签名并注明修改日期，或药品超剂量使用未注明原因和再次签名的。

10）开具处方未写临床诊断或临床诊断书写不全的。

11）单张门急诊处方超过五种药品的。

12）无特殊情况下，门诊处方超过 7 日用量，急诊处方超过 3 日用量，慢性病、老年病或特殊情况下需要适当延长处方用量未注明理由的。

13）开具麻醉药品、精神药品、医疗用毒性药品、放射性药品等特殊管理药品处方未执行国家有关规定的。

14）医师未按照抗菌药物临床应用管理规定开具抗菌药物处方的。

15）中药饮片处方药物未按照"君、臣、佐、使"的顺序排列，或未按要求标注药物调剂、煎煮等特殊要求的。

（2）有下列情况之一的，应当判定为用药不适宜处方：

1）适应证不适宜的。

2）遴选的药品不适宜的。

3）药品剂型或给药途径不适宜的。

4）无正当理由不首选国家基本药物的。

5）用法、用量不适宜的。

6）联合用药不适宜的。

7）重复给药的。

8）有配伍禁忌或者不良相互作用的。

9）其他用药不适宜情况的。

（3）有下列情况之一的,应当判定为超常处方:

1）无适应证用药。

2）无正当理由开具高价药的。

3）无正当理由超说明书用药的。

4）无正当理由为同一患者同时开具 2 种以上药理作用相同药物的。

5. 公示方式　在医院内部进行通报,教育和警示当事医生及更多的医务人员规范用药行为,提高处方质量。

（二）处方审核工作规程

1. 依据《医疗机构药事管理规定》《处方管理办法》《医疗机构处方审核规范》等有关法律法规、规章制度,规范开展处方审核工作,以充分发挥处方审核在保障合理用药中的作用。

2. 从事处方审核工作的药师应符合以下要求,具有药师及以上专业技术职务任职资格,并具有 3 年及以上门急诊或病区处方调剂工作经验,且接受过处方审核相应岗位的专业知识培训并考核合格;负责麻醉药品、精神药品、抗菌药物处方审核的药师应当接受相关培训并考核合格。

3. 医院处方审核工作在医院药事管理与药物治疗学委员会领导下,由药学部门负责开展,药学部门下设处方审核工作小组,负责处方审核的具体工作。

4. 医院成立由药学、临床和医疗管理等多学科专家组成的处方审核专家组,为处方审核工作提供技术支持。医院积极推进处方审核信息化建设,配置合理用药软件。

5. 处方审核对象包括医院医师开具的门急诊处方和住院医嘱,处方形式包括:纸质处方、电子处方和病区用药医嘱单。

6. 处方审核药师应按照《医疗机构处方审核规范》所规定的审核项目,对处方的合法性、规范性、适宜性进行逐一审核。

7. 处方审核形式可包括:①人工审核,药师对处方的合法性、规范性、适宜性各项内容进行逐一审核;②信息系统辅助审核,合理用药软件对处方进行初步审核,对合理用药软件不能审核的部分以及合理用药软件筛选出的不合理处方,由药师进行人工审核或复核。

8. 处方审核依据包括药品说明书、国家药品管理相关法律法规和规范性文件、国家处方集、国家卫生主管部门发布的临床诊疗规范和指南、临床路径，医院制定发布的临床用药规范、指南、超说明书用药目录等。

9. 处方审核流程

（1）接收待审核处方，对处方进行合法性、规范性、适宜性审核。

（2）若经审核判定为合理处方，药师在处方上进行手写签名、电子签名或签章，处方经药师签名或签章后进入收费和调配环节。

（3）若经审核判定为不合理处方，药师应联系处方医师，建议其修改或者重新开具处方，经处方医师修改或重新开具的处方再次进入处方审核流程；如处方医师不同意修改或重新开具处方，药师应当作好记录，对于严重不合理用药或者用药错误，应当拒绝审核通过，并上报医务部门。

10. 对于特殊人群（如老年人、儿童、妊娠期与哺乳期妇女、肝肾功能不全者等）处方、特殊药品（麻醉药品、精神药品、易制毒药品、高警示药品等）处方，药师应加强审核，并在明确处方用药合理的情况下通过放行。

11. 对于无法准确判断合理性的处方，处方审核药师应与处方医师沟通联系，必要时向上级药师、处方科室上级医师或处方审核专家组寻求技术支持。

12. 对于处方审核过程中发现的问题，药师应及时采取处理措施，并做好记录，相关记录应可溯源。

13. 建立处方审核质量监测指标体系，定期统计分析评价处方审核率、处方干预率、处方合理率；审核处方科室覆盖率和医师覆盖率；处方合理性判断错误率、处方干预正确率和成功率；单张或单人处方应答时间、干预时间；各类不规范处方、用药不适宜处方、超常处方数量及占比等指标。

14. 处方审核质量持续改进措施

（1）药学部门或处方审核药师对处方审核工作中发现或存在的问题，及时采取改进措施。

（2）药学部门定期对不合理处方情况进行汇总、统计，上报医务部门、药事管理与药物治疗学委员会。

（3）医务部门定期将不合理处方情况进行公示，并将具体处方或问题反馈至临床科室和相关医师。

（4）在药事管理与药物治疗学委员会指导下，医务部门针对药学部门反馈的问题，会同临床科室，提出整改措施，并督促相关科室落实、执行。

（5）药学部门、医务部门、临床科室定期对处方审核过程中发现或暴露的问题进行再次评价，了解整改情况，针对再次评价过程中仍然存在的问题，应进一步采取改进措施，督促相关问题的解决。

（三）用药咨询工作规程

1. 依据《医疗机构药事管理规定》《处方管理办法》等有关法律法规、规章制度,规范医疗机构开展用药咨询工作,保障用药咨询工作质量。

2. 从事用药咨询工作的药师应具有主管药师以上专业技术职务任职资格。

3. 用药咨询药师应掌握本机构常用药品的名称、规格、用法用量、适应证、禁忌证、药理作用、药物-药物及药物-食物相互作用、主要不良反应及注意事项;掌握药品不良反应识别、评价和上报流程;掌握特殊剂型药品的使用等技能;掌握常用医药工具书、数据库和软件等的信息检索方法。

4. 医院应设立用药咨询场所或用药咨询室,公示用药咨询联系方式,配备用药咨询必备的材料或用药信息自助查询终端。

5. 用药咨询服务对象可包括患者、患者家属、医务人员和公众等。

6. 用药咨询药师提供用药咨询的方式可包括面对面咨询、电话咨询和互联网咨询。

7. 用药咨询内容可包括药品的名称、用法用量、疗效、用药注意事项、药物间相互作用、贮存方法、药品不良反应识别及处置,以及特殊剂型指导、患者用药教育和疾病的预防等。

8. 用药咨询原则

（1）遵守国家相关法律法规、规章制度等要求。

（2）保护患者隐私。

（3）从专业角度对咨询问题进行专业分析及评估。

（4）拒绝回复以患者自我伤害或危害他人为目的用药咨询。

（5）对于暂时无法核实或确定的内容,应向咨询者解释,需要经核实或确定后再行回复。

（6）如用药建议与医师治疗方案不一致,应告知患者与医生进一步沟通,明确治疗方案。

（7）对超出职责或能力范围的问题,应及时进行转诊或告知咨询去向。

9. 用药咨询服务流程,包括接待咨询者、询问咨询者需求、采集用药史及相关病史、分析评估、及时回答咨询者问题。原则上,用药咨询药师应在当日完成用药咨询服务;对于复杂问题、特殊问题,可在征得咨询者同意情况下,择日回复。

10. 用药咨询药师在提供用药咨询服务时,应及时对相关信息进行记录,记录方式包括电子记录和书面记录,记录内容应包括咨询者姓名、性别、出生年月日、药品名称、咨询问题、解答内容以及参考依据等。

11. 用药咨询药师应定期对咨询记录进行总结分析,分享代表性案例。

12. 医院应对用药咨询服务质量进行定期评价指标,评价指标包括:咨询解答是否准确、及时,咨询记录是否完整、清晰,有无咨询汇总报告、分析记录和反馈整改方案。

（四）药学查房工作规程

1. 依据《医疗机构药事管理规定》等有关法律法规、规章制度,规范临床药师药学查房的制度建设、人员资质、用药分析、药学问诊、患者教育和查房记录与评价等各要素的管理。

2. 药学查房,是指以临床药师为主体,在病区内对患者开展以安全、合理、有效用药为目的的查房过程。包括药师独立查房和药师与医师、护士医疗团队的联合查房。

3. 从事药学查房工作的药师,其资质应满足以下条件之一:

(1)经医院认定在临床药师岗位上工作的临床药师。

(2)取得临床药师岗位培训证书。

(3)具有临床药学工作经验的高级职称药师。

4. 药学查房的环境与对象

(1)临床药师应在选定专业的临床科室开展药学查房。

(2)临床药师宜对提请药学会诊的患者开展药学查房。

(3)药学常规查房的开展场所应为病房床旁。

5. 药学查房前的准备工作

(1)应明确药学查房的患者数量及预期的查房时间。

(2)应获取并熟悉患者的基本情况,尤其是重点患者如病危、病重、病情复杂、伴有躯体及新入院精神障碍患者等,内容包括但不限于患者姓名、性别、年龄、生命体征、现病史、基础疾病、既往史、既往用药史、过敏史、家族史、个人史、婚育史、入院诊断、辅助检查结果、治疗方案及疾病进展等情况。

(3)在熟悉患者资料过程中,对于存在疑问或着重了解的部分应做好相应记录。

6. 从药物的有效性、安全性、经济性和适宜性等方面对初始治疗方案进行用药合理性分析,记录和干预不合理医嘱。

(1)用药有效性分析应包括但不限于药物适应证、用法用量、给药途径和疗程等。

(2)用药安全性分析包括但不限于防治药物不良反应、药物相互作用评估等。

(3)用药经济性分析包括但不限于医疗保险和患者承受能力等。

(4)用药适宜性分析包括但不限于皮试结果、药品规格和重复用药等。

7. 新入院患者查房记录表格内容应包括但不限于患者基本情况、患者诊断、实验室检查结果、院外医嘱重整、初始治疗方案、用药有效性、安全性、经济性和适宜性分析、不合理用药干预、药学问诊内容、依从性评价、患者教育、问题及患者反馈等。

8. 在院患者查房记录表格内容应包括但不限于患者基本情况、患者诊断、修正诊断、实验室检查结果更新、治疗方案调整、调整后方案用药有效性、安全性、经济性和适宜性分析、不合理用药干预、药学问诊内容、患者教育、问题及患者反馈等。

9. 对患者进行初次查房时,应进行简单的自我介绍,告知患者临床药师身份和临床药师在住院期间能够提供的药学服务。应告知患者药学查房的主要目的在于宣教与用药相关的注意事项,促进药物的合理应用。

10. 药学问诊的主要内容包含患者整个诊疗过程中的所有疾病和药物相关信息,评估患者药物治疗的获益和风险,获取患者治疗需求,为药学监护的定制和实施提供基础信息和客观证据。重点关注患者用药问题,核实患者是否按要求用药、用药后的反应、是否有不适情况、嗜好、生活方式等信息,以便有针对性地进行用药教育,指导患者正确使用治疗药物,为患者制定药学监护计划。问诊过程中注重仪表,并按照相关规范和标准,注意医院感染的防控工作。问诊时要善于发现患者的用药问题,避免诱导式提问。

11. 对刚入院患者,药师应与患者或家属积极进行交流,询问患者此次入院治疗目的,既往所患疾病及用药情况,药物及食物过敏史,药物不良反应及处置史等基本信息。对患者既往用药,应详细询问药品名称、药品规格、给药途径、剂量、疗程、疗效等。如患者存在药物过敏史,应询问过敏药物名称、过敏症状、体征、转归等。

12. 对诊治过程中的患者,询问患者对自身疾病、服用药物的知晓情况,是否遵医嘱用药。询问患者使用药物后的症状、体征改善情况,是否有新发症状,判断患者目前药物治疗的临床疗效。

13. 通过语言教育、书面教育、实物演示教育等方式对患者进行用药教育,向患者发放用药教育材料,巩固用药教育成果,提高患者的用药依从性。

14. 做好药学查房记录

(1)初次查房问诊记录内容应包括入院原因(症状及出现时间)、现病史(主诉的展开,对患者症状更完整的描述)、既往病史、既往用药史(名称、剂量、途径、方法、疗程等)、家族史、伴发疾病与用药情况、个人史及婚育史(教育背景、职业、饮食习惯、烟酒嗜好等)、药物不良反应及过敏史等。

(2)再次查房问诊记录内容应关注患者主诉、医嘱落实情况,确认患者是否正确用药(用药教育)、观察并询问患者用药后的反应、认真记录患者的问题。

(3)临床药师应根据入院药学评估结果,整理出患者用药问题,查找文献,分析问题,并反馈临床。临床药师针对发现的问题,应给出问题解决方案及建议。对于临床治疗中的共性问题,药学部门应定期与临床科室进行沟通纠正,记录沟通过程和改正效果。

(4)查房后应就查房过程中发现的问题及时与医生、护士及患者沟通。应与医生沟通治疗方案的合理性和相应的调整方案。应与护士沟通给药方法(如滴速)、药物保存(如避光)和药物给药顺序等问题。所有沟通过程应有记录,并持续跟进沟通效果与医护人员的反馈意见。

15. 医疗机构药学部门应根据本规范通则要求,组织人员定期对药学查房服务进行评价。药学查房服务的评价内容包括仪容仪表、查房准备、查房过程、记录与反馈、患者满意度等方面。

【案例】PDCA 在抑郁症合并躯体疾病患者用药指导中的应用

1. **发现问题**　某医院药剂科质控小组随机点评精神疾病合并躯体疾病患者用药医嘱110 份(表 4-2),结果分析显示,精神疾病合并躯体疾病患者用药医嘱合格率为 52.73%,远低于药剂科质量与安全目标规定的 95%。作为三级甲等精神专科医院,"疑难重症"精神疾病患者,尤其是合并躯体疾病的精神疾病患者的就诊人数越来越多,这也为临床医生的工作带来了更多的挑战。2017 年、2018 年该院因精神疾病伴躯体疾病患者需要会诊或转诊率(表 4-3)显示,伴躯体疾病患者会诊/转诊人数可能逐步增多。面对精神科疾病合并躯体疾病患者逐步增多及临床医生对合并躯体疾病患者用药存在问题这一矛盾问题,该院药剂科希望能建立更加安全、合理的用药审查模式,提高医生的用药合格率。

表 4-2   2018 年度精神疾病合并躯体疾病患者处方/医嘱审查结果分析(n=110)

用药不合理问题类型	例数	百分比/%
药效学相互作用	19	17.27
用法用量不适宜	12	10.90
联合用药不适宜	9	8.18
无适应证用药	7	6.36
其他	5	4.54
不合理医嘱合计	52	47.27

表 4-3   医院因伴躯体疾病患者会诊/转诊率

年份	会诊人数	会诊率/%	转诊人数	转诊率/%
2017 年	301	4.35	367	5.23
2018 年	348	5.31	437	6.67

2. 建立 QC 小组   针对上述用药问题,药剂科联系质量与安全管理办公室共同商议建立用药安全 QC 小组,成员包括院领导、医务处、质安办、药剂科、临床科室代表等。

3. 循证   依据有关精神障碍流行病学调查,该院所在省份排在第一位的精神障碍是重性抑郁障碍。有研究显示,在内科住院患者中有 22%~33% 患者有抑郁障碍及相关心理障碍,抑郁障碍与其他内科疾病,包括神经系统疾病(脑卒中、帕金森病、癫痫)、心血管疾病(高血压、冠心病)、内分泌系统疾病(糖尿病、甲状腺功能障碍)等,共病率很高。同时,在一项对 13 万人口的横断面调查显示,抑郁障碍患者合并躯体疾病的数量比健康对照组相高 21%。当抑郁障碍合并慢性肺部疾病、心脏病及糖尿病等躯体疾病时,致残率将增加 50%。结合以上情况,本次质量改进的主题定义为提高对抑郁障碍合并躯体疾病患者用药指导。

4. 选题释义   建立以患者为中心、以患者的药物治疗为主线,在明确诊断的前提下,排除特殊情况后,根据患者的影像学检查、实验室指标等对药物选择、用药时机、用法用量、用药疗程、注意事项等内容提出系统性、规范化、同质化的药物治疗方案。

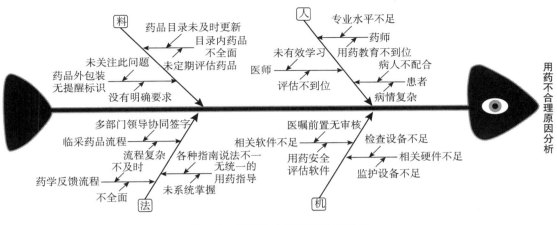

图 4-3　用药不合理原因特性要因

5. 原因分析　绘制医师用药不合理原因分析鱼骨图,通过图中得出原因如下(图 4-3):
①药师用药教育不到位;②现有目录内相关躯体疾病种类不全面;③药师专业水平不足;
④医师没有统一的用药指导工具。从而得出五个方面的改善重点:①提高临床医生对抑郁
障碍合并躯体疾病患者用药合理性;②缩短临床医生对与抑郁障碍合并躯体疾病筛选药物
所用时间;③优化躯体疾病药品结构;④提高药师专业水平;⑤建立患者个性化出院药学
服务。

6. 目标设定　通过调查上述五个改善重点的现况水平,根据《医院处方点评管理规范
(试行)》《处方管理办法》等的要求,制定改善后的目标值,如表 4-4。

表 4-4　目标设定表

改善重点	现况水平	目标水平	改善幅度	目标期限
提高药师专业知识掌握水平	32 分	100 分	212.50%	2019.6.25—2019.9.3
提高临床医生对抑郁症合并躯体疾病患者用药的合理性	45.00%	95.00%	111.11%	2019.6.25—2019.9.3
增加躯体疾病药物品种	34.62%	53.86%	55.54%	2019.6.25—2019.9.3
缩短临床医生对抑郁症合并躯体疾病患者筛选药物所用时间	10 天	5 天	50.00%	2019.6.25—2019.9.3
建立患者个体化出院药学服务	0	1	1	2019.6.25—2019.9.3

7. 对策拟定　根据以上五个改善重点,通过头脑风暴提出 15 条对策,质控小组成员从
顾客满意度、效益性、上级政策三个方面,根据"5、3、1"评分法及"80/20 法则",最终确定了
9 条对策,如表 4-5。

表 4-5　对策拟定表

改善重点	对策	顾客满意度	效益性	上级政策	评分	选定
提高药师专业知识水平	参加药学学术会议学习/培训	20	18	26	64	
	药师参与门诊专家出诊	46	50	38	134	★
	及时向药师反馈合理用药点评结果	44	44	48	136	★
	药物专业知识专题学习	44	44	44	132	★
提高临床医生对抑郁症合并躯体疾病患者用药的合理性	实时住院医嘱审核并反馈临床	46	40	38	134	★
	向临床医生提供相关知识培训	26	20	18	64	
增加躯体疾病药品种类	整理相关躯体疾病治疗及推荐药物	40	46	48	134	★
	调查临床相关躯体疾病药物需求	22	20	24	66	
	向药事会推荐相关躯体疾病药物	46	44	44	134	★
	简化药物临时采购流程	44	48	46	138	★
缩短临床医生对抑郁症合并躯体疾病患者筛选药物所用时间	制作临床医生合理用药手册	48	46	40	134	★
	建立医生与药师的快捷沟通	18	24	22	64	
建立患者个体化出院药学服务	出院患者推送用药教育二维码	44	48	36	128	★
	出院患者药品粘贴药物警示标识	16	22	24	62	
	开展出院患者用药咨询服务	28	14	20	62	

注:★示整合对策表选定的条目。

以上 9 条对策(标★对策)可通过整合成为 4 个方面(表 4-6),分别为:建立个性化药学服务、加强药师与医生的交流与反馈、提高药师专业能力、完善躯体疾病用药种类。

表 4-6　整合对策表

对策群组	对策
对策群组Ⅰ——建立个性化药学服务	制作临床医生合理用药手册 出院患者药品粘贴药物警示标识
对策群组Ⅱ——加强药师与医生的交流与反馈	药师参与门诊专家出诊 实时住院医嘱审核并反馈临床
对策群组Ⅲ——提高药师专业能力	及时向药师反馈合理用药点评结果 药物专业知识专题学习
对策群组Ⅳ——完善躯体疾病用药种类	整理相关躯体疾病治疗及推荐药物 针对临床需求向药事会推荐相关躯体疾病药物 简化药物临时采购流程

8. 对策实施　按照四个对策群组进行实施,实施情况见表 4-7,表 4-8,表 4-9,表 4-10。

表 4-7 对策群组 I ——建立个性化药学服务

类别		问题与对策
现况描述		药学服务不够完善
P	对策群组 I	制作临床医师合理用药手册 出院患者药品粘贴药物警示标识
D	实施过程及 重点	1. 全体圈员分组收集资料,查阅文献,完成抑郁症合并相关躯体疾病的用药指导 2. 选定药物警示标识,由宣传处统一制作警示标识,由各药房人员负责实施,并对实施情况进行考核
C	确认	1. 全体圈员完成抑郁症合并四种躯体疾病(高血压病、高脂血症、糖尿病、冠心病)的用药指导,经院临床专家提出修改意见后,已完成最终版的修订,制作临床医师合理用药手册 2. 各药房人员药物警示标识的粘贴率达到 90% 以上
A	标准化	1. 制作临床医师合理用药手册 2. 药师负责对患者药品警示标识的粘贴,每月进行考核

表 4-8 对策群组 II ——加强药师与医生的交流与反馈

类别		问题与对策
现况描述		药师与医师的交流少
P	对策群组 II	药师参与门诊专家出诊 实时住院医嘱审核并反馈临床
D	实施过程及 重点	1. 全体圈员参加门诊专家出诊,为临床医师、患者解决用药问题,提供用药咨询 2. 每天临床药学室人员对全院住院医嘱进行点评,对有问题的医嘱,向主管医师反馈
C	确认	1. 全体圈员排班,每周二至周五参与门诊专家出诊,为临床医师、患者解决用药问题,累计解决问题 62 个 2. 每周一至周五,临床药学室人员对住院医嘱进行点评,对有问题的医嘱向临床反馈,共向临床反馈 46 次
A	标准化	1. 全体圈员持续排班,每周二至周五参与门诊专家出诊 2. 周一至周五,临床药学室人员对住院医嘱进行点评,对有问题的医嘱向临床反馈

表 4-9 对策群组 III ——提高药师专业能力

类别		问题与对策
现况描述		药师专业知识水平低
P	对策群组 III	及时向药师反馈合理用药点评结果 药物专业知识专题学习
D	实施过程及 重点	1. 第一组负责整理每月合理用药点评问题,制作 PPT,向全体圈员讲解 2. 第二组负责整理常见文献检索工具,制作 PPT,向全体圈员讲解,为全体圈员对最新文献的检索提供学习支持 3. 第四组负责整理常见抗抑郁的最新文献,对新的适应证、用药的安全性、耐受性进行全面地讲解 4. 全体圈员通过查阅大量工具书,整理常见抗抑郁药物的药物特点、药代动力学、药物相互作用等内容,对抗抑郁药物做全面汇总与比较

续表

类别		问题与对策
C	确认	1. 对2019年上半年全院合理用药问题做了深入的汇总与分析,并向全体圈员讲解 2. 对常见文献检索工具进行整理与学习,加强了全体圈员文献检索的意识,掌握了常见文献检索的方法 3. 通过对常见文献检索工具的学习,圈员通过文献检索,将常见抗抑郁药物(如氟伏沙明、氟哌噻吨美利曲辛)从新的适应证、用药的安全性、耐受性等方面进行了深入的分析 4. 全体圈员通过查阅大量工具书,从药物特点、药代动力学、药物相互作用等内容对常见抗抑郁药物进行汇总与比较
A	标准化	1. 由临床药学室人员每月汇总合理用药点评问题,并反馈给全体圈员,避免相同不合理用药问题的重复出现 2. 定期进行文献检索工具使用方法的考核 3. 药师通过文献检索对常见精神科药物进行深入的学习 4. 对常见抗抑郁药物汇总与比较的表格进行修改与整理后,反馈给临床,方便临床医师的用药选择

表 4-10　对策群组Ⅳ——完善躯体疾病用药种类

类别		问题与对策
现况描述		医院躯体疾病药品种类不足
P	对策群组Ⅳ	整理相关躯体疾病治疗及推荐药物 针对临床需求向药事会推荐相关躯体疾病药物 简化药物临时采购流程
D	实施过程及重点	1. 第一组查阅相关疾病指南,负责整理相关躯体疾病治疗及推荐药物 2. 第三组根据上述推荐药物,制作调查问卷,根据问卷结果,填写药事会推荐药物名单 3. 第二组整理新的药物临时采购申请单,向院办处申请从办公平台上添加"药物临时采购流程",并由信息处完成流程的添加
C	确认	1. 相关躯体疾病治疗及推荐药物整理完成 2. 药事会推荐药物名单已拟好,准备上报 3. 临床可从办公平台申请药物临时采购
A	标准化	1. 定期对医院相关躯体疾病用药进行更新 2. 临床医师从办公平台申请药物临时采购

9. 效果确认

整合对策Ⅰ——建立个性化的药学服务。

整合对策Ⅱ——加强药师与医师的沟通与交流。

整合对策Ⅲ——提高药师专业知识水平。

整合对策Ⅳ——增加躯体疾病药品种类。

10. 标准化　对实施有效的对策进行标准化,对《用药指导》和《药师岗位职责和调剂岗位职责》进行修订并实施,制定并实施《个性化的出院患者用药交代》和《药剂科专业知识定期考核制度》,完善药品临时采购流程信息化管理。

（李智强　徐　娜）

第五节　护理质量安全管理制度

一、护理质量安全管理核心制度

（一）分级护理制度

1. 护理分级　是患者在住院期间,医护人员根据患者病情和/或自理能力进行评定而确定的护理级别。分为特级护理、一级护理、二级护理、三级护理。

2. 分级方法

（1）根据患者入院后病情严重程度确定病情等级。

（2）根据患者 Barthel 指数总分,确定自理能力的等级。

（3）依据病情等级和/或自理能力等级,确定患者护理分级。

（4）临床医护人员应根据患者的病情和自理能力的变化动态调整患者护理分级。

3. 特级护理分级依据及护理要求

（1）符合以下情况之一,可确定为特级护理:

1）维持生命,实施抢救性治疗的重症监护患者。

2）病情危重,随时可能发生病情变化需要进行监护、抢救的患者。

3）具有严重自杀行为的患者。

（2）护理要求:

1）将患者安置于重症病房,24 小时严密观察患者病情变化,监测生命体征,做好记录。

2）根据医嘱,正确实施治疗、给药及抢救措施。

3）根据医嘱准确测量出入量。

4）根据病情,正确实施基础护理、专科护理及安全措施。

5）保持患者的舒适和功能体位。

6）正确实施口腔护理、压力性损伤预防和护理、管道护理等护理措施,实施床旁交接班。

4. 一级护理分级依据及护理要求

（1）符合以下情况之一,可确定为一级护理:

1）病情趋向稳定的重症患者。

2）病情不稳定或随时可能发生变化的患者,有自杀/自伤、暴力攻击等行为及压力性损伤高风险患者。

3）自理能力重度依赖的患者或年老、体弱、痴呆、儿童等自我保护能力差的患者。

（2）护理要求:

1）将患者安置在一级病室内,至少每 30 分钟巡视一次,巡视患者到床头,密切观察病情变化。

2）新入院三天患者每班测量生命体征,其他一级患者根据病情测量生命体征。每周测体重一次并记录。

3）新入院患者三天内及高风险患者班班进行动态评估,针对风险提出并落实各项护理措施。其他一级患者,责任护士对患者进行适时、连续、动态评估。实施床头交接班。

4）根据医嘱,正确实施治疗给药措施。

5）根据病情,正确实施基础护理和专科护理,实施安全措施,做好记录。

6）做好基础护理,根据患者病情对患者提供适宜的照顾和康复、健康指导。

5. 二级护理分级依据及护理要求

（1）符合以下情况之一者,可确定为二级护理:

1）病情趋于稳定或未明确诊断前,仍需观察,且自理能力轻度依赖的患者。

2）病情稳定或处于康复期,且自理能力中度依赖的患者。

（2）护理要求:

1）将患者安置在一般病室,至少每1小时巡视患者一次,观察患者病情变化。

2）责任护士对患者进行适时、连续、动态评估。

3）根据医嘱,正确实施治疗、用药,每天测体温、脉搏、呼吸,每周测血压、体重,并记录。

4）对患者提供适宜的照顾和康复、健康指导。

6. 三级护理分级依据及护理要求

（1）病情稳定或处于康复期,且自理能力轻度依赖或无须依赖的患者,可确定为三级护理。

（2）护理要求:

1）将患者安置在普通病室,至少每2小时巡视患者一次。

2）责任护士对患者进行适时、连续、动态评估。

3）根据医嘱,正确实施治疗、用药,每天测体温、脉搏、呼吸,每周测量血压、体重,并做好记录。

4）对患者提供适宜的照顾和康复、健康指导。

（二）护理查对制度

1. 医嘱查对

（1）医嘱须双人查对无误后方可执行,并记录执行时间,执行者签全名。

（2）对有疑问的医嘱及医嘱开具不规范时,必须澄清后方可审核和执行。

（3）抢救时,医师下达口头医嘱,执行者须大声复述一遍,双人确认无误后方可执行。抢救结束后6小时内据实补记,保留用过的安瓿。

（4）责任组长与治疗护士每日总查对当日医嘱一次,每周总查对一周医嘱一次,执行医嘱与审核医嘱者须签全名。

（5）护士长每日随机抽查当日医嘱执行情况。护士长参与每周总查对医嘱1~2次,记录并签名。

2. 服药、注射、输液等治疗处理查对

（1）认真执行身份识别制度，必须严格执行"三查十对"，三查：摆药后查，服药、注射、处置前查，服药、注射、处置后查；十对：床号、姓名、药名、剂量、浓度、时间、用法、面貌、腕带、有效期。

（2）备药前检查药品质量，安瓿有无裂痕，注射液瓶有无瓶口松动，药物有效期与批号不符合要求或标签不清等不得使用。

（3）摆药后必须经第二人查对后方可执行。

（4）用多种药物时注意配伍禁忌。易致过敏的药物，给药前应询问有无过敏史。使用麻醉药品、精神药品或药品类易制毒化学品时，严格执行《麻醉药品、一类精神药品管理制度》，药物须经护士双人核对后方可执行，用后安瓿要及时交回药房。

（5）各种操作、治疗需使用一次性用品或器械时要查对包装、有效期。

（6）输液瓶粘贴单上应注明患者床号、姓名、用法、药品名称、剂量，并留下安瓿，两人核对签名后方可执行。开瓶后及时记录开瓶及加药日期时间。

（7）治疗时，如患者提出疑问，查清后方可执行。

3. 饮食查对

（1）每日遵医嘱将特殊饮食记录在特殊饮食单上，每日核对患者床号、姓名、饮食种类。

（2）发放饮食前核对特殊饮食记录单和饮食种类是否相符，开餐前再次核对患者床号、姓名、腕带、饮食种类。

（3）需禁食者，值班人员应记录在每日禁食者名单上。

（4）因病情限制食物的患者，其家属送来食物，须经护士检查核对后才可食用。

（三）护理交接班制度

1. 晨会交班一般由护士长主持，夜班护士负责巡视病房，参加交接班人员符合交班礼仪要求。

2. 交班前的准备工作包括完成本班工作（如有特殊情况不能完成时，需要说明理由），完成护理记录和交班报告等护理文件的书写。

3. 坚持"四不交接"，患者总数不清不交接、交接班人员不齐不交接、物品不符不交接、卫生不整洁不交接。

4. 交班后交接人员共同巡视病房，床头交接重点患者，如发现问题应当面问清原因，做好记录。

5. 接班时如发现问题，立即查问。接班后如因交接班不清，发生差错事故或物品遗失等情况，应由接班后人员负责。

6. 交班内容

（1）患者总数及流动情况。

（2）新入院、出院、转出、特级护理、一级患者、病情变化、合并躯体疾病、保护性约束患者、七防及评估有风险患者(病情、护理要点、基础护理等)。

(3)各种标本的留取情况,特殊检查、化验及治疗的准备情况。

(4)病房物品、备用药品、医疗器械、被服等使用情况。

(5)下一班需完成的工作及注意事项。

(6)不良事件、护理意外发生经过及其处理。

7. 床头交班要求

(1)时间:三班交接后,到患者床头进行。

(2)参加人员:护士长及交接班护士。责护组长及责任护士对主管患者病情进行全面交接。

(3)交接内容:

1)治疗情况:静脉输液、尿管留置等各种管路情况、生命体征、各种检查治疗及患者约束保护等情况。

2)交患者病情(如意识状况、精神症状、自理情况、饮食、睡眠、自杀自伤等对患者生命安全造成影响的症状及风险),交出入量、留标本情况等。

3)护理:晨晚间护理(洗脸、梳头、漱口等),被服干燥、平整无褶皱(无呕吐物、大小便、血迹、碎屑),压力性损伤护理(翻身、按摩等)执行情况等。

4)交下一班工作注意事项。

(四) 病区安全制度

1. 严格执行安全管理制度、交接班制度、不良事件上报制度、分级护理制度、查对制度、医嘱执行制度、巡视制度及操作规程等。

2. 按照医院统一安排参加消防安全知识及技能的学习培训,人人掌握"四懂四会",提高"四个能力"。

3. 各班认真清点人数,并对有自杀/自伤、擅自离院、暴力攻击、跌倒/坠床、噎食/窒息、压力性损伤、藏药等高风险患者及病情危重患者床旁重点交接。

4. 按要求巡视病房,认真观察患者病情变化,做好患者巡视记录。

5. 采取评估及防范措施防止自杀/自伤、擅自离院、暴力攻击、跌倒/坠床、噎食/窒息等意外事件发生。

6. 落实医院全面禁烟制度,临床科室各个区域均不得吸烟。

7. 洗澡时专人看护。饮用水温度适宜,防止烫伤。

8. 治疗室、餐厅、杂物间等用后随时加锁,病区的钥匙、刀剪、注射器、体温计、保护带等物品应有固定数目和放置地点,便于清点及使用。每周至少进行2次病区危险物品和安全设施检查,发现安全隐患,及时上报修理并记录。

9. 氧气瓶、氧气袋、吸痰器等定点放置,妥善保管。严格执行药品管理制度,急救用品做到完好、备用,随时处于良好状态,保证急救使用。

10. 患者不得将危险物品及贵重物品带入病房。加强对探视家属和陪住家属的安全管理,新入院患者及家属外出返回病房时做好安全检查。

(五) 护理巡视制度

1. 严格执行病房巡检规定,对病区重点患者应做到心中有数。

2. 日间患者集中到活动室或康复科进行康复活动,不得将患者独自留在二级病室。

3. 按分级护理制度及约束保护制度要求巡视。巡视者需走到患者床旁,严密观察患者情况。发现患者病情有变化时应及时通知医生处理,并做好护理记录。加强厕所等隐蔽场所的巡视。

4. 病情严重者,患者活动范围应在护士视线范围之内,必要时护士陪伴。

5. 输液患者的巡视要求。输液前对患者进行评估,重度风险患者用粉色巡视卡,15分钟巡视一次,其他患者用白色巡视卡,30分钟巡视一次,观察滴速、输液部位、有无药物反应等,了解患者需求,做好基础护理。巡视后在巡视卡上记录、打钩并签字。更换液体时查对后在输液卡上打钩、签名。

(六) 约束保护隔离制度

1. 保护性约束、隔离措施的应用原则

(1) 精神障碍患者在住院治疗过程中(包括门诊),发生伤害自身、危害他人安全、扰乱医疗秩序的行为,为保证治疗、保护患者本人或他人的安全,在努力劝说无效、无其他可替代措施时实施。

(2) 禁止利用约束、隔离等保护性医疗措施惩罚精神障碍患者。

(3) 实施保护性约束的医务人员须具有相应资质。

2. 实施保护性约束治疗须严格按医嘱执行,并做好解释工作。需采取紧急保护措施时,应在采取保护性约束后,30分钟内及时通知医生补开医嘱。

3. 根据病情决定保护性约束时间,保护性约束、隔离患者情绪稳定后,应与医生沟通,及时解除保护性约束或隔离。持续保护性约束时间,一般白天不超过4小时,夜间不超过8小时。如需继续约束须经医生重新评估患者并重开医嘱后实施。如果患者持续保护性约束时间超过24小时,须报告病区副主任/首席医师,重新评估患者;如超过48小时,应报告科主任,重新评估患者。

4. 在患者保护性约束、隔离期间,应安置在重症或一级病室(隔离室)内,每15~30分钟巡视记录一次,做好床旁交接班。

5. 严格执行保护性约束、隔离护理常规,按要求书写保护性约束、隔离记录单和护理记录。

(七) 患者身份识别核对制度

1. 在各项治疗操作前必须严格"三查十对",确认患者身份。

2. 身份证(号码)作为门诊患者唯一标识管理。

3. 入院时向患者讲解佩戴手腕带的目的。在实施诊疗活动前,实施者应亲自与患者

（或家属）沟通，再核对手腕带信息，以确保对正确的患者实施正确的操作。

4. 护送患者进出病区及进行各项治疗及检查，接送双方人员必须认定患者身份后方可交接。

5. 对昏迷、神志不清、无自主能力、行无抽搐电休克治疗等患者，使用"腕带"作为患者身份识别标识。在进行各项诊疗操作前认真核对腕带信息，准确确认患者的身份。

6. 对能识别自己身份的患者，核对者应通过询问患者本人及认真进行"三查十对"等方法进行患者身份识别。

7. 每个住院患者应当佩戴手腕带，腕带信息由电脑打印，字迹清晰，准确无误。腕带字迹不清、损坏要及时更换。如果打印机临时出现故障，可手写信息（项目包括：病区、姓名、性别、年龄、住院号等信息）。

8. 填入腕带的识别信息必须经两名医务人员核对后方可使用，若损坏需更新时，需要经两人重新核对。患者使用腕带松紧适度，以伸进一指为宜，确保皮肤完整无破损。

9. 本制度同样适用于门诊、功能科、放射科、检验科、康复科、临床科室等诊疗科室。

（八）患者跌倒/坠床风险管理制度

1. 有跌倒/坠床风险的患者，其床头卡、住院卡片上要有明显标识。

2. 当班护士要熟记跌倒/坠床风险患者床号、姓名、面貌和病情。

3. 安排患者于易于观察、离护理站较近的病室，落实防范措施，每班进行风险评估及床头交接班。

4. 严格按照跌倒/坠床防范处置规程进行护理并做好记录。

5. 应及时告知家属预防跌倒、坠床的重要意义，使其积极配合。

6. 发生患者跌倒/坠床事件应按通过医院医疗安全（不良）事件报告系统及时上报。

（九）患者噎食/窒息风险管理制度

1. 有噎食/窒息风险的患者，其床头卡、住院卡片上要有明显标识。

2. 当班护士要熟记噎食/窒息风险患者床号、姓名、面貌和病情及防噎食原因。

3. 安排患者于易于观察的病室，每班进行风险评估及床头交接班。

4. 设置防噎食患者的饮食专座，就餐时将患者安排在防噎食患者专座，进餐时有专人照看，并给予软食或流食。严格按照噎食/窒息风险患者防范处置规程进行护理并做好记录。

5. 及时发现患者窒息的先兆，消除诱因。护理人员掌握噎食患者急救技术，当发现有窒息征兆时，立即组织人员分秒必争进行抢救。

6. 发生患者噎食/窒息事件应通过医院医疗安全（不良）事件报告系统及时上报。

（十）患者自杀/自伤风险管理制度

1. 有自杀/自伤风险的患者，其床头卡、住院卡片上要有明显标识，严格做好风险评估工作。

2. 当班护士要熟记自杀/自伤患者床号、姓名、面貌、病情、用药等。

3. 自杀/自伤患者安排在一级病室内，24小时重点监护（根据医嘱及评估结果执行），严格按照自杀/自伤防范处置规程进行护理,按要求记录。

4. 对有严重自杀/自伤行为或风险的患者可根据医嘱予以约束性保护,并安排家属陪护。

5. 对自杀/自伤患者必须做好床头交接班,严格落实巡视制度。

6. 每日对自杀/自伤患者进行常规安全检查。

7. 发生患者自杀/自伤事件应通过医院医疗安全(不良)事件报告系统及时上报。

(十一) 患者擅自离院风险管理制度

1. 有擅自离院企图或行为的患者,其床头卡、住院卡片上要有明显标识,严格做好风险评估工作。

2. 当班护士要熟记擅自离院患者床号、姓名、面貌和病情。

3. 对有强烈擅自离院企图或行为的患者安排在一级病室或远离病区入(出)口的病室内,严密观察患者病情变化。严格按照擅自离院患者防范处置规程进行护理,按要求记录。

4. 做好床头交接班,严格落实巡视制度。

5. 外出时根据评估风险程度安排人员护送。

6. 发生患者擅自离院事件应通过医院医疗安全(不良)事件报告系统及时上报。

(十二) 患者压力性损伤风险管理制度

1. 有压力性损伤风险的患者,其床头卡、住院卡片上要有明显标识,严格做好风险评估工作。

2. 发生院内压力性损伤事件按照医院医疗安全(不良)事件报告制度应立即逐级上报。

3. 发现患者发生压力性损伤,无论是院内发生还是院外带来,科室均应填写《压力性损伤上报表》并在24小时内报护理部。

4. 有"难免压力性损伤"风险患者,病区护士及时填写《难免压力性损伤申报表》上报护理部,护理部派人于24小时内进行现场认定,确认同意后方可申报"难免压力性损伤"。如有异议时,由护理部压力性损伤小组讨论决定。

5. 对有压力性损伤风险患者,按照风险评估要求每班评估并记录,严格按照压疮防范处理规程进行护理,做好压力性损伤预防工作;安排患者于易于观察的病室。做好床头交接班。

6. 如因护理不当发生"非难免压力性损伤"或发生压力性损伤隐瞒不报者,依据相关规定处理。

二、护理质量安全管理重点操作规程

(一) 患者噎食/窒息防范处置规程

1. 目的　精神障碍患者在住院期间常因抢食、暴食、药物不良反应引起吞咽困难等而发生噎食,因此应该从积极预防着手,根据患者不同特点,制定有针对性干预措施。评估和预测患者在诊疗过程中噎食/窒息风险潜在的危险因素,提出和落实相应的防范措施,防止噎食行为发生,有效减少医疗安全不良事件发生,提高医疗质量。

2. 定义　噎食是指食物堵塞咽喉部或卡在食管的狭窄处甚至误入气管,引起呼吸抑制,危及生命。

3. 标准

（1）认真评估患者发生噎食的危险因素（如抗精神药物不良反应引起的吞咽困难、无抽搐治疗2小时内、无牙的老年患者、暴饮暴食、抢食、物质依赖出现戒断反应等）,并设置明显标识。

（2）密切观察患者饮食情况,有防噎食患者的饮食专座,对有发生噎食风险的患者应有专人照顾进食。

（3）重点床头交接班,按要求做好病房食品的管理,每日检查患者有无偷食或藏匿引起噎食的食物（如馒头、鸡蛋、火腿、果冻等）。

（4）患者一旦出现噎食,应就地急救,分秒必争,立即有效清除口咽部食物,疏通呼吸道,同时通知医生。具体采取一抠二置（儿童）或Heimlich法（成人）。

一抠:用中指、示指从患者抠出或用食管钳取出异物。

二置:是将患者倒置,用掌拍其后背,借助于震动,使食物松动,向喉部移动而掏之。

Heimlich法:双手环绕患者腰间,左手握拳并用拇指突起部顶住患者上腹部,右手握住左拳,向后上方用力冲击、挤压。

昏迷倒地的患者采用仰卧法,抢救者骑跨在患者髋部,按上法推压冲击脐上部位,如果无效可间隔几秒后重复操作一次。

以上方法如重复5~6次无效,立即用大号针头在环状软骨上缘正中部位插入气管,或实施紧急气管切开,暂时恢复通气。

如患者出现心脏骤停,立即实施心肺复苏。

4. 参考　刘哲宁,杨芳宇主编《精神科护理学（第5版）》。

5. 流程　患者发生噎食处置流程见图4-4。

（二）患者自杀/自伤防范处置规程

1. 目的　精神障碍患者在精神症状及各种因素影响下,可能出现自杀/自伤行为,给患者带来危害性,甚至危及患者生命。评估和预测患者在诊疗过程中自杀/自伤风险潜在的危险因素,提出和落实相应的防范措施,预防和防止自杀/自伤行为的发生。有效减少医疗安全不良事件发生,提高医疗质量。

2. 定义　故意伤害自己生命的行为。根据自杀发生的情况一般自杀分为自杀意念、自杀未遂、自杀死亡三种形式。

3. 标准

（1）认真评估患者自杀/自伤风险及程度,预测自杀/自

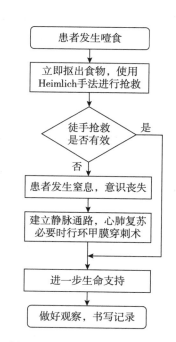

图4-4　患者发生噎食处置流程

伤危险性,了解患者自杀/自伤的相关危险因素,有明显标识。

（2）密切观察病情变化,妥善安置患者。将患者安置到一级病室,严格床头交接班,24小时有护士重点看护,保证患者活动在护士视线范围之内。早期识别自杀的预兆,迅速给予干预措施。

（3）严格执行病区安全制度和巡视制度,加强危险物品的检查与管理,尤其加强夜间、节假日、周末或工作人员少而工作忙碌等重点环节的巡视且保证巡视到位。

（4）积极与医生沟通,请家属陪护协助护理,保持药物治疗的连续性,尽快控制精神症状。

（5）主动沟通,与患者建立和谐信任的护患关系。各班护士要主动与患者沟通,耐心倾听患者诉说并提供希望与帮助,与患者达成相互信任的协议,一旦患者的自杀观念难以排解或持续存在就及时告诉护士。

（6）做好家属的安全宣教工作。使用通俗易懂的语言,从疾病的发生、发展、药物治疗、当前风险及预后等多层面进行宣教,使家属有较全面的认识。

4. 参考　刘哲宁,杨芳宇主编《精神科护理学(第5版)》;陆林主编《沈渔邨精神病学(第6版)》。

5. 流程　患者发生自杀/自伤处置流程见图4-5。

(三) 患者攻击防范处置规程

1. 目的　精神障碍患者在精神症状及各种因素影响下,可能出现暴力攻击行为,给患者及周围环境造成危害性影响,评估和预测患者在诊疗过程中暴力攻击风险潜在的危险因素,提出和落实相应的防范措施,预防和终止暴力行为的发生。有效减少医疗安全不良事件发生,提高医疗质量。

2. 定义　精神障碍患者的暴力攻击行为是指精神障碍患者直接伤害另一个人的躯体或破坏某一物体的攻击行为。暴力攻击行为有语言暴力、肢体暴力、精神暴力三种。

3. 标准

（1）认真做好攻击风险评估工作。护士长及当班护士要评估患者攻击风险程度,提出针对性防范措施,有明显标识。

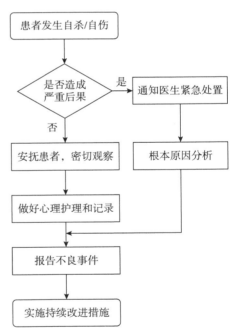

图 4-5　患者发生自杀/自伤处置流程

（2）掌握病情,安置患者。对有高风险患者安置到一级病室,严格床头交接班,24小时有护士重点看护,限制患者活动范围,保证患者活动在护士视线范围之内。

（3）识别精神症状或躯体疾患,了解攻击行为的原因,进行针对性、个性化指导。

（4）主动沟通,与患者建立和谐的护患关系。接触时注意方式方法,避免激惹患者。耐心倾听患者诉说并提供希望,鼓励患者以适当方式表达和宣泄情感,明确告知攻击行为造成的后果。

（5）密切观察病情变化,有效控制攻击行为。及时发现攻击行为的先兆,将患者与其他患者隔离开,避免相互影响。当有攻击行为发生时,护士要与患者保持安全距离,评估环境,疏散围观患者,移除危险物品,有效运用精神科暴力管理技能与技巧(缓和激化、脱身法、控制与约束法)处理患者的攻击行为。

（6）每日进行常规安全检查,保证环境安全。

（7）积极与主管医生沟通,尽快控制精神症状,降低患者攻击风险。

（8）加强住院患者的组织管理,安排丰富的工娱活动,充实患者住院生活,使其旺盛的精力达到应有的宣泄,转移分散其冲动意图。

4. 参考　栗克清、刘杰主编《精神科暴力管理技能与技巧培训手册》。

5. 流程　患者发生攻击行为处置流程见图 4-6。

（四）患者擅自离院防范处置规程

1. 目的　精神障碍患者是特殊的群体,由于发病期间缺乏自知力,个别患者不安心住院而出现擅自离院行为。评估和预测患者在诊疗过程中擅自离院风险潜在的危险因素,因此平时工作中应采取恰当的护理措施,预防及防止擅自离院行为的发生。有效减少医疗安全不良事件发生,提高医疗质量。

2. 定义　擅自离院是指患者在住院期间,未经医生批准,擅自离开医院的行为。

3. 标准

（1）认真评估患者的住院依从性,预测患者擅自离院的风险及程度,并设置明显标识。

（2）密切观察病情变化,及时发现患者出走先兆,妥善安置患者。将高风险患者安置到一级病室,有护士24小时重点看护,重点床头交接班,保证患者活动在护士视线范围之内。

（3）患者离开病区(外出检查、治疗等)前要做好宣教工作,根据评估风险程度安排护送人员。

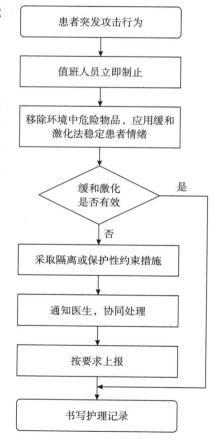

图 4-6　患者发生攻击行为处置流程

（4）严格执行病区安全制度,病区通向外边的大门随时上锁,开饭、接待探视家属等出入病区开门时要先看看周围及身后有无患者。加强监督本科室人员出入病区的管理,定期检查病区门、窗、护栏等设施。

（5）加强住院患者的组织管理,丰富患者的住院生活,做好住院宣教,用通俗易懂的语言向患者讲解住院治疗的必要性和重要性,提高患者住院依从性。

（6）各班护士要主动与患者沟通,了解患者需求,耐心倾听患者诉说并提供希望与帮助,与患者建立和谐信任的护患关系。

（7）加强与患者家属(单位)的联系,鼓励他们适时来院探视。

4. 参考　刘哲宁、杨芳宇主编《精神科护理学(第 5 版)》。

5. 流程　患者发生擅自离院处置流程见图 4-7。

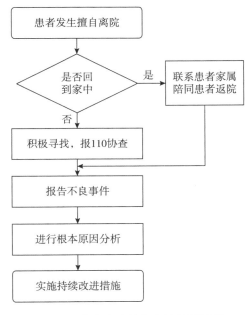

图 4-7　患者发生擅自离院处置流程

【案例】护理质量安全管理持续改进

（一）资料　情景重现:某年 3 月 9 日病房收治了一位 75 岁的患者——张大爷。张大爷由家人搀扶进入病房,双上肢和嘴角有不自主的抽动。当班护士王护士接待了张大爷,将他安置于一级病室,向患者及家属做了详细的入院宣教。"张大爷,您好! 我是您的责任护士王护士。您的主管医生是李医生。这是您的床位,那个蓝门是独立的卫生间……您之前得过什么躯体疾病吗? ……"边说边聊,了解到五年前张大爷的头部曾遭过硬物撞击,导致头皮外伤,当时进行了缝合治疗。经过李医生、王护士初步评估,张大爷具有跌倒坠床风险。入院诊断:精神分裂症;高血压 3 级;腔隙性脑梗死;脑动脉狭窄。李医生给张大爷开具奥氮平、硝苯地平缓释片进行药物治疗。

回到护理站,王护士心想:"今天新入院的这个张大爷,这么大岁数了,躯体疾病也挺多,上班要多留心,尤其晚上,千万别摔着,一会儿我得跟家属再进行一个安全宣教,还要和夜班护士好好交代一下张大爷的情况……"

次日凌晨 2:30,夜班田护士在巡视病房时,看见张大爷由家属搀扶去厕所,上前告诉家属说,一定要小心搀扶着,家属连连点头说:"没问题,您放心吧,我一步也不离开他"。之后,田护士就继续巡视病房去了,刚刚离开大约 3 分钟,突然听到张大爷家属急声呼叫,"田护士,快过来看看! "田护士闻声赶到病室厕所,见张大爷跌倒在地。立即询问张大爷哪里不舒服,当时张大爷意识清楚,只是说自己有些头晕,田护士嘱咐家属先不要移动张大爷,同时赶紧呼唤同伴李护士和值班刘医生。同班李护士给张大爷测量了生命体征,刘医生做了体格检查,暂时没有发现其他特殊情况,三个人共同将张大爷搀扶到床上休息。田护士再次对张大爷和家属做了防跌倒相关宣教和注意事项。

当日下午查房时,张大爷说:"王护士,你帮我看看,我的左脚腕儿怎么疼起来了?"王护士仔细进行了查体,发现其左侧踝关节肿胀。报告医生后,带张大爷进行了 CT 检查,之后诊断为:左腓骨远端及外踝骨折,左踝关节积液伴左侧外踝软组织肿胀。

(二)案例评析　经过医院护理质量安全管理委员会讨论,此事件定为二级不良事件。跌倒是指突发、不自主、非故意的体位改变,倒在地面或比初始位置更低的平面。精神科住院患者由于体质差、行动缓慢、反应迟钝、受精神症状的影响、抗精神病药不良反应等原因而出现意外跌倒,加之住院环境因素的影响,患者自我保护能力差或在意识模糊状态下无法进行有效的自我防护,可能加重患者跌倒的风险。患者在住院期间发生跌倒是较为常见的护理不良事件,跌倒往往导致患者机体创伤,功能状态衰退,生活质量明显下降,同时延长住院时间和增加医疗、护理费用,甚至危及生命,还有可能导致医疗纠纷。防范与减少患者跌倒事件是医院管理重点工作之一,这不仅是中国医院协会制定的安全目标,也是国际患者安全目标之一。

(三)原因分析

1. 成立调查小组　病区组织了一次不良事件根本原因分析(RCA)。组成了由科主任担任组长,质控办主任担任指导者,由医务处、护理部、总务处等部门负责人,病区护士长,主管医生,当班护士,责任护士为组员共 10 人的根本原因分析小组。

2. 收集资料　成立 RCA 小组之后,大家对张大爷的事件进行了回顾,到发生跌倒的现场了解情况,查看了患者发生跌倒的病房及厕所,并访谈主管医生,详细了解患者目前的精神症状、躯体疾病以及用药等情况,访谈了患者、陪床家属、责任护士、当班护士,事件发生时的详细过程,查阅了该患者的病历资料、护理记录、跌倒评估单、高风险告知书等书面记录,收集客观资料。通过时间序列表,将整个跌倒事件的过程呈现出来。确定问题为:入院第二日凌晨 2:30,住院患者张大爷去卫生间发生跌倒,导致左腓骨远端及外踝骨折,左踝关节积液伴左侧外踝软组织肿胀。

3. 事件还原　见表 4-11。

表 4-11　患者跌倒事件还原表

时间	事件内容
3 月 9 日 11:40	张大爷入院,给予一级护理,安置在一级病室,责任护士王护士给予了入院宣教
3 月 9 日 17:30	责任护士与夜班护士田护士对张大爷进行交接班,并到床头查看了张大爷的情况
3 月 10 日 2:30	夜班护士在巡视病房时,看见张大爷由家属搀扶去厕所,上前嘱咐家属,要小心搀扶张大爷,家属表示接受。夜班护士便继续巡视病房了
3 月 10 日 2:33	张大爷跌倒在地,自诉有些头晕,田护士嘱咐家属先不要移动张大爷,同时呼唤同伴李护士和值班刘医生,测量生命体征平稳,刘医生做了体格检查,没有发现特殊情况,三个人共同将张大爷搀扶到床上休息。并再次对张大爷和家属做了防跌倒相关知识宣教和注意事项
3 月 10 日 8:00	患者夜眠约 6 小时,早查房时,未诉不适,表示头也不晕了
3 月 10 日 13:30	14:00 下午查房时,张大爷诉:左脚腕部疼痛,王护士为其查体:见左侧踝关节肿胀,行 CT 检查,结果显示:左腓骨远端及外踝骨折,左踝关节积液伴左侧外踝软组织肿胀
3 月 10 日 13:40	根据检查结果,对症处理

（1）关键环节一分析

时间:3月9日11:40

事件经过:护士对患者进行查体和风险评估,由家人搀扶进入病房,双上肢和嘴角有不自主的抽动,评估存在跌倒高风险。鉴于患者情况,对其本人和家属进行入院宣教,其中包括跌倒防范知识宣教,记录在健康宣教单中。

补充资料:护士没有在护理记录中描述对患者及家属进行的宣教。对患者和家属是否会运用宣教知识,即健康宣教的效果,没有进行确认。

正确做法:护士应确认患者和家属会复述、会实践健康宣教的内容,并记录在护理记录中。

差异问题:依据护理文件书写和跌倒高风险患者管理制度要求,护士应在护理记录中体现健康宣教;护士应确认患者和家属掌握了预防跌倒的方法。而该护士未向其说明并确认防范措施跌倒的具体方法,没有对宣教效果的考核和确认标准,护士没有程序可依。

（2）关键环节二分析

时间:17:30

事件经过:责任护士与夜班护士进行了交接班。

补充资料:根据分级护理制度的要求,应做好患者病情的观察,包括药物反应。主管医生没有和值班护士交代张大爷服药后的风险。

正确做法:主管医生、责任护士进行医护联合评估后,对张大爷目前的健康状况及存在的风险有一个详细的沟通。

差异问题:无高龄患者合并躯体疾病的精神疾病患者的用药指导,没有全面落实《风险评估制度》《交接班制度》。

（3）关键环节三分析

时间:2:30

事件经过:夜班护士在巡视病房时,看见张大爷由家属搀扶去厕所,上前嘱咐家属,要小心搀扶张大爷,家属表示接受。夜班护士便继续巡视病房了。

补充资料:未落实医院预防跌倒的护理常规。

正确做法:夜班护士应陪同患者,在护士监护下如厕或提供便器。

差异问题:对有家属陪护的患者,夜班护士应及时陪伴张大爷去厕所,而不是嘱咐家属陪同。

4. 近端原因分析

在对跌倒事件充分了解的基础上,RCA小组成员运用头脑风暴的方式展开了激烈的讨论,分别从人员、环境、设施、管理等方面进行分析,并绘制了鱼骨图(图4-8)。找到近端原因:患者出现头晕;对患者如厕时防跌倒措施落实得不到位,没有给予协助;医院的辅助设备不齐全。

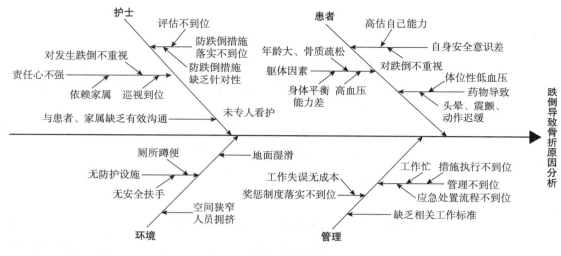

图 4-8　患者跌倒原因特性要因

5. 运用 "5 Why" 法挖掘根本原因　导致跌倒的近端原因找到了,那么当这些原因被纠正后,跌倒的事件就不会再发生了吗? 如果还会发生,那就说明在这些原因的背后还隐藏着真相,也就是要找的导致跌倒的根本原因,运用 "5 Why" 法挖掘此事件的根本原因(图 4-9)。根本原因为未落实夜间跌倒高风险患者的护理工作流程。

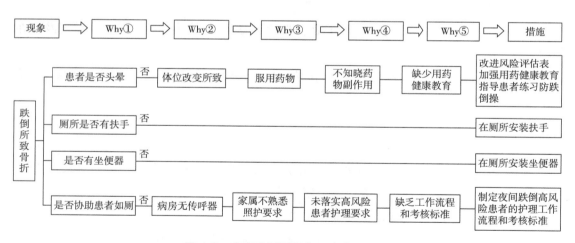

图 4-9　患者跌倒原因 "5 Why" 法分析

(四)设计与执行改进方案

针对根本原因制定改进方案。

1. 护理部负责

(1)制定夜间跌倒高风险患者的护理工作流程和考核标准。

(2)指导护士做好患者的宣教工作,根据患者的年龄、身体状况、疾病、用药、心理状况制定个体化的健康教育计划,将引起跌倒的危险因素和跌倒后的处置方法作为健康教育的重点,并指导患者学会进行有效的自我防护,确认和保证健康宣教的效果。

（3）教会患者并指导练习预防跌倒操,增强肌力和平衡力。指导患者一旦发生跌倒,使用有效保护自身的正确姿势。

（4）改良住院患者跌倒风险评估单,提高护士对跌倒风险评估的准确性。对高风险患者严格按照标准化医护（SBAR）沟通模式进行交接班。患者入院时进行平衡能力测试,评估患者是否存在跌倒风险。

（5）对使用镇静药的患者,尤其是在夜间患者去厕所时、晨起、午休起床时,由护士进行专人陪伴。

2. 医务处负责 对医生进行风险评估识别能力和高龄合并躯体疾病患者的安全用药的培训,加强医护间的工作沟通。

3. 总务科负责 在卫生间增加扶手和坐便器;在墙角等边缘尖锐处增加防撞保护条。

4. 药剂科负责 药械科梳理医院患者用药中易发生跌倒的药物,编入药学通信,发放到临床科室学习应用。

5. 医学装备科负责 配备跌倒高风险患者夜间专用呼叫器。

6. 信息处负责 在运行系统设置提醒,对高风险类药物等进行使用提醒,在医生开具医嘱的同时弹出对此药物的重点提示。

（王丽娜　李佳勋）

第六节　医院感染预防与控制制度

一、感染预防与控制基本制度

感染预防与控制（简称感控）是指医疗机构及医务人员针对诊疗活动中存在的医院感染、医源性感染及相关的危险因素进行的诊断、监测、预防和控制活动。感染预防与控制基本制度是精神专科医院必须遵守和严格执行的基本要求,具有"底线性"和"强制性"。根据《医院感染管理办法》要求,精神专科医院应当建立医院感控责任制,制定并落实医院感控的规章制度和工作规范,严格执行有关技术操作规范和工作标准,有效预防和控制医院感染,防止传染病病原体、耐药菌、条件致病菌及其他病原微生物的传播。

（一）医院感控分级管理制度

1. 建立健全感控分级管理组织体系。建立医院感控委员会、感控管理部门、临床与医技科室感控管理小组三级管理组织,明确职责,各司其职,开展工作。

2. 医院感控相关部门包括医务、护理、药事管理、设备管理、人力资源、科教、防保、基建、后勤等部门。科室感控管理小组的设置涵盖医院全部临床、医技科室。

3. 医院感控各级组织、相关部门及人员应根据医院感控规章制度,履行相应职责,做好相关管理工作。

4. 医院感控委员会职责

（1）认真贯彻医院感控方面的法律法规及技术规范、标准，制定本医院预防和控制医院感染的规章制度并监督实施。

（2）根据预防医院感染和卫生学要求，对本医院的建筑设计、重点科室建设的基本标准、基本设施和工作流程进行审查并提出意见。

（3）研究制定医院感控工作计划，并对计划的实施进行考核和评价。

（4）研究并确定医院感染重点部门、重点环节、重点流程、危险因素以及采取的干预措施，明确各有关部门、人员在预防和控制医院感染工作中的责任。

（5）研究制定发生医院感染暴发及出现不明原因传染性疾病或者特殊病原体感染病例等事件时的控制预案。

（6）定期研究、协调和解决有关医院感控方面的问题。

（7）根据医院病原体特点和耐药现状，配合药事管理委员会提出合理使用抗菌药物的指导意见。

（8）其他有关医院感控的重要事宜。

5. 医院感控管理部门职责

（1）对有关预防和控制医院感控规章制度的落实情况进行检查和指导。

（2）对医院感染及其相关危险因素进行监测、分析和反馈，针对问题提出控制措施并指导实施。

（3）对医院感染发生状况进行调查、统计分析，并向医院感控委员会或者医疗机构负责人报告。

（4）对医院的清洁、消毒灭菌与隔离、无菌操作技术、医疗废物管理等工作提供指导。

（5）对传染病的医院感染控制工作提供指导。

（6）对医务人员有关预防医院感染的职业卫生安全防护工作提供指导。

（7）对医院感染暴发事件进行报告和调查分析，提出控制措施并协调、组织有关部门进行处理。

（8）对医务人员进行预防和控制医院感染的培训工作。

（9）参与抗菌药物临床应用的管理工作。

（10）对消毒药械和一次性使用医疗器械、器具的相关证明进行审核。

（11）组织开展医院感染预防与控制方面的科研工作。

（12）完成医院感控委员会或者医疗机构负责人交办的其他工作。

6. 感控管理小组由科主任、护士长、医师、护士等人员组成，主要职责如下：

（1）根据本科室医院感染发生的特点，制定本科室医院感控制度并组织实施。

（2）落实预防与控制感染的各项制度措施如手卫生、无菌操作、消毒隔离等，对医院感控制度落实情况进行检查,采取有效措施降低本科室医院感染发生率。

（3）对医院感染病例及感染环节进行监测,科室发生聚集性事件时,及时报告医院感控管理部门,并协助做好调查。

（4）监督检查科室抗菌药物使用情况,定期总结分析,不断提高抗菌药物治疗前病原学送检率。

（5）定期组织开展医院感控知识培训,召开科室院感小组质量管理会议,分析存在问题,制定改进措施,并监测改进措施的实施及效果。

（6）做好科室患者、保洁人员、陪住人员和探视人员的卫生学管理。

（二）医院感控监测及报告制度

1. 医院感控管理部门根据《医院感染监测标准》要求,组织开展相关医院感染监测,研究分析监测结果,掌握医院感染发病率、多发部位、多发科室、高危因素、病原体特点及耐药性等,为医院感染控制提供科学依据。

2. 积极开展全面综合性监测。强化临床一线医务人员履行健康保健相关感染监测与报告义务第一责任人的主体责任,每月对监测资料进行汇总、分析,并向医院感控委员会汇报,向各临床医技科室反馈。

3. 开展多重耐药菌监测,监测结果汇总、分析、反馈,指导临床合理使用抗菌药物。

4. 对医院感染病原体分布及其抗菌药物的敏感性进行监测,并通过一定形式公布或向各临床医技科室反馈。

5. 开展目标性监测。监测项目应根据医院的特点、医院感染的重点和难点决定,通过对监测结果汇总、分析、反馈,指导临床工作。

6. 按照规范和行业标准要求,定期开展消毒灭菌效果监测。

7. 当有医院感染暴发流行时,怀疑与医院环境卫生学因素有关时,应及时进行相关目标微生物监测。

8. 各科室感控管理小组专(兼)职人员是本科室感控病例监测的责任主体,要配合医院感控管理部门开展本科室感染病例监测工作并负责上报。

（1）科室主动发现医院感染病例,主管医师在 24 小时内上报。如发现疑似或确诊符合法定传染病的医院感染,按《中华人民共和国传染病防治法》的有关规定,同时填写法定传染病上报卡在规定时间内进行网络直报。

（2）出现医院感染散发病例时,科主任带领感控管理小组人员开展危险因素调查,进行风险评估,采取有效控制措施。

（3）感控专职人员每天筛查医院感染病例,对主动上报病例进行审核确认,提出具体的预防措施,并监督落实情况。发现医院感染暴发流行趋势时,按照医院感染暴发监测报告与控制制度及时处理。

（4）感控管理部门每月要对全院感染病例进行汇总、分析,提出整改建议,并及时反馈至相关科室。

（三）医院感染风险评估制度

1. 医院感控风险评估是针对感控风险开展的综合分析、评价、预判、筛查和干预等活动，目的是降低感染发生的风险。

2. 医院感控管理部门应根据精神专科医院特点，定期（每年至少1次）开展全院感控风险评估。确定评估风险等级，明确医疗相关感染的预防和风险降低项目，执行相关策略降低感染风险，并监督实施改进情况。

3. 医院感控管理部门负责发布影响全院感控的主要风险因素和优先干预次序。根据风险评估结果，合理设定或调整干预目标和策略，采取基于循证证据的干预措施。建立并实施根据风险评估结果开展感染高危人员筛查的工作机制。

4. 医院各科室应接受医院感控管理部门的督导和指导，根据诊疗活动特点，按规定或要求开展风险评估和风险管理，风险评估的要求：

（1）医院感控管理部门每月对各科室感控管理规章制度落实情况进行考核评价。

（2）医院感控管理部门发现感染风险变化趋势时，应根据需要应重新设计或修改工作流程，尽可能将感染风险降至最低水平。

（3）医院感控管理部门负责风险管理相关知识培训，并督导改进措施的实施和结果反馈。

（4）各科室发生感染风险时，应报告感控管理部门，并做好原因分析和防控措施。感控管理部门与科室共同查找原因，确认感染风险项目，采取预防控制措施，并督导实施。

（5）感控管理部门负责收集感染数据与其他同级医院进行比较分析，以判断本医院感染控制水平，以促进持续改进。

（四）医院感染标准预防措施执行管理制度

1. 手卫生

（1）全院员工认真学习落实《医务人员手卫生规范》，掌握手卫生知识、洗手指征和流程，提高全院医务人员手卫生知晓率、依从性和正确率。

（2）感控管理部门负责全院手卫生工作的监管，定期对医务人员进行手卫生知识与技能培训及考核。当怀疑医院感染流行趋势或暴发与医务人员手卫生相关时，应及时进行相应致病性微生物的手采样检测。

（3）各科室感控管理小组负责对本科室人员进行手卫生知识与技能的培训。每月对本科室人员进行手卫生依从率、正确率和知晓率考核，并将考核结果上报感控管理部门。

（4）医院各科室、各部门均应规范配备足够、适宜的手卫生设施，包括流动水洗手设施、洗手池、洗手液、干手设施、速干手消毒液、手卫生流程图以及带盖生活垃圾桶等。

（5）严格执行洗手与卫生手消毒指征。当手部有血液或其他体液等肉眼可见的污染时，应用肥皂（皂液）和流动水洗手；手部没有肉眼可见污染时，宜使用速干手消毒剂消毒双手代替洗手。

（6）手消毒剂应当符合国家有关规定,对皮肤刺激性小、无伤害,有较好的护肤性能。

2. 消毒隔离

（1）医务人员工作期间应严格遵循标准预防的原则,遵守无菌操作规程。

（2）遵守消毒灭菌原则,进入人体无菌组织和器官、腔隙,或接触人体破损皮肤、破损黏膜的诊疗器械、器具和物品应进行灭菌。接触完整皮肤、完整黏膜的诊疗器械、器具和物品应进行消毒。

（3）重复使用的诊疗器械、器具和物品应先清洁,再进行消毒或灭菌。

（4）灭菌物品应注明灭菌日期及失效日期,各科室按日期先后存放,遵循"先进先出"的原则在有效期内使用。物品存放柜应保持清洁,冰箱内物品有序,保持清洁,每周进行清洁、消毒。

（5）根据不同情况选择灭菌、高效、中效、低效消毒剂,配制时注意有效浓度,并按要求进行监测。

（6）一次性医疗用品严禁重复使用。可复用的诊疗器械、器具和物品,须一人一用一消毒,用后置于封闭的容器中由消毒供应中心集中回收处理。

（7）抽出的药液、开启的静脉输入无菌液体须注明开启时间,超过 2 小时后不得使用;启封抽吸的各种溶媒超过 24 小时不得使用;瓶装皮肤消毒液注明开启时间,在规定时间内使用。对于性能不稳定的消毒剂如含氯消毒剂,配制后使用时间不超过 24 小时。氧气湿化瓶、呼吸机湿化罐应采用无菌水,每日更换。体温计使用后及时清洁、消毒（75% 酒精浸泡）,晾干备用。

（8）治疗车上物品应摆放有序,上层为清洁区、下层为污染区,并配备速干手消毒剂。

（9）精神科病区床单元的物体表面,每日湿式清洁或消毒,遇污染应及时去污、清洁与消毒;患者出院、转科或死亡后应进行终末消毒。病床应湿式清扫,一床一套。床单、被套、枕套等应定期更换,遇污染时及时更换,严禁在病室及走廊清点被服;间接接触患者的被芯、枕芯、褥子、床垫等,应定期清洗与消毒,遇污染应及时更换。

（10）一般医疗环境地面及物体表面无明显污染时,每日湿式清洁。感染高风险的部门如检验科、门诊等部门的地面与物体表面,应保持清洁、干燥,每日进行消毒。

（11）对传染病患者采取相应的隔离措施并有明显的隔离标志。黄色为空气隔离标志,粉色为飞沫传播隔离标志,蓝色为接触隔离标志。隔离的实施应遵循"标准预防"和"基于疾病传播途径的预防"的原则。

（12）紫外线灯、空气消毒机每日空气消毒,有记录;紫外线灯管有累计照射时间、更换日期及强度监测记录,灯管每周用酒精棉球擦拭一次并记录。空气消毒机过滤网每月清洗一次,有记录。

（13）抹布、拖把（或地巾）标示明确,分区使用。抹布、拖把（或地巾）用后及时清洗、消毒、冲洗、干燥备用。手工清洗工具如保洁手套、毛刷等每天清洁、消毒、冲洗、干燥备用。

（14）诊疗区域保持清洁、干燥、空气清新，根据季节温度不同，定时开窗通风，必要时进行空气消毒。

3. 环境清洁消毒

（1）后勤管理部门是环境物体表面清洁消毒的管理部门，负责对环境清洁质量监督，对清洁与消毒质量进行审核，并将结果及时反馈给相关部门与人员，促进清洁与消毒质量的持续改进。感控管理部门是环境物体表面清洁消毒监管部门，负责对环境清洁保洁人员开展业务指导。

（2）医务人员负责使用中诊疗设备与仪器的日常清洁与消毒工作。

（3）后勤管理部门是医院空调通风系统、空气净化系统、新风管理以及医疗污水实施清洁消毒的主管部门，同时要制定操作规程，并负责监管。

（4）医院进行清洁与消毒时，应遵循先清洁再消毒的原则，采取湿式卫生清洁方式；根据风险等级和清洁等级要求制定标准化操作规程，内容应包括清洁与消毒工作流程、作业时间和频率、使用的清洁剂与消毒剂名称、配制浓度、作用时间以及更换频率等；应根据环境表面和污染程度选择适宜的清洁剂；有明确病原体污染的环境表面，应根据病原体抗力选择有效的消毒剂，消毒产品的使用按照其使用说明书执行；无明显污染时可采用消毒湿巾进行清洁与消毒。

（5）清洁病房或诊疗区域时，应有序进行，由上而下，由里到外，由轻度污染到重度污染；有多名患者共同居住的病房，应遵循清洁单元化操作。在诊疗过程中发生患者体液、血液等污染时，应随时进行清洁与消毒。

（6）对高频接触、易污染、难清洁与消毒的表面，可采取屏障保护措施，用于屏障保护的覆盖物（如塑料薄膜、铝箔等）实行一用一更换。对精密仪器设备表面进行清洁与消毒时，应参考仪器设备说明书，关注清洁剂与消毒剂的兼容性，选择适合的清洁与消毒产品。

（7）被患者体液、血液、排泄物、分泌物等污染的环境表面，应先采用可吸附的材料将其清除，再根据污染的病原体特点选用适宜的消毒剂进行消毒。

（8）当发生感染暴发或环境表面检出多重耐药菌时，应执行强化清洁与消毒，同时应落实接触传播、飞沫传播和空气传播的隔离措施。强化清洁与消毒时，应增加清洁与消毒频率，并根据病原体类型选择消毒剂。

（9）在实施清洁与消毒时，应设有醒目的警示标志。实施清洁与消毒时应做好个人防护，不同区域环境清洁人员个人防护应符合相关规定。工作结束时应做好手卫生与人员卫生处理。

（10）清洁工具应分区使用，分清洁区、半污染区、污染区。可实行颜色标记。卫生间专用红色。设置清洁工具复用处理房间，应具备相应的处理设施和储存条件，并保持环境干燥、通风换气。清洁工具的数量、复用处理设施应满足科室规模的需要。

4. 诊疗器械物品清洗消毒与灭菌管理制度

（1）医务人员必须遵守消毒灭菌原则。进入人体无菌组织、器官或接触破损皮肤、黏膜的医疗用品应达到灭菌；接触皮肤、黏膜的医疗用品，应达到高水平消毒；接触完整皮肤的医疗器械、器具及物品，如听诊器、监护仪导联、血压计袖带等应保持清洁，被污染时应及时清洁与消毒。

（2）重复使用的医疗器材和物品，使用后应先去污染，彻底清洗干净，再消毒或灭菌。被朊病毒、气性坏疽及突发不明原因传染病病原体污染的诊疗器械、器具和物品，在灭菌处置前应当先消毒。

（3）根据物品的性质选用物理或化学方法进行消毒灭菌。耐热耐湿物品首选物理灭菌法；油、粉、膏等首选干热灭菌。不耐热物品如各种导管、精密仪器等可选用化学灭菌法。消毒首选物理方法，不能用物理方法消毒的方可选化学方法。光滑表面可选择合适的消毒剂擦拭或紫外线灯近距离照射，多孔材料表面应采用浸泡或喷雾消毒法。

（4）化学灭菌或消毒，可根据不同情况分别选择灭菌、高效、中效、低效消毒剂。使用化学消毒剂必须了解消毒剂的性能、作用、使用方法、影响灭菌或消毒效果的因素等，配制时注意有效浓度，并按要求进行监测。更换灭菌剂时，必须对用于浸泡灭菌物品的容器进行灭菌处理。

（5）根据物品污染后的危害程度选择消毒、灭菌方法。高度危险性物品，必须选用灭菌方法处理；中度危险物性品，一般情况下达到消毒，可选用中高水平消毒法；低度危险物性品，一般可用低水平消毒方法，或只作一般的清洁处理，仅在特殊情况下，才作特殊的消毒要求。例如在有病原微生物污染时，必须针对所污染病原微生物的种类选用有效的消毒方法。

（6）根据物品上污染物生物的种类、数量和危害性选择消毒、灭菌的方法。对受到细菌芽孢、真菌孢子、分枝杆菌和经血传播病原体（乙型肝炎病毒、丙型肝炎病毒、人类免疫缺陷病毒）污染的物品，选用高水平消毒法或灭菌法；对受到真菌、亲水病毒、螺旋体、支原体、衣原体等病原微生物污染的物品，选用中水平以上的消毒方法；对受到一般细菌和亲脂病毒等污染的物品，可选用中水平或低水平消毒法；对存在较多有机物的物品消毒时，应加大消毒药剂的使用剂量和/或延长消毒作用时间。

（7）诊疗活动中使用的一次性使用诊疗器械/物品，应在有效期内使用且不得重复使用，用后按医疗垃圾处理。

5. 安全注射

（1）进行注射操作前半小时停止清扫地面等工作，避免不必要的人员活动。严禁在非清洁区域进行注射准备工作。

（2）医务人员应掌握治疗和用药的指征。注射前检查药物质量、安瓿和密封瓶是否完整、配伍禁忌等，如出现药液变质、变色、浑浊、沉淀、过期或安瓿有裂痕等现象，不可使用。

（3）抽出的药液和配制好的静脉输注用无菌液体,应注明日期和时间,放置时间不应超过2小时;各种溶媒开启后不应超过24小时。灭菌物品(棉球、棉签等)一经打开,使用时间不应超过24小时。

（4）使用合格的在有效期内的皮肤消毒剂,使用时必须注明开启时间,一次性小包装的瓶装碘酒、酒精启封后使用时间不超过7天;皮肤消毒后应完全待干再进行注射。

（5）注射前应确保注射器和药物处于有效期内且外包装完整,疑似有污染的器械和药品不得使用。

（6）严格执行查对制度及无菌技术操作原则,注射前必须戴口罩,衣帽整洁;操作前后须进行手卫生。

（7）诊疗活动中使用的一次性使用注射用具应当一人一针一管一用一废弃;使用的可复用注射用具应当一人一针一管一用一清洗灭菌;杜绝注射用具及注射药品的共用、复用等不规范使用。

（8）禁止双手回套针帽,禁止用手直接分离注射器针头;禁止徒手弯曲、折断注射器针头;禁止手持锐器随意走动;禁止将针等锐器随手传递;禁止徒手掰安瓿。接触血液、体液时,应戴手套。

（9）进行侵袭性治疗、护理操作中,要保证充足的光线,防止被针头、缝合针等锐器刺伤或划伤。

（10）锐器使用后应立即放入防渗漏、防穿透的锐器盒内,锐器盒放置的位置应醒目且方便使用。锐器盒3/4满时应立即密闭,避免在转运过程中外漏或溢出。

（11）护理部和感控管理部门应开展安全注射培训和督导考核,不断规范安全注射行为。

（五）多重耐药菌感染预防与控制制度

1. 精神专科医院应开展多重耐药菌医院感染监测,加强各个环节的控制,有效预防和控制多重耐药菌感染的传播,确保患者安全。

2. 制定预防和控制多重耐药菌感染的规章制度,包括但不限于预防和控制多重耐药菌感染的报告制度、消毒隔离制度、监测与预警制度、培训与教育制度。

3. 建立由多部门共同参与的医院预防和控制多重耐药菌感控方面的协作机制,加强感染防控、感染病学、临床微生物学、重症医学和临床药学等相关学科的多部门协作机制,成立领导小组,组成部门包括但不限于医务科、感控管理部门、护理部、微生物实验室、药学部、临床科室等,明确各部门职责和工作范围,并有具体工作方案。每季度召开联席会或开展多部门联席查房,分析医院多重耐药菌流行趋势和特点,提出建议,指导临床科室预防和控制多重耐药菌感染工作的开展。

4. 根据医院多重耐药菌流行趋势和特点,确定医院多重耐药菌监控范围,须纳入目标防控的多重耐药菌包括但不限于:耐甲氧西林金黄色葡萄球菌(MRSA)、耐万古霉素肠球菌

（VRE）、耐碳青霉烯类抗菌药物肠杆菌科细菌（CRE）、耐碳青霉烯类抗菌药物鲍曼不动杆菌（CR-AB）和耐碳青霉烯类抗菌药物铜绿假单胞菌（CR-PA）等。实施目标性监测，根据结果指导临床对多重耐药菌感染的防控。

5. 微生物实验室检出多重耐药菌时，应及时电话通知感控管理部门和临床科室责任医师。每季度向全院公布一次细菌耐药性及耐药趋势图，指导临床合理应用抗菌药物，减少耐药菌的产生。

6. 临床科室接到微生物实验室多重耐药菌感染患者通知后，医生开具隔离医嘱。护士在床尾悬挂隔离标识，严格执行多重耐药菌感染预防与控制核心措施，核心措施包括但不限于：手卫生、接触隔离、环境清洁消毒、可复用器械与物品专用并做好清洁消毒灭菌、抗菌药物合理使用、无菌技术操作、标准预防、减少侵入性操作，以及必要的针对环境和患者的主动监测和干预等。

7. 临床科室发现可疑感染者时，正确采集标本送检，做到对多重耐药菌感染患者和定植患者的早发现、早诊断。同时在临床药师指导下，合理使用抗菌药物。

8. 感控管理部门每天查看细菌监测结果和相应病历，到重点科室（部门）检查其隔离措施落实和登记情况，并发放督导通知单。

9. 临床科室认真执行各项隔离措施并做好相关记录，患者需进行科室以外相关诊疗时，告知相关科室采取相应隔离措施。

10. 科室发现 2 例以上同种多重耐药菌感染的患者，应高度重视，责任医生立即向科主任汇报，同时上报感控管理部门。科室在全科交班会上交班，严格落实预防控制措施。

11. 患者隔离期间要定期监测多重耐药菌感染情况，临床症状好转或治愈可解除隔离。

12. 感控管理部门负责制定预防与控制多重耐药菌感染措施的培训计划，对各级各类人员进行培训，培训做到有签到、课件、照片、考核结果、效果评价。

（六）侵入性器械/操作相关医院感染预防与控制制度

1. 根据感控相关法律法规、规范、指南等要求，结合精神专科医院特色和实际使用/开展侵入性器械/操作情况，制定侵入性器械/操作相关感染防控制度。开展临床诊疗活动中与侵入性诊疗器械/操作相关医院感染的预防与控制工作。

2. 侵入性器械相关感染的防控主要包括但不限于：血管内导管相关血流感染、导尿管相关尿路感染、呼吸机相关肺炎和透析相关感染的预防与控制。精神专科医院侵入性器械相关感染的防控重点是导尿管相关尿路感染、呼吸机相关肺炎、鼻饲、引流、注射、伤口缝合和换药等。

3. 各科室（部门）要建立本科室（部门）医疗活动中使用的侵入性诊疗器械目录。

4. 制定并实施临床使用各类侵入性诊疗器械相关感染防控的具体措施。开展临床使用侵入性诊疗器械相关感染病例的目标性监测以及防控措施执行依从性监测。

5. 根据病例及干预措施依从性监测数据进行持续质量改进。有记录。

6. 应根据精神专科医院实际情况进行感染风险评估,并依据评估结果制定相关防控制度、防控措施。开展感染病例目标监测,根据监测数据进行持续质量改进。

7. 感控管理部门每季度对制度的落实进行督查指导,并进行通报,对存在问题提出整改建议,跟踪整改效果。

(七) 感控感染防控知识培训教育制度

1. 感控管理部门结合精神专科医院实际制定各级各类人员感控知识与技能培训教育计划以及考核方案,并落实计划和考核方案。

2. 各临床、医技科室感控管理小组制定符合本科室实际的感控知识与技能培训计划并组织实施。重点培训与本科室工作相关的制度、流程及标准操作规程。

3. 感控管理部门负责对新上岗人员、研究生、进修生、实习生进行岗前感控知识与技能培训,课时不少于 3 学时,培训考核合格后方可上岗。

4. 感控管理专职人员,应按时参加上级卫生行政部门举行的岗位规范化培训,持证上岗。专职人员应不断更新知识,适应岗位工作需要,积极参加各种感控管理相关学术交流或培训,掌握感控新知识、新规范、新技能。

5. 全院医务人员均应积极参加感控相关知识的继续教育课程和学术交流活动,感控管理专职人员每年不少于 15 学时,其他管理人员与医务人员每年不少于 6 学时,工勤人员每年不少于 3 学时。医务科、护理部、后勤管理科等相关职能部门应积极协助组织学习和培训。

6. 全院各级各类人员感控知识与技能培训方式可采取医院统一组织和/或各科室自行培训相结合的方式,组织学习感控相关知识与技能以及国家下发的新规范、文件,采取书面考核和随机提问的方式进行考核。任何方式的培训其考核结果均应上报感控管理部门统一备案,用于被培训人员执业资质(准入)、执业记录和定期考核、职称晋升等。

(八) 医院感染暴发报告与处置制度

1. 医院感染暴发报告范围,包括疑似医院感染暴发和医院感染暴发。医院感染暴发报告管理遵循属地管理、分级报告的原则。医院对发生的感染暴发应及时上报属地辖区卫生健康委员会和疾病预防控制中心。

2. 建立医院感染暴发报告管理责任制,医院法定代表人或主要负责人为医院感染暴发报告管理的第一责任人,分管院领导为直接责任人;感控管理部门主任为医院感染暴发报告责任人和传染病报告责任人;科室(部门)主任为本科室(部门)医院感染暴发事件报告第一责任人,主管医师为医院感染暴发直接报告责任人。

3. 科室(部门)发现有医院感染暴发趋势时,主管医师或感染监控医师应上报科室(部门)主任,科室(部门)主任必须立即向感控管理部门报告,感控管理部门接到报告后应立即进行调查,经证实出现医院感染暴发或疑似暴发时,应立即向主管院长报告。经调查证实出现 5 例以上疑似医院感染暴发或 3 例以上医院感染暴发时,主管院长应立即向院长报告,并应当于 12 小时内报告至属地辖区内卫生健康委员会和疾病预防控制中心。

4. 如发生以下情形时,应当按照国家规范要求,在 2 小时内报告属地辖区内卫生健康委员会和疾病预防控制中心。①10 例以上的医院感染暴发;②发生特殊病原体或者新发病原体的医院感染;③可能造成重大公共影响或者严重后果的医院感染。

5. 确诊为传染病的医院感染暴发病例,要根据《中华人民共和国传染病防治法》有关规定上报。

6. 感控管理部门负责对医院感染暴发进行初步调查,经调查证实发生疑似医院感染暴发或医院感染暴发,立即报告主管院长,启动医院感染暴发报告及处置应急预案,组织相关科室(部门)配合感控管理部门进行医院感染暴发的流行病学调查及感染控制工作。

7. 科室(部门)发生疑似医院感染暴发或者医院感染暴发时,应当及时采取有效处理措施,控制感染源,切断传播途径,积极实施医疗救治,保障医疗和患者安全。

8. 任何科室(部门)和个人对医院感染暴发事件不得瞒报、缓报、谎报,若违反将负相应法律及行政责任。凡对医院感染暴发报告不及时、瞒报和谎报引起医疗纠纷或医疗事故者按照医院医疗事故相关规定进行处理。由于传染病引起的医院感染暴发报告不及时、瞒报和谎报者同时按《中华人民共和国传染病防治法》有关规定给予处罚。

(九) 医务人员感染性病原体职业暴露防护制度

1. 应在标准预防的基础上,根据传染病患者传播途径采取接触隔离、空气隔离和飞沫隔离的防护措施,避免发生血源性暴露、呼吸道暴露、消化道暴露和接触暴露。

2. 为医务人员提供数量充足、符合规范要求的设备设施、个人防护用品,以及其他支持、保障措施。

3. 严格落实手卫生等隔离制度,防止锐器伤,医务人员如有伤口、皮炎等,不应参加接触传播患者的直接诊疗工作,如需参加应戴双层手套。严格对环境和医疗器械进行消毒灭菌。

4. 为疑似经空气传播疾病患者发放医用外科口罩,指导其正确佩戴,并正确引导到指定的感染性疾病科门诊就诊。转运时,工作人员应做好经空气传播疾病的个人防护,转运中避免进行产生气溶胶的操作。转运完成后,应及时对转运车辆进行终末消毒。

5. 发生感染性病原体职业暴露的医务人员应立即正确处置,上报感控管理部门,感控管理部门进行暴露后评估、处置和随访,严格按照相关防护要求采取检测、预防用药等应对处置措施。

6. 医务人员积极参加有关预防感染性病原体职业暴露的培训,感染性病原体职业暴露高风险部门应当定期进行相关应急演练。

7. 感控管理部门建立职业暴露者的健康档案,定期跟踪监测。各科主任或护士长按职业暴露后处理流程,督促本科室(部门)职业暴露人员做相应的追踪检查。

8. 若暴露源确定为人类免疫缺陷病毒(HIV),暴露者完成初筛后,由感控管理部门上报院领导,安排暴露者到指定医院完成进一步检查和治疗,并将暴露源及暴露者资料报感控管理部门备案,注意保密。

(十) 传染病报告及防控制度

1. 报告病种。主要包括以下内容:法定传染病,包括甲类传染病、乙类传染病、丙类传染病以及国家卫生健康委决定列入乙类、丙类传染病管理的其他传染病和按照甲类管理开展应急监测报告的其他传染病;其他传染病,指省级人民政府决定按照乙类、丙类管理的其他地方性传染病和其他暴发、流行或原因不明的传染病;不明原因肺炎病例和不明原因死亡病例等重点监测疾病。

2. 报告时限。责任报告人发现甲类传染病和按甲类传染病管理的传染病时,要立即报感染控制科,感染控制科于2小时内将传染病报告卡通过网络报告;对其他乙、丙类传染病患者、疑似患者和规定报告的传染病病原携带者在诊断后,24小时内上报。

3. 基本要求

(1) 凡是《中华人民共和国传染病防治法》中规定的传染病或者发现其他传染病暴发、流行以及突发原因不明的传染病时,应当遵循属地管理原则,按照规定的内容、程序、方式和时限报告。任何人不得缓报、瞒报和漏报。

(2) 首诊医生为传染病责任报告人,门诊或住院医生发现传染病患者后,应在规定时间内填写传染病报告卡,报医院指定部门,科内做好登记,要求登记项目准确、完整、字体清楚,14岁以下儿童必须注明家长姓名。报卡率和报卡及时率达100%。

(3) 严格执行传染病预检分诊要求,重点询问和关注就诊者发热、呼吸道症状、消化道症状、皮肤损害等临床表现和流行病学史,并了解就诊者症状出现以来的就医、用药情况。对不适宜收治的患者,应当立即就地隔离或转诊至有能力救治的医疗机构,转诊后对隔离场所进行终末消毒。

(4) 根据传播途径,对收治的传染病患者采取针对性隔离措施,防止传染病传播。

(5) 检验科、放射科发现与传染病有关的检查结果,应立即电话通知主管医生、医务科和感控管理部门,以便对发现的传染病及时进行诊断、报告、登记、转诊。

(6) 传染病上报管理部门负责对科室上报的传染病报告卡复核后,进行网络报告。建立疫情报告管理资料档案,做好统计分析工作。

(7) 定期对工作人员进行传染病防控和职业暴露防护知识、技能的培训;为医务人员提供数量充足且符合规范要求的个人防护用品,并指导、监督其正确选择和使用。

(十一) 医院感染质量控制制度

1. 医院感控委员会负责研究制定医院感控质量控制工作计划和质量标准,医院感控管理部门负责医院感控质量控制计划的实施,定期总结分析质量管理数据,制定持续改进措施并监测改进成效;科室感控管理小组负责做好本科室感控质量控制工作,结合实际应用质量管理工具解决实际问题,收集持续改进案例和相关数据,做好相关工作信息的记录和上报工作。

2. 定期开展医院感染监测工作。

（1）开展医院感染病例全面监测,每月汇总监测资料,分析医院感染发病率和医院感染漏报率。

（2）每月开展重点部门的环境卫生学监测,当怀疑医院感染流行或暴发流行与环境卫生学有关时,及时进行监测。

（3）对不同的消毒灭菌方法,按要求定期进行监测,并有记录;每月对使用中的消毒剂进行监测;每月对无菌物品、一次性物品、空气、物表、医务人员手、使用中消毒液进行监测,并有记录。

3. 医院感染散发病例 24 小时内报告,流行暴发立即报告,有相应的控制措施、调查、分析及总结报告记录等。

4. 消毒灭菌与隔离

（1）接触皮肤、黏膜的物品要达到消毒要求,接触无菌组织或有破损的皮肤、黏膜的物品要达到灭菌要求。

（2）用后医疗用品在消毒或灭菌前,应注意彻底清洗干净。

（3）连续使用的氧气湿化瓶、雾化器等必须每日消毒,用毕终末消毒,干燥保存。湿化液应每日换灭菌水。

（4）洗手设备、手的清洁与消毒符合手卫生规范的要求。

（5）地面清洁为主,有污染时立即消毒。

5. 消毒药械的管理

（1）医院感控部门对新进消毒剂和消毒设备进行监测,有记录。

（2）所使用的消毒药械为合格产品,各种证件齐全,并在有效期内使用。

（3）使用部门必须掌握消毒药械的性能、使用方法及注意事项,发现问题能及时与医院感控部门联系。

（4）消毒剂的使用符合有关法规要求。

6. 一次性使用无菌医疗用品的管理

（1）医院所用一次性使用无菌医疗用品为合格产品,证件齐全,并在有效期内。

（2）一次性使用无菌医疗用品的进货、储存、发放,符合有关要求,并有登记。

（3）医院感控部门对一次性使用无菌医疗用品进行监督。

（4）使用部门熟知一次性使用无菌医疗用品的管理规定及所用物品的性能、使用时的注意事项等,无重复使用现象。

（5）一次性使用无菌医疗用品用后按相关要求进行无害化处理。

7. 医院感控部门参与监督抗菌药物的应用。

8. 医疗废物按《医疗卫生机构医疗废物管理办法》《医疗废物分类目录（2021 年版）》

分类处理。污水每日进行监测。

二、医院感控重点操作规程

（一）多重耐药菌预防与控制重点操作规程

1. 目的　为加强多重耐药菌的医院感控,有效预防和控制多重耐药菌在医院内的传播,保障患者安全。

2. 定义　多重耐药菌:主要是指对临床使用的三类或三类以上抗菌药物同时呈现耐药的细菌。精神专科医院须纳入目标防控的多重耐药菌包括但不限于:耐甲氧西林金黄色葡萄球菌（MRSA）、耐万古霉素肠球菌（VRE）、耐碳青霉烯类抗菌药物肠杆菌科细菌（CRE）、耐碳青霉烯类抗菌药物鲍曼不动杆菌（CR-AB）和耐碳青霉烯类抗菌药物铜绿假单胞菌（CR-PA）等。

3. 标准

（1）建立多重耐药菌监测与上报机制:

1）诊断主要依赖于病原微生物学的诊断,临床科室应及时送检相应的病原学标本,以及时发现、早期诊断多重耐药菌感染患者和定植患者。

2）微生物实验室检测到多重耐药菌株,应立即电话通知所在科室,并及时发出书面报告,在报告单上标注有"多重耐药菌"字样,同时电话通知感控管理部门。科室人员接到多重耐药菌的报告后,立即报告主管医生、科主任、护士长,医生开具接触隔离医嘱,采取相应的预防控制措施。

3）感控管理部门接到微生物实验室的报告后,立即到科室开展流行病学调查,指导科室做好接触隔离和预防控制措施。

（2）干预措施:

1）手卫生。各科室应当配备充足的洗手设施和(速干)手消毒剂,医务人员严格执行《医务人员手卫生规范（WS/T313—2019）》。实施标准预防措施,对确诊或高度疑似多重耐药菌感染患者或定植患者,应当在标准预防的基础上,实施接触隔离措施,并在隔离房间、患者病历夹、床头卡上贴蓝色接触隔离标识,并通报全科工作人员以防止多重耐药菌的交叉传播。

2）患者安置。条件允许时,应将确诊或疑似多重耐药菌（MDRO）感染或定植患者单间安置。优先安置易导致传播的患者,如分泌物或排泄物无法控制者;同种MDRO患者或定植患者可以同室安置;如果不得不将MDRO患者与普通患者同室安置,可与不易被感染的患者、感染后出现不良后果风险较低的患者以及预估住院时间短的患者同室安置;不宜将多重耐药菌感染或者定植患者与留置各种管道、有开放伤口或者免疫功能低下的患者安置在同一房间;多重耐药菌感染或者定植患者转诊之前应当通知接诊的科室,采取相应隔离措施。没有条件实施单间隔离时,应当进行床旁隔离。

3）病室入口处放置防护用品［口罩、帽子、手套、隔离衣、（速干）手消毒剂］专柜,病室内放置医疗废物桶,床头放置（速干）手消毒剂。在诊疗、护理过程中戴口罩、手套,可能污染工作服时穿隔离衣,近距离操作如吸痰、插管等应戴护目镜或防护面罩。离开病室前先摘掉手套、卫生手消毒后,再按正确顺序脱掉防护用品,并正确处置。

4）隔离房间减少人员出入,医护人员相对固定,专人诊疗护理。感染患者或定植患者应隔离至临床症状好转或治愈,按国家规范要求连续 2 次培养阴性后,方可解除隔离。

5）与患者直接接触的相关医疗器械、器具及物品,如听诊器、血压计、体温计、输液架等要专人专用,并及时消毒处理。轮椅、担架每次使用后必须用消毒剂擦拭消毒。被患者血液、体液污染时应立即消毒。不能专人专用的医疗器械在检查完成后用消毒剂擦拭消毒。对患者经常接触的物体表面、设备设施表面应当每天进行清洁、消毒。清洁工具要专用,用后及时消毒。

（3）合理使用抗菌药物。临床科室应当认真落实抗菌药物临床合理使用的有关规定,根据临床微生物检测结果,合理选择抗菌药物,避免因抗菌药物使用不当导致细菌耐药的发生。

（4）预防多重耐药菌感染知识与技能培训。感控管理部门制定预防与控制多重耐药菌感染措施的培训计划,对各级各类人员进行培训,尤其是临床医务人员和微生物检验人员,培训做到有签到、课件、照片、考核结果、效果评价。确保医务人员掌握正确、有效的多重耐药菌感染预防和控制措施。

（5）感控管理部门要监督科室多重耐药菌控制措施的落实情况,对发现的问题进行反馈、提出整改建议,对多重耐药菌感染的患者进行追踪,直至解除隔离。对于科室执行不力造成医院感染暴发的,由科室主任、护士长承担相应的责任。

4. 相关文件　《多重耐药菌医院感染预防与控制技术指南（试行）》（卫办医政发〔2011〕5 号）;关于加强多重耐药菌医院感染控制工作的通知（卫办医发〔2008〕130 号）;《医疗机构消毒技术规范（WS/T 367—2012）》《医院隔离技术标准（WS/T 311—2023）》《医院感染监测标准（WS/T 312—2023）》《医务人员手卫生规范（WS/T 313—2019）》。

（二）导尿管相关尿路感染预防与控制重点操作规程

1. 目的　规范实施留置导尿术时全过程管理,减少留置导尿管患者发生导尿管相关尿路感染,保障患者的医疗安全,提高医疗护理质量。

2. 定义　导尿管相关尿路感染（CAUTI）是指患者留置导尿管期间或拔除导尿管后 48 小时内发生的尿路感染。

3. 标准

（1）核心预防措施:掌握留置导尿指征,尽早拔除导尿管;操作时必须严格遵守无菌技术;清洁与消毒尿道口;保持尿液引流系统畅通性和密闭性。

（2）置管前:严格掌握留置导尿的适应证,避免不必要的留置导尿;仔细检查无菌导尿包,如导尿包过期、外包装破损、潮湿,不得使用;根据患者年龄、性别、尿道等情况选择合适的导尿管,最大限度降低尿道损伤和尿路感染;对留置导尿管的患者,应当采用密闭式引流装置;告知患者留置导尿管的目的、配合要点和置管后的注意事项。

（3）置管时:医务人员要严格按照《医务人员手卫生规范》,认真洗手后,戴无菌手套实施导尿术;严格遵循无菌技术操作原则留置导尿管,操作时动作要轻柔,避免损伤尿道黏膜;正确铺无菌巾,避免污染尿道口,保持最大的无菌屏障;充分消毒尿道口,防止污染。要使用合适的消毒剂棉球消毒尿道口及其周围皮肤黏膜,棉球不能重复使用。男性:先洗净包皮及冠状沟,然后自尿道口、龟头向外旋转擦拭消毒。女性:先按照由上至下,由内向外的原则清洗外阴,然后清洗并消毒尿道口、前庭、两侧大小阴唇,最后会阴、肛门;导管插入深度适宜,插入后,向水囊注入 10~15ml 无菌水,轻拉尿管以确认尿管固定稳妥、不会脱出;置管过程中,指导患者放松,协调配合,避免污染,如尿管被污染应当重新更换尿管,再次进行操作。

（4）置管后:妥善固定尿管,避免打折弯曲,保证集尿袋高度低于耻骨联合水平位置,避免接触地面,防逆行感染;保持尿液引流装置密闭,通畅和完整,活动或搬运时夹闭引流管,防止尿液逆流;应当使用个人专用的收集容器及时清空集尿袋中尿液,清空集尿袋中尿液时,要遵循无菌操作原则,避免集尿袋的出口触碰到收集容器;留取小量尿标本进行微生物病原学检测时,应当消毒导尿管后,使用无菌注射器抽取标本送检;不应当常规使用含消毒剂或抗菌药物的溶液进行膀胱冲洗或灌注,用于预防尿路感染;应当保持尿道口清洁,大便失禁的患者清洁后还应当进行尿道周围消毒。留置导尿管期间,应当每日清洁或冲洗尿道;患者沐浴或擦身时应当注意对导管的保护,不应当把导管浸入水中;长期留置导尿管患者,不宜频繁更换导尿管。若导尿管阻塞或不慎脱出时,或留置导尿装置的无菌性和密闭性被破坏时,应当立即更换导尿管;患者出现尿路感染时,应当及时更换导尿管,并留取尿液进行微生物病原学检测;每天评估留置导尿管的必要性,不需要时尽早拔除导尿管,尽可能缩短留置导尿管时间;对长期留置导尿管的患者,拔除导尿管时,应当提前训练膀胱功能;鼓励患者多饮水,勤排尿(每 2~3 小时一次),以冲洗尿路,避免细菌繁殖。

（5）其他预防措施:

1）教育和培训。对参与置管、维护导尿管的人员进行导尿管相关尿路感染预防知识与技能培训,培训内容包括留置导尿管的替代方法,导尿管置管、维护和拔除规程。置管和导尿管维护均应由接受过培训的人员操作。

2）目标监测。根据导管使用频率和潜在风险,确定目标性监测科室。通过监测反馈不断改进防控措施和完善导尿管相关尿路感染预防与控制重点操作规程。

4. 相关文件　《导尿管相关尿路感染预防与控制技术指南(试行)》(卫办医发〔2010〕187 号);《医疗机构消毒技术规范(WS/T 367—2012)》《医院感染监测标准(WS/T 312—2023)》《医务人员手卫生规范(WS/T 313—2019)》《重症监护病房医院感染预防与控制规范(WS/T 509—2016)》。

（三）皮肤软组织医院感染预防与控制重点操作规程

1. 目的　减少或降低皮肤软组织医院感染的发生率,保证医疗安全和患者安全,提高医疗护理质量。

2. 标准

（1）保护皮肤的屏障功能。对皮肤屏障功能障碍者,尽量避免不必要的创伤、检查和治疗。护理患者时,尽量避免推拉动作,为患者擦洗后可外用保湿润肤剂,积极治疗原发皮肤病,防止长期应用超强度皮质激素。

（2）保持皮肤清洁干燥,避免摩擦皮肤,尤其是生活不能自理的精神障碍患者被汗液或尿液等浸渍的皮肤。

（3）对长期卧床、木僵、昏迷、老年等患者定时更换体位,每2小时翻身一次,避免局部皮肤长期受压,因治疗需要不允许过多翻身者,可应用特殊床垫、器具防止压疮发生。

（4）生活不能自理者或自理能力低下、长时间约束保护者等需督促并协助其定时大小便,如发现患者大小便于床上,应协助其床上擦浴并及时更换被服,保持皮肤及被服清洁干燥。

（5）定期检查受压部位皮肤,若有局部水肿、皮肤微红或发白等应立即采取措施。

（6）腰椎穿刺(腰穿)、静脉输液等必须严格皮肤消毒,认真执行无菌技术操作。

（7）严格执行医务人员手卫生规范,接触患者前后认真洗手或卫生手消毒。

（8）接触皮肤感染部位分泌物、脓液、血液及其污染物品必须戴手套,脱手套后洗手。

（9）做好兴奋、躁动、伤人、损物患者的管理,防止皮肤受损。

（10）协助患者做好疖、痈、蜂窝组织炎、急性淋巴管炎和淋巴结炎等预防,减少炎症发生。措施包括但不限于:锻炼身体,增强体质,及早治疗糖尿病等;注意个人卫生,常洗头,洗澡,衣服宽松,减少皮肤摩擦和刺激;积极治疗皮肤病,减少抓破损伤,注意皮肤出现的浅表伤口,防止继发感染;及时处理体表软组织的损伤,积极治疗原发病,如扁桃体炎、龋齿及手足癣感染。

（11）合理选用抗菌药物,防止细菌耐药性的发生。

3. 相关文件　《医院感染管理办法》。

（四）下呼吸道医院感染预防与控制重点操作规程

1. 目的　减少或降低医院下呼吸道感染的发病率,保证医疗安全和患者安全,提高医疗护理质量。

2. 标准

（1）保持病室环境清洁,定时开窗通风,必要时进行空气消毒。

（2）对于木僵患者、大剂量服用抗精神病药物患者、服用抗精神病药物咽部分泌物较多的患者等应避免误吸,如平卧时头偏向一侧。

（3）绝对卧床患者、木僵患者,每2小时翻身、叩背一次。如患者病情允许,鼓励患者多下床活动。

（4）指导患者正确咳嗽,必要时予以翻身、叩背,以利于痰液引流。

（5）对于懒散被动、生活不能自理的患者及长期卧床患者,注意患者口腔卫生,必要时实施口腔护理。

（6）重复使用的呼吸机外置管路等附件应做到一人一用一消毒。

（7）吸氧患者应加强呼吸道湿化,湿化瓶内应为无菌用水,应24小时更换。

（8）吸痰时应严格遵守无菌操作原则,吸痰前、后,医务人员应做手卫生。

（9）不宜常规使用抗菌药预防下呼吸道感染。

3. 相关文件　《医院感染预防与控制标准操作规程（第2版）》。

（五）标准预防重点操作规程

1. 目的　预防感染源在医务人员和患者之间的传播,减少或降低医院感染的发生。

2. 定义　标准预防是基于患者的所有血液、体液、分泌物、排泄物(不含汗液)、破损皮肤和黏膜均可能含有感染性病原体的原则,针对所有患者和医务人员采取的一组感染预防措施。包括手卫生,根据预期可能的暴露选用手套、隔离衣、口罩、护目镜或防护面屏,以及安全注射,也包括采取恰当的措施处理患者环境中污染的物品与医疗器械。

3. 标准

（1）手卫生:医务人员从事各项医疗护理活动和技术操作必须按照手卫生指征,执行手卫生;诊疗工作中,应避免不必要地接触患者邻近的环境表面,并遵循《医务人员手卫生规范》;手部有血液、体液等可见污染时,应选择皂液和流动水进行洗手;如果手部无可见污染,宜选择速干手消毒剂消毒双手。

（2）个人防护用品:个人防护用品包括帽子、口罩(一次性医用口罩、医用外科口罩、医用防护口罩)、手套、隔离衣、防护服、围裙、胶鞋、靴套、护目镜、防护面屏等;个人防护用品使用原则:预期可能接触到血液、体液或分泌物时,需穿戴合适的个人防护用品;离开患者的房间或区域前脱去并丢弃个人防护用品;脱去或丢弃个人防护用品过程中应避免污染自身与周围物品表面。

（3）呼吸道卫生(咳嗽礼仪):咳嗽、打喷嚏时使用纸巾或手帕遮掩口鼻;没有纸巾或手帕时用肘部遮盖口鼻;咳嗽或打喷嚏时如用手遮盖口鼻后应立即洗手;如已知患呼吸道疾病外出时应戴好口罩。保持至少1米社交距离。

（4）患者安置:

1）安置患者时应考虑是否可能造成感染传播。感染性疾病患者应与非感染性疾病患者分开安置,不同种类感染性疾病患者应分室安置,疑似传染病患者应单间隔离,受条件限制时同种病原体感染患者可安置一室。

2）被患者血液、体液污染的器械、设备应规范清洗消毒;消毒和灭菌之前应使用去污剂去除器械或设备上的有机物;对器械或设备进行清洁消毒时,工作人员应根据污染程度穿戴合适的个人防护用品;选择合适的消毒或灭菌方式对器械、设备进行处理。

3)制定环境表面清洁和消毒的工作常规。对容易被病原微生物污染的环境表面应加强清洁并消毒,必要时视环境污染程度和医务人员接触频次增加清洁或消毒频次。

(5)织物:患者使用过的织物可能被有感染性的体液污染,应以最小抖动的方式处理使用过的被服及布单织品,以避免污染空气、环境表面和人。

(6)安全注射:在进行注射操作时,应遵循安全注射标准的原则,既要使用无菌技术保护患者,也要避免医务人员发生锐器伤。

4. 相关文件　《医院感染预防与控制标准操作规程(第 2 版)》。

(六)接触隔离重点操作规程

1. 目的　通过采取适当的措施,预防病原体通过手、媒介物直接或间接接触导致传播。如耐甲氧西林金黄色葡萄球菌(MRSA)、耐万古霉素肠球菌(VRE)等,疑似或确诊感染或定植的患者都应隔离。

2. 标准　在标准预防的基础上,应采取以下的预防措施。

(1)患者安置:

1)应将患者安置于单人病室,条件受限时,应遵循如下原则:优先安置容易传播感染的患者,如大、小便失禁的患者;将感染或定植相同病原体的患者安置在同一病室。

2)当需与未感染或定植相同病原体的患者安置于同一病室时,应遵循如下原则:避免与感染后可能预后不良或容易传播感染的患者安置于同一病室,例如:免疫功能不全、有开放性伤口或可能长期住院的患者;床间距≥1 米,并拉上病床边的围帘;不论同一病室的患者是否需采取接触隔离,在接触同一病室内不同的患者之间,都应更换个人防护用品及执行手卫生。

3)设立蓝色隔离标识。

4)门急诊应尽快将患者安置于隔离诊室,患者离开后做好诊室的终末消毒。

(2)个人防护:

1)接触患者或患者周围环境时应时戴手套,手上有伤口时应戴双层手套。离开隔离病室前应摘除手套并洗手/手消毒。

2)进入病室从事可能污染工作服的操作时,应穿隔离衣;离开病室前,脱下隔离衣,按要求悬挂,隔离衣每天更换清洗与消毒,或使用一次性隔离衣,用后按医疗废物管理要求进行处置。

3)除非必要,应限制患者活动范围。

4)确需转运时,应覆盖患者的感染或定植部位。

5)转运时工作人员做好个人防护并通知转运科室做好准备。

(3)诊疗设备和仪器:遵循标准预防的原则处理相关诊疗设备和仪器。一般诊疗用品,如听诊器、血压计、体温计、压舌板、压脉带等应专用,不能专用的诊疗设备和仪器应在每一位患者使用后应进行相应的清洁、消毒和灭菌。

（4）环境：病室环境表面，尤其是高频接触的物体表面，如床栏杆、床旁桌、卫生间、门把手以及患者周围的物体表面，应每天湿式清洁，保持清洁干燥，遇污染时应及时清洁与消毒，不同患者之间应注意更换布巾。

3. 相关文件　《医院感染预防与控制标准操作规程（第 2 版）》。

（七）飞沫隔离重点操作规程

1. 目的　通过采取适当的措施，预防通过飞沫传播的疾病，如百日咳杆菌、流行性感冒病毒、腺病毒、鼻病毒、脑膜炎双球菌及 A 群链球菌（特别是指使用抗菌药物治疗 24 小时内）等病原体，疑似或确诊感染或定植的患者都应隔离。

2. 标准　在标准预防的基础上，应采取以下预防措施。

（1）患者安置：

1）应将患者安置于单人病室，病室应有效通风，必要时应安置于负压病房。条件受限时，应遵循如下原则：优先安置重度咳嗽且有痰的患者；将感染或定植相同感染源的患者安置在同一病室。

2）当需与其他不同感染源的患者安置于同一病房时，应遵循如下原则：避免与感染后可能预后不良或容易传播感染的患者安置于同一病房，例如：免疫功能不全或可能长期住院的患者；床间距应大于 1 米，并拉上床边的围帘。

3）设立粉色隔离标识。

4）门急诊发现飞沫传播患者应立即为其发放医用外科口罩并指导其正确佩戴，教其呼吸道卫生（咳嗽礼仪），根据诊室空调具体情况决定是否关闭空调，诊室要开窗通风，患者离开后要进行终末消毒。

（2）个人防护用品：进入病室应戴医用外科口罩或医用防护口罩；与患者近距离接触时，应戴帽子、医用防护口罩；进行可能产生喷溅的诊疗操作时，应戴护目镜或防护面罩，穿防护服；当接触患者及其血液、体液、分泌物、排泄物等物质时应戴手套。

（3）患者转运：除非必要，应限制患者活动范围。确需转运时，应指导患者佩戴医用外科口罩，并遵循呼吸道卫生（咳嗽）礼仪，转运过程中避免产生气溶胶的操作。

3. 相关文件　《医院感染预防与控制标准操作规程（第 2 版）》。

（八）空气隔离重点操作规程

1. 目的　通过采取适当的措施预防通过空气传播的疾病，如结核分枝杆菌、麻疹、水痘、播散性带状疱疹，疑似或确诊感染或定植的患者都应采取隔离措施。

2. 标准　在标准预防的基础上，应采取下列预防措施。

（1）患者安置：

1）应将患者安置于相对独立，通风良好或有空气净化消毒装置的病室，室内应有手卫生设施。

2）当隔离病房不足时,应尽快将患者转送至有条件的医疗机构。

3）疑似患者应单间安置,确诊的同一种病原体感染的患者可同住一室,床间距不小于1.2米。

（2）门急诊:

1）应建立预检分诊制度,及时发现通过空气传播疾病的患者或疑似患者。

2）应尽快将患者安置于空气隔离诊室。当患者离开以后,应进行终末消毒,充分通风。

3）应指导患者佩戴外科口罩并遵守呼吸道卫生(咳嗽礼仪)。除了在空气隔离病室内,患者需持续佩戴医用外科口罩。

（3）个人防护用品:医务人员进入病房时应佩戴帽子、医用防护口罩。医用防护口罩应经过密合性测试,效能持续 6~8 小时,遇污染或潮湿及时更换。进行可能产生喷溅的诊疗操作时,应戴护目镜或防护面罩,穿防护服,当接触患者及其血液、体液、分泌物、排泄物等物质时应戴手套。

（4）患者转运:应尽量限制患者在病室外活动及转运。确需转运时,应指导患者佩戴外科口罩,并遵循呼吸道卫生(咳嗽礼仪)。应遮盖患者有水痘或结核分枝杆菌等导致的皮肤损伤部位。

3. 相关文件　《医院感染预防与控制标准操作规程(第 2 版)》。

（九）医务人员卫生手消毒重点操作规程

1. 目的　医务人员通过用手消毒剂揉搓双手,减少手部暂居菌,达到预防交叉感染的目的。

2. 定义　卫生手消毒是指医务人员用手消毒剂揉搓双手,以减少手部暂居菌的过程。

3. 标准

（1）卫生手消毒指征:当医务人员手部没有肉眼可见污染时,优先选择(速干)手消毒剂进行卫生手消毒。

（2）手消毒剂:

1）卫生手消毒时首选速干手消毒剂,过敏人群可选用其他手消毒剂。

2）对醇类不敏感的肠道病毒,如手足口病病毒、轮状病毒等不选用含醇类消毒剂,而应选择含其他有效成分的手消毒剂。

3）速干手消毒剂含有护肤成分,无异味,无刺激性等,医务人员应有良好的接受性。

4）速干手消毒剂应符合国家有关规定,自制产品应符合相关配置标准。

5）速干手消毒剂宜使用一次性包装,重复使用的容器每次用完后清洁、消毒。

（3）方法:

1）取液:取适量的速干手消毒剂于掌心。

2）涂抹:涂抹双手,确保完全覆盖所有皮肤。严格按照洗手的揉搓步骤进行揉搓。

3）揉搓:揉搓时保证手消毒剂完全覆盖手部皮肤,直至手部干燥,使双手达到消毒目的。具体揉搓方法与洗手的具体步骤相同。①掌心相对揉搓;②手指交叉,掌心对手背揉搓,交互进行;③手指交叉,掌心相对揉搓;④弯曲手指关节在掌心揉搓,交互进行;⑤拇指在掌心中揉搓,交互进行;⑥指尖在掌心中揉搓,交互进行。

4. 相关文件　《医务人员手卫生规范(WS/T 313—2019)》《医院感染预防与控制标准操作规程(第2版)》。

(十)医院感染病例监测重点操作规程

1. 目的　取得医院感染发病的基础资料,分析医院感染趋势,寻找发生感染的危险因素,发现医院感染薄弱环节及存在问题,为采取有效控制措施提供依据。再经连续监测,评价各种措施效果。最终有效控制医院感染各种危险因素,降低医院感染发病率。

2. 标准

(1)方法:

1)临床医师主动报告。

2)查阅患者临床资料和辅助检查结果,包括但不限于:查看体温单和抗感染治疗信息;查看微生物、生化检测和影像学检查结果;查阅住院患者病历;回顾性调查出院病历。

3)医院感染实时监控系统根据设定规则预警。

4)感控专职人员和科室兼职人员询问患者。

(2)内容:

1)患者信息:包括但不限于:姓名、性别、年龄、住院号、科室、病室、床号、入院及出院日期、入院和出院诊断等。

2)医院感染信息:感染发生日期、部位、诊断、治疗、预后等。

3)医院感染危险因素:侵入性操作、基础性疾病、皮肤完好性、抗精神病药物种类、疾病严重程度、自知力完整情况、生活自理能力、个人卫生状况、自杀自伤行为、暴力攻击行为以及住院管理方式封闭式或开放式,等等。

4)病原学检测情况:送检标本类型、送检日期、病原体名称、药敏试验结果等。

5)抗菌药物使用情况:药物名称、剂量、用法、给药途径、起止时间、用药目的等。

(3)监测资料分析:

1)每月统计各住院科室的医院感染发生率、医院感染类型、感染部位、漏报情况等,并将统计结果反馈各科室。

2)每季度/每年对全院医院感染的科室分布、感染部位分布、医院感染病原菌分布与药敏情况进行统计分析。

(4)监测管理要求:

1)若医院感染专职人员与临床主管医生对患者医院感染情况判断不一致,应及时进行沟通讨论。

2)定期召开医院感染病例讨论会,对医院感染诊断疑难病例进行讨论。

3）感控管理部门每月/季/年对监测资料进行同比或环比统计分析,分析结果以简报形式反馈。进行感染风险因素分析,调整感染预防与控制策略。

4）医院感控委员会应对医院感染病例的判断情况进行质量控制。

3. 相关文件　《医院感染监测标准（WS/T 312—2023）》《医院感染预防与控制标准操作规程（第 2 版）》。

（十一）医院感染暴发报告处置重点操作规程

1. 目的　及时发现疑似医院感染暴发或医院感染暴发事件并上报和处置,及时采取有效控制措施,控制感染源,切断传播途径,对患者积极实施医疗救治,保障医疗和患者安全。

2. 定义

（1）医院感染暴发:在医疗机构或其科室的患者中,短时间内发生 3 例以上同种同源感染病例的现象。

（2）疑似医院感染暴发:在医疗机构或其科室的患者中,短时间内出现 3 例以上临床症候群相似、怀疑有共同感染源的感染病例的现象;或者 3 例以上怀疑有共同感染源或共同感染途径的感染病例的现象。

3. 标准

（1）报告范围与管理责任制:

1）报告范围:疑似医院感染暴发和医院感染暴发。

2）管理责任制:医院法定代表人是报告管理第一责任人;感控管理部门主任是报告责任人;科室（部门）主任为本科室（部门）报告第一责任人,主管医师为直接报告责任人。

（2）报告层级:

1）临床科室或微生物实验室发现医院感染暴发或疑似暴发报感控管理部门。

2）感控管理部门接到报告后经证实出现医院感染暴发或疑似暴发时:应立即向主管院长和院长报告;当发现 5 例以上疑似医院感染暴发,3 例以上医院感染暴发时,应当于 12 小时内向所在地县级卫生行政部门报告,并同时向所在地疾病预防控制机构报告;当发现 10 例以上的医院感染暴发,发生特殊病原体或者新发病原体的医院感染,可能造成重大公共影响或者严重后果的医院感染时,应在 2 小时内向所在地县级卫生行政部门报告,并同时向所在地疾病预防控制机构报告。

3）确诊为传染病的医院感染暴发病例,要根据《中华人民共和国传染病防治法》有关规定上报。

（3）处置:

1）感控委员会、感控管理部门、各临床科室（部门）感控管理小组、医务科、护理部、检验科、临床医师及护理人员,应根据本院制定的《医院感染暴发报告管理责任制》《医院感染暴发应急处置预案》及《医院感染暴发上报程序》要求,各司其职。

2）启动医院感染暴发应急处置预案,感控管理部门组织专家开展流行病学调查,环境卫生学监测以及有关的标本采集。

3）积极开展救治工作。包括但不限于救治感染患者;感染与非感染患者分开;必要时暂停接收新患者。

4）开展病原学检查。对接触者、可疑感染源、环境、物品、医务人员及陪护人员等进行病原学检查。

5）严密监测新发病例。

6）根据感染暴发疾病传播途径,采取经验性预防控制措施;采取消毒隔离措施;做好个人防护;对医疗废物、排泄物等无害化处理;防止交叉感染和污染。

（4）资料分析与总结:

1）对医院感染暴发调查资料分析,资料包括但不限于:临床资料分析;流行病学资料分析;实验室资料分析。

2）分析暴发的原因;推测可能的感染源、感染途径或感染因素;评价采取控制措施的效果。

3）根据调查结果及新发病例情况及时调整控制措施。

4）观察无新发病例,确认暴发终止。暴发终止一周内写出调查报告,总结经验,制定防范措施。

4. 相关文件　《医院感染暴发控制指南（WS/T 524—2016）》《医院感染预防与控制标准操作规程(第2版)》。

（十二）医院环境表面清洁消毒重点操作规程

1. 目的　通过对医院环境表面进行清洁或消毒处理,减少或消除物体表面致病性微生物,切断通过环境表面接触传播感染的途径,防止疾病的传播,保障医务人员和患者安全,提高工作质量。

2. 定义

（1）环境表面:指医疗机构建筑物内部表面和医疗器械设备表面,前者如墙面、地面、玻璃窗、门、卫生间台面等,后者如监护仪、呼吸机、透析机、新生儿暖箱表面等。

（2）高频接触表面:患者和医护人员频繁接触的物品表面,包括床护栏、床旁桌、静脉注射泵、呼叫器按钮、电源开关、水龙头、门把手、计算机等。

（3）污点清洁与消毒:对被患者的少量体液、血液、排泄物、分泌物等感染性物质小范围污染的环境表面进行的清洁与消毒处理。

（4）低度风险区域:基本没有患者或患者只作短暂停留的区域,如行政管理部门、图书馆、会议室、病案室等。

（5）中度风险区域:有普通患者居住,患者体液、血液、排泄物、分泌物对环境表面存在潜在污染可能性的区域,如普通住院病房、门诊科室、功能检查室等。

（6）高度风险区域:有感染或病原体定植患者居住的区域以及对高度易感患者采取保

护性隔离措施的区域,如感染性疾病科、手术室、产房、重症监护病房、移植病房、烧伤病房、早产儿室等。

3. 标准

（1）清洁与消毒原则：

1）遵循先清洁再消毒的原则,采取湿式卫生的清洁方式。

2）应根据环境表面和污染程度选择适宜的清洁剂或消毒剂。

3）有明确病原体污染的环境表面,应根据病原体抗力选择有效的消毒剂,消毒产品的使用按照其使用说明书执行。

4）清洁病房或诊疗区域时,应有序进行,由上而下,由里到外,由轻度污染到重度污染;有多名患者共同居住的病房,应遵循清洁单元化操作。

5）实施清洁与消毒时应做好个人防护,工作结束时应做好手卫生。清洁工具应分区使用,实行颜色标记。宜使用微细纤维材料的擦拭布巾和地巾。

6）对高频接触、易污染、难清洁与消毒的表面（如计算机键盘）,建议采取屏障保护措施,用于屏障保护的覆盖物（如塑料薄膜等）实行一用一更换。

（2）清洁消毒类别：

1）清洁级：适用于低风险区域（基本没有患者或患者只作短暂停留的区域。如更衣室、会议室、医生办公室等）,采取湿式卫生。每天 1~2 次。无明显污染时可采用消毒湿巾进行清洁与消毒。评价标准：区域内环境干净、干燥、无尘、无污垢、无碎屑、无异味。

2）卫生级：适用于中度风险区域（有普通患者居住,患者体液、血液、排泄物、分泌物对环境表面存在潜在污染可能性的区域。如普通住院病房、门诊科室、功能检查科等）,采取湿式卫生,可清洁剂辅助,每天 2 次。若进行侵入性操作、吸痰等高度危险性诊疗活动后,应立即对环境表面进行清洁消毒。评价标准：区域内环境表面菌落总数 <10CFU/cm^2,或自然菌减少 1 个对数值以上。

3）消毒级：适用于高风险区域（有感染或定植患者居住的区域以及对高度易感患者采取保护性隔离措施的区域）。此区域高频接触的环境表面实施中、低水平消毒,每天 2~3 次。评价标准：区域内环境表面菌落总数符合《医院消毒卫生标准（GB 15982—2012）》要求。

4）污点清洁与消毒：被患者体液、血液、排泄物、分泌物等污染的环境表面,应先采用可吸附的材料将其清除,再根据污染的病原体特点选用适宜的消毒剂进行消毒。

5）强化清洁与消毒：下列情况应强化清洁与消毒:发生感染暴发时,如不动杆菌属、艰难梭菌、诺如病毒等感染暴发;环境表面检出多重耐药菌,如耐甲氧西林金黄色葡萄球菌（MRSA）、耐碳青霉烯类肠杆菌科细菌（CRE）等耐药菌。强化清洁与消毒时,应落实接触传播、飞沫传播和空气传播的隔离措施。应增加清洁与消毒频率,并根据病原体类型选择消毒剂。

6）终末消毒：适用于患者出院、转院或死亡后。采取湿式卫生,清洁剂辅助和/或中、低水平消毒方法。

（3）物体表面清洁与消毒：

1）物体表面包括病床、床头柜、床边治疗带、使用后的医疗设备和设施等。床单元可活动或移动的部分均要拆卸并彻底清洁消毒。避免重复往返擦拭，宜采用"S"形顺序擦拭。

2）地面：按照从相对清洁区域到污染区域的顺序湿式清洁，如拖地，采用"S"形方式顺序拖地。

3）空气：一般精神科病区采取机械通风或自然通风均可。特殊感染患者出院后应根据病原体特点选择合适的空气净化方式。

4）织物：床单元使用的床单、被套、枕套等直接接触患者的上用品，应一人一更换。被芯、枕芯、褥子、病床隔帘、床垫等间接触患者的床上用品，应定期清洗与消毒。若被污染时应及时更换、清洗与消毒。

5）清洁工具使用后及时清洁与消毒，干燥保存。做到抹布：一床一用一清洗。拖布：分区使用，使用颜色标记。

（4）清洁工具复用处理要求：清洁工具复用处理的房间，保持环境干燥、通风换气。清洁工具的数量、复用处理设施应满足病区或科室规模的需要。清洁工具使用后应及时清洁与消毒，干燥保存。

4. 职责

（1）医院应制定环境清洁消毒管理制度、环境清洁消毒流程，对不同的环境应采取不同的清洁消毒方法，如医疗环境表面与医疗器械表面的清洁方法与程序，包括采用何种清洁剂、消毒剂等。

（2）感控管理部门应指导全院医务人员正确选择与使用消毒剂，组织编写各类消毒剂的使用或操作指南，并负责全院环境清洁消毒的培训工作。

（3）感控管理部门应参与医院招标，购置消毒剂、消毒器械等工作，从专业的角度审核其是否符合国家相关标准。

5. 相关文件　《医疗机构环境表面清洁与消毒管理规范（WS/T 512—2016）》《医疗机构消毒技术规范（WS/T 367—2012）》《医院感染预防与控制标准操作规程（第2版）》。

（十三）医务人员职业暴露防护处置重点操作规程

1. 目的　为维护医务人员的职业安全，有效预防医务人员在工作中发生职业暴露感染，以及对发生职业暴露后紧急处理措施进行详细说明，确保医务人员能掌握职业暴露正确处理方法。

2. 标准

（1）锐器伤处理措施：

1）依靠重力作用尽可能使损伤处的血液流出或从近心端向远心端挤压伤口，尽可能挤出损伤处的血液，用肥皂水和流动水进行冲洗。禁止进行伤口的局部按压。

2）受伤部位的伤口冲洗后,应当用消毒液,如 75% 的酒精或者 0.5% 碘伏进行消毒。并根据情况决定是否包扎。

（2）黏膜暴露处理措施:用清水/生理盐水/无菌水反复冲洗污染的黏膜,直至冲洗干净。可借助冲洗设备进行。

（3）处置报告:

1）处置报告应及时,尽可能在 24 小时内采取预防措施。

2）收集暴露相关信息,包括暴露方式、涉及的锐器类型、暴露体液性质、暴露时间、受伤的程度和部位、暴露时所采取的防护措施和应急处置措施。

3）上报科室应立即核查患者 HBsAg、抗-HBs、抗-HCV、抗-HIV、梅毒特异性抗体的检测结果,以明确暴露源。

4）感控管理部门及时组织专家对暴露当事人进行暴露情况评估,为当事人开具 HBsAg、抗-HBs、ALT、抗-HCV、抗-HIV、梅毒特异性抗体检查单,给予治疗意见,填写职业暴露处置记录。

5）当事人应及时查看检验结果,根据检验结果到医院指定的专业医疗机构及时就诊治疗,将就诊意见及职业暴露处置记录,交到感控管理部门。

6）在医院不良事件报告系统上报,建档留存。

（4）明确暴露源后处理方法:

1）患者 HBsAg（+）:医务人员抗-HBs<10mU/ml 或抗-HBs 水平不详,应立即注射乙肝免疫球蛋白（HBIG）200~400U,并同时在不同部位接种一针乙型肝炎疫苗（20μg）,于 1 个月和 6 个月后分别接种第二针和第三针乙型肝炎疫苗（各 20μg）。医务人员抗-HBs≥10mU/ml 者,可不进行特殊处理。暴露后 3 个月、6 个月应检查 HBsAg、抗-HBs、谷丙转氨酶（ALT）。

2）患者抗-HCV（+）:发生职业暴露的医务人员抗-HCV（－）,暴露后 3 个月、6 个月应检查抗-HCV、ALT,并根据复查结果进行相应抗病毒治疗。

3）患者抗-HIV（+）:应立即向分管院长报告,同时 2 小时内上报给辖区内指定的处置机构,由处置机构开展感染危险性评估、咨询、预防性治疗和实验室检测等工作。根据暴露级别和暴露源病毒载量水平决定是否实施预防性用药方案。暴露后 1 个月、2 个月、3 个月、6 个月应检查 HIV。按"艾滋病病毒职业暴露情况登记表"对事故情况进行登记和保存。登记的内容包括:艾滋病病毒职业暴露发生的时间、地点及经过;暴露方式;暴露的具体部位及损伤程度;暴露源种类和含有艾滋病病毒的情况;处理方法及处理经过,是否实施预防性用药、首次用药时间、药物毒副作用及用药的依从性状况;定期检测及随访情况。

4）患者 TPHA（+）:推荐方案:苄星青霉素,24 万 U,单次肌内注射。青霉素过敏:多西环素（强力霉素）100mg,2 次/d,连用 4 天;或四环素 500mg,4 次/d,口服,连用 14 天;头孢曲松最佳剂量和疗程尚未确定,推荐 1g/d,肌内注射,连用 8~10 天;或阿奇霉素 2g,单次口服,但已有耐药报道。

（5）随访和咨询：

1）当事人按时进行复查。直接到感控管理部门开具检验单,进行抽血检验。

2）检查结果阳性或期间出现任何症状,及时向感控管理部门报告,到指定医疗机构就诊。

3）感控管理部门负责督促职业暴露当事人按时进行疫苗接种和化验,追踪确认化验结果和服用药物,配合医生进行定期监测随访。在处理过程中,负责提供咨询,必要时请心理医生帮助减轻其紧张恐慌心理,稳定情绪。

4）医院和有关知情人应为职业暴露当事人严格保密,不得向无关人员泄露职业暴露当事人情况。

3. 相关文件　《医院感染预防与控制标准操作规程(第 2 版)》《医务人员艾滋病病毒职业暴露防护工作指导原则(试行)》《职业暴露感染艾滋病病毒处理程序规定》《血源性病原体职业接触防护导则（GBZ/T 213—2008）》。

【案例】精神专科医院预检分诊工作持续改进

(一) 发现问题　《预检分诊管理办法》规定,应对来诊的患者进行传染病的预检分诊。在落实新型冠状病毒感染疫情常态化防控措施过程中,由于预检分诊工作不细致,时常发生发热患者漏检、直接进入缓冲病区,给院感防控带来风险隐患。如一位精神障碍患者办理住院手续后到缓冲病区准备住院,在缓冲病区门口护士用体温枪测试额温 38℃,随即腋下水银复测体温 39.8℃。为加强预检分诊管理工作,该院感染管理科组织实施本持续改进案例。

(二) 成立 QC 小组　组成人员包括:主管院感工作副院长、院办室、医务科、护理部、感染控制科、质控办、预检分诊、门诊、缓冲病区负责人和接诊医生。由感染控制科组织实施。

(三) 明确流程和规范　分析该患者从医院大门口到缓冲病区整个就诊过程中的相关规定和程序:预检分诊工作制度,新型冠状病毒感染疫情防控期间预检分诊工作流程,发热患者处置流程,新型冠状病毒感染防控期间门诊医师接诊流程以及新型冠状病毒感染防控期间初步流行病学调查表、门诊病历等。

(四) 根本原因分析

1. 进行访谈　对患者家属、当日预检分诊工作人员、首诊医生、护士、缓冲病区测体温护士、缓冲病区主任及护士长、门诊护士长、预检分诊负责人等访谈,查看相关录像资料。利用"叙事时间表(表 4-12)"来展现就诊流程,确认事件发生的先后顺序,分析整个流程中存在的问题。如果发生的事件与操作流程相关,就要判断是否与规定流程一致,而不是直接跳到"为什么会这样",避免在事实理清之前妄加推测。

表 4-12 预检分诊叙事时间表

时间	事件
16:10	进入医院大门口预检分诊,患者及家属均佩戴口罩
16:30	5 诊室就诊
16:45	采集核酸、血常规
17:00	步入缓冲病区,在大厅测体温,用体温枪测试额温 38℃,随即腋下水银复测体温 39.8℃,立即通知主任
17:15	将患者转诊至发热门诊

2. 找出直接原因 QC 小组成员召开讨论会,由感染控制科介绍调查结果和所收集的资料,在介绍过程中要注意客观真实,让所有成员了解整个过程。随后,小组成员从人、机、料、法四个维度,运用"4W1E"的方法进行头脑风暴。"4W1E"即:出现什么问题(What)、在何处发生(Where)、在何时发生(When)、如何发生(How)、达到何种程度(Extent)。全体成员运用 5.3.1 评分法,对头脑风暴出来的原因进行打分,找出直接原因。

3. 确认根本原因 从以下三方面去思考:当这个原因不存在时,问题还会发生吗? 如果这个原因被纠正或排除,问题还会因为相同因素再次发生吗? 原因纠正或排除以后,还会导致类似事件发生吗? 如果答案为"是",这个原因为直接原因;如果答案为"否"则为根本原因。本次分析确定的根本原因为:

(1)体温枪无标准操作流程。

(2)预检分诊和门诊体温枪测量不准确。

(3)无考核机制。

(4)收入院患者无门诊体温记录单。

(五)方案选择 制定预检分诊工作持续改进方案,制定《疫情防控期间发热患者处置流程》,在医院大门口入口、门诊各诊室、病区入口设置三道预检分诊要求对所有进入诊疗区域的人员测量体温,查看健康码等,做好传染病筛查,对于体温≥37.3℃的应由专人引导至发热门诊。

(六)计划及实施 针对确定的每一个根本原因制定针对性整改措施,为保证措施有效落实,要明确负责科室和完成时限,可根据进度表进行督导考核完成情况,并适时进行追踪整改效果。见表 4-13。

表 4-13 整改计划实施进度表

根本原因	对策	负责科室	完成时限
体温枪无标准操作流程	制作体温枪标准操作手册	感染控制科	___年__月__日
预检分诊和门诊体温枪测量不准确	制定体温枪温度标定记录单,每天上岗前专人负责对体温枪温差进行标定并记录	感染控制科	___年__月__日

续表

根本原因	对策	负责科室	完成时限
无考核机制	制定预检分诊工作考核机制	质控办	___年__月__日
收入院患者无门诊体温记录单	规范收入院患者体温记录单	医务科	___年__月__日

（郑霁瑜　孙玉玺　张红云　李文娟　郭艳峤　李佳勋）

第七节　医院综合管理制度

医院同基层医疗卫生机构、专业公共卫生机构一起,共同组成了国家覆盖城乡、功能互补、连续协同的医疗卫生服务体系。根据《中华人民共和国基本医疗卫生与健康促进法》,医院的功能任务主要是提供疾病诊治,特别是急危重症和疑难病症的诊疗,突发事件医疗处置和救援,以及健康教育等医疗卫生服务,并开展医学教育、医疗卫生人员培训、医学科学研究和对基层医疗卫生机构的业务指导等工作。医院全面质量安全管理体系,不仅包括医疗、医技、护理等卫生专业,还应包括行政、后勤、财务等各相关专业,共同围绕医疗质量安全,按照规章制度要求分工协作,完成医院承担的上述职能任务。

一、医院行政管理制度

医院行政管理是医院整体管理的重要组成部分,涉及医疗、教学、科研、行政、财务、人事、医德医风以及后勤服务等多个部门,医院行政管理人员事务性工作繁重,行政管理制度落实效果直接影响医疗质量安全水平。

（一）首问首办负责制度

1. 首问首办负责制是指服务对象到医院就诊、咨询及办理有关事项时,接受询问或办理该业务的首位工作人员应当按照职责告知、领办导办的制度。接受询问或负责办理的首位工作人员为首问首办负责人。

2. 无论在任何场所、遇到任何形式的询问,无论其事是否与自己有关,都应耐心解答,或将其介绍到相关部门或指引到相关地点。

（1）属于本人职责范围内的问题,要立即给予答复和办理。

（2）属于本部门职责范围内的问题而当事人不能答复的,应立即请示本部门领导,按领导指示答复。

（3）不属于本部门、本人职责范围内的问题,要积极将询问者指引到相关部门,直到有人接待办理。

3. 有关职能部门对于来信来访或其他不能马上回答的问题,要记录首次接待时间,并按医院有关规定答复。

4. 对不履行本制度规定的,视情节轻重,给予告诫、通报批评、离岗培训、调离岗位、免职、辞退等处理。

(二) 请示报告制度

1. 各级各类人员要根据医院组织系统和岗位责任制逐级请示报告。

2. 请示的批复决定,应逐级下达,必要时可电话口头通知。

3. 请示报告范围

(1) 发生突发公共卫生事件、各种灾害事故和各种案件,严重工伤、中毒、重大交通事故、甲类传染病等。

(2) 患者及在职职工、离退休人员病危、抢救、病故及意外事件造成的死亡。

(3) 发生精神障碍患者擅自离院、自杀、伤人等情况,收治特殊患者。

(4) 发现各种重大安全隐患,发生医疗事故及差错,丢失、损坏贵重器材、药品和剧毒药品,发现成批药品变质。

(5) 一切计划外的费用。

(6) 丢失重要和机密文件及其他失盗事件。

(7) 超越个人及科室职权范围的事件及其他突发事件。

4. 发生需及时报告的重大事项,各科室负责人及行政总值班人员,要以最快速度向主管科室及院领导报告;经院领导研究,属于向上级主管部门报告范围的,要由院办室或行政总值班人员及时向上级主管部门报告;属于突发重大公共卫生事件的,要按规定启动重大公共卫生事件报告机制。

5. 一般情况下,请示、报告事项须写出简明扼要的书面情况报告,交院办室。院办室根据情况报主管院领导或院长批示。紧急情况下可先以电话形式报告,待将情况了解清楚后,再以书面方式报告。

6. 从特殊及紧急重要情况发生到报告主管科室、院领导、上级主管部门等,电话报告不应超过 30 分钟,书面报告不应超过 24 小时。

(三) 印章管理使用制度

1. 医院及各科室印章均由专人负责保管和使用。医院院章由院办室管理,院党委印章由党办室管理,各处室印章指定专人管理。

2. 各类印章的使用应执行严格的审批程序,防止滥用和被盗用。

3. 印章使用范围

(1) 院党委印章用于以医院党委名义向领导机关、主管部门报送各类文件、报表等材料和以医院党委名义印发文件、出具有关证明材料、确认批准发展新党员时。

(2) 院行政章用于以医院名义向领导机关、主管部门报送各类文件、报表等材料和以医院名义与其他具有法人地位的单位签订协议、合同等文件、印发文件、出具有关证明材料时,用来署名以示正式有效。

（3）院党委印章和院章以外的其他印章只能在各自职责范围内使用。

4. 用印审批程序

（1）使用医院院章，须由申请用印科室填写《用印申请表》，经科室负责人、院办室负责人、主管院领导签字批准后方可用印。

（2）各类合同协议、涉及财务人事等方面重要事项的用印，须由院长批准并签字。

（3）经院领导授权的事项，可由院办室负责人审核批准。院章以外的其他印章，由科室负责人批准。

5. 印章管理

（1）管理人员用印前要审核用印内容是否在规定范围内、是否符合用印手续，不允许不看内容盲目用印。

（2）盖印要端正、清晰。

（3）所有用印均应登记，申请用印人和用印人签名确认。

（4）要在办公室内用印，不准将印章带到办公室以外使用。

（5）印章要随用随锁，不得任意放在敞露的地方，避免丢失和滥用印章。

（6）不允许出具盖有印章的空白凭证。

（四）院务公开制度

1. 医院院务公开领导小组全面负责院务公开的组织领导工作。领导小组办公室负责院务公开的具体组织协调工作，研究制定工作方案，拟定公开事项，负责院务公开工作考核、评估。

2. 除涉及党和国家秘密、公共安全、依法受到保护的行业秘密和个人隐私外，均按照有关规定及时予以公开。

3. 公开形式   采取公开栏、宣传橱窗、电子显示屏；编印、发放各类公开资料；权力运行监控机制专网；设立电子触摸查询装置、查询电话，提供人工咨询服务；建立院领导接待日制度、设立院务公开投诉信箱；职工代表大会、院情发布会、党政工联席会、职工座谈会、行政查房等多种形式及时进行公开。

4. 公开程序   由各职能处室对公开范围内的事项认真进行梳理，列出公开内容，按职权范围提交主管院领导审定，报院务公开领导小组审批后公开。公开内容并交院务公开领导小组办公室备案。公开后，有关职能处室要责成专人收集、整理职工和群众的反馈意见，对有关意见、建议和要求，院领导要及时研究，将结果通过一定的形式公布。

5. 院务公开工作纳入医院党风廉政建设责任制考核和医院综合管理考核。采取日常抽查与年度考核相结合方式进行。对在院务公开工作中认真负责，成绩突出和在上级检查中获得好评的科室和个人，医院将给予表彰。对院务公开工作中的好做法、好经验，及时予以推广。

6. 对有下列行为之一的，追究当事人的责任，并给予通报批评，取消个人或科室年度评优、评先资格,情节严重的给予组织处理。

（1）不按规定、期限公开本处科室内容或公开的信息内容不真实,弄虚作假造成严重后果的。

（2）违反法律、法规、规章,泄露国家秘密的,或者未经相关第三方同意公开院务信息导致第三方合法权益受到损害的。

（3）故意泄露或者利用尚未公开的院务信息谋取个人利益的。

（4）阻挠院务公开工作监督检查或者不落实监督检查决定、要求,经督促纠正仍不改正的。

（5）不受理有关院务公开工作的举报和投诉,或者对投诉人、调查人员打击报复的。

（6）监督检查工作的责任处室和个人,因监督检查不到位,对院务公开工作造成严重影响的。

7. 院务公开领导小组办公室定期对全院院务公开的执行情况进行督导检查,负责全院院务公开内容的备案和存档,并提供查询服务。相关处室要对院务公开内容进行登记、记录和存档,公开资料实行立卷盒装管理。

（五）医院公文处理制度

1. 医院公文,是指医院在行政管理过程中所形成的具有约束效力和规范体式的文书。公文处理,指公文的办理、管理、整理(立卷)、归档等一系列相互关联、衔接有序的工作。

2. 公文处理应当坚持实事求是、精简、高效的原则,做到及时、准确、安全。

3. 院办室是医院公文处理的管理机构,主管并指导医院和各科室的公文处理工作。以院党委、院纪检委、院工会、院团委等名义发布的公文,参照本制度执行。

4. 国家规定公文有13种,医院经常使用其中的9种。

（1）决定:适用于对重要事项或重大行动做出安排,奖惩有关单位及人员,变更或撤销有关不适当的决定事项。

（2）通告:适用于向社会公布需要周知的事项。

（3）通知:适用于转发上级机关的公文,传达需要各有关科室周知或执行的事项以及人员的任免等。

（4）通报:适用于表彰先进,批评错误,传达重要精神或情况。

（5）报告:适用于向上级机关汇报工作,反映情况,答复上级机关的询问。

（6）请示:适用于向上级机关请求指示、批准。

（7）意见:适用于对重要问题提出见解和处理办法。

（8）函:适用于不相隶属机关之间商洽工作,询问或答复问题,请求批准或答复审批事项。

（9）会议纪要:适用于记载、传达会议情况和议定事项。

5. 行文规则

（1）行文应当确有必要,注重效用。

（2）行文关系根据隶属关系和职权范围确定，一般不得越级请示和报告。确因情况紧急需越级行文时，应当抄报被越过的上级机关。

（3）"请示"应当一文一事；一般只写一个主送单位，需要同时送其他单位的，应当用抄送形式，但不得抄送其下级单位。"请示""报告"不得混用、并用，"报告"不得夹带请示事项。

（4）除上级机关负责人直接交办的事项外，不得以单位名义向上级机关负责人报送"请示""意见"和"报告"。

（5）确需行文时，主办处室草拟文件，经院办室负责人审核后报院领导审阅。主办处室根据院领导批示，将电子文稿交信息处上传医院 OA 系统，或交院办室印制，主办处室分发。发文须坚持精简、节约原则，能精简合并的文件尽量精简合并，减少发文量；能在 OA 系统运行的文件尽量上传 OA 系统，减少纸质文件发放量。

6. 收文、分文

（1）上级机关发给医院行政、党委、纪检委的公文分别由院办室、党办室、纪检监察室负责拆封、分发；送院领导的公文，由院办室负责签收；其他公文，按封面所写收件单位拆封、分发。

（2）分发来文时，应送主任（副主任）阅签后，再根据主任（副主任）审批意见报有关院领导批示或送主办科室。

（3）公文办理本着"特事特办，急事先办"的原则。紧急公文随到随办，一般公文承办科室应当抓紧办理，不得延误、推诿。牵头办理的科室要主动与相关科室沟通，相关科室要积极与牵头科室配合。

（4）需要反馈结果的公文，承办科室要在规定的时限内完成，如果事情重大或复杂一时完成不了的，要主动与有关部门沟通及时反馈阶段性情况。

7. 公文办理完毕，承办科室应及时将文件材料交院档案室整理归档。因业务工作需要，政策性、操作性较强需经常使用的文件，承办科室可留存复印件，便于参考执行，但要将文件原件上交院档案室。个人不得保存应当归档的公文。

8. 科室工作人员调离工作岗位时，应将本人暂存、借用的公文和档案进行移交、清退。

9. 院办室、党办室等科室对上级机关和医院下发公文的贯彻落实情况进行督促、检查。

（六）档案管理制度

1. 医院档案室档案的归档范围

（1）上级有关部门来文，包括政务类、业务类、党务类、影像类等。

（2）本院制发的文件、影像资料。

（3）外出进修、学习取得的文件、学习资料、影像资料。

（4）财务处的会计凭证、账簿等。

（5）工会、团委等部门各种门类和载体的档案。

（6）医院与外单位签订的协议、合同。

（7）各类仪器设备原始使用说明书、检测资料、基建项目方案、概算、图纸等。

2. 档案管理

（1）归档文件的整理应遵循文件的形成规律，保持文件之间的有机联系，区分不同价值，便于保管和利用。

（2）文档文件应齐全完整，已破损的文件应予修整，字迹模糊或易褪变的文件（传真文件等）应复制。

（3）整理归档文件所使用的书写材料、纸张、装订材料等应符合档案保护要求。

（4）需永久、长期保管的归档文件材料，在整理时要去掉金属物（如订书钉等）。

（5）文件销毁时，应由院办室主任批准，二人以上执行，并填写销毁记录。

3. 归档文件的分类及排列

（1）根据医院实际情况，可采取"保管期限—年度"分类。

（2）文件排列应在同一年度、同一保管期限，按事由并结合时间、重要程度进行。

4. 归档文件的编号

（1）归档文件应依分类方案和排列顺序逐件编号，一般以每份文件为一件，在每"件"文件首页上方空白处加盖医院统一刻制的归档章，并使用蓝黑或黑色墨水的钢笔、中性笔填写有关内容。

（2）归档章设置以下内容：

1）年度：用阿拉伯数字填写文件形成年度。

2）保管期限：填写归档文件保管期限的简称"永久""长""短"。

3）编件号：填写归档文件在最低一级类目内排列的序号，以阿拉伯数字标注，件号不得重复或出现空号。

4）页数：按该文件有图文的页面计算，用阿拉伯数字填写。

5. 各科室档案应由兼职档案员负责管理。各科室将文件移交院档案室时，须附填写好目录，数量准确，卷宗整齐，并填写做好移交记录。兼职档案员发生工作变动时，要做好档案移交工作。

6. 库房符合"八防"要求。

（1）防火，有火灾报警系统，配置适量灭火器，电器线路规范。

（2）防盗，有防盗报警、防盗门窗，有监控和出入库登记。

（3）防光，有防光窗帘、白炽灯或防紫外线灯。

（4）防高温，有空调。

（5）防潮，有除湿机，每日检测库房温湿度。

（6）防有害生物，门窗紧闭、温湿度达标、有防虫霉鼠药物，并定期检查。

（7）防尘，墙地不起尘，有吸尘器，门窗密闭，定期清洁。

（8）防水，库房无水源和气暖，顶、窗不漏不渗水，地下室做防水处理。

7. 定期检查档案保管状况，正常情况下，每年年终对库存档案进行一次全面检查，并做记录，发现问题及时向主管院领导汇报。下列情况下，必须对档案库房资料进行部分或全面检查：怀疑档案有遗失、盗窃等情况；档案人员工作变动时；发生其他事故时。

8. 档案预立卷

（1）根据各部门的职责范围、职能活动，参照上年度案卷形成情况，于年初预计年内可能产生的文件编制出案卷类目，以此为依据认真做好日常的文件归卷工作。

（2）根据案卷类目的条款设置卷夹，已办理完毕的文件及时收回，将阅文笺粘贴于文件后边，归入相应卷夹内。对已办理结束的单项文件材料（如院职工代表会、结案材料等）可随时按件装订，加盖归档章后，入相应的卷盒内。

（3）年终按立卷要求进行调查加工立成案卷，编制出案卷目录，向档案室移交。

（4）在仪器购置或工程竣工时，应由档案工作人员参加验收，并督促检查各种资料的收集整理和存档。

（5）建立全宗卷，积累存储案卷的立卷说明、分类方案、鉴定报告、统计表、交接凭据、销毁清册、检查记录，全宗介绍、案卷目录等材料。

9. 档案查阅借阅

（1）本院工作人员因工作需要查阅档案，须办理查阅登记手续，并经办公室主任批准，方可查阅。外单位查阅本院档案、资料，须持单位介绍信，经医院领导同意后方可查阅。

（2）党委会和院长办公会的记录等秘密档案材料，一般不供查阅。确因工作需要，需要办公室主任报请院长批准，填写查阅单后，由秘书查阅。

（3）查阅档案一般限在档案室内，借阅档案不准带出院外，不准拍照、复制、摘抄、拆散、涂改、圈点、填注、改字、加字、抽页或污损等。特殊情况确需将档案带出室外，须经办公室主任批准。

（4）借阅档案要妥善保管，保持整洁，按期归还，不超过一周。档案在借出或归还时要当面查对清楚，并在借阅簿上进行注销。

10. 档案保密

（1）对于已经确定密级的档案，要严加保密，限制利用范围，在阅览室内阅览。

（2）对于单位工作中形成的不可擅自扩散的档案，如党组织和行政领导的会议记录、纪要，对领导干部的考核材料、案件和调查，人事工作中不便公开的材料，尚未公布的医院发展规划及医疗卫生制度、人事制度改革意见、科研规划计划、专利项目、技术诀窍、秘方、传染病、疫情等统计数字严加保密，经主管院领导批准方可调阅。

（3）非档案管理人员不得进入档案库房。

11. 档案鉴定和销毁

（1）医院档案鉴定组织定期鉴定档案是否过期保存和销毁，对不归档文件材料和无保留价值材料,每年年终进行清理、鉴定、销毁。

（2）鉴定工作要逐卷、逐页进行,要坚持全面的观点和历史发展的观点,从文件与立档单位的关系、内容、作者、名称、可靠程度以及利用情况等方面考察档案的价值,决定存毁并报主管院领导审批方可销毁。

（3）经批准销毁的档案文件,必须两个人以上在指定地点监销并在销毁清册上签字,任何单位和个人都不得私自销毁档案文件和出售给物资回收部门。

12. 科技档案管理

（1）医院在职专业技术人员因工作关系在学术活动或科研、教学过程中产生的有关文件材料和证书等不归个人所有,应按要求交医院档案室管理。

（2）科技文件材料归档范围:

1）学科建设的长远规划和年度计划、总结。

2）科研课题研究过程中产生的有价值的文件材料,包括课题研究计划任务书、选题报告、工作方法、领导部门的有关批示、合作协议书、合同、科研论文、研究工作报告、阶段性工作报告、年终总结报告、最后总结报告、成果鉴定书、推广使用报告、成果奖励文件和证书、发明证书等文件。

3）出版物、发表论文的刊物。

4）经院领导批准外出培训、进修、参加学术会议后撰写的工作总结、带回的有关文件、通讯录、影像资料等。

5）教学工作的有关制度、教学计划、教学大纲和教案的执行记录,以及水平较高的讲义等。

6）研究生的毕业论文、学位论文及答辩记录、报告、批复的有关文件。

7）订购仪器设备的合同、协议书,以及图纸、说明书、操作规程等;仪器安装、调试及验收记录、报告、动作记录、大/中修记录、事故记录及自理报告等;仪器报废的技术鉴定材料、报告及上报主管部门的批件。

8）医院与其他单位开展学术交流的有关材料。

9）国外专家来医院访问、讲学的有关文件、讲义、幻灯片、影像资料等。

（3）科技文件材料的形成、立卷和归档要求:

1）各科室及相关人员在接受科研、教学、外出进修、培训、参加学术会议等活动的同时,应有目的、有顺序地积累、整理有关文件材料。

2）科研课题负责人为立卷、归档第一责任人,应于科研项目完成两个月内归档;派出人员进修、培训,参加学术会议的相关职能科室如医务处、护理部,为会议资料、进修总结等材料收集的负责人。

3）专业技术人员外出进修、培训、参加学术会议后应及时由派出的职能科室将进修总结和会议资料完整上交至医院档案室。档案管理人员出具相关归档证明后,财务处方可报销有关费用。

4）所有归档材料必须是原件。

5）各种科技文件材料的原始记录应做到真实、准确、完整,书写不得用铅笔和圆珠笔,字迹端正清晰,记录本应先编好页码,记录不当的页码应予保留,不可撕去。

6）归档的案卷应填写案卷移交目录,一式两份,经档案管理员和档案移交人员双方签字后,正式归档。

7）借阅科技档案应履行批准手续,借阅人员应爱护档案,注意安全和保密,并按规定期限归还。

二、医院后勤管理制度

(一)污水处理制度

1. 污水处理按照国家生态环境部发布的关于《医院污水处理技术指南》和《医疗机构水污染物排放标准(GB 18466—2005)》要求执行。

2. 医院污水处理设施的操作人员应该经过培训并熟知岗位操作规程及相应的规章制度。

3. 医院污水采用二级处理流程,氯消毒工艺流程。严格按照加氯池内水容量,计算氯量,保证氯、水充分接触一定时间后方能排放,使处理后的污水经化验合格,符合国家规定标准。

4. 污水处理操作人员应做好日常监测工作,建立日常监测记录。每日测定污水量及消毒剂使用量;每周监测一次污水处理的生物监测总余氯、粪大肠菌等,并做好记录。

5. 污水处理操作人员应做好污水处理设备的日常维护及检修工作,建立设备查检及维护记录,发现异常及时报告总务处。

6. 医院污水处理系统外包时,总务处负责外包商的遴选、外包质量的督查和监测,每月检查相关监测记录的完整性、准确性及真实性,做好日常检验报告单及环保部门检测报告的收集工作。保证污水处理系统运行良好,达到环保部门排放标准。

7. 服从环保部门、疾病预防与控制部门管理指导,协助采样检验。

(二)医院物资管理制度

1. 物资的采购

(1)医院物资招标采购管理委员会负责采购的管理,总务处负责具体工作。

(2)购买达到医院规定价值的物品时,必须进行招标采购。凡需招标采购的物品,将所招标商品的数量、材质、市场询价等相关内容,报请主管院领导审核,经院物资招标采购管理委员会批准后,发布招标公告,并将招标说明发至各投标供应商。相关资料报院审计室备案。

(3)固定资产的购置要有论证、有计划。

（4）各科室所需的非正常供应的物资，须以书面情况报告形式上报院办室，按程序审批，总务处根据审批意见进行采购。

（5）总务处要根据库存量及各科室需要，每月制定物资采购计划，由中标供应商按量供应。

2. 采购物资的验收、入库、出库。

（1）采购的各类物资、设备到货后，物管人员按合同规定进行验收，价值较大的设备通知医院有关部门共同验收，填写物资验收入库登记表。验收时发现与合同规定不符等问题，即向供货单位退货。各类物资验收入库后，相应建立账册、账页、账卡，做到账物相符，账卡相符。

（2）各科室领取物资时，凡是各类大中小型设备、办公桌椅、被服等物资，使用科室须到总务处报批并办理出入库手续。领用固定资产时，须办理固定资产入账手续。

3. 物资管理

（1）物资坚持"谁使用、谁保管、谁维护"的原则，室外公共场所物资由总务处牵头管理。

（2）实行物资分类管理。设立固定资产明细账、材料明细账、低值易耗品登记簿、消耗品登记簿以及库房登记卡、出入库凭证。固定资产及材料库物资与会计室账目要保持一致。购入的固定资产、材料按原价入账。

（3）总务处负责，每半年对固定资产进行清查盘点、核对和检查固定资产的保管、使用、维修等情况是否正常。对清点中发现的重点问题报院领导批准后进行处理。

（4）各科室设立固定资产账簿，并配备一名兼职物资保管员负责本科室各类物资的领用保管。保管员和科室负责人变动时，应做好交接工作。因工作需要个人使用的工具应设立个人工具账，使用者离开工作岗位时，工具应交回库房，如损坏、遗失按规定赔偿。

（5）各科室对医院配备的固定资产要妥善保管，不得跨科室自行调配使用。如确需跨科室调配使用的，须经批准后，由总务处核实，当事双方共同办理固定资产转账手续后方可进行调配。

4. 物资的报废

（1）需报废物资，按照医院规定的单位价值，分别由总务处及物资报废委员会研究决定后报废，并报上级主管部门、财政部门批准后报废。

（2）被服类物资报废标准：因破损、破旧不能继续使用者，上衣应有领子，下衣应有裤腰，棉被、棉褥、被罩、床套、枕芯、枕套等要能基本拼凑成形。

（3）报废后的物资由总务处统一处理，报废物资作价出售时由购买方向财务处交款。

5. 医院职工损坏或丢失公物时，均应进行相应赔偿。属于下列情况之一者应酌情赔偿：平时工作责任心不强，造成公物损坏；领用自管公物，不慎遗失者；不按操作规程使用，造成公物损坏者。属于下列情况之一者应全价赔偿：因工作严重不负责任，造成公物损坏者；

领用自管公物一再遗失者;擅自挪用公物或私自借用公物造成公物损坏者。

6. 应急救援物资管理　应急物资是在事件发生前用于控制事故发生或事故发生后用于疏散、抢救、抢险等应急救援的工具、物品、设备、器材、装备等一切相关物资。应急救援物资管理是指导医院应急处置工作,应急抢救和及时有序妥善地处置突发事件,排除隐患,最大限度地减少人员及财产损失,降低社会不良影响,维护社会和谐稳定,建立健全突发公共卫生事件应急物资保障体系的重要制度。制度内容应包含但不限于如下内容:

（1）明确应急物资管理责任科室和职责内容。

（2）应急救援物资保管要求。

（3）应急救援物资使用要求。

（三）配电室管理制度

1. 配电室须有安全操作设施,并按操作规程使用。

2. 电工进入配电室,应穿电工鞋。无关人员未经电工许可不得进入配电室。

3. 配电室内须保持干净整洁、通风干燥以及禁油、防雨雪和防止小动物进入。不准放置与供电无关的物品。

4. 配电室实行 24 小时值班制,严格执行交接班制度。负责高低压设施的监视,发现问题及时处理;对高压线路中的问题,及时向科室负责人汇报并与供电部门联系;疑难问题,及时上报有关领导,按照领导指示处理;遇有抢修任务,立即抢修,保证安全供电。

5. 正常工作期间的维修工作,由正常班工人负责,其他时间的维修工作由值班人员负责;值班人员离开时须向医院总值班报告去向,并在记录簿上记载往返时间。

6. 电工人员定期进行巡视,检查安全用电情况,对用电线路维护线路进行维护,确保线路畅通。

7. 严格执行领料手续,控制材料消耗,节约开支。

8. 高压配电设施定期进行继电保护实验。配电设施入口处设立明显警示标识,严禁停放车辆,禁止无关人员靠近或进入。

（四）电梯运行及维护制度

1. 电梯工必须持证上岗。

2. 严格执行国家有关电梯管理规定和安全规范,电梯准用证、年检合格证、维修保养合同完备,定期进行维修保养。

3. 做好电梯日常运行管理以及机房设备、井道系统、轿厢设备的日常维修养护,确保电梯安全运行。

4. 各电梯应有明确的使用时间并公示。

5. 电梯运行中突发故障,电梯工须按照应急预案,立即向医院有关人员和电梯维修人员发出求助信号,并做好电梯乘坐人员的安抚工作。有关人员接到求助信号后,须迅速到达现场,组织抢修,保证人身安全。

（五）备餐及供餐安全管理制度

1. 操作人员进入专间前应更换洁净的工作衣帽，并将手洗净、消毒，工作时宜戴口罩。

2. 专间每餐（或每次）使用前应进行空气和操作台的消毒。使用紫外线灯消毒的，应在工作前无人时开启 30 分钟以上。

3. 操作人员应认真检查待供应食品，发现有感官性状异常的，不得供应。

4. 操作时要避免食品受到污染。

5. 菜肴分配、造型整理的用具应经消毒。

6. 用于菜肴装饰的原料使用前应洗净消毒，不得反复使用。

7. 在烹饪后至食用前一般不得超过 2 个小时，需要较长时间存放的食品，应当在高于 60℃或低于 10℃的条件下存放。

8. 食品加工经营人员必须按规定定期进行健康体检。

9. 新参加工作和临时参加工作的人员必须进行健康检查，检查合格取得健康证明后方可参加工作。

10. 凡患有痢疾、伤寒、病毒性肝炎（含病原携带者）、活动期肺结核、（化脓性、渗出性或接触性）皮肤病者必须立即调离直接为顾客服务的工作，治愈后方可恢复从事原工作。

11. 出现发热、腹泻、皮肤感染等症状的食品加工经营人员应立即脱离接触食品相关工作，前往医疗机构诊治。

12. 调离人员健康情况必须全程监护，了解病情状况。建立健全食品调离人员健康档案，做到专人负责，统筹管理。

（六）医疗废物管理制度　医院医疗废物管理应根据《医疗废物的管理条例》的文件精神，加强安全管理，防止疾病传播，保护环境，保障人体健康。制度内容应包含但不限于如下内容：

1. 医疗废物的分类。

2. 医疗废物包装要求。

3. 医疗废物收集要求。

4. 医疗废物登记要求。

5. 医疗废物转运要求。

6. 医疗废物暂时贮存设施、设备要求。

7. 个人防护要求。

8. 人员培训。

9. 医疗废弃物流失、泄漏、扩散处理预案。

（七）医疗污水处理管理制度　制度内容应包含但不限于如下内容：

1. 医疗污水日常监测管理。

2. 医疗污水处理设施的维护。

（八）生活垃圾分类监督管理制度　制度内容应包含但不限于如下内容：

1. 生活垃圾分类监督检查对象。

2. 生活垃圾分类监督检查内容。

3. 垃圾分类标准。

4. 监督检查方式。

5. 监督检查形式。

6. 生活垃圾分类评价标准及奖励惩罚标准。

三、医院人事管理制度

（一）专业技术人员准入管理制度

1. 医院执行专业技术人员职业资格审核与执业准入制度。建立专业技术人员个人档案。

2. 医务处负责审查医师、药师与医技人员的资质与管理,按照有关规定办理执业医师注册、授予处方权。

3. 护理部负责审查护士的资质与管理,按照有关规定办理执业护士注册。

4. 卫生专业技术人员严格遵守本专业执业范围,严禁超范围执业和开展诊疗。

5. 未取得执业资格或技术职务任职资格、未经执业注册、未被授予处方权以及见习期、实习、进修、外来短期工作的人员,须在上级医（药、技、护）师指导下从事专业工作,不得独立执业。

6. 在特殊岗位工作的卫生专业技术人员,须经过相应岗位技能培训或授权方可执业。

7. 专业技术人员自来院工作两年内,须取得本专业执业资格或技术职务任职资格。否则,按有关规定给予降低岗位待遇、转岗、解除劳动合同。

8. 非卫生专业技术人员,须取得本专业、本岗位相应的专业技术职务任职资格或从业资格证。人事处负责任职资格的审核与管理,建立专业技术人员个人档案。

9. 工勤技术人员,须取得本岗位从业资格证。否则,不得独立上岗工作。用人科室负责审查本部门工勤技术人员资质与管理,建立工勤人员个人档案。

（二）专业技术资格授权管理制度

1. 专业技术资格授权是指对进行高风险诊疗操作及其他特殊诊疗服务的人员进行资格授权后方能执业。未经授权的个人,除非在有正当理由的紧急情况下,不得从事诊疗操作。

2. 授权范围包括执业医师、执业护士和其他卫生专业技术人员。

（1）临床心理科医师、心理治疗师、护理人员和心理测量技术人员。

（2）急诊科医务人员。

（3）检验科各实验室人员。

（4）脑电图、肌电图、心电图、超声等特殊检查以及无抽搐电休克、重复经颅磁刺激等特殊治疗的人员。

（5）开具麻醉药品、一类精神药品处方的执业医师。

（6）开具抗菌药物处方的执业医师以及抗菌药物调剂药师。

（7）具有执业资格的研究生、进修人员以及外来短期工作人员，经职能部门审查资质，并授权后方可在上级医（护、技）师指导下执业。

3. 医院学术委员会与职能部门建立资格授权程序与机制。资格授权的程序：本人申请、科室推荐、职能部门审查考评、学术委员会讨论审批、职能部门下发文件。

4. 医务处、护理部履行监管职责，对资格授权情况实行动态管理。聘期期满后进行复评与再授权，对不符合条件者，则应当取消或降低其进行操作的权限。

5. 职能部门明确规定需要技术资格授权的高风险诊疗操作项目及其他特殊诊疗服务，定期开展培训与教育。

（三）人力资源调配制度

1. 单位间的职工调动

（1）职工调入，需递交含本人基本情况的书面申请，医院组织考核体检。人事处提出拟办意见，经院长办公会研究同意后，报上级人事部门审核备案，依据核发的调入计划办理手续。

（2）职工调出，应递交含本人调出说明的书面申请，经本科室、业务主管科室同意后呈报人事处。医院业务骨干或从事重点学科研究的人员原则上不予调出。人事处提出拟办意见，经院长办公会研究同意后，报上级人事部门审核备案，办理人事调出手续。

2. 院内的职工调配

（1）中层干部调动，由院长办公会或院党委会决定，人事处办理调动手续。

（2）医生调动，由医务处与有关科室协商，报主管院领导同意后调动，人事处备案。

（3）护理人员调动，由护理部与有关科室协商，报主管院领导同意后调动，人事处备案。

（4）其他人员调动，人事处按管理权限办理调动手续。

（5）科室内职工工作岗位调整，由所在科室负责人决定。

3. 人员紧急替代

（1）人员紧急替代是指在紧急状态下，为使工作正常运转、保障医疗质量与安全，而实施的人员替代。

（2）人事处制定院级人员紧急替代程序与替代方案。医务处、护理部分别制定医、药、技、护人员紧急替代程序与替代方案，并负责调度。各科室制定本部门人员紧急替代程序与替代方案。

（3）护士长以上干部紧急替代，须经主管院领导批准，院长办公室负责调度。护士长以上干部保持24小时通信畅通。

（4）工作人员不得自行调换班次或找人替班。按照"谁排班、谁协调"的要求,科室负责人安排替代人员。必要时,可报告总值班或职能部门,予以协调解决。

（5）紧急替代人员须具备相应的工作能力和业务素质,能完成替代岗位的工作任务,保证工作质量。紧急替代人员与联系方式在一定范围内公开。

（四）职工培训制度

1. 职工培训是培养管理和专业技术人才,提高业务能力和综合素质,为保障医疗质量与安全夯实基础,为医院持续健康发展做好人力资源储备。

2. 医院成立职工培训工作组织机构,负责培训的统筹管理,拟定年度计划,督导检查落实情况,解决培训中的问题。

3. 培训对象为医院全体在职职工、新聘用人员以及转岗、轮岗人员。

4. 职工培训通过以下方式进行。

（1）在职培训。职能部门根据工作要求,对本专业人员培训;科室根据岗位要求,对本部门人员培训。

（2）岗前培训。

（3）外出进修。

5. 职工培训内容,以专业培训和岗位培训为主。包括法律法规、诊疗规范、医院管理知识、职业道德与医德医风、行风、医疗质量与安全、三基三严、医院感染管理、住院医师规范化培训、继续教育、应急培训和演练、消防安全培训和演练等。

6. 各职能部门与科室分别负责本专业、本部门人员的培训,按有关要求,制定年度培训计划、内容与目标,并组织实施。

7. 职工培训按以下程序组织,培训前期准备、组织实施培训、培训评估与考核、培训后追踪随访和持续改进。

8. 培训结束一周内完成档案整理,包括培训计划、资料与课件、培训记录、评估资料、考核资料、总结报告等(含电子版)。人事处保管院级培训档案,各职能部门与科室保管本专业、本部门培训档案。

9. 有专职(兼职)人员负责培训管理。职工参加培训情况与考核结果列入科室考核内容,纳入专业技术人员个人档案。职工连续三次不参加培训或考核不合格,年度工作人员考核列为不合格,并与绩效考核、职称晋升和岗位聘任等挂钩。

（五）职工岗前培训制度

1. 岗前培训是对新聘人员和轮岗、转岗人员进行培训,使其了解单位性质及工作内容,提高职业道德素质和专业知识技能,以适应工作环境、熟悉工作岗位、较好履行职责、确保质量安全。

2. 医院成立岗前培训工作组织机构。办公室挂靠在人事处,具体负责岗前培训的组织管理。

3. 凡新聘人员和轮岗、转岗人员必须参加岗前培训,未经岗前培训者不得上岗。

4. 岗前培训分为新聘人员培训和轮岗、转岗人员培训。其中,新聘人员岗前培训包括集中培训与试用期岗位培训。

5. 人事处、职能部门共同负责新聘人员集中培训。针对不同专业人员制定培训大纲、教学计划,编制《培训讲义》。人事处保管培训档案,包括培训资料、培训考核记录、教学质量评价和培训效果评价等。参训人员须撰写培训小结。

6. 新聘用人员集中培训内容

(1)综合素质培训,包括医院概况、医院文化、法律法规、医院规章制度、质量与安全、医德医风、消防安全教育、礼仪知识、团队教育等。

(2)专业知识、技能与岗位培训,包括精神病症状学、精神障碍治疗与护理、专科技能、感染管理、部门规章制度、工作流程、岗位职责、职业安全防护教育、病历书写基本规范、精神科常见意外事件的防范与处置等。

7. 新聘人员集中培训采取分题主讲、集体授课的方式进行,并进行考核,成绩合格者方可上岗,考核结果列入个人技术档案。

8. 使用科室负责组织新聘人员试用期岗位培训,在试用期结束时考核,并作出评价。

9. 轮岗、转岗人员岗前培训,由职能部门、新科室负责组织与考核。新科室负责保管培训档案。

四、医院财务管理制度

(一)预算管理制度　医院预决算管理制度是规范和加强医院预算行为,科学合理筹集、分配和使用医院资金的制度。医院预决算是医院事业发展计划和实施效果在财务收支上的体现,是医院财务活动的基本依据,在财务管理中占据重要地位。医院预决算管理制度应重点规范全面预算管理的原则、范围、流程、级次,明确组织管理机构的职能责任,预算编制方法、编制时间和审批程序,规定预算执行和调整的具体步骤,建立预算的评价和考核机制,确定决算编制、审核、结果的分析应用等规定,形成规范的医院预决算管理制度。

1. 医院的各项收支均纳入预算,由财务部门统一管理,任何科室和部门一律不准截留和坐支。

2. 医院预算的编制应根据国家对卫生健康事业的方针、政策和主管部门的要求,结合医院的发展实际,坚持以收定支、收支平衡、统筹兼顾、保证重点的原则。不得编制赤字预算。

3. 预算编制程序。编制预算应采取领导、财务、业务部门相结合的方法。财务部门根据年度事业计划提出预算建议计划,业务部门根据本身的任务,按项目编制支出概算报财务部门。由主管财务的院长审查,并经院长办公会议审议通过,由财务部门统一掌握执行。

4. 预算控制。医院财务部门要对各类资金统筹安排、合理调度,优先保证人员经费等支出,保证正常运转和经常性公用支出,然后依据财力情况保证重点、兼顾一般、先急后缓、先重后轻的原则,妥善安排其他支出项目。

5. 调整和追加预算。遇有预算外金额较大的支出一律由主管院领导提请院长办公会研究批准后执行。

6. 定期对预算计划和实际完成情况进行比较,综合考虑月份完成情况对全年预算的影响,通过报表形式报院领导。发现问题及时建议纠正,促进增收节支管理。

(二)成本管理制度   成本管理的目标是通过成本核算和分析,提出科学合理的成本控制措施。成本管理制度为实现成本管理目标而制定,主要包括确定成本管理组织机构及职责、成本核算实施方案(包括核算内容、范围、单元、分摊指标和方案)、工作流程(数据收集、计算、报表和分析)和控制措施(成本费用责任控制、核算制度控制、耗材控制、分析考核控制及成本管理绩效评价)。

1. 医院成本管理领导小组负责对全院成本管理工作和核算工作的组织、领导。

2. 医院成本的范围   包括以下内容:人员经费,材料消耗费用,固定资产折旧费和维修费,水、电、汽油、煤等消耗费,公务费,其他业务费用,药品费以及其他费用等。医院要严格遵守国家规定的成本开支范围,不能把不应计入成本的费用计入成本。

3. 医院的成本核算贯穿于医疗服务活动的全过程,涉及医院内的所有部门和人员。必须做好与成本核算有关的各项基本工作,建立健全与成本核算有关的原始记录,保证成本核算原始资料真实、完整。

4. 应建立健全医院固定资产、消耗药品、材料、低值易耗品、制剂等各项财产物资的计量、计价、验收、领退、转移、报废、清查、盘点制度,并实行定额管理。

5. 医院成本核算的对象包括单位总成本、科室成本、项目总成本和单位项目成本四个层次。在目前条件下,应先从科室成本核算开始,逐步向医疗项目成本核算过渡。

6. 医院实行成本核算的最终目的是充分利用医疗卫生资源,医院内部应强化成本管理意识,做到人人关心成本核算,个个参与成本管理。

(三)绩效管理制度   绩效考核是根据医院绩效考核方案,以科室收支结余为基础,依托医院成本核算系统,对医院科室进行绩效核算和奖金分配。绩效考核是医院绩效管理的重要一环,绩效考核制度的内容主要包括绩效考核目标、绩效考核指标体系、绩效考核流程、绩效考核分配方案等。

1. 绩效工资分配坚持"按劳分配、效率优先、兼顾公平"的原则,依据医院总体发展目标,根据工作任务不同,结合工作数量、质量优劣和满意度等不同情况,实现多劳多得、优劳优得。

2. 本制度中绩效工资是指单位效益奖金部分,岗位工资、薪级工资、基础绩效工资不在此核算范围。

3. 医院每年年初根据医院发展目标和财务年度预算,人事部门批复的绩效工资总额,奖励绩效总额在业务支出所占比例,确定效益奖金总量。科学有效地利用资源,保证医院可持续发展。

4. 绩效工资分配制度的修订,由相关科室提出建议,测算后报院长办公会、党委会、职代会通过后执行。

5. 绩效工资分配以科室成本核算为基础,充分利用医疗资源,降低成本,为患者提供优质、高效、安全、便捷和经济的医疗服务,走可持续发展的道路。

6. 逐步健全和规范医院的资金分配制度,通过服务效率、服务质量和经济效率等指标,科学合理地考核科室工作绩效并核算科室效益奖金。

7. 积极体现向临床一线倾斜,建立重技术、重实效、重贡献,以工作技术难度、风险程度、服务质量等为综合目标的分配机制。

8. 绩效工资与综合考核指标挂钩。职能部门负责对相关科室的工作质量、服务质量、医德医风等指标的考核,并按一定权重纳入绩效工作考核。

(四)财务收支管理　财务收支管理是现代医院运营管理中的核心业务之一,对医院的建设发展中的风险防控,完整反映医院经济情况,以及提高医院经济效益和社会效益都有着重要的意义和作用。

收入管理主要包括财政补助收入、医疗收入、科研教学收入、其他收入的管理,其中医疗收入管理是医院收入管理的主要内容。医疗收入包括门急诊收入和住院收入,应建立门急诊挂号收费管理制度和住院结算管理制度,主要明确收费结算人员的职能责任,规范收费流程、账款交接手续、收费印章及票据管理方式。建立门诊、住院患者退费管理办法,确定退挂号费、退检查治疗费、退药费及住院患者退费重新结算的权责和流程。支出管理按照资金来源分为财政资金、自筹资金、科教资金三类。支出管理制度应明确各类资金的审批权限和流程,完善支出归口管理制度,确定各类资金的支出范围,规范经费使用。用单据控制、流程控制、不相容岗位相互分离。医院财务收支管理制度还应当包括货币资金管理制度、银行账户管理制度、公务卡管理办法,必要时还应制定网上银行支付制度及刷卡退费审批制度。科研教学收入支出管理制度,遵循科研教学项目专款专用原则,按照相应归口管理部门的经费管理制度执行。

(五)国有资产管理　国有资产管理制度是对医院国有资产合理配置和有效利用的管理规定。应明确国有资产管理的范围、管理原则、管理机构及职责分工,如建立国有资产管理委员会,明确归口管理部门职责权限。确定国有资产配置条件,申请配置流程,资产自用、对外投资、出租出借等使用的管理,严格资产处置相关审批手续和处置收入管理,明确产权登记和纠纷处理方式,规定资产评估与资产清查的条件和程序,做好信息管理和报告,执行监督检查机制。应根据医院业务的特殊性,建立债权和债务管理制度,主要规范应收在院患者医药费、应收医疗款、预付账款、其他应收款和医疗欠费等债权的管理,以及应付账款、预收医疗款、预提费用、应付职工薪酬等债务管理。

（六）**基建财务管理制度**　基建财务管理制度是规范基建投资行为、加强财务监督和提高投资效益的管理制度。应明确基建财务管理体制，确定归口职能部门及其职责，对基建的预算管理、招标管理、资金管理、审批管理、竣工验收及决算管理做出明确规定。

（七）**财务资金审批制度**　财务资金审批制度是规范医院各项收入支出业务的审批权限，明确审批流程的制度。可以按照收入支出业务和资金来源两个维度分别设置审批制度。比如，先按照收入、支出两部分划分审批制度流程，再分别按照资金来源制定审批细则，重点明确各审批角色定位和角色对应的审批权限，包括审批内容、业务领域和审批金额。

（八）**科研教学经费管理制度**　科研教学经费作为专项经费，应实行专款专用的管理体制。根据科技部等经费主管部门的要求，结合财务管理制度，由经费归口部门会同财务部门共同研究制定科研教学专项经费管理制度，明确职责权限，规范经费使用。

（九）**会计档案管理制度**　会计档案管理制度应遵循财政部、档案局关于会计档案的管理制度，结合医院实际情况，对医院会计档案的范围、日常管理、调阅手续、销毁手续、保管期限等提出明确要求。另外，还要结合信息化发展趋势，适时增加电子会计档案归档的相关要求，如电子会计档案的范围、效力、归档条件以及保留介质等内容。

（十）**票据管理制度**　医院应规范使用各类票据，并由财务部门统一负责管理。医院票据管理制度应根据国家发票及收据管理办法，明确票据管理及使用部门的职责权限，明确票据使用范围，对票据的购入、印制、领用、使用、保管、核销、监督检查等内容作出明确规定。

（十一）**退费管理制度**

1. 退费权限　医院 HIS 系统中设定权限，挂号费、诊查费的退费权限归接诊医生，药品退费权限在药剂科，其余所有收费项目的退费权限都归住院处、门诊收费处的收费人员。

2. 患者在医院就诊，取得医疗收费收据后，因故需退费，须提供收据、退费证明、检查或治疗申请单、药品处方等原始付费凭证。

3. 退费流程　对已执行检查、治疗费用不允许再退费。未执行检查、治疗费用退费流程如下：

（1）住院患者退费流程：

1）退床位费、护理费、诊查费、材料费、治疗费及因患者拒绝检查化验、检查项目退费等情况，由患者所在科室查明退费原因、金额，经科主任或护士长同意后方办理退费。

2）已打出院发票的患者一般不予以退费，如有特殊情况须由患者所在科室提出申请，写明患者姓名、住院时间、退费原因、金额等，科室主任签字后，经住院处负责人或财务处处长签字确认后，方可办理退费。

3）药品退费：由执行科室填写药品退药单，主管医生、科主任签字后方可退费。

（2）门诊患者退费流程：

1）门诊患者一般不予以退费。特殊情况发生退费时（如患者不配合检查时），由诊治医生签字后，还需门诊主任或护士长审核签字后到收费处办理退费。

2）药品退费：为保证患者用药安全，根据《医疗机构药事管理暂行规定》的要求，药品一经发出，概不退换。只有在特殊情况下（如存在配伍禁忌等）由诊治医师签字，药房负责人签字后，到收费处办理退费。其他遵守药剂科有关规定。

4. 控制退费数量。各科室应当规范医嘱及其他收费行为，财务处每月对退费情况进行统计、分析，结果反馈到质控办，异常情况及时上报纪检或审计部门。

5. 收费员要将当天的退款票据与当日报表一起装订保管，做到日清日结。

（十二）医疗收费价格公示查询制度

1. 全面公示医疗服务（包括所有诊疗服务项目、药品和卫生材料等）价格，公示主要医疗服务项目的项目编码、名称、计价单位等内容。

2. 在门诊楼显要位置放置电子滚动屏和触摸查询机，滚动屏滚动公示各项医疗服务价格。

3. 在显要位置放置触摸查询机。患者可以查询了解医疗服务价格，保证输入病案号即可在触摸屏上查询已使用的药品、采取的检查、治疗等项的费用，并随时掌握预交金的使用情况。

4. 建立住院患者"每日清单"公开制度。

（1）各临床科室应为每位住院患者提供住院费用信息系统查询服务或纸质"每日清单"。

（2）凡有家属陪护者，应于每日向患者或家属提供前日的住院费用清单。

（3）无家属陪护者，应向自愿住院患者提供每日清单；非自愿住院患者家属探视时应主动告知患者费用查询方式，或提供打印的费用清单。

5. 患者出院前由科室当日治疗护士对费用进行逐一审核，确认无误后告知患者到住院处办理出院结算。由住院处打印总费用清单，并告知患者务必保管好其住院发票和费用清单。

6. 导诊人员为查询的患者提供帮助、指导。触摸屏出现故障时，患者可咨询住院处和门诊收款处，由其专人提供费用查询服务。

7. 医院价格管理委员会负责该制度落实情况的督导检查，每发现一例未落实现象扣1分，并将检查结果报质安办落实奖惩。医院设立意见箱、举报电话，接受患者及家属社会各界的监督。

（十三）内部控制制度

1. 内部控制，是指在坚持公益性原则的前提下，为了实现合法合规、风险可控、高质高效和可持续发展的运营目标，医院内部建立的一种相互制约、相互监督的业务组织形式和职责分工制度。

2. 医院内部控制应覆盖医疗教学科研等业务活动和经济活动,融入医院制度体系和业务流程,贯穿内部权力运行的决策、执行和监督全过程。

3. 医院成立内部控制领导小组,主要负责人任组长。医院内部控制建设职能部门负责研究建立内部控制制度体系,编订内部控制手册;组织编制年度内部控制工作计划并实施;推动内部控制信息化建设;组织编写内部控制报告。

4. 医院内部控制领导小组每年至少召开一次会议,研究医院内部控制管理工作。内部控制职能部门围绕医院事业发展规划、年度工作计划等制定内部控制工作计划。

5. 医院由内部审计部门负责医院风险评估和内部控制评价工作,医院内部纪检监察部门负责廉政风险防控工作,医务管理部门负责医疗业务相关的内部控制工作,医院各含科室是本科室内部控制建设和实施的责任主体,科室负责人对本科室内部控制建设和实施的有效性负责。

6. 按照分事行权、分岗设权、分级授权的原则,在职责分工、业务流程、关键岗位等方面规范授权和审批程序,确保不相容岗位相互分离、相互制约、相互监督,规范内部权力运行,建立责任追究制度。

7. 加强关键岗位人员的管理和业务培训,明确岗位职责和业务流程,关键岗位人员应当具备与其工作岗位相适应的资格和能力,建立定期轮岗机制。

8. 建立健全内部财务管理制度、预算管理制度、收入支出业务管理制度、采购管理制度、资产管理制度、基本建设项目管理制度、合同管理制度、诊疗规范和诊疗活动管理制度、科研项目管理制度、互联网诊疗服务与收费的相关管理制度、信息化建设管理制度等制度,做好单位和业务层面的内控机制建设。

9. 财务内部坚持分工负责、钱账分离、账物分离的原则,对每一项经济业务要进行复核,以保证经济业务的真实性与可靠性。

10. 固定资产由物资管理部门统一采购,采购人、使用人验收合格后,办理固定资产出入库手续后,报财务部门;固定资产由使用部门负责保管,资产管理部门每年至少进行一次盘点,做到账、卡、实相符。

五、医院服务管理制度

(一) 知情同意制度

1. 依据《中华人民共和国精神卫生法》和卫生健康行政部门有关规定,患者或监护人对病情、诊断、医疗措施和医疗风险等有知情选择的权利。医务人员要坚持以人为本、尊重患者、保障安全的原则,注重医患沟通,维护患者合法权益。

2. 对自愿住院治疗入院的患者,接诊医生须坚持首诊负责制,认真履行告知、答疑义务,让患者或监护人清楚明白就医各个环节的具体事项。填写《自愿住院治疗申请表》、签订《自愿住院治疗知情同意书》。

3. 对非自愿住院治疗入院的患者,接诊医生要告知监护人或相关关系人办理非自愿住院治疗相关手续和注意事项。填写《非自愿住院治疗入院病情评估表》,签订《非自愿住院治疗入院告知书》和《非自愿住院治疗患者监护人或监护人授权代理人声明》。

4. 对于经门诊医生病情评估应住院治疗但拒绝住院治疗的患者,接诊医生让患者或监护人签订《拒绝住院知情同意书》。

5. 各临床科室工作人员要主动向患者或监护人介绍本科室的基本情况以及治疗、就餐、作息、注意事项、出院结算手续等细节问题。主治医师要主动向患者及监护人通报病情、治疗方式、药物使用等情况,让患者或监护人签订《住院诊疗方案选择知情同意书》。耐心解答患者或监护人的询问。特殊治疗及处置,应及时向患者或监护人说明情况,并取得其书面同意。

6. 履行医疗费用支出告知义务。封闭式管理病房,适时向患者或监护人通报费用支出情况;开放式管理病房,严格落实医疗费用一日清单制度。

7. 临床诊疗确需使用目录外药品及目录外诊疗项目时,应事先告知患者或法定代理人,经其同意并签订《医保患者目录外用药、目录外诊疗知情同意书》后方可使用。未履行告知义务,使用目录外药品和目录外诊疗项目发生的费用,由当事科室承担,患者有权拒付。

(二) 预约诊疗工作制度

1. 医院制定专门部门负责协调医院诊疗工作,本着公开、公平、公正的原则,与相关部门密切合作,不断加强预约挂号服务管理。

2. 预约挂号适用于初诊、复诊患者。预约挂号方式包括现场预约、电话预约、网络预约、诊间预约等方式。预约挂号范围包括专家门诊、专病门诊。

3. 门诊就诊坚持“预约优先”的原则。预约挂号采用实名制,患者预约、就诊均应提供真实、有效的实名身份信息和证件,接待人员务必做好预约就诊人员相关信息登记。

4. 为方便患者就诊,由专门部门负责预约挂号登记联络、提供咨询等服务,门诊部导诊台负责领取预约就诊号。

5. 预约诊疗管理部门工作人员每日定时将预约就诊患者信息整理后报门诊部。

6. 预约患者就诊当天,须到导诊台通报本人有关信息。工作人员核对无误后,提供相应专科(专家)预约号,提示其到挂号室挂号,并指导患者就诊。过时未到的预约患者,预约作废,请患者按正常秩序就诊或另行预约。

7. 导诊人员根据预约号按顺序优先安排患者就诊。

8. 医院通过医院网站、LED 显示屏、微信、宣传手册等方式公示专家门诊和专病门诊信息、预约挂号须知、预约流程及预约方式。

9. 为保障医院门诊工作的有序开展,出诊专家和专病门诊医生严格按照要求出门诊,不得随意停诊或换人。若因故需停诊或换人,医生所在科室应安排好替诊医生,并在前一天下午下班前告知预约诊疗管理部门。

(三) 出院患者回访工作制度

1. 回访对象是指在本医疗机构内接受住院诊疗服务并已出院的患者。

2. 回访时限为患者出院后一个月内完成。回访工作以回访中心回访和经治医生回访两种途径开展,定期对出院患者进行电话、门诊、上门等多种形式的回访,以满足患者需求。

3. 出院患者回访内容

(1) 患者住院期间对服务态度、服务质量、医院环境、医疗收费及医院管理等方面的满意程度。

(2) 改进医疗服务工作的意见、建议等方面。

(3) 根据病情对出院患者提供服药指导、心理指导、康复训练指导等服务,包括在生活和工作中的注意事项等。

4. 患者回访工作人员要严格执行保密制度,不得向无关人员透露患者信息、回访意见及建议。

(四) 患者投诉管理制度

1. 患者投诉处理坚持"以患者为中心"理念,遵循依法、公正、及时、便民的原则,实行统一管理,分工负责的方法组织实施。

2. 医院设立投诉管理办公室,在医院投诉管理领导小组的领导下,统一管理医院投诉工作。医院投诉管理办公室分设文明服务投诉处理组、医疗纠纷投诉处理组、医疗费用投诉处理组、违规违纪投诉处理组四个小组,具体负责相应的投诉处理事项。

3. 医院投诉管理办公室主要受理投诉人对医院及其工作人员所提供的医疗服务等投诉事项,以及以来信、来电、来访等各种方式向医院反映的问题。匿名投诉按照国家有关规定办理。

4. 各投诉处理组受理投诉后,要立即调查、核实投诉事项,提出处理意见,及时答复投诉人。投诉接待与处理程序按照医院投诉处理规程执行。

5. 投诉事项处置完毕后,医院相关部门应及时组织对投诉事项进行讨论,分析存在问题,并针对突出问题制定完善相应措施,责令当事处科室和人员整改落实,持续改进质量。

6. 投诉管理办公室负责将有关投诉资料,立卷归档,留档备查。归档内容包括:投诉人基本信息、投诉事项及相关证明材料、其他与投诉事项有关的材料、调查、处理及反馈情况。

7. 医院投诉管理办公室要定期汇总、分析投诉信息,提出加强与改进工作的意见建议。

8. 投诉事项与年内医德考评、质量管理和年终考核、评优、评先等挂钩,兑现奖惩。

(五) 患者隐私权保护制度

1. 医务人员在医疗服务中,有保护患者隐私的责任和义务。

2. 医务人员在接诊时,询问了解患者基本信息应态度严肃。若遇有无关人员在场,应劝其回避。对涉及患者隐私问题,不得嬉笑、嘲弄。为患者做诊疗查体、功能检查时,要利用医院相应的防护设施保护患者隐私。

3. 医务人员在非医疗服务场合或与患者无关人员面前,不得谈论或泄露患者信息。医院其他工作人员不得打听与己无关的患者信息。

4. 除法律法规规定外,未经患者或监护人允许,不得将其疾病信息、影像资料及相关隐私传播给他人或向媒体等公开,不得将患者隐私作为谈资议论。

5. 用于医学讨论、教学、科研和发表著作、论文等,未经患者同意,不得使用患者真实姓名、住址等信息。

6. 医院病历由病案管理处统一保管,管理人员必须严格遵守病历管理规定,不得私自外借病历资料或向他人提供患者信息。患者或监护人复印病历时,必须按照规定,履行相关手续。

(六)尊重民族风俗习惯和宗教信仰制度

1. 医务人员在医疗服务活动中,须尊重患者的民族风俗和宗教信仰,遵守医学伦理道德,对待患者不分种族、宗教等均一视同仁。

2. 医务人员在接诊过程中遇少数民族或有宗教信仰患者时,须主动、详细了解其生活和饮食方面的禁忌、特殊需求,并在病历中做好相应的记录。

3. 入院治疗过程中,医务人员要做好相应的交接工作。患者所在病区要告知伙食供应处提供适宜的饮食。

4. 遇有患者在住院期间进行宗教等活动时,凡属国家法律允许的,医务人员须尊重和保护,不得嘲讽、歧视和在公共场所议论。若其影响到正常的医疗秩序和其他患者利益时,应及时与其沟通,耐心做好劝导、解释工作,避免简单粗暴。

5. 医院每年对新分配人员进行一次相关知识的岗前培训。临床科室应每周利用交接班等时机,对相关问题进行提示、告诫。每月进行一次相关问题的分析,发现问题及时整改。

6. 发生相关问题纠纷后,患者所在科室要及时与患者沟通解决。解决无效时,及时报医院患者投诉管理办公室予以协调解决。

六、医院科研教学管理制度

医院科研教学工作是医院工作的重要组成部分,承担着培养卫生人才和推动医学科技进步的重任。相关法律法规依据主要有《中华人民共和国科学技术进步法》《中华人民共和国科学技术普及法》《中华人民共和国促进科技成果转化法》《中华人民共和国科学技术进步奖励条例》《中华人民共和国人类遗传资源管理条例》等。

(一)医院科研管理制度

1. 科研项目管理　医院科研项目管理主要包括项目申请、项目实施等内容。医院科研项目申请按照经费来源主要包括国家级项目、省部级项目和其他科研项目。

（1）国家级项目：国家自然科学基金是由国家自然科学基金委员会进行管理，经费主要来源于中央财政拨款。具体包括：面上项目、重点项目和重大研究计划项目、青年科学基金项目、地区科学基金项目、优秀青年科学基金项目、国家杰出青年科学基金项目、创新研究群体项目、基础科学中心项目、国际（地区）合作研究与交流项目、联合基金项目等。面上项目支持从事基础研究的科学技术人员在科学基金资助范围内自主选题，开展创新性的科学研究，促进各学科均衡、协调和可持续发展。医学科学部重点支持以防病、控病和治病中的科学问题为目标，针对机体的结构、功能、发育、遗传和免疫异常以及疾病发生、发展、转归、诊断、治疗和预防等开展的基础研究。由于医学科学研究对象的特殊性，涉及人的生物医学研究申请人和依托单位注意在项目申请及执行过程中严格遵守针对相关医学伦理和患者知情同意等问题。重点项目支持从事基础研究的科学技术人员针对已有较好基础的研究方向或学科生长点开展深入、系统的创新性研究。重大研究计划项目围绕国家重大战略需求和重大科学前沿，加强顶层设计，凝练科学目标，凝聚优势力量，形成具有相对统一目标或方向的项目集群。科技部项目主要包括"863"计划、国家科技支撑计划、"973"计划、科技基础条件平台建设计划、政策引导类科技计划等。

（2）省部级项目：教育部、国家卫生健康委、国家中医药管理局和各省、直辖市有一些科研基金，支持研究项目的开展，例如卫生健康委员会的卫生行业科研专项经费。

2. 科研经费管理　根据《国务院关于改进加强中央财政科研项目和资金管理的若干意见》《关于进一步完善中央财政科研项目资金管理等政策的若干意见》及相关政策规定，制定适合本医院的科研经费管理办法，明确科研经费管理的职责与权限，科研经费的类别、预算、开支范围、调整流程、决算与转结、监督检查等内容。

3. 科研成果管理　医院科研成果管理制度主要包括成果鉴定、成果登记和成果奖励等方面。科研成果管理的目的是鼓励医院职工进行高质量的科学研究，促进科研人才梯队建设，扩大学术影响力，促进学科建设与发展。

4. 医院实验室管理　实验室管理主要包括重点实验室管理、实验室安全管理、实验动物管理等方面。2008 年科技部、财政部联合发布的《国家重点实验室建设与运行管理办法》、2015 年教育部发布《教育部重点实验室建设与运行管理办法》、2018 年国家卫生健康委员会发布的《国家卫生健康委员会重点实验室管理办法》，对重点实验室管理职责、建设、运行、考核评估等进行了具体规定。医院内的重点实验室可能是科技部、教育部或国家卫生健康委员会重点实验室，作为依托单位，医院应负责实验室的建设和管理。医院依据《高等学校实验室工作流程》（国家教委令第 20 号）、《高等学校消防安全管理规定》（教育部公安部令第 28 号）、《危险化学品安全管理条例》（国务院令第 591 号）等相关规定，结合本医院实际情况制定相关管理办法，明确实验室安全管理职责、安全检查与整改、仪器设备安全管理、生物安全管理等方面内容。

（二）医院教学管理制度　随着医学教育理念的不断发展,医学教育体系不断完善,从主要以学校医学教育为主的一次性教育,逐渐发展为包括院校医学教育、毕业后医学教育和继续医学教育三大阶段的终身教育。各个阶段医师培养和培训有不同的目标和形式。医院教学管理的任务是建立健全教学组织机构和教学管理制度,建立临床师资队伍,提高临床教学质量;推进教学课程体系、教学内容和方法改革;开展医学教育研究;提高师资队伍水平;改善教学硬件设施和管理系统等。精神科是急需紧缺专业,精神专科医院教学管理肩负着精神科人才培养的重要使命,为壮大精神科人才队伍和提高精神科从业人员水平提供支撑。

1. 院校医学教育管理　院校医学教育主要依托医学院校开展,主要包括本科生教学和研究生教育。2014年,教育部等六部门发布《关于医教协同深化临床医学人才培养改革的意见》,指出要深化院校教育改革,提高人才培养质量。同年开办精神医学专业(含方向)高校31所。部分医院开设精神医学系本科,其本科教学师生管理制度主要包括各类教师岗位职责、评教评学制度、见习带教制度、临床实习制度、教学奖罚制度、备课制度等。未开设精神医学系的部分高校附属医院或教学医院,承担临床医学、预防医学、护理学本专科生的精神病与精神卫生学课程教学任务,相关制度按照学校要求,主要包括授课纪律、教师任务、见实习带教要求等方面。目前关于精神医学专业教学质量国家标准正在制定中,具体参照标准为:《普通高等学校专业本科类教学质量国家标准》、有关行业标准、精神医学办学实际以及"新医科"建设要求。研究生管理制度主要包括招生、课程、学籍、培养、学位、导师上岗和队伍建设、学生工作等几个方面的管理制度,具体管理制度及要求主要按照医学院校及其他上级主管部门的统一要求执行。

2. 毕业后医学教育　毕业后医学教育着重于培养临床能力,主要包括住院医师规范化培训和专科医师规范化培训两个阶段。

（1）住院医师规范化培训管理制度:住院医师规范化培训是指医学专业毕业生在完成医学院校教育之后,以住院医师的身份在认定的培训基地接受以提高临床能力为主的系统性、规范化培训。住院医师规范化培训着重培养独立规范地从事本专业常见病、多发病诊疗工作的能力。住院医师规范化培训制度是对招收对象、培训模式、培训招收、培训基地、培训内容和考核认证等方面的政策性安排。近年来,国家卫生健康委员会和各地区卫生健康委员会发布了一系列关于住院医师规范化培训的制度文件。精神科专业基地运行的重点在于管理实施、培训实施、考核实施和基本条件实施。其中管理实施要求:机构健全、工作落实到位、专人管理和档案齐全。精神专科医院住培管理组织机构层级包括:院长、院级毕业后教育委员会、主管院长、教育处处长(住院医师办公室)、专业基地负责人/秘书、亚专科培训负责人/秘书。专业基地的管理制度化包括:定期召开工作会议,统一要求培训实施,定期组织师资培训,统一评价培训效果,组织专家进行督导检查等。

（2）专科医师规范化培训管理制度:专科医师规范化培训是毕业后医学教育的重要组成部分,是在住院医师规范化培训基础上,继续培养能够独立、规范地从事疾病专科诊疗工作临床医师的必经途径,在国际医学界有广泛共识和长期实践。专科医师规范化培训着重培养独立规范地从事专科诊疗工作的能力,提高专科临床医师岗位胜任力,满足社会对高质量医疗服务的需求。专培管理制度包括:管理体系、培训标准、等级制度和导师制几个方面。专培管理体系与住培管理系统相同,涵盖三级管理体系;严格按照精神科培训细则进行培训;建立导师制,按照专培生选择的亚专科确定副主任医师以上专业技术职务的临床指导教师担任导师。

3. 继续医学教育管理　继续医学教育相关政策可以分为教育政策、卫生政策和人才政策三个方面,具体的管理制度包括学分制度、登记制度和评估制度等。精神科继续教育采用的形式主要包括:继续医学教育项目、进修班、研修班、转岗培训、学术讲座、学术会议等。其中,继续医学教育项目主要包括:国家级继续医学教育项目、省级继续医学教育项目、区县级继续医学教育项目等。为保证继续医学教育项目的质量,督促项目实施单位严格按照批准公布的项目内容实施,我国对继续医学教育项目的管理实行分级负责制,全国继教委对省级继教委、国家卫生健康委员会直属单位及相关单位的管理实行分级负责制。具有精神科特色的继续医学教育是精神科转岗培训,具体是指通过对非精神卫生专业的临床医师进行培训,加强各级医疗机构特别是县级医疗机构的精神科医师培养,从而建立健全精神卫生服务体系,提高精神卫生服务可及性。在《全国精神卫生工作规划(2015—2020年)》(国办发〔2015〕44号)要求下,各地结合实际情况,颁布各地区精神科医师转岗培训实施方案、培训大纲,以及《关于医师执业注册中执业范围的暂行规定》(卫医发〔2001〕169号)、《国家卫生计生委办公厅关于精神科从业医师执业注册有关事项的通知》(国卫办医函〔2014〕605号)、《关于中医类别医师从事精神障碍疾病诊断与治疗有关问题的通知》(国中医药办医政发〔2015〕9号)等文件相关要求执行。

【案例】某省级精神卫生中心后勤规范化服务6S管理

医院后勤规范化管理是医院质量安全管理的重要组成部分,后勤管理与服务水平是医院管理现代化程度的反映。近年来,随着精神专科医院基础设施和诊疗环境的改善,门诊量和住院患者量大幅增加,给后勤服务管理带来了严峻挑战。特别是目前精神专科医院普遍存在的后勤专业人员短缺,专业化程度不高,管理较为粗放,安全隐患和风险管控薄弱,不同程度制约了精神专科医院医疗质量安全水平。某省级精神卫生中心引入6S管理,加快推进了后勤服务管理的规范化、标准化、科学化、精细化进程。

(一)6S管理的内涵和意义　医院6S管理源于企业5S管理,是对医院临床、医技、行政、后勤等工作场所的设备设施、药品器械、人员环境等要素,展开整理(Sort)、整顿(Straighten)、清洁(Sweep)、规范(Standardize)、素养(Sustain)、安全(Satety)等活动,以此营造整洁、舒适、安全是就医环境,提高医护人员的职业素质,提高整体工作质量的管理活动。6S管理在医院管理中的意义在于:

1. 有利于改善医院形象,提升信誉度和美誉度。通过整理、整顿、清洁、规范等程序和措施,优化和美化医院环境,改善医院形象,给患者提供一个安全舒适的医疗环境,打造医院核心竞争力。

2. 有利于提高员工素质,增强归属感和荣誉感。通过6S管理活动,可以逐渐改变员工旧的观念,真正树立"以患者为中心"的人本理念,培养员工主人翁意识,做到人人从我做起,从小事做起;塑造员工的团队意识,相互之间倾力合作,互助互爱,创造轻松、和谐、愉快的合作氛围。

3. 有利于规范医院管理,注入新的发展动力。通过6S管理活动,可以引导员工从点滴做起、从身边做起,学会在约束下工作、监督下干事,提高全员纪律约束意识。

4. 有利于提高服务品质,增强市场竞争能力。6S管理可以建立健全管理组织,有助于从管理层到基层各个环节提高医疗服务品质,从而增强医院发展后劲和市场竞争能力。

5. 有利于促进医患和谐,确保患者医疗安全。6S管理可以营造安全、舒适的工作环境,强化员工的安全意识,保持设备性能完好和运转正常,防范各种影响安全生产和患者安全的因素,防患于未然,避免安全事故发生。

（二）6S 管理的实施过程

1. 成立6S管理的组织体系。包括6S管理领导小组、6S管理办公室、6S管理督导员、科室推行6S管理小组、6S管理联络员。

2. 宣传教育和知识培训。让员工了解6S管理目的、意义、策略、计划等,达成共识,减轻抵触,行动一致。

3. 选取试点开展6S管理。应在基础好的区域进行试点,取得成效后再进行推广,这样由易到难、由局部到整体进行推广。

4. 全面实施6S管理。根据医院实际情况和试点开展中遇到的问题,适时调整工作计划,最终实现强化工作环境、物品和文件的管理,规范医务人员的行为,改变工作态度,保障医疗安全。

（三）6S 管理的实施要点

1. 整理的实施要点　整理是医院6S管理的源头,也是改善诊疗环境和工作场所的第一步。整理是指区分需要与不需要的物品,再对不需要物品进行处理。整理最核心的思想是强调使用价值,而不是原购买价值。通过全面整理,可以使工作环境和病房无杂物,增大空间,提高工作效率;可以减少不必要的碰撞和人为的障碍,时刻确保抢救通畅,保障医疗安全;可以消除混料隐患,有利于减少库存、节省成本;可以让员工视野开阔,环境良好,心情舒畅,工作热情高涨。

（1）整理的"三清"原则:清理——区分需要和非需要品;清除——挪除非需要品;清爽——按属别管理需要品。

（2）整理的要领:

1）持之以恒地对工作场所全面检查,包括看到的好而看不到的。

2）制定"需要"与"不需要"的判别基准。

3）坚决挪除不需要的物品。

4）合理确定物品的使用频度和日常用量。

5）制定废弃物的处理方法。

6）坚持每日自我检查,自我改进。

（3）推行整理的步骤:

第一步:现场检查,分项归类。养成每日检查的习惯,看物品有无增减、移动,是否整洁。

第二步:区分需要品与不需要品。将所有物品分类,可以分为不能用的和不再使用的、很少使用的、经常使用的、每天都要用到的。

第三步:必需品的处理。对于必需品按照使用频度进行细分,如每天用、每周用、每月用,按照类别处理,每天用的放于随手处,每周用的放在抽屉,每月用的放在库房里。

第四步:不需要品的清理。不能用的和不再使用的坚决清除出工作现场,很少使用的放置于储存室。

第五步:每天循环地清理。达到常态化整理状态。

2. 整顿的实施要点　是把留下来必要用的物品,依规定位置摆放整齐,并加以标示。整顿的核心在于"分门别类,定置管理"。旨在使工作场所整齐舒适,一目了然,便于目视化管理;消除过多的积压物品,减少寻找物品的时间;各种物品拿取方便,流程顺畅,提高工作效率。

（1）整顿的实施要领:整理要按照"小就是美,简单最好"的原则实施,尽量限制每人所用的物品,使用频率不高物品的可以多人共用,文件集中放置在一个地点,倡导文件无纸化;开短会,打一分钟以内的电话,今日事今日毕。

1）场所:对物品放置位置进行研讨,确定物品放在哪个位置比较方便,经常用的物品要放置在触手可及的近处;各种物品和设施设备要按照定置图明确放置区域,并用地标线圈出位置,固定放置;对特殊物品、危险品、污染品要设置专门的场所或设施保管,如毒麻药专柜、档案放置于档案室等。

2）方法:按照容易拿取的原则,采取架式、箱式、柜式、悬吊式等方法,尽量立体放置,便于充分利用空间,先进先出,方便取放。堆放物品高度不超过 1.2 米,电脑主机离地放置,食堂仓库执行离地隔墙储存,各种设备做好防潮、防尘、防锈措施。

3）标识:标识通常分为五类:区域标识、类别标识、名称及编号标识、数量标识、状态标识。标识的实施有五种方法:一是采用不同颜色的油漆、胶带、地板砖或栅栏划分区域。二是摆放场所要标明摆放的物品,如仓库货架上要标明架号、层号、位号以及物品的类别、名称。三是摆放的物体上要有明确标识,如医疗仪器要有"五证"(设备名称、责任人、操作流程、简单故障排查、清洁状态)。四是暂放物要挂"暂放牌"标明责任人、放置时限和跨度。

五是所有物品要 100% 实施标识管理。

（2）整顿的"三定"原则：

1）定点：即定位放置。位置原则上要绝对固定，一般采用定位图对应地标线的方式，可以采用形迹管理，把物品的形状勾勒出来以对应放置。使用频率高的放在离使用者近的位置，按使用顺序放置，按照重低轻高、大低小高的原则摆放。

2）定量：在不影响工作的前提下，数量越少越好，以降低和消除浪费，如办公桌内物品放置不得超过抽屉的三分之二。

3）定容：使用箱子、盒子、捆扎等方法，统一场所的容器尽量统一，但要以不同的颜色加以区分，以防混淆。

（3）推行整顿的步骤：

第一步：分析现状。关键是整理后如何摆放最低限度的必需物品。

第二步：物品分类。制定标准和规范，正确判断出是工作用品还是私人用品，然后确定物品名称，并标识物品名称。

第三步：确定储存方法。制作定置图，确定各种物品的放置地点。

3. 清洁的实施要点　是指工作现场无垃圾、无尘埃、无污染、无毒害、无致病菌。对于医院来说，要过清洁保养好医疗设备，搞好环境卫生，防控好院内感染的发生。旨在保持医疗、办公场所清洁卫生；提高设备设施性能，延长使用寿命，确保设备设施"零故障"运行；消除不利于医疗质量、成本效率和环境卫生的因素；美化工作现场和就医环境，有利于提升医院形象。

（1）清洁的实施要领：

1）建立清洁责任区，并责任到人。

2）彻底开展一次清洁活动，并执行例行大扫除。

3）全面调查污染源，并予以杜绝和隔离。

4）建立清洁标准，并制作操作规范。

5）实施点检，开展评优评先。

（2）清洁的推行方法：

1）清洁区域地图化：将清洁任务层层分解，细化区域，分摊到每个人身上。可以用平面图进行标注，对责任一目了然。

2）清洁责任表单化：用表单的形式明确某一区域的清洁责任人，达到清洁责任一览化。

3）清洁管理看板化：清洁区域的划分、责任人、工作内容和进展、清洁状态，用管理看板进行展示。

4）清洁实施计划化：清洁不是突击大扫除，是一项标准化、常态化的工作内容，要制作清洁实施计划表，把清洁变为一项系统性、长期性的工作，各责任部门要制定实施清洁计划。

（3）清洁的推行步骤：

第一步:准备工作。划分责任区,责任到人、人尽其责、不留死角;掌握清洁要领,明确清洁工具和标准。如病区的毛巾和墩布要区分医疗污染专用区和普通清洁区,要分开专用、分别回收、分别消毒、分别收纳放置,并以不同颜色区分。清洁医疗设备前要进行必要的安全教育。

第二步:扫除一切垃圾、灰尘、污垢。责任人按照清洁责任亲自动手,人人参与,将所有设施设备、工具、地板、墙壁、天花板、门窗、灯具进行彻底清洁,对病室要按照院感标准件严格地消毒清洁。集中清洁后还要每天常规清洁。

第三步:清洁点检设备。清洁设备时,要把清洁与点检、保养、润滑结合起来,发现问题及时报修处理。

第四步:清除污染源。按照院感要求进行。

第五步:清洁后检查并制定清洁规范。处科室负责人要对清洁效果进行检查,制定相关的清洁标准和流程,明确清洁对象、流程、方法、重点、周期、工具、院感标准、责任人等。

4. 规范的实施要点   规范是正确的工作流程与方法,指医院所确立的行为准则或职业操守。在推行 6S 管理的过程中,规范可持续维持整理、整顿、清洁的实施成果,并对其实施内容、方法、过程和效果予以标准化、程序化、制度化,是持续推进 6S 管理活动并使之常态化的关键环节。

(1)规范的实施要领:

1)固化制度,可以使整理、整顿、清洁工作按照既定的标准、程序、规则等固化下来。

2)定期检查,可以动态地发现存在的问题,实现持续改进。

3)持之以恒,把"规则变成习惯并使习惯成自然",不断推进医院管理活动的创新与发展。

(2)规范实施的基本技巧:

1)推行目视化管理(一目了然、一看便知)。

2)推行 6S 管理工作制度化(明确标准、实施方法)。

3)推行 6S 管理分区清洁责任表(人人参与、责任到人)。

4)推行 6S 管理日常考核表(清单管理、逐项考核)。

5)推行重点设备点检表(精心维护、按序检查)。

6)推行消防器材点检表(维护状态、随时取用)。

(3)规范的推行步骤:

第一步:满足规范所需条件。制定规范的条件:组织机构健全,责任落实到位,规章制度完善,各种资料完整翔实统一;培训规范的条件:完善的培训计划,贯彻培训计划有效,原始培训资料齐全;规范运行的条件:建立健全医院质量与安全管理体系,落实责任制,消除安全隐患,减少不良事件发生,开展安全标准化工作。

第二步:规范的制定。管理部门制定规范,试运行三个月以上,再发出修订版,定期回顾总结。

第三步:规范的落实。有章可循、有据可依是规范的基础。实施过程中,要不断检查执行效果。

5. 素养的实施要点　在医院 6S 管理中,素养是指员工把各种规章制度、行为准则等内化于心、外化于行的意识、习惯、行为,即复杂的事情简单做,简单的事情认真做,认真的事情重复做。

(1)素养的实施要点:

1)持续推动整理、整顿、清洁、规范等活动,注重培训、检查与考核,与绩效挂钩,促使其形成常态化、习惯化。

2)制定工作服装、胸牌等识别标准,不同岗位服装以款式或颜色区分。

3)制定医院行为准则,如形象、礼仪、语言行为规范等。并加强培训与督查。

4)制定各级岗位职责与技术操作规程,强化培训教育,让职工知道做到。

5)组织开展精神文明提升活动,形成提升素养的人文环境。

(2)素养推行的方法:

1)让员工"自主、自发、自动"学习——利用其"活力"。

2)对员工进行全方位的职业教育培训——利用其"拉力"。

3)领导带头参与并助推医院文化建设——利用其"推力"。

4)建立以目标管理为主的绩效考核体系——利用其"动力"。

6. 安全的实施要点　在医院 6S 管理中,安全是指消除安全隐患,杜绝事故苗头,避免事故发生,防患于未然,保证医患生命健康。6S 管理始于安全,终于安全。安全管理必须坚持"预防为主、综合治理"的原则,安全管理的重点就在于"防患于未然"。

(1)安全的实施要领:

1)安全风险识别。对安全风险点、危险源进行有效识别和评价。

2)安全风险防范。建立长期有效的安全培训机制,对职工进行分层培训,进行正反两方面的教育。

3)安全责任考核。明确每个岗位的安全职责,形成安全有效的安全管理制度;设立兼职或专职安全员,层层推行安全责任状,建立并落实奖惩机制,将考核落到实处。

4)合理增加安全投入。包括安全技术投入、安全培训投入、劳动保护投入、日常安全管理和考核投入。

(2)安全的推行步骤:

1)明确安全职责。

2)明确安全工作程序。

3)明确安全监督管理。

7. 后勤规范化服务 6S 管理考评标准　见表 4-14。

表 4-14　后勤规范化服务 6S 管理考评标准

检查项目	考评要求	考评内容
1. 办公室、办公区通道、门窗、地面、墙壁	1.1 办公室物品实行定置管理	1.1.1 办公室各类物品定置摆放,并保持整洁
		1.1.2 办公室悬挂房间定置图,定置图规范统一
		1.1.3 办公室定置图图物相符,季节性物品可不列入定置图,但应定位摆放
		1.1.4 办公室衣帽架(钩)固定位置,标有姓名及编号。衣物不搭在椅子靠背上
		1.1.5 人员离开办公室,椅子需放回办公桌的空档处
		1.1.6 报刊要具有时效性,要求定位放置,摆放整齐,过期破旧报刊要及时清理
		1.1.7 办公室可摆放少量绿植,要有脱水盘,养护良好,叶片无尘。窗台上只允许摆放符合定置要求的盆花,其他物品不允许放在窗台上,窗台外禁止放花盆及其他物品
		1.1.8 办公室布局合理,无人为不规范隔离区
		1.1.9 办公室临时存放物定位合理,摆放整齐
		1.1.10 办公室禁止饲养各类动物,包括观赏鱼、乌龟等
	1.2 办公室门窗、地面、墙壁整洁,室内环境清洁卫生	1.2.1 办公室门窗及门牌完好、清洁
		1.2.2 办公室地面清洁,室内环境清洁卫生
		1.2.3 办公室墙壁、天花板完好、清洁
		1.2.4 办公室清洁用具应定位合理摆放
		1.2.5 办公室装饰物(含绿植)摆放合理并保持整洁
		1.2.6 办公室悬挂(张贴)物整洁完好美观,表面无灰尘、污渍
	1.3 文件资料、物品分类合理,摆放、存储有序	1.3.1 办公室文件资料合理存放,按照年份和种类分别放置于文件盒内,便于查找
		1.3.2 办公室文件资料柜内物品实行定置管理,定置图或定置标识规范统一,柜内文件资料分类摆放、整齐有序。文件柜内的文件盒要竖放,上面不得放东西;书籍要分类并左高右低放置
		1.3.3 办公桌面文件资料、物品合理摆放,饰物限量。办公桌下禁止放置任何物品
		1.3.4 抽屉内的物品分类整理,合理摆放、干净整洁。物品摆放保持最低限度,原则上不允许超出抽屉的 2/3 高度
	1.4 文件盒(夹)标识规范,目录清楚	1.4.1 文件盒(夹)整洁,标识规范
		1.4.2 文件盒(夹)内文件资料应分类存放。文件盒按序列排号,优先放在文件柜最上层,标识规范整齐。文件盒内应有资料目录

检查项目	考评要求	考评内容
1. 办公室、办公区通道、门窗、地面、墙壁	1.5 办公电器定位摆放,布线规范	1.5.1 办公电器完好、清洁,各种线路入室走槽板,电源插座要离地放置,线路过通道要有保护
		1.5.2 计算机内文件资料分类存储,计算机桌面不得存放零散文档,文件夹设置一般不超过三级,以便查找
		1.5.3 计算机导线集束规范,集束时要考虑安全、美观和工作方便
		1.5.4 计算机内不存放与工作无关的信息,不应有游戏、电影等与工作无关资料
		1.5.5 计算机主机合理摆放(不能直接落地),计算机人走关机
	1.6 个人物品摆放有序	1.6.1 办公室不存放与个人工作无关的物品
		1.6.2 办公室与工作有关的个人物品有序摆放,保持最低限量
	1.7 办公设施完好,出现故障及时保修	1.7.1 办公家具、照明设施、管路管线、电扇、空调等完好、清洁,出现故障及时保修
		1.7.2 高度超过 1.5 米的文件资料柜顶部不得摆放任何物品,柜后、柜底无杂物,无卫生死角。高度在 1.5 米以下的低柜台面只能摆放定置物品
	1.8 储物室内物品应分类,标识清洁整齐	1.8.1 各类物品应定置摆放
		1.8.2 存放各类物品的文件资料柜、物料架应分类,标识清洁、规范、整齐
		1.8.3 严禁存放危险化学品
2. 办公区通道、门窗、地面、墙壁	2.1 办公区及通道地面平整干净	2.1.1 办公区门厅清洁、无杂物,可有少量生长旺盛的绿植(须有托盘)
		2.1.2 办公区放置的灭火器箱实行地面划线定置,线宽 30 毫米,颜色:红色
		2.1.3 办公区楼梯完好、清洁,地面平整、清洁
	2.2 门窗、墙壁、天花板、照明设施完好整洁	2.2.1 办公区门窗完好、清洁
		2.2.2 办公区墙壁、天花板完好、清洁
		2.2.3 办公区照明设施完好、清洁
	2.3 张贴悬挂物整洁美观	2.3.1 办公区各类张贴物和悬挂物整洁、规范、美观
	2.4 管路和管线规范清洁	2.4.1 办公区各类管路、管线符合相关规定
		2.4.2 办公区各类管路、管线保持整洁、无锈蚀

检查项目	考评要求	考评内容
3. 建筑物和物料管理。	3.1 建筑物完好整洁	3.1.1 建筑物外观整洁,遗留物及时拆除
		3.1.2 建筑物相关设施无破损
		3.1.3 建筑物空调、监控设施管线完好、整洁、有序
	3.2 建筑物各地管理规范	3.2.1 建筑工地有围墙隔断,设置项目标识
		3.2.2 园区内建筑物砂石料、渣土有遮盖设施
		3.2.3 建筑工地围墙外整洁、无垃圾
4. 食堂管理	4.1 食堂卫生整洁,物品定置摆放	4.1.1 地面清洁无油渍无垃圾,食物残渣及垃圾清理及时
		4.1.2 操作间案几物品整齐,厨具定置摆放
		4.1.3 操作间和餐厅、餐具定期消毒,消毒柜清洁无积水
	4.2 食堂管理规范,符合安全要求。	4.2.1 各库房食品原料和调料离地放置,堆积整齐,出入库记录完整,库房有防鼠设施
		4.2.2 冷柜食品生熟分类放置,均在保质期内
		4.2.3 食堂提供的每种食品均留样,存于留样柜保存 48 小时
5. 其他后勤工作区管理	5.1 配电室	5.1.1 设备、用具、物品实行定置管理,标识清楚,环境整洁
	5.2 中央空调控制室	5.2.1 设备、用具、物品实行定置管理,标识清楚,环境整洁
	5.3 消防控制室	5.3.1 设备、用具、物品实行定置管理,标识清楚,环境整洁
	5.4 后勤物资库房	5.4.1 设备、用具、物品实行定置管理,标识清楚,环境整洁
6. 库房管理规范	6.1 库房实施定置管理,物品合理分类,整齐摆放	6.1.1 库房有相关管理制度,并可显现
		6.1.2 规范绘制明示定置图,一库(室)一图,图物相符
		6.1.3 库房内实行定置管理,各类设施、医疗用品分类摆放整齐,标识规范,取用方便
		6.1.4 积极推进实施目视化、信息化管理
	6.2 库房(区)地面平整清洁,通道畅通	6.2.1 库房地面平整清洁,无杂物,通道、区域线规范,清晰整洁无随意占道现象(确需超出通道线摆放,须设置有时限要求的警示牌)
		6.2.2 库房门窗、墙壁等整洁完好
		6.2.3 库房消防通道平整畅通,不得占用堵塞
		6.2.4 库房日常保洁制度健全,责任落实,环境整洁
	6.3 库房账、物、卡相符,标识清楚	6.3.1 库房库管物资账、物、卡三相符,不得有多余物及账外物
		6.3.2 库房合格药品、物品实施四号定位(库号、架号、区号、位号)标识应规范、统一
		6.3.3 库房库管药品、物资的状态标识、物资标识、警示标识齐全、规范、统一
		6.3.4 库房内有储存期要求的药品、物资,应实施预警措施控制管理,且标识清楚,措施有效

续表

检查项目	考评要求	考评内容
6. 库房管理规范	6.4 库房报废物资、耗材、设备规范管理	6.4.1 库房如确需存放报废(失效)的物资、耗材、设备,标识清楚,规范隔离;且须规范建账,处理流程管控有效
	6.5 库房防护设施有效。	6.5.1 库房的各类物品的防护措施有效且落实
		6.5.2 有温湿度要求的库房记录应完整,填写规范
		6.5.3 贵重物品(如高值耗材等)应按规范保管存放
7. 绿化统一,卫生状况良好	7.1 绿化统一规划,效果美观	7.1.1 可绿化面积实现达标
		7.1.2 建筑物周围及道路两侧均进行了较好绿化。
		7.1.3 绿化布局有层次。
	7.2 花草树木养护良好。	7.2.1 草木养护良好,无大面积(5平方米以上)枯死、枯萎现象
		7.2.2 绿地内无枯枝败叶、弃物、垃圾、烟蒂等杂物
	7.3 道路和绿地干净整齐,无卫生死角	7.3.1 卫生状况保持良好,无死角
		7.3.2 路牙、绿地边沿完好
		7.3.3 道路上无遗撒物
		7.3.4 所有垃圾都能入箱且分类保存,周围干净
8. 标识系统符合规范要求。	8.1 落实医院标识要求	8.1.1 各种标识统一规范,完整、清晰,标识牌干净,部门位置更改后及时更新
		8.1.2 视觉识别系统符合医院要求。
		8.1.3 认真执行医院文化管理规定
	8.2 标识物美观大方有特色	8.2.1 文化宣传标识布局合理、准确、规范
		8.2.2 各临床科室文化宣传有本科室特色

(孙洪强　白　杨　孙思伟　李佳勋　王若忱　吴雪莹

栾先国　张　莹　潘　琮　李怡雪　何小璐)

参考文献

[1] 郝伟,陆林.精神病学[M].8版.北京:人民卫生出版社,2019.
[2] 国家卫生健康委办公厅.国家卫生健康委办公厅关于进一步加强医疗机构感染预防与控制工作的通知:国卫办医函〔2019〕480号[A/OL].(2019-05-23)[2020-07-15].http://www.nhc.gov.cn/yzygj/s7659/201905/d831719a5ebf450f991ce47baf944829.shtml.

［3］胡必杰,高晓东,韩玲样,等.医院感染预防与控制标准操作规程［M］.2版.上海:上海科学技术出版社,
2019.

［4］国家卫生健康委员会医政医管局.医疗质量安全核心制度要点释义［M］.北京:中国人口出版社,
2018:166-187.

［5］王吉善,陈晓红,王圣友,等.新一周期医院评审评价的实践与效果分理［J］.中国卫生质量管理,2019,
26（4）:38-40.

［6］李桐杨,祝伟,祝雯珺,等.我国医疗质量安全核心制度体系的发展及其启示［J］.中华医院管理,2018,
34（10）:797-800.

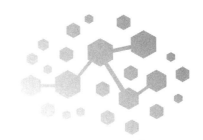

第五章

精神专科医院质量安全管理活动

第一节　内部审核的组织实施

开展医院内部审核是医院提升质量安全管理水平、推广质量安全理念的重要手段。新一轮医院评审工作在评审理念上，体现"以患者为中心"和持续改进；围绕"质量、安全、服务、管理、绩效"，旨在促进医院全面质量的持续改进，在评审方法上，注重追踪检查方法、书面评价、数据分析与社会评价等多种方法的综合应用。精神专科医院依据上述要求，对照相关法律法规、医院评审标准、医院规章制度及相关要求进行内部审核。

一、医院内部审核的组织

（一）**审核**　审核（audit）是为获得审核证据并对其进行客观的评价，以确定满足审核准则的程度所进行的系统的、独立的并形成文件的过程。审核适用于各类组织，包括企业、医院、政府部门等，其作用在于评价和推进组织过程控制的有效性，提升组织管理体系的绩效，改进组织内部的管理效能。

（二）**内部审核**　内部审核是指组织用于管理评审和其他内部目的，为获得审核证据并对其进行客观评价，以确定满足审核准则的程度所进行的系统的、独立的并形成文件的过程。其目的是确定、证实管理对象（管理体系活动、产品或服务活动）是否满足组织规定的要求。内部审核是以组织名义进行的一项正式、有序的活动。审核活动的开展和相关要求，都应得到最高管理者的授权和批准，都应按照规定的计划、程序和要求实施。受审核方应当是组织控制范围内、被纳入审核范围的对象。

（三）**管理体系内部审核**

1. 管理体系内部审核的范围　管理体系审核范围，是指在内部审核的规定时期内，组织所确定的、应进行管理体系内部审核的部门、场所、过程和产品活动的界限、内容。包括：组织单元（部门与岗位）、实际位置、各类活动过程等。

2. 管理体系内部审核的目的

（1）评价医院管理体系的适宜性、充分性、有效性和效率。

（2）评价医院管理体系中某些质量管理技术、方法、要求的应用程度。

（3）评价医院管理体系对组织管理理念和组织文化的体现程度。

（4）评价医院自我发现、自我改进、自我完善的监控、改进机制的完善程度。

（5）评价医院各科室、各部门对医院规章制度的落实程度。

（6）评价医院与相关方的关系，以及对外部评价的准备程度。

（四）内部审核的策划

1. 内部审核的准备工作

（1）界定内部审核的范围：实施审核必须首先界定审核的范围。所谓审核的范围是指在规定的时间内，对医院内的哪些管理要素、产品、服务和场所进行审核。其中，服务是医院内部审核的主要内容和重点，应全方位地考虑自身的实际情况，按照审核的目的界定服务的审核内容。

（2）建立审核工作系统：①组织：建立审核组织，明确审核工作的责任部门，同时也应当对其他各个部门的职责进行详细的讲解、使每个部门明确自身的职责，这是建立审核组织的关键。②选定审核员成立审核小组：严格按照审核员的选定标准进行筛选，内部审核员一旦选定就要进行相应的培训。要求审核小组内的审核员与被审核的区域没有直接的业务关系，以免影响审核的客观性和公正性；适当地考虑审核员之间的基本素质、能力和水平，要做到互补及合理调配。③审核组的准备工作：包括审核计划的制定、审核表的制作、不合格报告表的查明，对错误报告进行纠正以及制定审核报告等。审核员必须熟悉所有的审核文件及程序，并确保这些文件的完整性，同时根据需要来编制检查表或在已有的检查表中增加或补充一些还需要检查的事项或者关键的问题点。

（3）制定审核方案：审核方案是针对特定时间段的策划，并具有特定目的的一组审核。审核方案所关注的要点包括：对审核的形式和次数进行策划、组织，并识别和提供审核所需的资源；根据受审核组织的规模、性质和复杂程度，确定审核的内容；组织的最高管理者授权一名或多名管理人员管理审核方案，确定审核方案的范围与程度、职责与程序，确保审核资源的提供和审核方案的实施，并对审核方案进行监视和改进，保持适当的审核方案记录，如审核计划、审核报告、不符合报告等。

（4）审核工作文件的编制：①审核检查表：审核检查表实际上是审核员的工作指南。检查表的设计审核的主要内容为依据，注意逻辑顺序即审核的先后顺序和步骤；抓住重点，并选择具有代表性的样本进行审核。②不符合报告表：编制检查表用于现场取证工作，当发现不符合相关要求的情况时，应填写不符合报告，包括不符合事实的描述、不符合相关标准体系或者规定的某一款的要求、不符合性质等。

（5）资料的收集和文件评审：通过收集资料了解受审区域的人员构成，最高主管的情况,以及整个区域有哪些资源、器械以及审核的重点等,方便审核员的工作量分配。收集资料的范围包括相应的管理制度、相关的标准要求以及相应的法律法规等。通过文件来了解相关质量系统的情况,以便于评价医院是否满足内部审核的相关标准。

2. 组建内审员队伍与审核组

（1）审核组的组建方式:①由用人单位内部聘用经过专门培训,并符合审核员资格要求的员工作为内部审核员,进而组建审核组;②可聘请熟悉医疗机构管理体系标准和医院评审标准,具有审核实战经验的专家组建审核组;③聘请与用人单位活动、产品或服务特点相关的,并已经实施了管理体系审核的组织中的内部审核员作为本组织的内部审核员协助实施内部审核。

（2）内审员:内审员全称为内部质量审核员,该称呼源于 ISO9000 国际标准认证体系。内审员是内审活动的直接执行者,由熟悉医院工作流程及管理职责权限,熟知质量管理体系和医院评审标准的人员担任,承担内部管理评审、查漏、监督,以及提出整改方案的职责。内审员是审核活动的策划者、内审方案的编制者、现场审核的核查者、审核信息的反馈者、问题改进的监督者和管理体系运行的纽带。

3. 制定内部审核方案

（1）审核目的主要是检验医院管理体系实施中不符合相关质量标准要求的事实,并进行纠正,进而改进管理,为外部审核的开展做好充足的准备。

（2）审核的范围包括与本次审核目的相关的服务、产品、活动、场所及部门的范围。

（3）审核所依据的文件是相关的质量体系标准、医院管理相关指南、手册及程序等。

（4）审核的频次和方式:例如全面审核和重点审核。

（5）审核组的成员构成:包括审核组长和组员的名单及分工,必要时也应列出观察员的名单。

（6）审核日期和日程:表明现场审核的起止日期,并将按照相应的时间安排详细列出审核的日程。

（7）审核地点及接受审核的部门。

（8）审核过程中涉及的其他事项:例如首次会议、末次会议、审核报告的分发日期和保密承诺等。

4. 起草内部审核指南

（1）审核指南是指用书面形式对审核组内中各类岗位（职位）的工作性质、工作任务、责任、权限、工作内容和方法、工作环境和条件,以及内审员资格条件所作的统一要求。它应该说明审核组应做些什么、如何去做和在什么样的条件下履行其职责。

（2）审核指南是对审核工作的技术说明,为审核员顺利开展审核工作提供了依据,审核指南一般结合审核计划进行制定,是对审核计划中每项工作具体要求和工作方法的说明。其基本内容包括审核指南的用途、适用范围、内部审核的组织、内部审核的方案、内部审核的实施、审核结果的报告和内部审核的后续活动。

虽然审核指南的内容包括以上几个方面,但并不是所有的审核指南都要严格按照以上内容进行撰写,可以根据审核工作的实际进行调整。

二、医院内部审核常用方法

内部审核是医院内审员队伍参照评审标准,评价医院服务整体性、连贯性,评价患者接受诊疗的服务过程、环境设施,注重患者的安全、权益和隐私的保护、医院感染控制等。医院在实施内审的过程中,内审员应站在第三方或患方的角度去发现问题、分析问题,为医院质量与安全的持续改进提供客观的依据。内部审核的常用方法主要包括文档审查、访谈调查、现场核查、模拟演练、追踪核查(个案追踪、系统追踪)等。

(一)文档审查法

1. 目的　检查文件内容是否覆盖并符合医院管理体系要求;医院管理体系文件是否现行有效,是否符合文件控制的要求;文件所描述的质量管理是否具有逻辑性、系统性和连贯性,并初步审查文件合理性。

2. 文档审查的内容

(1)质量改进和患者安全的书面计划/方案、监控指标等:质量与安全始终贯穿于本次评审的整个过程,是检查的重点。在文档审查方面,主要包括三个方面,一是查看医院质量与安全体系是否健全,体现三级质量与安全控制网络,医院提供各级质量与安全控制组织的架构图、成员名单及资质等方面的资料;二是查看医院各级质量与安全组织是否能够正常运行,审查内容有各级组织的计划、方案、总结、改进措施等;三是查看医院的质量与安全是否持续改进,通过对监测指标的收集进行分析。

(2)医院本年度与上年度工作计划:三级精神专科医院除承担基本的医疗职能外,还要坚持医院的公益性,例如承担公共精神卫生服务以及政府安排的其他指令性任务、应急管理、临床精神医学教育、科研等,这些内容均需要体现在医院的年度工作计划中。

(3)工作制度、操作规程、诊疗规范等书面文档:这部分内容是重点,医院必须有健全的质量控制文件,让员工在工作中做到有据可依。在审查过程中,除了检查质量控制文件的合法性、全面性之外,更要注重其独特性和可操作性。

(4)医院的诊疗科目及医疗技术目录:一、二级诊疗科目设置、人员梯队与诊疗技术能力需要符合医疗机构所在地域省级卫生行政部门规定的标准,至少设有精神科门诊(含急诊、心理咨询),4个以上精神科病区、男女病区分开,心理测查室、精神医学鉴定室、工娱治疗室、康复科等。医疗技术服务项目符合医院执业许可证中诊疗科目范围要求,与功能任务相适应。

(5)医院上年度出院患者病种统计:包括重点疾病的总例数、死亡例数、平均住院日与平均住院费用等。在精神专科医院收治的住院患者中,可反映该医疗机构的专科诊疗水平的重点疾病的相关数据。

（6）医院建筑分布图：通过建筑分布图，一方面可以让检查人员详细地了解医院布局，设定个案追踪路线；另一方面可以查看科室硬件设置是否符合要求，如在儿少精神科的工作区域应包括候诊区、接诊区、病房区、活动区等。

（7）医疗文件（病历）记录样本：医院需要有统一的、符合医院专科特点及疾病特点的医疗文件书写规范，用以规范医务人员的医疗文件记录工作。

（8）各职能部门文件：上述七项文档主要由医院负责提供，而在具体审查过程中，还需要相应的部门提供文件，如人力资源部门的人才规划、培养、招聘、考核档案，医务部门的临床路径管理档案，科研部门的科研档案、临床科室的交接班记录、病历讨论记录、会诊记录，药事管理部门的药品采购、领取记录，医疗器械管理部门的设备维护记录等。

（9）临床科室的文件：每个临床科室都应有自己的文件资料，并统一存放、管理，主要包括科室管理、依法执业、医疗质量与安全管理、院感管理、各种医疗活动记录本、科室培训记录、临床路径管理、反腐倡廉、党建工作等方面内容。另外，开展及完成有关医疗服务的国家和地方法律、法规、规范、政策文件等。此内容可不作为现场文档审查的重点内容，只有当地方文件要求与上级文件要求发生冲突时，以解释说明具体情况。

3. 如何准备文件资料

（1）场所及设备准备：安排相对固定场所，将相关资料统一存放，便于查阅，提供电脑、打印机、复印机等设备，便于电子版信息的提取。

（2）人员准备：工作现场的员工应熟悉现场文件排列及内容，随时回答检查者提出的问题，查阅其他文档了解医院规章制度和操作规程的执行情况，安排对医院相关工作较为熟悉的人员陪同检查组，以提高工作效率。

（3）资料的选择：有时单独要求的文件可能是其他大文档的一部分，没有必要取走或复印相关文件，可以通过使用书签或标签明确所需内容。对于那些医院有权决定使用原件或复印件的，如会议记录等，可适当多提供一些样本。另外，如果需要审查的文档有大量的样本或资料，则最好提供最具代表性或最相关的。

（4）资料存放：按照医院规章制度要求规范文件资料的存放位置、顺序和体例，明确文件目录和索引、标识，以便寻找。

（二）访谈调查法　是通过检查组与医院员工之间的言语交流了解相关情况，并作出评价的检查方式。访谈的形式包括听取汇报、询问等方式。访谈对象根据调查的侧重点不同分为四类，即医院管理者、职能部门负责人、一线员工、患者或家属，同样要求体现出决策、监管、执行/落实三个层面。

1. 医院管理者访谈

（1）访谈目的：医院领导访谈的主要目的是评审组人员通过听取医院管理者（即院长）汇报或与管理者进行询问的方式，了解并掌握医院的基本情况，以确保后续检查工作能够顺利开展。

（2）访谈的内容：①医院的设置、功能和任务：要求符合区域卫生规划和医疗机构设置规划的定位要求，要对医院的硬件设施、人员组成、科室设置等进行说明。②医院内部管理机制：介绍医院文化建设和服务宗旨、院训、发展规划等，体现医院公益性；内部管理做到科学规范，科室设置符合有关要求，有全面、系统、可操作性的制度、流程、预案等；同时，积极开展临床路径管理，落实《国家基本药物处方集》等。③承担公共精神卫生服务以及政府安排的指令性任务情况：将对口支援下级精神卫生机构工作纳入院长目标责任制和医院年度工作计划，实施方案详尽；有专门部门、专职人员履行公共精神卫生服务职能，并能够顺利运行等。④应急管理情况：医院应有各类应急预案，如火灾、停水停电、感染暴发等，定期组织培训和演练，并有案例说明医院能够承担突发公共卫生事件和重大灾害事故的心理援助、心理危机干预等任务。⑤医疗质量和患者安全管理基本情况：说明质量和安全监测项目与指标如何选择、如何进行数据收集、汇总和分析等。院长可以以一个质量管理与持续改进典型案例解释医院现行的质量管理模式，全面展示医院使用的质量改进方法。⑥护理管理与质量持续改进基本情况：介绍优质护理工作开展情况及特殊护理单元质量管理与监测情况。⑦临床精神医学教育情况：说明医院是否承担高校精神医学教学任务，医院是否为住院医师规范化培训基地，是否具备承办国家级、省级继续医学教育培训项目的能力等。⑧科研及成果：说明科研管理的机制、承担各级各类科研项目情况，科研成果转化情况及是否具备药物临床试验能力。⑨人力资源及绩效管理情况：介绍医院人力资源管理机制，是否实施绩效管理。

（3）被审核方准备：医院管理者要准备一个全面、简短、重点明确的报告，报告时间不宜过长，以 20 分钟左右为宜。同时，管理者应熟悉所有标准，并在检查前仔细阅读相关章节。数据准备方面要做到全面、翔实、有据可查，切忌弄虚作假，编造数据。

2. 职能部门负责人访谈

（1）访谈目的：检查者与职能部门负责人进行访谈是对院长访谈的补充，通过与职能部门负责人的访谈，对院长汇报的内容进行验证，同时还可以了解医院相关制度、规范落实情况的监管过程。

（2）访谈内容：①院务部门负责人：重点访谈医院中长期规划与年度计划，了解医院规模和发展目标、经营方针与策略是否与医院的功能任务相一致等；②党务部门负责人：询问医院是否有科学合理的考评体系，如何对员工谋取不正当利益的情况进行监管与约束，医院的文化建设能否体现"患者至上"的服务理念等；③人力资源部门负责人：是否实行以聘用制度和岗位管理制度为主要内容的任职管理制度，人力资源的配置是否能满足医院功能任务的需要，专业技术人员培训、考核、评价体系建设情况等；④财务与价格管理部门负责人：询问医院经济活动决策机制和程序，药品、高值耗材采购等情况；⑤质量与安全管理部门负责人：询问医院质量与安全管理体系建设和运行情况，了解质量与安全监测目标如何选择，如何进行数据收集、汇总和分析,如何落实全面执行"患者安全目标"等;⑥医务管理部门负责人:了解医疗核心制度的制定和执行监管情况,询问医师处方权限的管理过程,访谈临床路径的开展等情况;⑦护理工作管理部门负责人:询问护理管理组织体系建设情况,是否实施分级护理,优质护理开展情况,对危重患者、被约束隔离患者是否有相应护理常规或要求等;⑧药学管理部门负责人:询问特殊药品管理要求、处方点评工作开展情况、临床药师工作开展等情况;⑨感染管理部门负责人:询问是否开展医院感染防控知识的培训与教育,如何对重点环节、重点人群与高危因素患者开展监测,是否开展现患率调查工作,如何推进抗生素的合理使用等;⑩对于其他部门,检查组人员也将根据实际评审工作的需要进行访谈。

(3)被审核方准备:医院应提前确定参与访谈的人员,并要求其详尽掌握本部门的职责及工作开展情况,涉及条款必须熟悉。在准备过程中,尽量将标准转化为问题,让参与者进行模拟访谈,让他们尽可能地熟悉可能提出的问题。另外,还要有充足的佐证材料,即文档资料。

3. 临床医技科室负责人访谈

(1)访谈目的:检查科室负责人落实质量安全管理第一责任情况,以患者为中心的各项医院规章制度落实情况,各岗位责任履行情况,科室医学装备和药品管理情况,安全管理及应急反应能力,合理检查、合理治疗、合理用药、合理收费情况,以及患者权益维护、投诉管理、不良事件管理、医德医风建设等情况。

(2)访谈内容:结合科室职责范围和专业特点,确定访谈内容,基本内容如下:科室主要职能和基本情况,包括人员和设备配置、收治患者病种范围、主要业务项目、主要统计数据等。科室规章制度建设和人员职责分配,主要技术规范和诊疗指南等,相关法律法规和规章制度、岗位职责、操作规程知晓落实情况,患者权益维护情况。科室质量安全管理小组的组成、职责分配和日常质量安全管理活动开展情况,管理工具的学习、引进和应用情况,重点环节、重点流程的持续改进情况和改进效果分析。科室内部培训情况,包括法律法规、规章制度、医院管理、质量管理工具应用、三基三严等。学科和专科建设情况,包括学科建设规划、计划和实施情况,取得的成果和今后发展方向,医院对科室学科和专科建设的资金、设备等支持情况。科室应急能力建设情况。包括专项应急预案的编制、科室应急分工、日常应急演练和总结分析,应急处置所需设施设备、支持系统等情况,可结合科室情况现场模拟演练有关突发应急事件的应急处置。科室设备和药品、耗材管理情况,重点关注急救生命支持设备的维护和应急调配、主要设备的日常维修维护、危险化学品管理、特殊药品和高警示药品的管理使用,高值耗材和一次性使用耗材的申领、使用和管理情况,医疗设备不良事件、药品不良反应报告和管理情况。科室执行医院下达的政府指令性任务和公益性活动情况,如对口支援、医联体建设、援疆、援藏、援外、基层卫生技术人员培训、社区健康教育等。根据评审标准要求需要访谈的其他内容。

(3)被审核方准备:准备科室人员设备台账,规章制度、岗位职责和操作规范、技术指南、应急预案文本,熟悉相关法律法规、医院规章制度等内容,梳理科室近年临床、科研、教学和公益活动开展情况,收集分析有关数据和持续改进案例,收集日常质量安全管理相关记录本,通知相关人员到场配合访谈。

4. 一线员工访谈

(1)访谈目的:了解科室各项规划、计划、制度、职责、规范、预案等落实情况,科室管理和工作现状。

(2)访谈内容:对于一线员工的访谈,通常包括制度职责知晓落实、患者权益维护、现场质量安全管理、科研教学工作开展情况,各项公益性任务完成情况,出现突发紧急情况的处置措施等。以临床医师为例,重点是围绕本人岗位职责和核心制度落实进行访谈,如对于首诊负责制度、值班和交接班制度、会诊制度等工作是如何落实的,医院是否开展了相关的培训、考核工作等。

5. 被审核方接受准备工作

(1)编写职工手册:根据医院评审标准要求,将员工知晓的要求进行分类汇总,大致可分为全员知晓内容、管理人员知晓内容、专业技术人员知晓内容,编写《职工手册》,以电子版或印刷成册等方式发放给员工,以便其学习掌握和指导日常工作。

(2)加强培训考核:有计划开展法律法规和医院规章制度院科两级培训,使员工熟知上述内容,定期或不定期进行现场考核,模拟访谈,促进员工对相关内容的知晓率。

(3)信息公开:根据相关规章制度要求,通过多种途径,定期公示公开"三重一大"事项和相关质量统计指标,如感染现患率调查、处方点评等,让更多职工知晓医院管理现状,发挥好职工参与民主决策、民主管理的作用。

(三)现场核查法　现场核查,即评审人员到医院实地场所对所要检查的内容进行实地查看,了解医院的硬件设施、医疗设备的运行情况以及工作人员的工作状态。

1. 核查方式

(1)按既定路线核查:评审人员经过听取医院管理者汇报,查阅相关佐证材料后,根据实际评审需要,设计现场查看路线,对所要验证的情况进行一一查看。例如评审人员为验证医院信息系统运行情况,就可以要求信息收集人员现场演示数据收集过程。

(2)全员关注情况的核查:这类实地核查的内容主要为要求全员掌握并知晓的情况,如逃生通道的设置、手卫生知识的宣传、控制工作情况等,任何一组评审人员都可以在检查其他内容的同时对此类问题进行现场核查,此类情况不需要设定路线,随意性较强,给人一种"走到哪里看到哪里"的感觉。例如医疗药事组在进行个案追踪过程中可以查看医院的走廊等区域是否有显著的消防逃生标识,而行政管理组在检查过程中也可以观察医务人员的手卫生落实情况。

(3)现场考核:此类检查方式主要针对专业技术人员,考核的内容以专业技能操作为主,包括心肺复苏、腰椎穿刺、导尿术等。例如,评审组人员可以在检查当天在岗的专业技术人员中随意抽取人员进行心肺复苏的现场考核。

2. 核查内容

（1）消防管理：查看医院建筑物内是否有完整的逃生标识、消防疏散图；各个建筑物内是否配备足够的灭火装置，如灭火器、消防栓等，灭火装置上是否有使用说明，能否保证灭火装置的可及性。

（2）危险品管理：查看危险的储存、转运、使用和处理过程是否能够保证不对周围环境及人员造成伤害；危险品是否有醒目的标识等。

（3）投诉管理：查看医院是否在醒目的位置标识投诉管理部门、投诉电话、投诉方式等。

（4）患者身份识别管理：对就诊患者是否实行唯一标识管理；诊疗活动中是否严格执行"查对制度"；是否使用"腕带"作为患者身份识别标识，"腕带"内容是否详尽等。

（5）就诊环境管理：查看医院是否设置独立咨询台及咨询人员，是否为患者提供就诊指南、医院平面图，是否有出诊专家简介等；能否为残疾人、老年人、儿童及其他有困难的患者提供便民设施设备；卫生间是否做到卫生、清洁、防滑、无异味；有无防止意外事件的措施与警示标识；医院的科室牌设置及工作人员佩戴标识是否规范，易于患者识别。

（6）医学装备管理：一般设备是否有状态标识牌、维修标识牌、维护记录标识等；急救类、生命支持类设备是否处于备用状态，是否配有标准操作规程（SOP）；抢救车内药品是否齐全、有效等。

（7）急诊管理：急诊是否有留观室、抢救室及相应设备；是否有畅通的救护车通道；急诊"绿色通道"标识是否醒目，能否保证其畅通；精神药物中毒、严重暴力攻击和自杀自伤等重点病种急诊服务流程与操作规范是否上墙等。

（8）儿少精神科管理：查看病房是否有独立的区域，是否包括候诊区、接诊区、病房区、活动区等；是否配备抢救车、供氧装置等抢救设备。

（9）老年精神科管理：查看病房是否有独立的活动区域，是否有无障碍通道和卫生间，地面是否做到防滑、走廊、活动场所等相关区域是否安装扶手等。

（10）临床心理科管理：查看布局是否能够包括就诊区、接诊区、心理测量区、心理治疗室、储存室和污物处理区等；是否设有保护患者隐私的相关设施等。

（11）药物管理：是否根据药物形式和贮存量配置有温、湿度控制系统，是否有符合规定的冷藏、避光、通风、防火、防虫、防鼠、防盗设施和措施；"毒、麻、精"药品是否有专用库（柜），安全监控和自动报警设施能否正常运行；药品名称、外观或包装相似的药品是否有明确的标识等。

（12）临床检验管理：临床检验项目及检验报告出具时间要求是否向患者公示；患者能否通过多种渠道获得检验结果；实验室生物安全分区是否合理；是否配有洗眼器、冲淋装置及其他急救设施及耗材等。

（13）医学影像管理：检查服务项目、时限规定等是否向社会公示；影像检查室门口是否设置电离辐射警告标识;是否有完整的放射防护器材与个人防护用品;是否有对受检者敏感器官和组织进行屏蔽的防护措施等。

（14）感染管理:检查医务人员手卫生依从性及洗手正确性;手卫生设施种类、数量、安置的位置、手卫生用品等是否符合《医务人员手卫生规范》要求;是否有满足消毒要求的合格的设备、设施与消毒剂等。

（15）临床营养管理:核查是否有符合要求的治疗膳食配制室、肠内营养配制室;配送的食品是否有保温措施;食品的贮存、加工环境是否符合相关要求等。

（16）病案管理:查看病案室是否配置相应的消防器材,病案库是否有防盗、防尘、防湿、防蛀、防高温等措施。

（17）护理管理:是否根据不同患者的特点实施分级管理,患者信息标识牌上信息是否完整并能体现其风险状况;约束隔离设施设备是否能够保护患者不受伤害等。

（18）后勤管理:查看水、电、气等后勤保障设备是否完善;特殊科室(如无抽搐电休克治疗室等)是否做到双电路;是否配备电梯操作员;物资储备环境是否符合相关要求;安全保卫设备设施是否完好,重点环境、重点部位是否安装视频监控设备,监控室是否符合相关标准等。

（19）信息系统管理:工作人员现场操作演示医院管理信息系统、医院资源管理信息系统、临床信息系统、电子病历信息系统、临床路径管理系统等。

（20）技能考核:现场考核专业技术人员徒手心肺复苏术及急救设备操作情况;辅助科室人员对检查仪器、设备的操作等。

3. 如何准备

（1）完善硬件设施:对照评审标准,对于其中明确提出硬件标准的,则根据其要求进行完善。另外,对于评审标准中未明确提出标准的,则要审阅国家、地方性法规、规范要求进行完善,例如评审标准提出"手卫生设施种类、数量、安置的位置、手卫生用品等符合《医务人员手卫生规范》要求",此时则需要医院按照该规范的具体要求进行完善。

（2）设施设备定期维护:工作人员对于医院设施设备要定期进行维护保养,并认真填写维护记录,保证设施设备的完整性和正常运转。尤其是对于很少使用的急救类生命支持类设备,更要勤检查、勤维护,使其时刻处于待用状态。

（3）加强人员培训:职能部门、设施设备使用部门要定期对员工进行相关培训,使员工掌握相应的技能。同时,日常工作中要加强监管,对于操作不规范的行为进行及时的纠正。

（四）模拟演练法　模拟演练,主要用于考察医院在遇到突发事件或紧急事件时的应对能力、协调能力等,是最直观、最有效的检验员工综合能力的方法,同时,也能对访谈内容和文档资料内容进行验证。

1. 核查方法　评审人员在检查过程中,可以通过现场模拟某个场景的形式进行考核。例如,当评审人员在无抽搐电休克治疗室查看时,告诉工作人员此时出现停电情况,要求工作人员启动断电处理程序,对其处理过程进行评价,是否能够及时启动应急预案,按照开启备用电源→通知相关部门→及时维修→恢复供电→记录情况的程序开展保障工作。

2. 如何准备

(1)根据灾害脆弱性分析的结果制定各种专项应急预案,明确应对不同的突发公共事件的标准操作程序。同时,制定医院应对各类突发事件的总体预案和部门预案,明确在应急状态下各个部门的责任、各级各类人员的职责以及应急反应的程序。应急预案的内容应包括但不限于以下方面:①应急管理组织领导:明确不同突发事件发生的领导机构或领导人员,明确其职责、权限等;②应急预案启动条件:明确在什么条件下启动此应急预案,最好是具体的事件,不要使用"突发情况""危险事件"等,如果条件允许还可以明确到具体的部门的具体事件,如"当病案库发生火灾时启动预案";③参与部门:明确参与处理相应应急事件的部门、人员,并说明其具体职责;④流程:根据应急事件的不同特点制定应急流程;⑤制定时间:每一份应急预案都应明确其制定或修订的时间,以保证其时效性。

(2)医院开展对员工的培训,了解国家与卫生行政部门应急反应计划。定期开展内部应急演练,并积极参与政府和上级卫生行政部门组织的多部门、多专业演练,根据演练中发现的问题制定改进计划并贯彻执行。

(3)注重应急管理规划实施情况的回顾,定期对各项应急管理训练等情况进行评估,定期总结及时整改,不断完善应急管理。

三、医院内部审核与持续改进

(一) 医院内部审核

1. 内部审核原则

(1)以评审标准为准绳。标准是质量的保证,评审标准精神专科医院实现质量提升、开展等级医院评审评价的重要依据。通过严格对照标准,确定医院工作与标准的符合程度,得出合格与否的结论。

(2)以客观证据为依据。可追溯的客观证据是判断的唯一标准,同时客观证据需要是有效的,否则不能作为判定合格与否的证据。

(3)独立公正。开展内部审核要尽量避免人的因素,包括个人情感、偏好、关系等,确保审核判断的一致性、可靠性。

(4)按计划进行。审核时间往往是有限的,审核内容往往是随着检查的不断深入而增加,务必要有计划,在计划的指引下开展工作,确保内部审核的效率与质量。

2. 内部审核策划　医院在进行全面内部审核前,需进行充分谋划,在做好评审标准宣贯的基础上,全面掌握标准各章节和条款间内在联系的基础上,对各部门日常运行过程中制度的执行情况、部门间协作情况等进行充分调研,运用质量管理工具,对内部审核工作进行系统、周密、科学地预测并制定可行性的方案,这个过程称之为内审策划。内审策划工作一般由医院质量安全管理部门组织拟定方案,报请医院内审领导小组审核批准后实施。内审策划方案中要明确审核组组长、成员,确定审核目的、时间、频次,制定审核标准。

3. 内部审核准备

(1)制定计划:内审组组长根据内审工作方案,依据内审审核标准,进行人员分工、确定审核日程、审核路线、资源需求,明确访谈人员时间、参加讨论会、质控小组会、疑难病例讨论会、三级医师查房时间和顺序。内审计划应确保内审过程的客观与公正,并在内审工作开始前发放给内审员。

(2)组织培训:开展内审员审核能力培训,确保内审组每一位成员都理解审核标准的内涵、评审要点,掌握评审方法,熟练运用管理工具,提出的改进措施符合现行的法律法规、规章制度,表达统一,信息一致。

(3)分组分工:内审组组长将具体的过程、职能、场所、区域或活动的审核任务分配给组内成员。内审员的分组要考虑各组力量均衡,内审员应独立于被审核工作之外,以确保内审工作公平、公正、客观,各组间审核过程具有一致性。一般情况下,内审组可分为综合管理组、医疗药事组和护理院感组三个小组。内审实践表明,分组不宜过多过细,否则会导致人员分散,降低内部审核质量。①综合管理组:重点检查依法执业、质量安全管理、科研教学、应急管理、医院服务、投诉管理、门诊管理、人力资源管理、财务管理、医学装备管理、危险品管理和后勤服务管理等方面与标准的符合程度。可由 1 名院领导任组长,院办室、质控办等职能科室人员组成 3~5 人的小组。②医疗药事组:重点检查医疗、药学制度落实情况,门急诊、临床诊疗、药事管理等过程中各环节与标准的符合程度。可由业务副院长任组长,由医务科、药学部等部门管理人员和业务骨干组成 3~5 人的小组。③护理院感组:重点检查护理管理和医院感染管理等制度落实情况,临床护理、医院感染管理过程中各环节与标准的符合程度。可由 1 名院领导任组长,由护理部、院感科等科室管理人员和业务骨干组成 3~5 人的小组。

(4)准备工作文件:内审工作文件包括内审计划、会议签到表、会议记录本、现场审核清单及表格、空白的不符合报告、纠正及验证措施报告、空白的内审报告。

(5)编制检查表:明确受审核部门所需审核的主要条款及要求,使审核程序规范化、系统化。检查表是内审员现场审核的客观记录,需作为审核重要的原始资料留存。因此,检查表的编制要严格遵照评审标准、法律法规、管理体系文件,要注意审核的全面性、逻辑性,具有可操作性。一般内容包括:受审核的部门、审核时间、审核员、审核内容、审核思路及记录。

(6)通知受审核科室:医院发布内部审核通知,通知全院各科室相关审核计划。

4. 内部审核实施

(1)内审预备会(首次会议):一般在内部审核的第一天上午进行,参加人员为医院领导、全体内审员、受审核部门负责人及联络员。会议一般由内审组组长主持,要求简短、明了,时间不超过半小时。会议议程主要有以下几项:①人员介绍:内审组组长介绍内审分组和各小组内审员。②公布审核计划,说明目的和范围。内审组组长宣布内审计划,安排内审活动,内审的目的、范围、准则、方法、日程安排及分组情况。介绍审核的原则、方法和程序,说明相互配合的重要性,强调客观公正的原则。③院长进行内部审核动员。

（2）现场审核过程:①资料审核:内审组着重审核医院和部门制定制度、职责、规范、操作规程等管理体系文件是否符合评审标准、医疗卫生行业法律法规和国家医疗卫生相关政策。查阅上述管理体系文件在执行过程中产生的记录、痕迹是否完善,其相互联系是否具有系统性、逻辑性、连贯性,是否以临床诊疗工作为核心。受审部门的重要记录,应列入内审范围,如上次内部审核结果、不符合报告、纠正措施记录等。运用质量管理 PDCA 原理,找准存在的问题,明确改进措施。②现场观察:到达受审核科室或部门后,观察现场工作人员正在进行的操作行为,是否符合操作规程和制度要求,是否有充分的医患沟通,是否遵从手卫生和院感管理要求等;还可通过观察,发现现场设施设备管理情况,是否存在安全隐患,标识是否清晰,消防通道是否通畅,环境是否整洁等。③个案追踪:个案追踪是以患者和来访者的视角,沿着接受医疗服务的科室进行访查,查看医院日常运行状态下,工作人员对制度、职责、规范的执行情况,了解医疗服务流程和效果以及患者的安全、权利、隐私是否得到保障,并随机查看各项应急预案响应情况。如追踪在院患者,应在追踪前,查阅患者病历,了解患者就诊经历、负责诊疗护理的医务人员、患者已经接受或计划接受的诊疗活动等,优先评估核心制度所涉及的诊疗环节、重点诊疗区域。④系统追踪:系统追踪是对医院的工作流程进行追踪,通过检查需多部门协作的诊疗环节部门间的协作情况,以评价医院的组织系统功能如何实现以及实现的程度。系统追踪强调医疗安全、优质服务及标准遵循,避免组织系统内部潜在漏洞。可以选择医院运行中高风险的流程和项目,对照评审标准条款,进行追踪。⑤人员访谈:访谈科室负责人和工作人员,了解医院贯彻落实规章制度和操作规程,以及科室质量安全管理工作开展情况,了解工作人员对医院管理、个人成长、薪资水平、人文文化等方面的感受;随机访谈患者、家属和工作人员,了解患方对医院医疗服务、诊疗环境、设施设备的体验感受和意见建议。⑥考试考核:对照医院工作人员名册,随机抽取医务人员、管理人员,考察其业务知识及管理知识掌握情况。⑦模拟演练:在不影响正常诊疗秩序的情况下,模拟应急抢救、突发火灾、医学装备调配、突然停电等应急事件,查看现场人员的应急反应和相关科室协调配合能力。

（3）内部审核活动的控制:①内审员的控制:按照内审员分组进行审核。内审员原则上不允许缺席审核活动,如遇特殊情况报请审核组组长进行人员微调。②审核节奏的控制:按照内审计划进行审核,如因特殊情况需要调整计划,应由内审组组长与受审核科室沟通。③审核质量的控制:审核发现,包括亮点、问题以及改进建议,须经组内内审员达成共识,审核组全体成员签名确认。内审组组长关注内审员的工作,对于不利于内审工作言行,及时予以纠正。④审核结果的控制:全部审核完成后,内部审核组召开讨论会,各组通报审核情况,重点是发现的不合格事实。对审核发现的问题,应得到各组的一致认可,避免因抽样不足等原因造成各组件问题相互矛盾。

（4）内审组会议：①内审组沟通会：每天审核工作结束后，由内审组组长召开内审员沟通会。会议内容为：整理审核结果，完成当日审核记录；确定审核过程中发现的问题，研究改进建议；内审员提交审核过程中需要沟通的事项。②内审组总结会：审核工作结束后，由内审组长召开内审组总结会。会议内容为：听取内审员本区域内审工作小结；汇总内审结果；分析不符合事项涉及的薄弱环节和流程；总结经验和内审工作亮点与不足。

（5）内审报告：内审工作结束以后的一周内，由内审组向全院发布内审报告。内审报告的内容一般包括：审核范围、审核日期、审核人员、受审部门、受审过程概况、亮点、问题及改进落实等。不应涉及审核者主观意见和存在争议的项目。

（二）内部审核持续改进   内部审核的目的是评价质量管理体系运行状况满足医院发展要求的有效性，推进管理可持续发展。内部审核促使各部门管理者针对不合格项，应用科学的管理方法，实施改进措施。

1. 提出问题   内审过程发现的制度落实不到位、与评审标准不符等问题，由内审组进行书面反馈，并提出改进建议。对于审核发现的不合格项目要进行具体分析，包括数量、类型、涉及哪些部门、哪些因素属于薄弱环节等，不合格事项的描述要具体、清晰，能够提供客观证据事实，要求能够整改、能够验证。

2. 分析原因，提出改进措施   受审核部门接到反馈后，一周内召开分析会，与会人员范围根据问题的性质确定，必要时报请职能科室组织多部门联席会议。原因分析要能够体现质量安全变化的趋势，在体系层面是否能够持续改进，要找到根本原因，提出系统层面的改进措施。对于暂时不能解决的系统性问题，应积极争取上级政策或财政支持；对于有能力解决的问题，涉及核心条款、风险高、危害大的问题，必须迅速解决；对于涉及工作疏忽、过错的问题，必须严肃对待，立行立改。

3. 实施   分析会确定的改进措施交内审组和质控部门审核后实施。多数不合格项是简单的、浅表的，可以就事论事直接改进，但是重点应该对那些存在深层次原因、比较严重、有一定代表性的不合格项进行 PDCA 循环。

4. 评价改进效果   改进措施实施一定时间以后，内审组应进行再次审核，评价其改进效果。内容包括：改进措施是否按计划实施；完成的效果如何；实施过程是否有记录可查；记录是否及时、规范；问题引起的不良后果是否得以纠正等。改进措施有效性的证据包括学习培训资料（签到、课件）、文件、体现改进效果的记录或验证报告等。

5. 制度化   如果评价确定所采取的措施行之有效，由内审组报质量管理部门、职能部门对相关制度进行修订。如果评价发现所采取的措施没有明显成效，则由内审组会同质量管理部门、职能部门开展分析，确定采取更有效的措施或者进一步观察后再行评价。

（沈械华　张必兰　沈甘霖　李佳勋）

第二节　追踪方法学的应用

一、追踪方法学概述

（一）**追踪方法学的定义与内涵**　现场追踪检查是一种关注过程质量管理的有效方法，其根据医院为患者提供的诊疗服务流程，遵循"以事实为依据，以标准为准绳"的原则，对整个医疗过程的各个环节进行跟踪检查，全面评估医院服务的组织系统和运行流程的质量、安全、效率、适宜性及合理性，以确定问题影响的深度和广度。

追踪方法学（tracking methodology）是由美国医疗机构评审联合委员会（JCAHO）设计的全新的现场调查方法。2004年，美国医疗机构评审联合委员会提出新的评价流程——"共同愿景、新的路径"，提出评价程序要聚焦于患者安全和质量的操作标准。追踪方法学就是这种全新设计的现场调查流程的组成部分之一，允许检查者通过追踪医院患者的治疗、护理、服务经历，考察医院的治疗、护理、服务系统。2006年美国医疗机构评审联合委员会（JCI）将追踪检查应用于国际医疗卫生机构认证联合委员会评价之中，追踪方法学应用已成为医院接受JCI评价的最主要的评价方法。

追踪方法学是一种"以患者为中心"的过程管理方法学，一种利用真实患者就医经历来分析评价医疗服务系统质量水平的方法。通过追踪个别患者在医院医疗护理系统中的经历与感受，评价患者接受诊疗服务的过程品质、环境设施，患者安全、权益及隐私的保护、医院感染控制，同时核查医院整体服务的连贯性，评价医院对医院质量控制标准和要点的遵从程度，评价医院对规章、制度、流程、诊疗常规与操作规程的执行力，患者安全及医疗质量的持续改进。追踪过程的重点在于医疗服务的质量和安全，以临床诊疗作为追踪的重点，进而对医疗、护理以及医疗服务等方面进行循证学调查。追踪方法学检查可以让调查者从患者角度"看"医疗服务，并进行分析，提出医疗过程存在的问题及改进方法。它强调通过现场评估让检查者从患者的角度去"检视"或"重现"医疗、护理和服务的过程，分析和评价医机构所提供的医疗、护理和服务的达标情况。

（二）**追踪方法学的基本原理**　追踪方法学是一种过程管理的方法学，是对患者在整个医疗系统内获得的诊疗、护理和服务经历进行追踪的方法。其重点强调的是现场评估，即在医院检查现场调查过程中，检查者通过收集各种来源的数据，查明优先关注的流程或服务，进而聚焦于医院的重要区域以开展检查。追踪方法学包括个案追踪和系统追踪，检查专家在个案追踪过程中，一旦在某环节发现了问题，就会转入系统追踪，从而确定问题的产生是出于某个人的问题还是系统或组织的问题，系统追踪着重系统的风险管理。追踪方法学的基本原理源于安全管理的两个重要原理，即奶酪模型和海恩法则。

（三）追踪方法学的优点

1. 追踪方法学是以"患者"的视角来评价医院,而不是以医院组织功能的结构面或以管理者和检查者为中心,因此是检查医院服务质量最为直接、真实和有效的方法。

2. "灵活性"是追踪方法学的关键它使检查者的追踪流程或服务的范围更为宽广,进而使检查过程可以深入到一线工作人员,评估他们是如何做出决策的。检查者通过与员工和患者的交流、医疗记录、检查者观察构成的动态现场调查过程可以全面描述医院的组织服务流程。

3. 追踪方法学注重利用信息系统和数据在现场调查过程中,检查者通过收集各种来源的数据聚焦于医院的重要区域,追踪评价患者的治疗、护理、服务过程。

4. 追踪方法学是一种基于科学理念而设计的方法,有效但并不深奥,通过培训易于掌握,且可融会贯通应用于医院管理相关工作。

（四）追踪方法学的基本步骤

1. 检查者以面谈以及查阅文件的方式了解医院是否开展和如何做系统性的风险管理。

2. 以患者个体和个案追踪的方式,实地访查第一线工作人员以及医院各部门的执行状况,了解各个计划的落实程度。

3. 在访查过程中,各检查组以会议形式讨论和交换检查结果,再深入追查有疑问的部分。

二、个案追踪与案例分析

（一）概述　个案追踪法是追踪方法学（TM）的一种,1973 年由 Kessener Kalk 将个案追踪引入医疗质量评估和改善中,2004 年由美国医疗机构评审联合委员会引入到评价系统中。个案追踪是指通过选定某特定患者进行追踪检查,主要评价对各种质量与安全管理制度与流程的执行力、医院服务连贯性及学科综合服务能力,也称"患者追踪",体现以患者为中心的理念;它的最大特点就是现场评估。个案追踪流程通常为选定符合追踪条件的患者,根据追踪目的,从与事件有关的时间点开始,追踪观察该患者、相关医务人员和相关部门的全部行为并记录,然后进行问题分析和质量评价,根据结果进行改进。

1. 从现有患者住院一览表优先选择符合追踪要求的病例(可为一位患者,也可是某种特定疾病),追踪其在医院内接受诊疗服务的全程经历。

2. 检查者通常会选择接受不同学科、复杂服务并需要与不同的科室、部门联系的患者,以评估连贯的服务。

3. 检查者跟随所选择的追踪个案在医院内的经历路径,着眼于医院内不同部门、员工所提供的服务,以及如何在他们之间将患者的服务和信息进行传递,使之得到可及和连贯的服务。

4. 个案追踪检查方式能揭示医院的系统问题,观察和考虑医院内不同员工提供的服务及相互协调,是否为患者提供高质量和安全的治疗服务。

5. 患者追踪的数量根据医院的规模、服务的复杂性和检查天数而定。

6. 追踪开始于现住院患者和病例所在病房或部门,从那里检查追踪患者从入院至出院的整个治疗服务过程。

7. 整个追踪过程大约需要 2~3 小时,根据患者的复杂性或其他情形,追踪检查时间可能会缩短或延长。

8. 在追踪检查该患者期间也可以同时回顾其他若干个病历记录。

（二）目的　追踪患者个案在医院内的经历,以评估医院的诊疗服务活动是否符合质量评价标准,追踪的路径是根据患者从入院前至出院后在医院接受诊疗和服务的过程,在患者个案追踪活动期间,检查者将:

1. 用"以患者为中心"的服务理念,从"患者"角度实际感受诊疗服务经历的经历,了解与评价医院整体的服务品质。

2. 通过追踪个别患者在医院医疗护理系统中的经历与感受,评价医院服务整体的连贯性。

3. 评价患者在接受诊疗的服务过程品质、环境设施,注重患者安全、权益及隐私的保护、医院感染控制等。

4. 评价医院对医院质量评价标准的遵从程度(即评价医院对规章、制度、流程、诊疗常规与操作规程、临床路径等文件的执行力)。

（三）医院参与者　该追踪患者所涉及的治疗服务提供者,包括医师、护士、药房和医技科室工作人员,以及其他支持患者诊疗服务的其他员工等。

（四）检查者　进行过系统追踪方法学的理念与实践培训者都可参加。

（五）实施步骤

1. 与负责提供该患者治疗服务相关的员工一起回顾病历,如负责的员工不在,检查者可能与其他员工交流。院方陪同的管理人员应限定 1~2 人数。另外与该患者照护相关的员工都可能被访谈或交流,如需要检查者还有可能与营养师讨论有关患者的营养问题。

2. 回顾该患者评估、诊断、治疗计划制定与审核的过程,如何为患者制定最佳的住院诊疗计划或方案。①患者评估与再评估;②了解如何选择患者进入医院现行的"临床路径"的过程;③了解如何使用医院现行临床诊疗指南、疾病诊疗规范、药物临床应用指南、临床路径,规范诊疗行为;④了解对疑难、危重、无抽搐电休克治疗(MECT)患者实施多专家会诊。

3. 直接观察对患者的服务。

4. 观察医技检查项目应用适宜性、服务时限计划执行过程。

5. 观察给药流程,如抗菌药物的规范使用及特殊抗精神病药物的使用等。

6. 观察医院感染控制问题。

7. 观察诊疗计划执行过程。

8. 讨论质量监测数据是如何形成和使用,从质量监测数据中学到了什么,做了什么,如基于监测数据的持续质量改进活动。

9. 如何形成和使用单病种过程质量等质控指标,监控临床诊疗质量。

10. 观察影响安全的问题及员工在减少风险中所承担的角色。

11. 如果得到患者或家属的允许,访谈患者或家属。关注诊疗服务的进程,确认从追踪检查中发现的问题。

12. 在访问急诊室期间,检查者专注于急诊管理和考察患者流动问题,患者流动问题同样在辅助科室及其他患者服务单元可能被追踪。

13. 访谈员工。

14. 检查者到达某一患者服务区域,想要访谈的员工正好在忙而需要等待时,检查者可巡查病房,追踪其他相关项目,观察治疗、服务等。检查者尽可能避免在同一时间与另外检查者检查同一病房或部门。

15. 在个案追踪发现某一系统问题,可再做系统追踪。

(六) **选择追踪患者需注意问题**　实施个案追踪前,应从同时具备以下 2 个及以上条件的患者中选择择优先追踪的对象:

1. MECT 治疗的患者;

2. 高风险患者(严重的冲动/毁物、伤人/自伤、擅自离院等);

3. 合并躯体疾病的精神障碍患者;

4. 参加个体或团体心理治疗的患者;

5. 保护性约束的患者;

6. 由其他检查员选定的病例;

7. 由科室推荐的 3~5 个病例,再从中选择 1~2 个病例。

追踪结束后,检查者可根据医院规模与功能、任务,再抽查 2~3 份其他额外病例,寻找证据确认已发现而未最终确定的问题。根据实际情况,可应用下列标准选择:①相似或同一诊断或检查;②患者即将出院;③同一诊断但不同主管医生;④同年龄或同性别;⑤住院时间相似。

三、系统追踪与案例分析

(一) **概述**　系统追踪法是一种系统途径评估法,它是美国医院认证联合委员会国际部在医院质量论证时所采用的一种评价方法。通过整个医院的服务流程追踪一定数量的患者,来评估系统完善性。它的基本思想是要把所处理的对象当作一个系统来对待,弄清其中各"元素"之间的关联,并从整体的角度协调好这种关联,使系统在人们所要求的某种性能指标上达到最优状态。该方法于 2006 年被引入国际医疗服务标准评价体系中,逐步在各大医院广泛应用,在医院管理中取得了显著效果。实际工作中,检查者通过和有关工作人员的互动访谈,将多学科、多部门形成整体追踪对象,以患者视角("看到"和"听到")审视不同部门间的围绕共同目标的协同工的完整程度和有效度。

由于个案追踪与选择的患者服务情况相关,单纯依靠个案最终无法准确地评价医院的整体情况,因此系统追踪的方法被引入以评估医院的整体系统,此方法隐含的理念是对医院的工作流程进行审查。这种方法强调与医疗安全、优质服务、支撑保障等各个系统中不同部门、不同环节的整体协作情况。检查者可以利用系统追踪方法研究有关组织结构问题,并促进关键信息的有效沟通,以避免整个组织系统内的潜在漏洞。系统追踪与个案追踪的区别在于:在个案追踪案例中,调查者需要跟进患者所有的诊疗流程,并评价其诊疗的各个方面,而非单个子系统。

在以个案为基础的系统追踪过程中,调查者将完成以下事项:评价相关过程的绩效,尤其关注那些独立但又相关的过程整合与合作情况;评价学科和部门之间的沟通;识别相关流程的潜在问题。追踪过程中,检查者要与科室工作人员进行访谈,访谈要点包括:整个系统的工作过程、危险因素的识别与管理、关键活动的整合、与过程相关工作人员的培训与监督、流程的优势和劣势、需改进的领域及可能采取的行动、在其他调查活动中发现的需要进一步验证和探索的问题等等,准确识别系统中的关键环节(易失控环节)和关键流程(涉及部门多、操作复杂),及时发现系统中存在的漏洞和问题。在精神科专科医院的评审中,可以请被评医院自行选取医疗工作中的一个事件或流程,针对此事件或流程进行分析,从而追踪整个过程中医院的整体运行过程和管理水平。一般依据医院规模、范围、复杂程度,可以选择使用药物管理和感染控制系统追踪方法。

(二)系统追踪法意义　　系统追踪体现系统管理的理念,通过资料查阅、现场访查、员工访谈、追踪检查等方法评价医院对质控标准、环节要点的遵从程度,评价医院对规章制度、管理流程、诊疗常规与操作规范的执行力,考察医院的管理系统是否健全、配套、周密、有无疏漏。这种检查方法更易发现真实的问题,查找到管理中的裂隙,看到管理中短板问题,以便持续改进。

1. 系统检追踪法是有目的的、有指向性地进行追踪检查,避免盲目检查、盲目追踪,保证在有限的时间内,针对性更强的追踪检查,使问题的发现更加准确,并能追寻问题的脉络,找到问题存在的原因,以便为医院提供持续改进的依据。

2. 客观的评价系统追踪方法学应用于质量安全管理,能够为临床工作提供更好的参考及依据,降低医疗安全(不良)事件的发生,提高诊疗质量,保证患者安全,最终受益于患者,可以减少患者一些不必要的诊疗时间,从而缩短平均住院天数,减轻患者经济负担。同时将系统追踪方法学应用于诊疗质量控制,最终提高患者及社会对医院的评价。

3. 采用追踪方法学进行医院药品质量管理评价,体现了"以患者为中心"的服务理念,从患者的角度去考察各个环节的遵从性、依从性,评价医院药品管理质量与安全。药品作为医院流动资产的重要部分,药品的规范管理,是安全用药的极大保障。在医院质量控制过程中,药品管理引入系统追踪法,客观、公平、公正地评估药品采购、储存、调剂、使用、管理等环节风险因素,加强药品质量与安全管理,保证患者用药安全、有效、经济、合理,提高医院药品管理水平、减少药品管理风险。

4. 系统追踪方法对规范医务人员执业行为、持续改进诊疗质量等具有显著效果,是医院建立落实患者安全目标管理的长效机制,是提升医院内涵建设的有力方法。系统追踪法在患者安全目标管理过程中,有助于医务人员避免其在工作中的惯性思维,使工作更加细致、严谨,树立系统管理的思想,有助于全面应用岗位职责和工作流程,更为重要的是可获得客观真实的检查结果,为提升患者安全目标落实和诊疗质量持续改进提供有力依据。

5. 系统追踪法的形式丰富多样,方便灵活,随机性强,规避了传统检查方法通过事先准备来应对检查而出现的走形式、走过场和人为弄虚作假现象的弊端,防止了在检查时只看局部或某一个点,不能渗透到实质,常留有死角的现象。

总之,系统追踪法是一种科学、客观、真实、行之有效的管理方法,对落实患者安全目标、提升医院诊疗质量起到了积极的促进作用。

(三)系统追踪的分类与应用　在 2017 年 7 月出版的 JCI 医院评审评价新标准(第 6 版)中,系统追踪被重新划分为以下三类:药物管理系统追踪(medication management)、感染预防与控制系统追踪(infection control)、设施管理和安全系统追踪(facility management and safety system)。在以往版本中,还有质量改进与患者安全系统追踪,下面分别对这四类追踪的操作过程作简要介绍。

1. 药物管理系统追踪　药物管理,是指医院临床预防、诊断和治疗用药全过程的管理,包括患者提供药物治疗的系统和流程。药物管理系统追踪以纵断面切入进行追踪,对医院药物管理流程的连续性和高风险因素进行评估,完成更高层次的药物管理系统分析,旨在识别潜在的药物管理漏洞,评估标准的达到程度,促进医院标准化管理,为医院提供客观、科学、公平的评价。

(1)目的:①根据国家现行的法律法规,评价医院在医疗体制改革和抗菌药临床应用专项整治指标等相关要求是否纳入医院药事管理与药物治疗的重点工作,并且有效执行;②医院在药事和药物临床应用管理中的优势项目(领域)或亮点;③医院在临床治疗、预防用药的全过程中存在的薄弱环节,并确定其对医疗质量和医疗安全的影响;④提出提高医院药事和药物临床应用管理水平的建议。

(2)医院参与者:在实施药事和药物临床应用管理系统追踪评价活动时,其参与者应选择那些熟知医院药品管理与使用流程,包括从药品的选择、贮存、处方、审核、配置、发送、给药到给药后的疗效监测的人员,建议下列人员参与,但不限于:①负责医院药事和药物临床应用管理的院领导、职能部门与药剂科领导;②直接与药品管理流程相关人员,如医生、护士、治疗师、营养师或其他员工;③有药品选择和监测的专业知识,如药剂师或临床药师;④负责对员工和患者进行药品安全知识教育的药师;⑤临床医师、护师中对普通与特定患者的药物治疗有独特观点的人员;⑥负责实施"药品质量与安全管理"方案的相关人员,了解有关药品质量与安全管理绩效改进活动的实施情况,如抗菌药物临床应用和分级管理、药品不良反应与药害事件监测等;⑦病原学与抗菌药物检测实验室工作人员;⑧参与输液泵、注射泵的安全使用和维护有关的员工。医院应选择合适的人员,人员不宜太少,至少是上述①、②、③、⑥项范围的人员,包括参与药事和药物临床应用管理系统追踪讨论小组成员,也可以根据检查内容变化部分人员。在药事和药物临床应用管理系统评价活动的过程中,还涉及与药品管理流程相关的科室与部门,可向相关的员工了解有关医院药品管理流程中其所承担的岗位职责和角色。

（3）检查者:进行过系统追踪方法学的理念与实践培训者都可参加。

（4）追踪检查方法与路径:由于医院药事和药物使用管理是医院质量管理的重要组成部分,只有随着"以患者为中心"的追踪检查层次的深入,才能发现医院药事和药物使用管理在各个临床、护理、医技领域中存在的问题和缺陷,追踪起步常常是通过个案追踪或有关问题核查扩展时发现。①现状介绍:由分管院长以某一个药事和药物临床应用质量管理与持续改进的典型案例(如无抽搐电休克患者管理模式与质量改进成效的评价等医院优势项目),向检查组成员解释医院现行的药事和药物临床应用质量管理模式,全面展示医院使用的质量改进方法。②现场查访:依据医院相关标准的要求,发现有关药事和药物临床应用项目中存在潜在风险的环节及区域,以及应该采取的改进措施和预期改进结果的达到程度。该阶段可以采用多样化的评价模式进行,如小组讨论、某种药品从来自于门诊或住院患者的相关信息追踪等。对药物治疗方案、药品的选择、贮存、处方与医嘱、审核、调剂与配置、发送、给药到给药后的疗效监测等执行项目进行现场查看。③实施方法:检查者与被检查科室指定医师共同审查病历,根据需要可能与其他相关工作人员进行交流。其他与患者照护有关工作人员将随着追踪的扩展而参与;直接观察患者诊疗过程及患者安全目标相关质控标准的执行力;观察从医师下达处方与医嘱,至转抄、核对、取药、执行、观察等用药全过程。

（5）被追踪药物的选择:

1）追踪的目标是针对药物,非针对病患。即可通过出院病历或运行病历中记载的信息,选择某一种药物(如高危药物、限制性抗菌药物、肿瘤化学治疗药物、肠道外营养药物、激素类药物等)来评价医院药物临床应用所涉及患者在各个服务单元的服务品质,符合医院质量控制标准要素的程度进行质控。

2）可根据小组访谈的内容或是对患者个案追踪的过程(如严重感染、有严重用药错误、有严重药物不良反应,实施临床路径、单病种质量控制的病例等)中发现的问题与疑点来进行药物管理流程的系统追踪检查。聚焦追踪:选择"药品"追踪,从医生开处方或医嘱延伸到患者的用药管理和安全监控以及临床药学服务等。类似于一个患者追踪,但追踪的是药品而非患者,而且追踪所选药品通常是高风险或高敏感药品,例如抗菌药物、高危药品、特殊管理药品、急救备用药品、冷藏药品、易混淆药品、短缺药品、自备药品等。扩展追踪:检查组将探讨所选择"高危药品"在医院的流动路径,从将药品选择、购入、处方到对其副作用进行监控等药品管理全过程,对此前小组访谈讨论或患者追踪中所发现的缺陷进行扩展追踪,寻找证据。了解医院药品管理过程和过程之间的连贯是否符合质量控制标准。

3)在这一部分,检查组和医院工作人员将完成以下工作(但不限于):探讨每个被选择药物的管理过程;对于每个被选择药物的管理流程将了解:对问题或缺陷的关注;其引发的直接或间接原因;拟将采取的解决方案;探索药品管理流程的连续性和与其他配套程序和系统的关系;找出医院药品管理系统中潜在的问题和可能采取的措施;找出任何需进一步探讨的具体药品"管理问题",作为下个追踪活动;审查与药品管理相关的患者安全目标(如查对制度与用药安全);用药错误报告/医院药事与用药管理体系中的问题或缺陷;从结构至过程至结果层面的数据收集、分析,评价体系和采取的措施;对患者和医护人员的安全用药教育;与药品管理相关的信息管理及患者药品管理的参与度。

(6)访谈与讨论:

1)主要访谈与检查药品管理流程和各药品管理流程中的交接点。考察医院的药品管理流程。参加小组讨论的员工根据其所承担的岗位职责和角色介绍医院药品管理的内容。每一个药品管理流程,讨论以下几点:你所在的部门与岗位"质量与安全隐患"的"症状";你所在的部门与岗位"质量与安全隐患"引起的直接或间接的原因;你认为"质量与安全隐患"可能的解决方法;考察药品管理制度与流程的连贯性和与其他支持系统制度、流程之间关系;确定医院药品管理系统潜在的问题及需要实施的改进措施;确定在随后的追踪检查或其他检查活动中涉及药品管理的内容;在实施临床路径、肿瘤化疗等诊疗活动中的药学方面技术与支持服务层次与整体能力;考察科室开展药事和药物临床应用管理方面质量管理与持续改进活动的方式与成效。

2)抗菌药物临床应用管理活动方案:抗菌药物临床应用管理是否作为医疗质量和医院管理的重要内容纳入工作安排;抗菌药物临床应用管理组织机构、职责及相关工作制度和监督管理机制是否已经健全。感染专业医师、微生物检验专业技术人员和临床药师,在抗菌药物临床应用中如何发挥支撑作用。按照《抗菌药物临床应用指导原则(2015年版)》,是否有明确的限制使用抗菌药物和特殊使用抗菌药物临床应用程序,执行情况如何。抗菌药物采购品种数量得到严格控制,逐步下降(品种不超过10种)。对因特殊感染患者治疗需求,需使用本机构采购目录以外抗菌药物的,是否可以启动临时采购程序。目前是否对抗菌药物使用率和使用强度进行监控,效果如何? 是否达到要求目标? 例如:住院患者抗菌药物使用率不超过5%,门诊患者抗菌药物处方比例不超过5%等监测指标。定期开展抗菌药物临床应用监测与评估,临床微生物标本检测和细菌耐药监测。接受抗菌药物治疗住院患者微生物检验样本送检率。落实抗菌药物处方、医嘱实施专项点评。参加省级抗菌药物临床应用和细菌耐药监测网。建立抗菌药物临床应用情况通报和诫勉谈话制度。

(7)药品管理数据获取与分析:药品系统追踪通常选择查看以下药品管理数据收集问

题。①医院药品管理系统和流程的绩效数据收集,包括趋势或已确定的问题和已做的改进作为结果进行回顾;②医院正在收集的药品管理数据。药品管理数据的收集应与医院提供的服务、服务对象及在药品管理系统评价时已确定的相关风险点密切相关,在数据基础上评估的风险点可能包括,但不限于以下几项:药房干预的次数及向科室、医师反馈后改进成效的评价。门诊处方点评结果及向科室、医师反馈后改进成效的评价。从下达医嘱到给患者用药的周期时间,例如肺炎的抗菌药,尤其是保障夜间、周六、周日与节假日的服务措施。药品不良反应与药害事件从发生到确定预防再发生措施的信息,传递到实施控制措施相关人员的周期时间。抗菌药品的分级管理现状与成效:抗菌药物处方数/每百张门诊处方;注射剂处方数/每百张门诊处方;药费收入占医疗总收入比重;抗菌药物占西药出库总金额比重;接受抗菌药物治疗住院患者微生物检验样本送检率;医院抗菌药物品种原则上不超过 10种;住院患者抗菌药物使用率;急诊患者抗菌药物处方比例;抗菌药物使用强度。

（8）医院提供的准备工作:①药事和药物临床应用管理涉质量控制标准的自评结果及整改措施计划;②近 1 年来上级药监部门和卫生行政管理部门对医院药品及管理的检查监管报告;③药事和药物临床应用管理质控标准中涉及的相关制度、岗位职责、操作过程、工作流程、表格记录、培训及改进记录;④涉及药事和药物临床应用管理的应急预案,包括突发事件医疗救治药品目录、特殊药品管理应急预案;⑤药事处方集、基本用药供应目录,高危药品目录,突发事件医疗救治药品目录、药品供应企业资质档案;⑥药事和药物治疗学委员会管理组织人员组成情况,药学部负责人、药学专业技术人员和临床药师资质档案(包括学历、职称及其比例构成、相关证书);⑦医师和药师处方签名或盖章式样备案。

2. 感染预防与控制系统追踪 感染管理系统追踪是对全院感染预防控制系统的检验,是对医院进行感染预防与控制执行情况的过程评估,以发现需要进一步探讨的感染预防与控制问题,并确定解决所发现的风险和改进患者安全而必须采取的措施。通过系统追踪可以改进患者诊疗的安全和治疗,鉴定感染风险和改进服务流程;可以加强员工团队建设,产生系统管理的思想,较好地理解工作岗位和自身角色,自觉投入到感染防控的工作中来;可以促进整体医疗质量的提高,实现医院感染管理质量持续改进的长效机制,确保医疗质量和医疗安全。

（1）目的:①确定医院在感染管理工作中的优势项目(领域)或亮点;②发现医院在感染管理中存在的薄弱环节,并确定其感染暴发风险及其对医疗质量和医疗安全的影响;③提出今后的改进措施与建议。

（2）医院参与者:①主管医院感染管理方面的医院领导;②医院感染管理部门专职人员(主任、医生、护士、检验人员等);③护理部负责人(负责医院消毒隔离方面工作的);④临床药师(主管药师职称以上);⑤从事微生物检测或有微生物专业知识的检验科工作人员;⑥参与感染管理的兼职临床医师;⑦负责医院环境清洁消毒和医疗废物管理的人员;⑧医院后勤装备部门人员(如负责医疗用品采购、医院改扩建)。

（3）检查者：进行过系统追踪方法学的理念与实践培训者都可参加。

（4）追踪检查方法与路径：可以从随机抽取下列病种的住院病历检查开始，将其从住院病历检查中获得的信息，用于评价患者在医院内接受诊疗过程中、实施各类操作中，遵循有关标准要求的程度，对各种单个因素进行追踪评价，如诊疗计划制定、辅助服务部门以及各类形式的数据信息等，可随机选择以下几种病患或手术的住院患者，但不限于这几种：无抽搐电休克治疗患者；保护约束患者；呼吸道感染患者；泌尿道感染患者；胃肠道感染患者；药物副作用严重患者；合并躯体疾病及机体免疫力低等患者。

确定感染预防与控制管理系统中潜在的危险因素，参照所选择主题在实现过程中所涉及各个诊疗单元，从某一个诊疗单元开始，到另一个诊疗单元，查看各个诊疗单元的卫技人员遵循相关质量控制标准要求的程度与访谈相关人员了解标准要求与目标的知晓程度。可以从以下多个选题中选择着手进行检查，但不限于：呼吸道传染病的预防与控制；消化道传染病的预防与控制；皮肤感染的预防与控制；多重耐药菌感染的预防与控制；医务人员的标准防护；传染病的医院感染管理等。

也可以从贯彻落实医院感染管理办法、已经发布的规范标准等方面入手进行检查。设计检查路径与内容均应符合并基本覆盖上述所列内容的评价标准。

检查者从确定的检查路径与内容开始感染控制系统的追踪，可根据现场发现情况的需要，检查者及时转移到相关的其他区域，继续追踪整个医院的感染控制流程。在整个检查期间所有涉及的部门，检查者都可以观察员工的工作情况，并了解员工的医院感染控制实际情况；检查者与医院负责感染控制项目的员工一起举行一个简短的小组会议。通过讨论和小组会议，指出亮点并确认存在的潜在的感染控制风险问题，全面了解医院感染管理的水平与能力。

（5）访谈与讨论：检查者从感染控制追踪活动或规范标准执行检查的经历、医院感染控制监测数据和其他感染控制相关数据来设定与医院讨论的案例情景。在设定的情景讨论中要求与之有关的员工一起讨论医院感染控制项目，讨论内容包括但不限于以下几个方面：①如何定义感染患者和医院感染患者；②感染患者如何被考虑为医院感染控制项目的对象；③没有感染的患者又是如何被考虑为医院感染控制项目的对象；④以往和当前的感染监测活动，一般为检查前 12 个月或对发现重要线索可追踪更长时间；⑤如何分析感染控制数据，包括如何纵向与横向比较的结果；⑥感染控制数据的报告，医务人员报告的依从度、准确性、频度和报告对象；⑦具体的预防与感染控制活动（员工培训、患者/家属的教育、卫生清洁程序、手卫生、手术前预防抗菌药物分级管理等）中的亮点和存在的问题、潜在的风险；⑧无论是已完成或还是正在改建中的建筑环境，是否考虑感染控制的需要；⑨是否根据监测结果采取了感染控制行动，是否取得预期效果，没有取得预期效果的原因是什么？⑩医院感染控制组织针对存在的问题与缺陷是如何采取行动的，哪些建议被院长采纳，针对性修改了的哪些医院感染控制政策与程序，由谁监管其成效？

在讨论过程中务必涉及医院感染的监测数据。讨论感染控制项目涉及的监测数据和感染报告活动,另外由检查者设定情景进行讨论,同样也鼓励医院展示突出不同方面的感染控制项目监测案例进行讨论。

（6）感染控制数据获取与分析:感染控制问题的讨论要借助数据信息考察以下几个方面的情况。①与医院感染控制相关的数据的监测方法及可靠性;②收集的数据类型:感染相关数据是否被收集,医院是否建立和实施监测系统并评价监测质量,应用监测数据来影响感染控制政策修订和采取行动;③在监测过程中使用标准化的定义;④监测结果反馈和通报(包括对医生、相关员工、领导、外部机构的数据传播);⑤基于数据结果采取的预防措施;⑥医院感染监控指标数据。

至少应提供医院开展自我评价前、后各 6 个月对照数据,对业绩优秀的医院应能提供三年连续的医院感染监控指标数据。例如"医务人员洗手正确率、手卫生依从性"监测指标和"医院感染控制质量监测指标",对所列数据进行溯源,根据报告系统记录的信息与住院病历记录的一致性,用以评价数据的可信度。

医院感染监控紧急突发事件从发生到确定控制措施的信息,传递到实施控制措施相关人员的周期时间。

（7）医院提供的准备工作:①感染管理委员会:成立感染管理组织机构的红头文件,感染管理委员会会议记录。②感染管理科:医院管理控制制度、岗位职责、操作过程、质控标准等文件体系;医院管理管理工作计划、总结;医院感染管理工作质量控制记录;医院感染监测信息的汇总、分析及反馈;医疗废物处置合同;对医院中使用消毒液、一次性医疗用品相关证件的审核;培训计划、培训材料、培训效果等相关记录;手卫生依从性调查、督导和持续改进记录。③科室管理小组:科室感染管理小组会议记录,科室感染管理小组培训记录,科室感染管理小组质控记录,消毒灭菌相关记录,医疗废物处理记录,感染病例记录、分析及防控措施。

3. 设施管理和安全系统追踪　医学装备、器材、设备与环境安全是医院日常管理的一项重要内容,直接影响着医疗质量与患者安全。设施管理和安全系统追踪通过以纵向方式切入,对医院医学装备、器械、设施与环境在临床准入与采购、储存与使用、后勤保障与维修等环节中的质量管理进行全面的检查。从而指导医院建立健全自己的医学装备、器械、设施与环境管理体系,提高管理水平。

（1）目的:①为评价医院设施设备管理和安全风险管理提供指导。其中包括明确医院在医学装备管理与后勤保障管理流程中的优势与劣势;明确或确定所发现问题的必要措施;评价或确定医院对相关质量控制标准的遵从程度。②查看医院整体设施、医疗和其他设备、高压容器管理及运行情况。③如何保证患者和探视者安全的管理。④与就诊流程和医院感染控制相关的设施设备管理。⑤消防与安全管理。⑥危险品管理。

（2）医院参与者:医院参与者应能够解答医院范围内与设施设备管理和安全风险管理

有关问题。①分管后勤支持部门工作的副院长、安全与设施主管人员;②医院安全保卫管理部门的负责人员;③医院设施与设备管理部门的负责人员;④医疗设备管理与维护部门的负责人员;⑤医院就诊环境管理部门的人员;⑥负责医院基本建设管理的人员;⑦医院领导指定的其他人员。

(3)检查者:进行过系统追踪方法学的理念与实践培训者都可参加。

(4)追踪检查方法与路径:

1)检查者巡查患者服务区域和非患者服务区域的设施设备,根据访谈或讨论过程中所获得的信息,评估现场巡视设施设备安全的主要风险目标;并与现场工作人员面谈,以了解医院是如何管理设施设备的。

2)检查者将观察那些主要风险目标的管理流程实施情况,或将跟踪一个或多个风险目标,查看医院如何进行管理的。了解已发生过的设施设备管理的风险事件与问题是如何报告的,采取了哪些应急行动,为减少风险再发生而实施了哪些改进控制措施(例如设备、警报和建筑特色)。评价医院应急管理机制与实施应急管理预案过程(医院应急工作领导小组责任、对事件定义、启动响应、优先紧急的相应措施、恢复和成效评估)遵从质控标准的情况。评价应对公用系统中断或故障的应急预案(例如紧急替代能源供应,主要通信系统故障时如何召集员工支持紧急医疗)。审视设备接地防雷击、火灾警报器的测试,或建筑物的功能特别是控制失火、感染风险的情况。对医院设施存在风险因素扩散(例如设施设备相关的有害物质或废物)的情况进行跟踪检查。对于医院信息系统宕机等应急管理与演练情况。

3)医院应配备相应的工作人员,协助检查者做好下列设施的巡查,但不限于:中心供氧和氧气瓶存放室、开水房、应急发电机房、高低电压控制室、药品与器材、棉织品、后勤物资中心贮存室或仓库、洗衣房、食物供应/厨房、洗衣车和垃圾车槽、锅炉房、冷气房、各种电梯、污水处理房、救护车。火警预报与控制系统、消防器材存放处、房屋间隔断、其他不被认为是危险的地方,如员工更衣室、干净及污染的被服室以及打开其他被锁房门。

4)评价医院符合质控标准中设施设备管理与应急管理相关条款的依从程度,还包括以下方面的情况:认识和分析医院潜在的环境风险,如何建立完善医院应急管理机制。评价医院在社区和区域应急管理程序中扮演的角色。评价医院开展应急培训和演练,提高各级、各类人员的应急素质和医院的整体应急能力。评价医院是否有在本区域内与卫生行政部门、其他医疗机构共享服务信息的流程。对医院应急管理访谈讨论应集中于管理流程,而不是风险类别分类。检查者不应是讨论的主要发言者,而是一个倾听者,千万不要发展成为一个面试。

(5)医院提供准备工作:①需提供的文档/资料,涉及质控标准的自我评价表及总结报告;外部或上级行政部门对设备设施检查监管报告等;年度工作计划、相关规章制度等执行文件。②设施检查报告的内容可参阅"设施检查报告样本提纲"。检查和报告应包括患者服务区域和病房在内的所有建筑物。③医院应注意相关法律、法规和设施检查要求,并将这些内容与检查者分享。④被检查者应向检查者介绍医院是如何实施设施管理计划的,例如如何储存处理有害物品。⑤检查之前,医院应准备好所有医疗设备相关的检查、检测和维护等资料,以证实医院最近已对这些设备作了检查、检测和维护。⑥让被检查者解释或演示如何 24 小时供应饮用水、电和气。

4. 质量改进与患者安全系统追踪　质量持续改进是增强医疗安全理念,防范和减少医患纠纷的重要手段。这种系统追踪的焦点是关注医院用于收集、分析、解释和应用数据以改善患者安全与诊疗的过程。检查者也将评价医院改善医疗质量和安全行动计划的实施效果。

（1）目的:依据医院运行、医疗质量与安全监测指标,反映医院患者安全与医院质量管理在一定时间和条件下的结构、过程、结果等层面的概念和数值。①坚持医疗质量与患者安全管理这个医院管理永恒的主题,建立科学的医疗质量评价指标,重点关注医院通过使用数据管理,以改进患者安全与医疗质量管理措施;②通过实施持续性的医疗质量评价监测,依此对医疗机构进行追踪评价,促进医疗质量持续改进;③提升管理者对医疗质量改进的定义、监测、考核的要求与努力结果的认识、理解,促进改进措施的执行。

（2）医院参与者:所选择的医院参与者,应当能够使用与解答医院范围内各主要部门的数据问题的人员。其成员应包括以下科室与部门的人员代表:①医院院长、副院长和医务处(科)、护理部、质量监控部门;②临床科室的医师、护士及其他临床工作人员;③医技部和药剂科工作人员;④熟知数据收集、分析和报告的病案管理和信息系统工作人员;⑤其他了解有关数据人员。

（3）检查者:进行过系统追踪方法学的理念与实践培训者都可参加。

（4）追踪检查过程:主要是通过讨论问题和审阅相关文档,了解医院质量监控和改进相关的流程对质量控制标准遵从程度;结果数据形成流程及溯源。检查者将从以下活动中获得审核目标所需要信息:①基础数据收集和准备,包括以下内容:医院是选择哪些可量化内容、是如何进行数据收集与汇总、分析和解释、发布结果、监测改进措施和成效的。②评价整个医院选择、实施和应用绩效改进策略的有效性与可持续性,如对绩效测量达不到“患者安全目标”相关质控标准的要求时,检查者将进行有选择性的全方位、多层次的焦点追踪活动。③评价医院持续改进情况,例如,通过运用临床工作指南、临床路径和特定(单)病种质量控制指标,来确定指南与临床服务路径、质量控制指标的一致性,检查者还将在不同的科室和服务领域,跟踪属同一病种相关患者的服务流程,评价医院是否为患者提供了同质化服务。④评估医院执行改进计划的有效性,包括对预警和缺陷的根本原因分析、潜在风险评价(例如失效模式与效应分析、灾害脆弱性分析和管理质量与安全投诉)。在这一过程中,检查者将会整合前期个案或病例追踪获得的案例信息,再扩展追踪在前期个案和系统追踪中没有追踪到的问题缺陷及其改进措施是否可行有效。

（5）形成讨论:明确医院在医疗质量与患者安全管理实施方案或计划中的优势和劣势,

包括质量、绩效、数据应用、可改进领域和改进措施;明确在后续调查活动中需进一步探讨特定的数据应用问题;明确是否需要提供合适的教育培训。

(6)医院提供的准备工作:①每种经医院批准的临床和管理评价报告、图和表,包括所有监测评价、指标选择、数据收集、分析和有效的改进措施。②对医院已有监测的医疗安全(不良)事件、缺陷与差错、药害事件的根本原因分析,包括在进行根本原因分析时对被监测医疗安全(不良)事件、缺陷与差错、药害事件的定义、方法处理过程。应包括真实事例。③潜在风险评价,例如失效模式与效应分析,灾害脆弱性分析和感染控制风险评价,包括每年至少进行一项潜在风险分析和改进。医院应该展示至少一项为预防问题而进行的分析和流程再造。④现行的临床诊疗指南和临床路径、特定(单)病种质量监控指标。解释正在应用的指南和临床路径、质量监控指标,在过去 12 个月中对所制定的指南和临床路径、指标是如何监测的,数据是如何应用的,有效指南和路径、指标在工作中产生哪些变异。⑤医院质量与安全管理方案或手册、各质量管理委员会的履职文件,包括各委员会记录(如质量改进和患者安全管理、感染防控管理、数据应用管理、风险管理和投诉管理等委员会的记录)及有无履行指导、检查、考核的工作记录,这个环节主要是确认评价决策是如何做出的,数据是如何收集的,成果是如何应用的,以及在整个医院数据、成果和问题是如何交流沟通的;⑥有关职能部门(医务处、护理部、质量监控等部门)对员工开展医院质量与安全管理教育的履职文件。包括医院质量与安全制度、岗位职责、操作规程、质控指标、针对医疗风险防范的工作制度、流程、规范、预案等文件体系是否健全,是否及时更新,切实保障医疗质量。⑦科室质量与安全管理小组,有无科室质量管理各项工作记录,如科室质量管理培训记录,科室质量管理质控记录,各职能部门检查反馈记录,检查、分析、改进措施及落实情况记录等。应用质量管理工具开展质量管理与改进活动,有案例说明。

(四)系统追踪运用注意事项　追踪方法学是一种全新的质量评价手段,其核心思想和操作方法具有很强的专业性,为避免在医院检查过程中误解或误用造成对该方法的质疑,运用前应注意以下事项:

1. 加强对追踪方法学评价方法的研究,制定科学、可行、符合中国医院实际工作的追踪方法学评价操作方法、技术标准,将追踪法进行"中国化"创新。

2. 医院应严定标准、严格遴选质控员进行追踪方法学理论与实践培训,积极开展系统培训和继续教育,并做到人员相对固定。

3. 医院要配合检查组及时提供相关所需材料,以提高追踪检查效率;院科两级质量管理相关资料,建议按照制度—实施流程—管理效果—效果评价—评价结果应用等实际情况进行相应准备;多个部门协助完成管理工作的原始资料,要理清存放点,并明确主责部门和主管部门的各自分工,资料内容可体现管理的过程。

4. 医院要了解提供管理制度规定及材料的相关要求,在查看制度时对制度的展现形式没有一定的要求,电子版、纸质版都可,只提供检查者需要查看的制度、规定及相关材料即可。

5. 医院应明确追踪检查的目的不是为惩罚某个人,如从任何一名员工的行为发现问题,但其目的绝不是为惩罚某一名员工,不是就事论事,而是依据具体的问题查找到医院管理系统中的问题、制度中的问题、工作流程中的问题,找到根本原因,从医院科学管理,精细化管理入手解决问题。

总而言之,医院应对系统追踪检查的最好方法是系统地做好日常管理工作,追踪检查的特点是依照医院服务流程的逻辑关系(制度建设、培训考核、落实监督、持续改进)设计并实施的检查路径,服务流程的任何环节都可以作为检查的切入点,最终结论是对这种逻辑关系的解释,如从患者的服务需求、有什么制度来保证服务的提供与实施,由谁进行监管,存在什么问题,提出哪些改进意见,这些意见或建议对持续改进质量有什么意义等。这些检查内容,都是医院管理的工作积累,而非一时突击准备就能够完成,医院要想针对检查组查什么准备什么几乎是不可能的,只有从医院管理的系统上整体准备,否则是难以应对追踪方法的检查。

(宋传福　张　军　周明玉)

第三节　品管圈活动的组织实施

一、质量管理小组与医院品管圈

(一)质量管理小组与品管圈　质量管理小组(QC 小组)是全面质量管理的重要一环。1962 年,在石川馨博士的倡导下,创建 QC 小组(QC Circles,QCC),全称为质量管理小组活动,是员工参与全面质量管理的一种非常重要的组织形式。1966 年,朱兰博士在欧洲质量组织年会上对 QC 小组进行了介绍,使其开始被国际认知。1973 年,世界第一次石油危机后,日本企业借助 TQM(total quality managment,全面质量管理)渡过经济危机,树立起"日本制造"的质量形象,许多国家和地区纷纷学习引进 QC 小组,并根据各自实际冠以不同称谓,如新加坡的"品管圈",我国台湾地区的"品质圈"等。目前,QC 小组活动现已成为许多国家和地区质量改进活动的重要组成部分,将品管圈作为质量管理的一种方法,不仅大规模应用于工业、科技等产业,也跨领域应用于医疗质量管理。面对医疗保健领域面临的挑战,医院管理者们在积极探寻一些新的管理策略和持续改进工作质量的措施。

(二)品管圈的相关概念

1. 品管圈　日本科技联盟的定义是,品管圈是第一线的工作场所的员工持续地进行制品、服务、工作等的质量管理改善的小团体,通过自我启发、自动自发,活用 QC 手法,充分运用头脑风暴自主进行质量改善活动。我国台湾学者钟朝嵩的定义是,品管圈是同一工作现场的人员自动自发地进行品质管理活动所组成的小组。中国医院品质管理联盟主席和创始人刘庭芳的定义是,品管圈是指在相同、相近或互补性质工作场所的人们主动组成几人(通常 5~10 人左右)一圈的活动团队,按照一定的活动程序,采取科学的统计工具及方法,集思广益、群策群力来解决工作现场和管理活动的问题与课题,由此提高工作效率,提升产品和服务质量。一个品管圈通常由 1 名辅导员、1 名圈长和若干圈员组成。

2. 品管圈辅导员　是给予品管圈活动专业指导,促进品管圈活动有序开展的人员,一般由品管圈所在科室的负责人或管理专家担任。

3. 圈长　是一期品管圈的管理者和圈员代表,负责带领并激励本圈的全体圈员积极开展品管圈活动,与全体圈员和医院相关部门沟通,协调品管圈内部事务和外部资源,是一期品管圈的核心人物。一名合格的圈长,不仅要培养和锻炼本专业的基本能力,还要培养发现问题和解决问题能力、组织管理能力、沟通协调能力、演讲表达能力、开拓创新能力等,成为医院优秀的管理后备人才。

4. 圈员　是品管圈的成员,自愿参加现场质量改善活动并接受品管圈管理制度,愿为小组的圈活动献计献策发挥力量、贡献智慧。

5. 问题解决型品管圈(problem-solving project QCC)　品管圈针对已经发生的不合格或不满意的医疗服务或管理现场的问题,进行治疗改进所选择的课题。

6. 课题达成型品管圈(innovative project QCC)　品管圈针对现有分技术、技能、方法和管理等不能满足实际需求,运用新的思维研制新技术、新方法、新服务、新工具而选择的课题。

(三)品管圈对医疗质量安全持续改进的作用

1. 培养员工自动自发发现问题、解决问题的意识和能力。

2. 助力推行科学管理理念、方法和工具。

3. 降低管理成本,提升医疗质量,保障患者安全。

4. 践行以人为本和以患者为中心的管理原则,提高患者和员工满意度。

5. 建设尊重科学、追求品质、精细管理的卓越质量安全文化。

6. 增强团队凝聚力,营造民主、融洽、愉快的质量安全管理环境。

(四)品管圈活动的步骤　品管圈是 PDCA 循环的高级形式,是形式化的 PDCA 循环,其步骤基本与 PDCA 一致,可细化为十大步骤,问题解决型和课题达成型品管圈的实施步骤见图 5-1。

(五)我国品管圈活动概述　2005 年后,海南、上海、浙江等省市医院品管圈活动开始迅速发展,体现了持续改善医疗质量的时代要求。在医疗卫生行业内的应用涉及门诊、急诊、住院、药剂、检验、手术室、重症医学和行政、后勤等,涉及护理、医疗、管理、药剂、后勤服务、行政管理等多个领域。内容主要包括医疗质量管理、护理质量管理、药事服务管理、后勤服务管理、社区卫生服务、环境文化建设等方面。2012 年开始的新一轮医院评审评价标准明确要求使用管理工具进行质量改进活动。2016 年 11 月,《医疗质量管理办法》颁布,明确

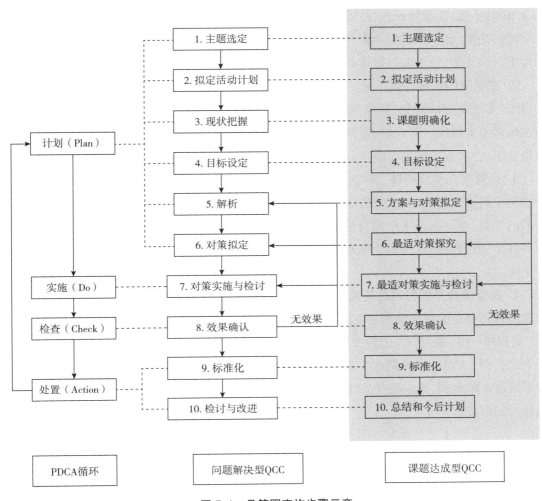

图 5-1　品管圈实施步骤示意

指出医疗机构应当熟练运用质量管理工具开展医疗质量持续改进活动,包括品管圈、PDCA循环等。2013年,中国医院品管圈联盟成立,进一步推动了品管圈活动在我国医疗行业的开展。医疗领域品管圈管理的直接目标是增强医疗人员发现和解决医疗问题的意识,提高员工工作士气,改善医疗工作环境;其间接目标是提升医疗质量,降低医疗管理成本,提高医疗服务效率等。

（六）医院品管圈活动存在的主要问题　品管圈在医院的推广实施过程中,还存在一些问题,其症结在于对品管圈理论和实践还缺乏深入了解,没有充分认识到品管圈在全面质量管理中的基础性作用,部分医院在开展品管圈活动存在理解片面、方法不当等问题。主要问题体现在以下四方面:

1. 医院层面的推进动力不足　虽然品管圈活动强调自动自发和自我启发,但医院在引进推广品管圈过程中,如医院领导层重视不够、组织不力、引导不够,会造成一线员工动力不足、积极性不强、主动性缺失，品管圈往往会流于形式。因此，医院领导层要站在实施质量强院战略的高度，充分认识到全面开展品管圈活动重要意义，要将其纳入医院中长期发展规划和年度工作计划，给予人财物等各方面的支持，建立激励机制，强力推动实施。

2. 在医院的实施广度不全   品管圈活动在医院实施过程中，普遍存在临床多于行政后勤、护理多于医疗的现象，甚至部分医院仅仅在护理工作中开展，由护理部推动实施。这些做法虽然也会取得一些成效，但偏离了全面质量管理全员参与的基本原则，不可避免会产生事倍功半、舍本逐末的负面效应。

3. 品管文化建设不够   在医院开展品管圈活动，其意义和作用绝不仅仅是引进推广几个管理工具这么简单，其本质是建设一种质量安全文化，通过推广实施品管圈这种改善医疗品质的工具，在一线员工中培育质量安全理念、科学管理精神和精益求精的文化，让科学管理在各个岗位扎根，成为每个医护人员、每个干部职工的自觉，成为一种潜移默化的质量安全文化。

4. 品管圈成果的标准化应用不到位   在品管圈活动中，一线员工由自上而下行政命令的忠实执行者变为现场问题的主动发现者，成为分析问题与解决问题的管理者，真正实现了从"要我做"到"我要做"的转型。可惜的是，有些品管圈的宝贵成果随着一期活动的结束而束之高阁，未能加以分析推广，造成其他科室再次开展重复性劳动。同时，品管圈选题阶段不重视文献查阅，造成有些品管圈重复其他医院曾经开展并已经取得显著成果的主题，造成极大的浪费。

二、品管圈的理论基础

任何组织最重要的组成单位都是"人"。石川馨说过："有人的地方就适合实施品管圈活动，无论是什么行业，什么部门，因为品管圈活动完全符合人类的需求"。品管圈具有以下几方面的特性：由具有正常组织的工作人员及其主管组成一个圈；圈内成员纯属自愿参与；定期召开活动会议；通过培训获得解决问题的技巧；能够识别和优先考虑问题的所在，并能研究和分析其原因；在组员权限范围内，制定和实施解决方案。品管圈的基本理论包括质量管理理论、需求层次理论、目标管理理论、目标设置等。

（一）质量管理理论   工业革命的发展促使管理的进步，从加工机械化、经营规模化到集约化的工业发展，促使了质量管理理论的发展，出现了科学管理理论、过程控制理论、全面质量管理理论。

（二）需求层次理论   马斯洛的需要层次理论指出，人的需要包括生理需要、安全需要、社交需要、自尊需要和自我实现需要，当最基本的需求满足之后就要求高一层次的需求。

（三）双因素理论   如何满足员工的个人需求从而提高工作品质和效率呢？赫兹伯格的双因素理论给出答案。双因素理论将工作的满意因素划分为激励因素和保健因素，不是所有需要得到满足就能够在工作中起积极作用，激励因素是一种在心理上的激励，表现出成就感、成长和责任等需要的满足;不具备保健因素将引起员工的不满,保健因素单纯从经济、安全、身份、物质等方面提供了满足,具备该因素并不一定如激励因素一样起到作用;保健与激励因素可以转化,激励因素以工作为核心。

(四)目标管理理论　彼得·德鲁克首先提出目标管理概念并成为当代管理体系的重要组成部分,也是品管圈活动的基本理论之一。区别于传统管理方法就在于其不是自上而下的控制与监督,不注重属下员工完成任务的过程和具体手段,而是关注员工的自我控制,以达到目标的好坏、优劣作为考核、评估的标准,实现目标管理的细致化、具体化。

(五)目标设置理论　目标设置理论是由美国马里兰大学管理学兼心理学教授洛克和休斯于 1967 年最先提出。目标设置理论是目标管理理论的基础,目标具有一定的难度、非常明确,短期、中期目标比长期的更有效,需要定期反馈,完成一个目标会成为下一个目标的基础,目标未完成要诚实对待。

(六)戴明循环理论　戴明循环(PDCA 循环)理论是美国质量管理专家戴明博士用于阐明管理环节的科学理论,成为品管圈十大步骤的主要基础理论。将质量管理分为四个阶段,即 Plan(计划)、Do(执行)、Check(检查) 和 Act(处理)。在质量管理活动中,要求把各项工作按照作出计划、计划实施、检查实施效果,然后将成功的纳入标准,不成功的留待下一循环去解决。以上四个过程周而复始,阶梯式上升。这一工作方法是质量管理的基本方法。品管圈从本质上说就是 PDCA 循环的高级形式。

三、精神专科医院品管圈活动实施过程

品管圈活动在精神专科医院的引进和实施推广过程,应是在医院的统一的组织领导下进行。成立由医院主要负责人任组长的品管圈活动领导小组,负责品管圈活动的组织领导,领导小组下设办公室,可挂靠在质量安全管理办公室,具体负责圈活动的实施。

(一)召开医院品管圈活动启动会　在第一次开展品管圈活动之前,应召开全院品管圈活动启动会,可邀请院外专家进行专题讲座,讲解品管圈的历史、理论和开展过程与方法,介绍其他医院成功开展品管圈活动的案例,使全院干部职工对品管圈活动有初步了解。院长就开展品管圈活动的目的、意义和要求进行动员,促使医院各科室负责人解放思想、更新观念,保障圈活动的顺利开展。

(二)开展培训辅导　结合医院实际,举办多种形式的品管圈知识公开课,详细讲解品管圈各阶段、各步骤的开展过程,以及各种品管根据的使用方法,在实施过程中全程为各圈提供桌面辅导、技术支持和指导。

(三)品管圈实施过程

1. 组圈申报　约用 1 周时间,包括以下 4 个过程:

(1)印发通知:针对各临床医技和行政后勤科室现状,鼓励各科室积极参与品管圈活动,特别鼓励临床科室围绕质量与安全问题与行政科室、医技科室跨科室联合组圈,探索多

部门合作解决医院系统性问题。每个圈的成员数以 5~10 人为宜。

（2）圈长选拔：通过自荐、投票选举等途径，选拔合适人员担任圈长。一般科室主任、护士长等不宜担任圈长。经过多期品管圈活动后，品管圈活动进入瓶颈期，开展难度加大，鼓励曾担任过圈长和有管理经验的一线人员担任圈长。

（3）填报组圈卡：申报品管圈的科室填报《品管圈活动组圈卡》报医院品管圈活动领导小组办公室，明确圈名、圈徽、圈长和圈成员、圈主题等信息。

（4）审核批准：医院品管圈活动领导小组办公室组织专家初步分析审核各科室申报的品管圈和活动主题，对不合适的圈长、圈员和主题提出意见建议，经审核合格后批准组建。

2. 开题阶段　约用 3 周时间，包括以下 3 个过程：

（1）主题选定：医院品管圈活动领导小组办公室组织医院相关科室人员和专家讨论各圈的选题方向，并编制主题库。申报组圈科室既可以根据本科室情况从主题库中选择主题，也可围绕本科室质量与安全关键指标、上级政策或创新项目等自行确定主题，问题解决型或课题达成型主题均可。各圈填报《品管圈活动主题审核表》医院品管圈活动领导小组办公室。

（2）主题审核：医院品管圈活动领导小组办公室组织相关科室人员和专家对各圈申报的主题进行审核，并提出改进意见。

（3）开题报告：医院品管圈活动领导小组办公室组织召开品管圈活动开题报告会，与会专家对各圈主题进行再次论证、点评和完善，经论证通过的主题可进入实施阶段。

3. 实施阶段　约用 20 周时间，包括以下 4 个过程：

（1）分阶段按计划实施：各圈按活动计划逐步开展各步骤圈活动，各圈督导员深入一线，指导各圈开展质量改进活动。

（2）定期督导考核：每实施完一个阶段节点，医院品管圈活动领导小组办公室组织督导考核人员，对各圈在该阶段节点内各步骤圈活动开展情况进行现场考核评价，考核评价成绩按比例计入总成绩。

（3）定期报告进展情况：每阶段节点考核结束后，各圈根据品管圈活动小组相关要求，整理该阶段节点圈活动完成情况报告，上交医院品管圈活动领导小组办公室。

（4）期中评估：各圈以 PPT 汇报形式介绍当前活动完成进度及完成质量，结合此前各阶段节点考核成绩，评定各圈的期中汇报成绩，并计入总成绩。对于活动严重滞后，完成质量严重不合格的圈，经医院品管圈活动领导小组讨论研究，给予中止圈活动处理。

4. 总结表彰阶段　约用 2 周时间，包括以下 3 个过程：

（1）期末成果评估：医院品管圈活动领导小组办公室组织开展期末成果评估，对各圈成果报告书进行审核，考核结果纳入总成绩。

（2）期末成果汇报：成果评估结束后，召品管圈期末成果汇报会，由取得结题资格的圈逐一用 PPT 进行现场汇报，医院组成专家评审组，对各圈现场期末成果汇报情况进行打分，打分结果按比例计入总成绩。

（3）表彰奖励：经全过程考核评分后计算各圈总成绩，得出各圈的最终成绩和排名，并选出优秀圈长、圈员和、辅导员、督导员。医院适时召开表彰大会，对获奖的品管圈、优秀圈长、优秀辅导员、优秀圈员和优秀督导员进行表彰奖励。

5. 标准化成果推广　标准化是品管圈活动的重要环节，决定了医院品管圈活动中制定的有效对策能否转化为标准作业规范，从而使医院品管圈活动的成效能够持续保持。经医院品管圈活动领导小组办公室的确认的有效对策标准化，形成医院的标准作业流程、标准作业书及相关制度、规范，以医院正式文件形式将有效对策推广到医院相关科室并广泛实施，可持续优化作业流程、切实提高医疗质量，最终将品管圈活动的成果落到实处，达到持续改进目标。

6. 保障措施　为保障品管圈活动的顺利有效开展，应完善以下保障措施：

（1）加强督导考核：每个圈固定督导员，负责各圈的课桌式辅导，指导各圈正确运用相应的品管工具实施品管圈活动。同时，还要负责对各圈进行督导，认真、细致、全面、严谨地考核评价其圈活动开展情况，并定期公示各圈的进度，公开各圈各阶段考核成绩。

（2）加强宣传报道：利用医院社交媒体平台、OA 系统、院报、网站等媒介进行宣传报道，宣传圈活动的亮点，分享好的经验，营造良好的舆论氛围。

（3）建立奖惩制度：①以各圈成绩计算督导员的成绩，依据督导员综合成绩对个人进行表彰。②在职称晋升、岗位聘用时，参加品管圈活动列为加分项；同等条件下，优秀品管圈活动成员（圈长、圈成员、辅导员）优先确定推荐名额与聘任职数。③优秀圈长、优秀圈员和优秀督导员列为医院选拔干部的加分条件。④对于活动开展过程中表现懈怠，阶段考核完成质量严重不合格圈，经医院品管圈活动领导小组讨论研究，给予提前中止圈活动处理，同时与科室考核与绩效挂钩。⑤给予经济奖励：每圈根据最终确定的主题申请启动基金，结题考核设立一、二、三等奖，分别给予奖励；另设优秀督导员、优秀辅导员、优秀圈长、优秀圈员等奖项。

（李佳勋　刘　杰　刘　帆）

第四节　根本原因分析法的应用

一、理论基础及核心理念

根本原因分析法（root cause analysis，RCA）是一种回溯性失误分析方法。起源于美国，最早应用在航空安全、核工业等领域，之后广泛应用于各行业。1997 年，美国医疗机构联合评审委员会（JACHO）引进了该方法，用于医疗不安全事件的分析。根本原因分析法的理论基础来源于瑞士乳酪理论，即系统可以看成是一个多层的瑞士乳酪，每一层乳酪代表一个环节,也就是一道防线,上面散布着大小不一的洞,表示该环节的漏洞(即潜在失误)。光线能够穿过多层乳酪上的洞,意味着在一系列潜在失误的共同作用下,最后导致差错事件的发生。

　　进行 RCA 的主要目标是明确发生了什么事? 为什么会发展到这个地步? 如何预防类似事件再次发生? 进行 RCA 的优势包括:一是改变了过去只针对具体事件,治标不治本的缺点;二是帮助医院找出操作流程和系统设计上的风险或缺陷,并采取正确行动;三是通过同行间的资料分享和经验交流,可预防未来不安全事件的发生;四是可了解医院缺少哪些资料,从而帮助医院建立健全医疗不安全事件资料库。RCA 的核心理念为:分析整个系统及过程而非个人执行上的过错与责任,找出预防措施,制定可执行的计划,避免类似事件再次发生,从而营造一种安全文化。

二、应用范围及实施过程

　　1. 根本原因分析的应用范围　在医疗机构,以下事件通常应用根本原因分析法进行分析:

　　(1)警讯事件。

　　(2)造成严重后果的安全事件,即风险评估为一级或二级的事件。

　　(3)归因为系统问题的事件(利用决策树进行判断)。

　　(4)有特殊学习价值的事件。

　　(5)风险评估为三级或四级但发生频率高的事件(用整合型 RCA)等。

　　2. 根本原因分析的实施过程　一般分为四个阶段:

　　(1)第一阶段:组成团队、调查事件与确认问题。

　　(2)第二阶段:找出直接原因。

　　(3)第三阶段:确认根本原因。

　　(4)第四阶段:制定并执行改进计划。

【案例】应用根本原因分析法防止精神科患者发生噎食

　　(一)背景　噎食的危害是精神科病房常见的急性突发事件,也是精神科病房常见猝死原因之一,其特点发生突然,抢救困难,病死率高。患者一旦发生噎食死亡后,不仅给患者及家属带来痛苦,同时也给精神专科医院医疗质量安全带来不良影响。噎食发生后的结局根据噎食伤害严重度分为:1 级(抢救成功);2 级(有后遗症);3 级(导致死亡)。

　　(二)案例呈现　某日 16:50,某精神卫生中心普通精神科患者将两个馒头放入菜中,搅拌后进食。16:58 患者诉进食结束返回病房。17:00 护士听到病室中有异常响动,立即赶到病室,发现患者唐某躺在地上,脸色青紫,呼之不应,小便失禁。立即呼叫其他值班护士赶到现场,判断患者发生噎食。一护士立即用手抠去患者口中未嚼烂的食物,另一护士采用卧位腹部冲击法进行抢救,治疗护士立即打电话通知值班医生,值班医生于 17:01 赶到病房,了解情况后立即将患者抱起用海姆立克法抢救患者,患者陆续吐出两块未嚼碎的馒头,大小约 15cm³。17:05 患者呼吸逐渐恢复,面色及口唇逐渐红润,意识逐渐恢复,生命体征平稳。

（三）不良事件根本原因分析

1. 成立 RCA 小组　在发生患者噎食事件后,通过信息系统上报不良事件的同时,报告质量安全办公室、医务处、护理部等职能科室,由质量安全办公室牵头组织,成立该事件 RCA 小组,成员包括质量安全办公室、医务处、护理部和膳食科、普通精神科负责人及相关工作人员,并明确了小组成员职责。

2. 事件调查与资料收集

（1）收集资料:相关资料包括:中华医学会编著《临床技术操作规范——护理分册》第七章 "噎食的急救";医院的患者噎食窒息风险管理制度、患者噎食窒息风险处置规程和患者意外事件预防与应急处置预案等。

（2）事件调查:RCA 小组成员对事件的当事人进行调查,包括访谈当事医生,了解患者病情、躯体状况、用药及药物副作用;访谈护士,了解患者进食情况、进食地点、食物种类、健康教育情况,噎食相关培训和技能;访谈护士长,了解患者风险评估,患者进食管理,科内三基培训和意外事件应急演练情况;访谈患者,了解患者进食习惯,对相关知识的了解,噎食发生时情况等。

3. 分析直接原因　RCA 小组召开头脑风暴会议,分析患者发生噎食的直接原因,制作患者发生噎食的特性要因图,见图 5-2。

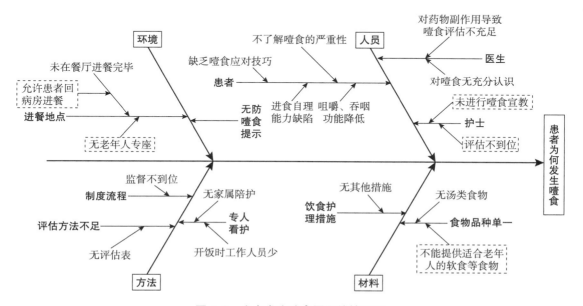

图 5-2　患者发生噎食原因特性要因

4. 确定根本原因　着眼于系统问题和系统原因,从患者发生噎食原因特性要因图分析出的小原因中寻找根本原因,即只有这些问题被纠正或清除,才能避免问题再次发生。此案例根本原因有:

（1）工作人员评估不到位。

（2）未能根据患者病情和年龄提供适宜的饮食。

（3）对噎食风险高的老年患者相关知识宣教缺乏。

（4）餐厅未设置噎食高风险患者进餐专座。

（5）在未确定患者是否进餐完毕的情况下允许患者回病室。

5. 制定改进措施　针对确定的根本原因利用系统图改进措施,见图5-3。

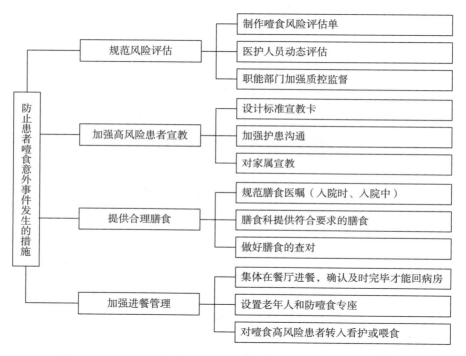

图 5-3　防止患者噎食意外事件发生措施系统

医院质量安全办公室牵头,组织各职能科室实施上述措施。医务处、护理部负责,制定噎食风险评估制度和评估表,开展相关知识培训,提高医务人员风险评估表能力。各临床科室认真落实评估制度,膳食科根据患者病情、年龄提供合理膳食种类,提供米饭、面条、馄饨等适合老年人食用的软食和流食。管床医生根据评估结果及时调整膳食医嘱,膳食科每天早上统计各科室患者情况,根据实际情况配送相应食物,每餐提供汤、粥等流食。为各临床科室餐厅统一制作老年人、防噎食专座和标识。各临床科室加强饮食管理,确保患者统一在餐厅进餐。进餐时医护人员注意观察老年患者、药物副作用患者和有噎食隐患患者的进食情况,保持进餐环境安静,确认患者进餐完毕后允许回病房,必要时专人看护、喂食。医务处、护理部加强监督考核,确保防止噎食意外事件发生的各项措施得到落实。上述措施有效实施后,医院未发生噎食意外事件。

(江　洪　马爱琴　王丽娜　李佳勋　崔彦龙)

第五节　失效模式与效应分析的应用

一、失效模式与效应分析概述

(一)失效模式与效应分析概述　失效模式与效应分析(failure mode and effect analysis, FMEA),为质量管理的五大工具之一。FMEA 是由故障模式分析(FMA)与故障影响分析(FEA)演变组合而来的。FMEA 可以对各种风险进行评价、分析,便于我们依靠现有的技术将这些风险减小到可以接受的水平或者直接消除这些风险。该工具主要是利用表格方式协助工程师进行工程分析。其目的在于改善产品和制造的可靠性,指出在设计阶段就可提升设计的可靠性,从而提升产品质量,降低成本损失。20世纪90年代,美国汽车公司编制了《潜在效应模式和效应分析手册》,制定了分析的步骤与表格。

1991 年,国际标准化组织(ISO)开始推荐使用 FMEA,成为 QS-9000 的认证要求。1999 年,美国患者安全中心(NCPS)开发出用于医疗卫生行业的医疗失效模式与效应分析(healthcare failure mode and effect analysis, HFMEA)。HFMEA 是通过对失效问题的严重程度、发生率等进行系统评估,辨别存在的患者安全风险,预先建立相关预防措施,改善工作流程,以预防不良事件的发生,提高安全指数的一种结构化的系统安全管理工具。相对于事后通报分析处理工具的根因分析法(root cause analysis, RCA)来说,HFMEA 是一种前瞻性、预见式的风险管理工具。

2001 年 7 月,美国医疗机构联合评审委员会(JCAHO)提出要求,每家通过评审合格的医院都要以定期公布的最频繁发生的警戒事件信息为基础,至少每年要完成一次前瞻性风险评估,并推荐失效模式与效应分析法作为评估工具。2008 年,FMEA 被国际标准化组织(ISO)技术委员会建议用 HFMEA 对临床实验室中存在的风险进行分析。近年来,FMEA 已成为各级医疗机构在医疗风险管理中常用的工具之一,如用药安全管理、手术部位识别、医疗设备管理、医疗流程设计、医院感染控制等方面。

(二)失效模式与效应分析作用　质量管理的目标在于防患于未然。失效模式与效应分析作为一种前瞻性、系统性的定性分析方法,其主要作用在于有效降低医疗风险,有的放矢地落实患者安全保证措施,实现患者安全目标。在医疗质量安全管理中主要体现为以下四方面的作用:

1. 提高系统失误的识别性　通过量化分析,识别对医疗质量安全系统产生有害影响的关键因素,如非医疗目的患者伤害、医学装备不良事件、造成患者不满的纠纷与投诉等。

2. 增强风险防范的有效性　基于系统性观点,寻找导致系统性缺陷的主要原因,找到预防失误发生的切入点,遏住安全管理的要害,提高安全管理效率。

3. 提高系统的可靠性和安全性　据瑞士奶酪原理,医疗差错和事故的发生往往由组织影响、不安全监督、不安全行为的前兆、不安全的操作行为等4方面因素的系统性失效造成,只有找到系统里面的隐性失误才能从根本上预防安全事件发生。

4. 提高医疗质量安全管理系统的可维护性　医疗质量安全管理系统是一个涉及多部门、多专业、多环节的复杂的管理系统,通过 FMEA 的应用,可保证这个系统及时修正、抑制或排除系统故障,改进系统功能,确保系统功能的实现,为医疗质量安全提供强有力的保障。

（三）医疗服务中的失效模式与效应分析相关概念

1. 失效　系统或系统的一部分未按照预期或期待的方式发挥作用。

2. 模式　如失效事件发生的方式或方法。

3. 效应　失效模式导致的结果或后果。

4. 分析　对流程各要素或结构进行的详细检查。

5. 失效模式　指从失效原因出现到产生失效影响之间不良现象特征。

6. 潜在失效模式　指目前流程中的每一个步骤所有可能出错的地方,包含制度流程问题、人为错误、设备问题和沟通问题等,并具体描述失效发生的方式,如损坏、遗漏、错误、污染等。一般来说就是可能无法达到原先设想的功能作用。

7. 潜在失效结果　在确立的流程步骤下,潜在失效模式真的发生后可能对于流程的影响或影响流程中相关人员（如患者）的感受。

二、失效模式与效应分析的实施过程

FMEA 的实施过程主要包括以下三个阶段、七个步骤:

（一）危害分析阶段

步骤 1: 界定分析的系统（根本原因）。在开展 HFMEA 活动前,首先要找准活动的定位,确定主题,突出活动的目的性,确立研究和探讨的内容。针对某一现象,寻找高频不良事件及高风险环节,开展分析与研究。研究主题的选择及流程范围的确定,应考虑以下几方面:①高频意外事件出错时对患者影响较大;②反复出现的问题;③国内外医疗风险研究资料中有据可查的高风险领域;④根据医院实际情况及数据资料,进行干预后能取得明显效果的领域。

步骤 2: 组建多学科团队。团队的力量将会使分析过程更加集中与系统,分析结果更具有全面性和可靠性。失效模式分析团队宜由 7~9 人组成,每位成员需要接受专业的培训,以保证其在团队合作中从职业的角度进行分析。

团队成员应包括流程涉及的每一个人,必要时组成跨科室团队:①临床医务工作者,必须包含直接从事临床工作的医务工作者,且应不同职称、资质的医务人员。②"门外汉",需要有一名不熟悉医疗照护流程的"门外汉",或者是一名具有其他医疗保健专业学习背景,但非直接从事临床照护工作的人员。③领导,须选定一位经验丰富的领导者来引领,这也是组建 HFMEA 团队的关键。④研究人员,有项目管理和系统研究调查经验的研究人员。⑤患者,患者并不是 HFMEA 团队的必须成员,虽然他们能丰富 HFMEA 团队的多学科研究,且很容易识别自身健康安全信息并进行反馈;但是,患者的加入可能阻碍团队在患者面前坦率地讨论医疗安全问题。所以招募患者进入团队必须谨慎客观。

步骤 3:危害与事故因果分析。团队成员需要收集、整理、研究与流程相关的信息并绘制流程图,先画出流程图的主要步骤,呈现出流程中的主要顺序和相关关系,即主流程;根据主流程剖析绘制出细节流程,即子流程;清楚呈现工作流程的操作步骤;拟定各个操作步骤的名称,描述各项操作步骤的目的和功能。找出每一个子流程中可能的失效模式以及失效模式的原因和发生后可能会带来的影响,记录在 HFMEA 工作表中。

(二)风险量化评估阶段

步骤 4:风险量化评估。分析并列出每一个失效模式中所有可能的潜在原因;对所有的潜在原因进行分析,制定失效模式调查表,纵列为所有失效模式,横列为严重度(S)、频度(O)、不易探测度(D),计算风险值(RPN)。

严重度(S)是潜在失效模式对患者或医疗质量影响后果的严重程度。一般分为极为严重、严重、中度严重和轻度严重 4 级,分值为 1~10 分,对后果影响越大分值越高。8~10 分,表示极为严重;5~7 分,表示严重;2~4 分,表示中等严重;1 分,表示轻度严重。

发生频度(O)是潜在失效模式发生的频率。一般分为罕见、偶尔、不常、经常和很经常5 级。分值为 1~10 分,发生的频度越高分值越大。见表 5-1。

表 5-1　发生频度评判标准表

分值	等级	发生概率	描述
1	罕见	1/10 000	6~30 年内曾经发生过
2~4	偶尔	1/5 000	3~5 年内曾经发生过
5~6	不常	1/200	1~2 年内发生若干次
7~8	经常	1/100	1 年内发生若干
9~10	很经常	1/20	1 年内发生超过 10 次

不易探测度(D)为失效模 HFMEA 工作表中发现的可能性。一般分为罕见、不太可能、有可能、很有可能和非常可能 5 级。发现的可能性越小得分越高。见表 5-2。

步骤 5:风险评价。对 HFMEA 工作表中各项失效模式按照严重程度和发生的可能性计算风险指数,并进行风险排序。风险优先数(RPN)是严重度(S)、发生频度(O)和不易探测度(D)的乘积。RPN 值越高,越需立即行动;当严重程度指标是 9~10 时,不论 RPN 值是多少,都必须立即采取行动。

表 5-2　不易探测度评判标准

分值	等级	事件描述
10~9	非常可能	失败原因几乎无法发现
8~7	很可能	失败发生后,一段时间内(出院后)可以发现
6~5	有可能	失败发生后,最终执行者检查时可以发现
4~2	不太可能	失败发生后,下一工作者可以发现
1	罕见	失败发生后,当事者可及时发现

(三) 管理控制阶段

步骤 6:确定控制方向与实施控制。可采用根本原因分析和 HFMEA 决策树分析。根本原因分析即通过对 RPN 分值的评定,根据所列失效模式数量自主选定分值排名靠前的几项作为结果分析对象,并使用根本原因分析法对其展开进一步的探究。HFMEA 决策树分析应首先确认问题是否为关键点,其次确认有无有效衡量和控制烦恼规范,能否找出失效模式和原因,最后是否采取纠正措施。

步骤 7:效果评价与持续改进。按照失效模式与潜在风险因素分别制定相应的改进措施,将责任落实到具体科室和个人,并规定完成时间。当改善行动实施后,须重新计算 RPN 值,并与实施前进行对比,评估改善效果。

【案例】失效模式与效应分析在预防精神病科传染病暴发流行中的应用

(一) 背景　精神专科医院,收治范围为无自知力、思维活动异常、自控能力差、生活自理能力和自我保护能力差的精神障碍患者,不易通过主诉发现传染病史。加上长期应用抗精神病药物、住院周期长,且患者又长期在封闭或半封闭的环境中,活动范围比较小,户外活动少,这就增加了医院感染的机会。有报道精神科是医院感染的高危科室,医院感染率为 9.76%。大部分精神专科医院医务人员认为收治的是精神障碍患者,没有传染病,不注重消毒隔离和职业防护的落实,消毒设备设施不完善,一旦有传染病患者入住院内,感染暴发流行的危险性会非常高。近年来,相继出现罹患乙肝、丙肝、肺结核、梅毒、艾滋病等传染病的精神障碍患者,为医疗安全提出极大挑战,因此早期鉴别和正确处置传染病患者显得尤为重要。

(二) 方法

1. 界定分析的系统　通过查阅文献,结合医院工作实际情况,一致认为发生传染病暴发对患者、对医院有非常严重的影响,所以决定运用 HFMEA 方法找出传染病管理中的失效模式,分析失效原因及其后果,从而制定合理的整改措施,有效保障医院质量安全。

2. 组建项目团队　项目团队由主管院长、医务处、护理部、感染控制科、检验科、放射科、门诊、MECT 治疗室、临床科室负责人组成,共 9 人。首先邀请专家讲授 HFMEA 相关知识及应用,要求项目组成员全面理解和掌握,并形成共识。各成员需具有 HFMEA 分析能力,遵守团队工作要求,共同完成任务,包括负责指导相关人员正确预检分诊,分析工作流程中存在的风险因素,研究干预措施并督促实施等。

3. 危害与事故因果分析　团队成员需要收集、整理、研究与流程相关的信息并绘制流程图,并画出主流程和子流程;找出每一个子流程中可能的失效模式,找出失效模式的原因和发生后可能会带来的影响,记录在 HFMEA 工作表中。见图 5-4。

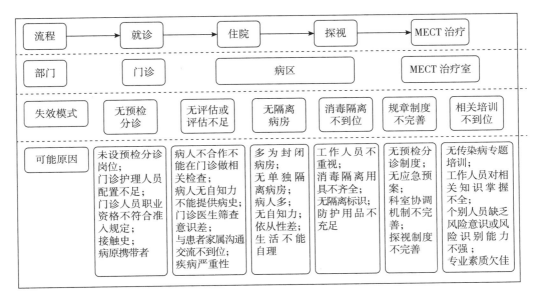

图 5-4　诊疗流程与失效模式与潜在风险原因

4. 风险量化评估　项目组成员利用头脑风暴法,对每个潜在风险因素进行分析,再通过事件发生的严重度(S)、频度(O)、不易探测度(D)进行 RPN 打分。传染病暴发失效模式与潜在风险原因分析见表 5-3。

表 5-3　传染病暴发失效模式与潜在风险原因分析表

流程	失效模式	潜在风险原因	严重度	发生频率	不易探测度	风险优先数(RPN)	排序
门诊	无预检分诊	未设预检分诊岗位	8.8	7.8	7.4	507.9	11
		门诊护理人员配置不足	6.0	5.3	5.2	165.4	18
		门诊人员职业资格不符合准入规定	7.8	6.7	8.4	638.9	4
		接触史	4.6	5.1	6.3	147.8	0
		病原携带者	8.6	7.3	9.6	602.7	7

续表

流程	失效模式	潜在风险原因	严重度	发生频率	不易探测度	风险优先数（RPN）	排序
门诊	无评估或评估不足	患者不合作不能在门诊做相关检查	9.6	7.8	9.5	711.4	3
		患者无自知力不能提供病史	2.8	7.4	6.1	126.4	22
		门诊医生筛查意识差	9.8	7.2	8.6	606.8	6
		与患者家属沟通交流不到位	1.6	5.4	6.1	52.7	26
		疾病严重性复杂性	4.8	2.3	3.6	39.7	28
病房、MECT室	无隔离病房	多为封闭病房	7.6	8.3	8.2	517.3	10
		无单独隔离病房	9.6	9.6	6.5	599.0	8
		患者多	1.8	5.3	6.0	57.2	25
		无自知力	4.1	5.2	6.1	130.1	21
		依从性差	4.8	7.8	6.4	239.6	15
		生活不能自理	1.9	5.7	4.2	45.5	27
	消毒隔离不到位	工作人员消毒隔离意识不强	8.2	9.2	9.6	724.2	2
		消毒隔离用具不齐全	7.0	6.8	8.9	423.6	12
		无隔离标识	4.8	7.2	6.3	217.7	17
		防护用品不充足	7.5	5.5	6.2	255.8	14
管理	规章制度不完善	无预检分诊制度	9.9	8.9	8.6	757.7	1
		无应急预案	4.2	5.1	4.8	102.8	23
		科室协调机制不完善	7.6	7.8	8.8	521.7	9
		探视制度不完善	7.9	5.8	8.6	394.1	13
	相关培训不到位	无传染病专题培训	9.2	7.7	8.9	630.5	5
		工作人员对相关知识掌握不全	4.8	5.2	6.2	154.8	19
		个别人员缺乏风险意识或风险识别能力不强	7.3	5.2	6.1	231.6	16
		专业素质欠佳	7.0	2.5	4.8	84	24
合计						9 757.6	

注：均采"5、3、1"评分法进行评分。

（三）结果

1. 风险评价　通过 RPN 打分表明：无预检分诊制度、工作人员消毒隔离意识不强、门诊不能完成相关检查、门诊人员职业资格不符合准入规定、无传染病专题培训、门诊医生筛查意识差、病原携带者、无单独隔离病房、科室协调机制不完善、多为封闭病房为前 10 位最为重要的危险因素。

2. 确定控制方向与实施控制

（1）P——计划阶段（1月），由院办室、感染控制科、医务处、护理部分别制定预检分诊制度、门诊传染病评估内容、门诊就诊患者检查项目、科室协调机制、探视制度、培训制度、应急处置预案等。

（2）D——实施阶段（2月），医务处要求出门诊医师在接诊患者时对传染病或疑似传染病进行筛检，对住院患者要求必须开具相应传染病检查项目。

护理部负责调配护士做好预检分诊工作。对前来就诊的患者进行测量体温、询问传染病史和接触史，对有呼吸道传染病的患者免费发放口罩等。

各临床科室把好探视关，对前来探视的患者家属询问接触史和传染病史，杜绝传染源进入病区。

感染控制科负责对全院医务人员进行相关知识培训并督导落实，并充分发挥三级医院感染管理组织机构的作用，各科室感染管理小组进行巩固培训。

药剂科负责购进相关消毒药械和个人防护用品。

对发现的传染病患者及时转诊至具有救治能力的传染病专科医院或大型综合医院。

各科室在病区的末端设立隔离病室，收治非传染病活动期，床头、腕带、病历夹设明显的隔离标识，工作人员严格落实职业防护制度。

（3）C与A——检查与改进阶段（3个月以后），医务处、护理部、感染控制科对以上工作落实情况进行检查，并形成常态，不断发现新问题进行整改。

3. 效果评价与持续改进　9月再次组织HFMEA小组成员对失效模式和潜在风险原因进行重新打分，计算RPN值，HFMEA实施前后RPN值有显著差异，$P<0.001$（表5-4），表明实施后传染病管理更加规范，医院感染暴发风险下降，同时，没有发生活动期传染病患者入住的情况，也保证了患者及家属满意度。

表5-4　措施整改前后RPN值的对比

危险因素	改善前				改善后				P
	S	O	D	RPN	S	O	D	RPN	
无预检分诊制度	9.9	8.9	8.6	757.7	1.2	2.6	4.3	13.4	均<0.001
工作人员消毒隔离意识不强	8.2	9.2	9.6	724.2	4.8	5.6	6.3	169.3	
患者不合作不能在门诊做相关检查	9.6	7.8	9.5	711.4	7.8	7.2	6.3	353.8	
门诊人员职业资格不符合准入规定	7.8	6.7	8.4	638.9	2.1	2.6	4.6	25.1	
无传染病专题培训	9.2	7.7	8.9	630.5	4.6	5.1	6.3	147.8	
门诊医生筛查意识差	9.8	7.2	8.6	606.8	4.8	4.6	6.4	141.3	

续表

危险因素	改善前				改善后				P
	S	O	D	RPN	S	O	D	RPN	
病原携带者	8.6	7.3	9.6	602.7	4.2	5.2	4.5	98.3	均<0.001
无单独隔离病房	9.6	9.6	6.5	599.0	5.8	5.6	6.7	217.6	
科室协调机制不完善	7.6	7.8	8.8	521.7	4.7	2.8	4.6	60.5	
多为封闭病房	7.6	8.3	8.2	517.3	5.6	6.3	6.1	215.2	

注:S,严重度;O,频度;D,不易探测度;RPN,风险优先数。

（刘惠君　雷志洁　郭艳峤　李佳勋）

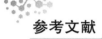

参考文献

[1] 钱庆文,邹新春.医疗质量与患者安全[M].北京:光明日报出版社,2019:293-306.
[2] 蓝静,黎彩红.系统追踪法改善用药错误护理不良事件的效果[J].护士进修杂志,2016,31(16): 1466-1468.
[3] 栗克清,李佳勋,孙秀丽.三级精神病医院内部审核操作手册[M].北京:人民卫生出版社,2015.
[4] 陈晓红,王吉善.医院质控评价准备指南[M].北京:科学技术出版社,2015.
[5] 崔彦龙,李建峰,刘永桥,等.应用个案追踪法提升医院内部审核质量[J].中国卫生质量管理,2019,26 (5):41-44.

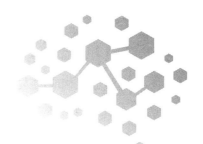

第六章

精神专科医院应急管理

第一节　应　急　管　理

《周易·系辞·下》中说:"君子安而不忘危,存而不忘亡,治而不忘乱,是以身安而国家可保也。"自古以来,人们就有了对危机的认识,常备忧患意识。危机的发生大多是起于突发事件,灾情迅速扩散,造成社会、国家乃至于全球的危机,它是一种可能具有严重威胁性的非常规不稳定不可预测性状态,人身安全、公共关系、社会秩序、价值准则等在这种状态下都将受到严重威胁。为了将突发事件所造成的损害降至最低限度,组织的决策者必须在相当有限的时间及物力、人力、信息资源约束下做出关键性决策和具体的应对措施,也就是应急管理,或称危机管理。

一、医院危机管理与应急管理

在面临突发事件时,医学救治在应急处理中属于关键的一环,医护人员负责直接抢救伤病员,对伤病员提供最直接的医疗服务,而快速实施有效救援是提高救治成功率的重要保障。医院在救援中发挥的应急管理能力不仅反映出医疗机构的整体实力,也直接影响到救援效果。因此,医院需要增强服务于公共卫生事业的意识,将针对突发事件构建的医院应急管理体系作为医院管理的重要组成部分,相应提高的响应速度、处置能力对于处理突发事件有着十分重要的战略意义。

(一)突发事件

1. 突发事件的定义　突发事件是指突然发生的事件,这种事件的发生较为随机,会造成一定的危害或者损害。其最重要本质是突发,即在突破一定的临界点后发生,出现焦点事件。

2. 突发事件的特征　突发事件具有多重特征,表现在事件处置的紧急性、影响的公共性和广泛性、危害的严重性、事态发展的不确定性等方面。

3. 突发事件的分类　突发事件涉及的内容、领域较多,根据成因、发生机制的不同,可将其分为自然灾害、事故灾害、公共卫生事件和社会安全事件四大类。自然灾害是指由于自然状态所造成相应的人员伤亡、财产损失、社会失稳、资源破坏等现象,构成要件是由自然原因造成一定的损失,通常来说,也被称为天灾;事故灾害是指由于事故的行为人出于故意或出于过失,违反相应的法律法规规定,造成一定的物质损害或人员伤亡,并在一定程度上给社会公共安全造成巨大危害;公共卫生事件是指给公共健康造成一定危害的事件;社会安全事件主要是影响社会整体治安的事件。具体见表 6-1。

表 6-1　突发事件的主要类型

类型	常见例示
自然灾害	气象灾害(洪涝、干旱、冰雹、台风、海啸等);地质灾害(地震、地面塌陷、滑坡、泥石流等);生物灾害(森林草火灾、虫灾、鼠疫等)等
事故灾害	交通事故、生产安全事故、公共设施和设备事故、核事故、环境污染、煤气中毒、失火、爆炸等
公共卫生事件	动物疫情、传染病疫情[天花、严重急性呼吸综合征(SARS)、禽流感、新型冠状病毒感染等]、食品安全、其他严重影响公众健康和生命安全的事件等
社会安全事件	重大刑事犯罪、恐怖袭击、金融安全、民族冲突、宗教冲突、社会治安、校园安全,以及群众暴动等群体性突发公共事件等

4. 突发事件的分级　根据突发事件的危害程度,将其分为特别重大(Ⅰ级)、重大(Ⅱ级)、较大(Ⅲ级)和一般(Ⅳ级)四级。在实践中,主要是根据危害的范围、危害的影响大小、危害造成的人员、财产损失等状态作出划分,由高到低,并依次使用红、橙、黄、蓝四种颜色予以表示。

综合上述,突发事件是产生巨大损失或潜在威胁的危机性事件,且由于事件突发、事态发展存在不确定因素,有赖政府或有关管理部门于极其有限的时间内迅速进行决策的危及多数群体利益的重大事件。在我国现有法律法规中,也有法律明确对突发事件作出了规定,如《中华人民共和国突发事件应对法》将其定义为突然发生,造成或者可能造成严重社会危害,需要采取应急处置措施以应对的自然灾害、事故灾害、公共卫生事件和社会安全事件。

(二) 突发公共卫生事件

1. 公共卫生事件的定义　突发公共卫生事件是突发事件的一个重要分支,其意义是已经发生或未来可能发生的,给人民带来健康上的损害或可能引起环境污染与传播疫情、引起大量食物中毒与任何会使人民健康被损害的事件。国际上将突发公共事件定义为"公共紧急状态(public emergency)",即一种紧迫的、特殊的危机或危险状况,影响大多数公民甚至对整个社会的正常生活构成威胁。

2. 公共卫生事件的特点　作为突发事件的重要组成部分,突发公共卫生事件还具有成因的多样性、分布的差异性、传播的快速性和广泛性、危害的复杂性、应急处理的综合性等特征。

3. 公共卫生事件的分类　根据不同的分类标准,突发公共卫生事件可分为不同的类别。根据成因和性质,可将突发公共卫生事件分为:重大传染病疫情、群体性不明原因疾病、重大食物中毒和职业中毒、新发传染性疾病、群体性预防接种反应和群体性药物反应,以及其他影响公众健康的事件。

按照突发公共卫生事件的演化过程,可将其分为飓风型、积蓄型、辐射型和迁延型四种类型,其具体表现形式如表 6-2。

表 6-2　突发公共卫生事件的类型

类型	表现	常见例示
飓风型	来去非常迅猛	毒气泄漏
积蓄型	潜伏期较长,突然间爆发	传染性疾病
辐射型	毫无征兆地爆发,影响范围广	核泄漏事故
迁延型	发生过程缓慢,消除过程也持续较长	食品安全事件

4. 公共卫生事件的分级　根据突发公共卫生事件性质、危害程度、涉及范围,突发公共卫生事件划分为特别重大(Ⅰ级)、重大(Ⅱ级)、较大(Ⅲ级)和一般(Ⅳ级)四级。

综合上述,可以将突发公共卫生事件综合定义为突然发生,造成或者可能造成社会公众健康严重损害的重大传染病疫情、群体性不明原因疾病、重大食物和职业中毒,以及其他严重影响公众健康的事件。

(三) 应急管理　全球现代应急管理理论始于美英为首的西方国家关于政治和组织机构层面的应急处置。"9·11"事件发生后,美国联邦应急管理局(FEMA)的成立成为世界应急管理体系发展的重要里程碑,继而西方发达国家陆续专设应急管理专属部门或机构,突发事件应急管理体系建设受到各国重视,逐步实现应急管理观念转变、机构常态化建设、法律保障健全等重要变革。这也表明了应急管理的主导者是政府及其相关机构,但社会的其他层次和大众也要参与到突发事件的应对和处理当中,这与企业等私人领域的紧急事件处理活动相比凸显了突发事件公共性的特征。

1. 应急管理的定义　应急管理本质上是一个应对突发事件生命周期的过程性活动。斯蒂文·芬克于 1986 年提出危机生命周期 4R 模型,将危机划分为四个阶段,即"危机潜在期""危机突发期""危机蔓延期"和"危机解决期"。危机在每个不同的阶段,所表现的生命特征也不同,同一危机还呈现出流程循环性及空间交叉性。西蒙·A·布斯、斯特吉和米特洛夫等学者们在危机生命周期理论的基础之上,将应急管理行为嵌入到组织运作过程之中,最终形成一套组织危机管理的生命周期理论,为现代应急管理提供了一个整体分析的动态视角。它表明了应急管理的整个流程应从预防危机和应急准备环节出发,加强应对危机的能力,与此同时,保证危机发生的各个阶段的信息渠道畅通,及时采取有效措施应对和降低危机的一系列负面效应。

2. 应急管理的特征　应急管理的特征包括管理状态的特殊性、处置措施的紧急性、目标的公共性、政府权力的权威性、过程的循环性。

3. 应急管理的开展　在实际发展过程中,政府往往需要面临复杂多样的突发事件。发达国家在中央政府应急管理方面有比较成熟的经验,大体上可分为三种模式:美国模式、俄罗斯模式和日本模式。美国模式的总特征为"行政首长领导,中央协调,地方负责";俄罗斯模式的总特征为"国家首脑为核心,联席会议为平台,相应部门为主力";日本模式的总特征为"行政首脑指挥,综合机构协调联络,中央会议制定对策,地方政府具体实施"。我国在长期实践中逐步形成了统一领导、综合协调、分类管理、分级负责、属地管理为主的应急管理体制,统一贯彻"一案三制",其中"一案"是指应急预案,即针对各种突发事件,必须有相对应的不同级别的应急预案;"三制"是指体制、机制和法制,即建立健全各种与应急相关的体制,处理紧急事件的机制和对处理事件应当遵循的各种法制,从体制、机制和法制三个不同层面完善重大公共卫生事件防控举措。根据《中华人民共和国突发事件应对法》与《国家突发公共突发公共事件整体应急预案》的有关规定,我国应急管理工作主要遵循如下基本原则:以人为本,减少危害;居安思危,预防为主;统一调配,分级负责;依法规范,增强管理;快速反应,协同应对;依靠科技,提高素质。

因此,可以将应急管理定义为是政府和相关机构在突发事件事前、事发、事中、事后全过程中,借助预防和应急准备、报警和监管、紧急救援和处理、重建和修复等一连串针对性的手段,保证公民的生命财产安全,维持社会秩序,保障社会安全的一系列活动。

(四)医院应急管理　医院作为在突发事件发生后提供医疗救治与心理援助的关键场所,保持医疗服务的连续性,满足应急医疗需求是医院的核心任务。为了迅速开展紧急救治工作,完成人员、物资有序的调配和科学的安排,医院必须建立合理的、科学的应急管理体系。

1. 医院应急管理的定义　医院应急管理是指从机构建设、队伍建设、医疗水平、物资储备、医疗装备、人员培训、预案演练、预防预警、应急救援所进行的全过程管理。其中心思想"预防为主,常备不懈"贯穿于突发公共卫生事件酝酿、发生、发展、衰亡的完整过程中。

2. 医院应急管理体系　医院应急管理体系建设主要包含应急预案、应急管理体制、应急管理机制三个部分。医院应急预案是医院应急管理的重要前提,需要根据医院实际情况,制定切实可行的各类突发事件应急预案,指导实践操作,例如,重大事件应急处理预案、突发公共卫生事件预案、突发医疗救护事件应急预案、突发灾害事故应急预案等。除此之外,预案在使用过程中要不断修订完善,以求达到能够准确应对各种突发事件。医院应急管理体制是医院应急管理的运行基础,明确各级分工,由专人负责日常应急工作,完善制定医院应急预案,安排各类应急救援演练、应急专业培训,管理应急资源储备,对接协调各应急部门,提高医院应急管理的综合水平。医院应急管理机制是医院应急管理的实施关键,建立动态预防管理机制、医疗救治机制等工作流程,充实提高医院应急管理的综合能力。

（五）政策背景　随着全球人口的增长,生态系统被破坏,人类不断侵占动物的生存环境。21世纪以来,全球发生了多类流行性传染病,甚至曾经已被消灭的传染病也卷土重来,传染速度和强度不断升级。在2003年SARS前,我国对于突发公共卫生事件的研究较少,没有形成完善的应急管理体系,遇到突发公共卫生事件多为临时制定应对措施,存在事前预警监测及后期恢复重建的制度漏洞。党中央、国务院认真总结抗击"SARS"的经验和教训,为了预防突发事件对社会秩序及现有制度可能造成的危害,全面加强了应急管理工作。2004年以来,国务院先后颁布了《突发公共卫生事件应急条例》《国家突发公共事件总体应急预案》《国家突发公共事件医疗卫生救援应急预案》《中华人民共和国突发事件应对法》等。2018年国务院组建了应急管理部,主管国家应急管理工作,地方各级政府相应成立类似的机构,构建了以国家—省（自治区、直辖市）—地市三级为主的应急管理体系,实现应对事件处置的常态化、科学化、系统化,贯彻了应急管理"一案三制"。

随后,党的十九大将"坚持总体国家安全观"作为新时代坚持和发展中国特色社会主义的基本方略之一,提出了树立安全发展理念,完善公共安全体系的要求。2019年11月,十九届中央政治局就我国应急管理体系和能力建设进行第十九次集体学习,习近平总书记在主持学习时强调,应急管理是国家治理体系和治理能力的重要组成部分,承担防范化解重大安全风险、及时应对处置各类灾害事故的重要职责,担负保护人民群众生命财产安全和维护社会稳定的重要使命。总而言之,要以总体国家安全观为统领,积极推进应急管理体系和能力现代化。

2020年突如其来的新型冠状病毒感染疫情成为了一次重大突发公共卫生事件,是对医院公共卫生应急管理能力的检验,同时,也暴露了应对突发公共卫生事件时信息预警、应急防治、保障供应等方面存在的问题。作为疫情防控和突发公共卫生事件救治重要部分的医疗机构,必须有一套科学先进、适合卫生系统业务流程、建设标准统一的应急管理机制,提高反应效率和处置质量。因此,当务之急是在医疗机构中建立对突发公共事件的应急管理体系,积极探索和研究建立医院应急管理机制,提高医院在突发公共事件中的整体应急反应能力和救治效能,以拯救更多的生命。

（六）医院应急管理的理论基础　医院应急管理是医学科学与管理科学、灾害学、社会学等相互渗透而形成的交叉学科。管理学、灾害学及社会学中的经典理论对医院应急管理的发展起到了极大的推动作用,系统管理理论为医院应急管理体系的构建提供了坚实的理论基础,它指出医院应急管理体系是由若干相互联系的要素组成的,是一种跨学科、跨机构、跨组织、跨政府部门的开放性社会系统。目标管理理论则为医院应急管理者提供了一条管理途径,即通过制定一系列客观、可测量的目标来分配任务、规定时限、明确职责、配置资源、控制过程、评估结果,实现对医院应急反应过程的管理。人力资源管理理论使人们认识到围绕卫生应急人力资源展开的一系列包括规划、开发、激励和考评等流程化的管理过程对于医院应急管理目标的实现尤为重要。全生命周期理论为提升医院应急管理能力提升指明了方向，在潜伏阶段不断完善监测预警机制、强化医院基础信息设备建设、加大救援人力物资储备力度；在爆发阶段要快速反应，精准施策，合理引流；在处置阶段要与疾控、交通、公安等有关部门形成合力，并做好舆论引导工作；在消除阶段要妥善做好善后、经验教训总结及协助企业做好复工复产工作。

1. 系统管理理论　在系统管理理论中，管理分系统、技术分系统、组织结构分系统、目标与价值分系统、社会与心理分系统这五个既相互独立，又相互作用的分系统构成了一个开放的社会支持系统，这些系统还可以继续分为更小的子系统。这个一体化的系统是由人、物资、机器和其他资源在一定的目标下组成的，它的成长和发展同时受到这些组成要素的影响，在这些要素的相互关系中，人是主体，其他要素则是被动的。管理人员需力求保持各部分之间的动态平衡、相对稳定、一定的连续性，以便适应情况的变化，达到预期目标。根据系统管理理论的观点，医院应急管理系统是整个社会的有机组成部分，医院这个卫生应急活动的主要执行者与社会是紧密联系在一起的。在应对突发公共卫生事件时，政治、经济、文化、教育、习俗等因素都可能对医院的基本秩序、正常运行产生影响。同时，医院本身也是一个整体，需要从整体上研究影响医院应对突发公共卫生事件效果的各个因素之间的联系和关系，研究子系统间各种不同组合方式所产生的不同效果，从这种角度来讲，系统管理理论是将医院作为卫生应急客体来研究的。

同样的，系统管理理论也重视领导者的特殊地位，不论是巴纳德的理论还是卡斯特的权变理论，或是西蒙的有限理性模型，都充分强调了领导者及其决定对管理过程的重要性，这也就提示在医院应急管理过程中建立专业化领导小组的重要性。此外，在医院应急管理系统中，管理者或是医护人员都只占小部分比例，而更多的是患者和居民，因此仅仅强调管理者的积极性而忽略了居民的能动性的观点是片面的，这二者应该兼顾。这也就是系统管理理论中所强调的"群体心理"作用，群体心理是群体成员对某群体存在的物质生活条件、社会关系、共同利益和群体活动等方面的共同反映。影响群体心理的因素主要有两方面：一方面是不稳定的成分，如气愤、舆论、情绪等；另一方面是相对稳定的成分，如习惯、风气、传统等。具体落实到医院应急管理上，一家医院只有正确引导群体心理，发挥群体动力，才能增强群体凝聚力，充分激发群体士气，加强与管理者配合力度，减少群体内部冲突，有效提高医院应急管理效率。

2. 目标管理理论　与传统管理方式相比，目标管理要求管理者要有明确的目标，在实现目标的过程中，强调参与决策，也就是组织中的上级和下级根据组织的使命确定一定时期内组织的总目标，并通过协商决定上下级的责任和分目标，要制定小目标而不是大目标，关注小目标不仅能提高人们对事件进程的把控，更能提高人们的内生动力。同时，把这些目标作为组织经营、评估、奖励每个单位和个人贡献的标准，通过这种评价机制和绩效反馈，为组织营造一种激励的环境。德鲁克大师认为,并不是有了工作才有目标,而是有了目标才能确定每个人的工作。组织的使命和任务必须转化为目标。如果一个领域没有目标,这个领域的工作必然被忽视。目标管理是一种参与的、民主的、自我控制的管理制度,也是一种把个人需求与组织目标结合起来的管理制度。在这一制度下,上级与下级的关系是平等、尊重、依赖、支持,下级在承诺目标和被授权之后是自觉、自主和自治的。在目标管理制度下,监督的成分很少,而控制目标实现的能力却很强。目标管理可以使医院应急管理水平的在较短时间内获得较大提高,这种以最终结果为导向的管理方式,它迫使医院应急管理人员去认真思考现行应急管理体系的运行效果,而不仅仅是考虑计划的活动。为了保证目标的实现,医院各部门应急管理人员必然要深思熟虑实现目标的方法和途径,考虑相应的组织机构和人选,以及需要怎样的资源和哪些帮助。正如大多数管理者所认为的那样,有一套目标体系,有一套评价标准,组织就有了可持续发展的动力。

目标管理理论为医院应急管理者提供了一条高效的管理途径,即通过制定一系列客观、可测量的目标来分配任务、规定时限、明确职责、配置资源、控制过程、评估结果,实现对医院应急反应过程的管理。首先医院应急管理者需要制定清晰的应急管理目标,并根据标准的应急管理流程将大目标拆分为若干个小目标,包括应急预案的制定、应急人力资源的培养、应急演练的规范流程等,目标要切合实际,看得见摸得着,分解的小目标之间要具有关联性,不同阶段的目标也应具有连续性。在目标制定完成后,医院应急管理者则可以通过这些目标对医院内各部门的工作人员进行管理,同时出台一系列的相关政策,如提高医院职工的卫生应急处置能力,健全各种责任制,完善数据采集系统等,做好必要的配套工作。此外,确定应急管理目标需要获取大量的信息为依据,开展应急管理目标工作需要加工、处理大量应急信息,实现应急管理目标的过程就是应急信息传递与转换的过程,所以对应急信息的管理也十分重要,应急信息既包括医院内部信息,也包括医院外部信息,尤其在面对重大突发公共卫生事件时,对社会信息的采集、分类、汇总能力对医院应急管理目标的确定就显得举足轻重。良好的、足够有效循环的信息系统能够在更大程度上促进医院职工的主观能动性,为在日常工作中提高卫生应急领导力,实现应急管理目标提供了良性循环的基础。

3. 人力资源管理理论　"人"是组织最重要的资产,人力三要素论认为人们的任何一种能力都是由智力、情感力和体力(确切地说是体能)三种最基本的"元能力"构成的,因此,智力、情感力和体力是人类任何一种能力都必有也仅有的三要素,它们之间相互影响、相互联系、相互依存、相互作用。智力就是指人们在认识世界、改造世界的社会实践活动过程中,运用信息资源(包括普通知识资源和智慧资源)在分析问题、解决问题时贡献的那部分力量或能量。在医院应急管理中,医院从事卫生应急工作的相关人员需要有效地接收有助于卫生应急活动开展的信息,并将此信息应用于日常的卫生应急活动中去。情感力则是指人们在认识世界、改造世界的社会实践活动过程中,运用情感资源(如性格、习惯、爱好、情趣、表情、动作等)在分析问题、解决问题过程中贡献的那部分力量或能量。在从事卫生应急相关活动时,相关人员的性格、习惯、情趣等可能会对其在紧急状况下做出的判断产生影响,而其表情、动作等也会对患者的情绪反应产生不可预知的影响。而体力是指人们在认识世界、改造世界的社会实践活动过程中,运用生理资源在分析问题、解决问题过程中贡献的那部分力量或能量,这是医院卫生应急从业者进行相关活动的基础。人力资源管理理论告诉我们,医院应通过计划、组织、调配、招聘等方式,保证一定数量和质量的从事卫生应急工作的专业人才,以满足医院应急管理的需要。首先需要通过各种方式和途径,有计划地加强对现有医院员工的培训,不断提高其有效应对各种突发公共卫生事件的能力。其次,要结合每个专职或兼职卫生应急从业人员的职业生涯发展目标,对其进行选拔、使用、考核和奖惩,尽量发挥每个人的作用。通过工作分析和制定岗位说明书,明确医院内每个应急岗位的功能和职责,对承担这些职责的人员的工作开展情况及时给予评价和报酬。此外,医院应急管理者的发掘和培训也是现代医院应急人力资源管理的重要内容之一,要保证任何部门、任何位置的负责人随时都有胜任的人来接任。

此外,正如美国学者罗纳德·舒勒在战略人力资源管理理论中所提出的那样,一个人在组织中有三个方面的作用,即领导、管理和实践。在组织中,个体行为的每一个活动所发挥的作用都应该支持组织的战略需求。领导作用包括确定方向、联系员工、激励和促进员工发展以及实行一些必要而有用的变革。管理作用则是指我们通常所说的计划、组织、协调、指挥、控制等活动。实践作用就是传递服务和生产产品。虽然我们把这几个作用分别称为:领导、管理和实践,但是在医院应急活动中,并不意味着只有非管理人员才从事实践活动。在形成和实施医院应急管理目标时,常常必须考虑"谁"做"什么"的问题。在一些情况下,一些工作的责任是会发生转移的,在处理突发公共卫生事件时,一线医务工作者可能是最先接触到患者的,但是因其工作经验问题可能无法在短时间内做出有效的判断,这时管理者不仅需要承担领导和管理任务,还必须充分发挥其在特定专业领域的专长,承担必要的实践任务。此外,无论是领导、管理或是实践,一旦员工的行为作用被确定,人力资源管理实践就可能影响到员工行为的绩效。当组织在人力资源管理实践的实施过程中,实践活动必须和组织的战略需求紧密相连。这就提示我们医院如果要提高应急管理效果和效率,从人力资源实践的角度考虑,就必须加强在团队参与和质量控制测量等方面的卫生应急人员培训,以保证医院应急目标的实现。

4. 生命周期理论　传统的应急管理面对的事件复杂度低,事件发生发展的逻辑和脉络比较清晰,可预测性高,也相对容易防范,而且采取的应急手段单一,人们多关注事件的损失程度。而现代应急管理理论强调从多角度对突发公共事件进行认知,有些应急管理举措从小尺度上看可能是无价值的,但是从大尺度范围看则可能是成功的。现代应急管理理论不仅关注突发公共事件发生后的应对和处置,而且关注常态下有关突发公共事件的预警与准备。生命周期理论最早是针对企业提出的,之后常被用于突发公共事件。1986年,斯蒂文·芬克从医学角度,将危机与病症进行类比,按照病症发展不同阶段,提出危机传播四阶段模型,具体分类如下:第一阶段,征兆期。即危机的潜伏阶段,危机的爆发是由各种因素相互作用而产生的,对相关因素的控制,能够有效控制危机的爆发。而现实中,相关因素往往容易被人忽视,因此,对该阶段重视不足或处置不当,将导致危机爆发前事态无法得到控制,进而造成事态的恶化及危机的爆发。第二阶段,发作期。即危机的爆发阶段,虽然危机爆发阶段的时间往往不长,但却是危机对社会和人群产生影响最大的阶段,正是因为其巨大的影响力,所以部分社会人员将这一阶段等同于危机的全过程。同时,这一阶段也是应急管理工作任务最为繁重的一个阶段,后续的应对工作均由此布置、动员及展开。第三阶段,延续期。即危机的处置阶段,这一阶段工作重点是对危机爆发产生的一系列影响进行应对,尤其是一些具有破坏性的危机,需要在本阶段最大限度地挽救人员生命和挽回财产,防止人员伤亡和财产损失再次发生。第四阶段,痊愈期。即危机的消除阶段,本阶段对危机的处置已接近尾声,事态慢慢恢复常态。因此,在本阶段除了做好对相关人员补偿等善后工作外,还应反思危机潜伏阶段存在的不足,总结危机爆发后处置的相关经验、教训等。

根据生命周期理论可以将卫生应急管理工作分为四个阶段,包括卫生应急减除阶段、卫生应急准备阶段、卫生应急应对阶段、卫生应急恢复阶段。卫生应急减除阶段包括两重含义:通过先期工作,将可以避免的灾害尽可能避免;将不能避免的灾害尽可能减轻,也就是防灾减灾。卫生应急减除阶段的措施并不能阻止灾害的发生,也不能完全消除社区或地区各种设施对所有危险的脆弱性。因而,对可能发生的各类危险做好充分的应对准备就是必需的了。在卫生应急准备阶段,也就是在医院日常的应急管理工作中,医院需要制定各级、各类应急预案并加以演练,同时招募和培训相关人员,确定应急资源和供给,并指派紧急事态发生时所需要的设备。卫生应急应对阶段是在突发公共卫生事件中拯救生命、减少损失的全部行动,应对行动的内容包括四大类:对(可能)受害者提供帮助,对事态的控制,恢复重要基础设施(如公用事业),确保重要政府功能和服务的连续性。而在卫生应急恢复阶段,医院则主要扮演着辅助性的作用,医院需要协助政府及企业做好相关的复工复产工作,提供专业的指导,实时跟踪复工复产过程中企业所暴露出的问题,并及时提供有效的解决策略,避免不必要的二次损害。

(七) 医院应急管理的基本原则　为建立权责明晰、管理科学、运行高效、资源共享、监督有力的医院应急管理体制,提高对突发公共卫生事件,尤其是突发公共卫生事件发生前的监测预警能力、事件发生中的防控研判能力以及事件发生后恢复能力,医院各部门及相关责任单位应严格遵循"科学化,专业化,常态化"的原则进行相关建设工作。

1. 科学化

(1) 不断强化监测预警能力:医院要建立和完善包括预警系统在内的符合应急管理科学基本运行准则的应急制度和工作制度,根据监测、预测的信息,及时组织院内专家科学分析、评估和预测突发公共卫生事件对公众健康的危害程度和可能的发展趋势,并最终以报告的形式上报相关部门。此外,确保监测与预警系统的正常运行,要依靠科技,医院应积极参与公共安全科学研究和技术开发,协助政府及相关企业开发完善先进的监测、预警、预测、预防和应急处置技术,进而提高医院应对突发公共卫生事件的科技水平和指挥能力,避免发生次生、衍生事件。

（2）健全应急管理信息系统:突发公共卫生事件其本身所具有的不确定性特征给医院应急管理带来了极大的挑战,不断变化的内部和外部环境使得医院管理者必须采用更加科学的手段获得有效的决策支持信息,以对应急管理实践工作进行持续性的评估及改善。这就要求医院健全基于互联网、大数据技术以及区块链技术的卫生应急信息系统。利用科学的信息系统,实现精细化管理,对医院应急救援过程进行跟踪监测,激发医院规范诊疗行为的内生动力,及时调整应急管理目标、优化应急组织架构、改善应急工作流程、汇总卫生应急物资调配情况、对接人口健康数据平台。同时,医疗机构利用信息系统与院前急救系统实现无缝对接,利用信息化手段促进卫生应急资源纵向流动。

2. 专业化

（1）创新专业化管理体制:鉴于医院应急管理对平战结合、快速反应、信息联通、物资调配的特殊要求,原本预防、临床（包括门诊和住院）、后勤、行政部门间相互独立的组织架构往往不能有效预防突发公共卫生事件的发生,并在突发公共卫生事件发生前提高医疗应急的可容量、兼容性,以及医院的组织弹性,也无法在突发公共卫生事件发生的第一时间统筹全院的应急工作。因此,医院需要设立专职机构,如应急管理办公室,负责院内卫生应急日常工作,统筹规划、整体协调医院应急管理建设工作,并建立相应例会制度。在医院应急管理专职机构的统一规划下,制定医院应急管理规划,明确在突发公共卫生事件发生前、发生时、发生后医院各部门所应承担的责任,确定医院应急管理的基本流程,不断完善医院应急管理体制,提高医院应急反应能力。

（2）加快卫生应急人力资源建设:医院应急管理能力的强弱与各相关部门人员的应急能力密切相关,相关人员需要掌握有效应对不同种类突发公共卫生事件的相关知识与技能,并能根据不断变化的内部和外部环境采取最为适宜的应对措施。在医院及相关政府部门的统筹规划下,合理配置卫生应急人力资源,是提升卫生应急服务能力的重要前提。应根据区域实际工作需要,及时调整、补充和完善现有的卫生应急队伍,以培养复合型卫生应急人才为目标,同时制定人才引进计划,建立合理的人才梯队。保证卫生应急人员既精通疾病预防控制和医疗急救的基本理论、技能,又具有丰富的现场工作经验和综合管理能力,以及对交叉学科的有效驾驭能力。充实完善卫生应急专家库管理系统,建立专家参与卫生应急工作的长效机制,鼓励专家针对突发公共卫生事件应急处置和日常工作中存在的问题开展调研评估等活动,积极发挥专家作用。此外,医院需要协助相关部门制定和完善各级卫生应急队伍装备标准,积极争取各级财政支持,重点加强极端条件下卫生应急队伍专业装备和后勤保障配置,以专业化为基本准则,逐步实现卫生应急队伍装备标准化、规范化、体系化,提高在野外条件下特别是重大灾害造成交通、通信、能源中断等极端条件下的快速反应、应急救援和生存保障能力。

（3）建立卫生应急物资储备调用机制：按照统一规划、分级储备、品量适当、功能实用、现场便携的储备原则，合理确定物资储备目录和规模，以及实物储备、社会储备和生产能力储备的比例，建立健全物资存储和调用制度，推动物资储备信息化建设，探索建立卫生应急物资储备管理调用信息系统，实现卫生应急物资采购、储备、调拨、配送和监管的信息化管理，规范应急医疗物资科学管理，提高应急物资综合协调和分类分级保障能力。针对卫生应急需求，加强科研创新和技术储备，推动关键核心技术、药物、试剂、装备等研发。同时，积极推动区域内卫生应急物资储备协同化进程，建立以核心医疗机构储备为主，协同医疗机构储备为辅的储备机制，建立大型综合性公共卫生应急储备库，进行统一调度，并根据辖区风险评估，建立小型补充性卫生应急储备库。

（4）提高院前急救能力：不断完善二级网络体系建设，协助相关政府部门建立管理属地化、指挥一体化的院前急救管理体制，对应急救援接诊进行明确细化，包括级别、综合性、专业性、接诊能力、院前院内衔接机制等。结合医院长期发展战略，扩大院前紧急医疗救治体系覆盖面，将院前急救站点建设纳入整体卫生规划，逐步形成覆盖范围更广的专业化、网络化院前急救体系。此外，规范院前院内交接工作程序，建立院前院内一体化绿色通道，建立完善"院前急救—院内急诊—危重症监护"的一体化急救医疗体系。同时，利用大数据、移动互联网等现代化信息手段，建立完善医院与消防、公安、交通等应急管理部门的信息互联互通，实现路况视频监控信息、现场信息、救治信息的双向共享。除了完善院前急救软件服务，医疗机构还应不断加大急救硬件投入，增加必要的运行救护车辆，在人群密集场所集中安装自动体外除颤仪等急救工具。

（5）提升各级各类实验室检测能力：进一步加强医院实验室检测能力建设，督促未达标的实验室进一步完善建设规划，提升实验检测技术和管理水平，及时装备先进仪器设备，对实验室技术人员定期进行培训，提高应急检测技术保障能力，切实增强检测、诊断能力，增强有毒物质、放射辐射的检测能力。根据医疗机构区域环境，集中卫生应急资源提升某一方面的实验室检测能力。同时，加强对医疗卫生人员的技术培训和指导，提高人员操作的规范性，在开展检测时做好生物安全防护。加强实验室生物安全管理，妥善处理剩余样本，落实主体责任，做好样本的使用、保存与销毁等工作。

3. 常态化

（1）应急意识常态化：强化医院的卫生应急风险沟通培训，掌握风险沟通的原则和技巧，将风险沟通能力作为事件处置的核心能力加以锤炼。医院要强调每一位职工都具有报告应急管理风险因素的责任和义务，将应急管理风险因素报告制度纳入各科室的管理章程，明确各科室应急管理风险因素报告重点，并将风险报告与绩效工资相挂钩，对于成功帮助医院规避应急管理风险的报告人给予相应的绩效奖励。医院应当制定卫生应急知识宣传教育年度计划。利用多种形式开展卫生应急知识的宣传、教育，加强宣教工作的针对性和实效性,实现规范化、经常化宣传教育,以提高居民卫生应急知识知晓率,提高居民的卫生应急知识素养和自救能力。医院可结合自身情况,组建卫生应急救援志愿者队伍,借助社会力量,提升卫生应急救援能力。

（2）建立应急演练培训基地:具有卫生应急工作基础的医院应依托各大高校建立应急救援培训基地,加大培训演练频度,进一步提高医疗卫生机构负责人的应急决策指挥能力,以及现有卫生应急队伍的突发事件应对处置能力。提高抢救成功率,降低死亡率和伤残率,不断提升医院应对自然灾害、事故灾难、公共卫生事件、社会安全事件的紧急医学救援能力和水平。完善相关设施条件和培训课程设计,探索建立应急演练培训标准,建设现代化的公共卫生应急实训场景,包括疾病预防控制专业实训场景、医疗紧急救援专业实训场景、突发自然灾害专业实训场景、卫生监督执法和职业防护专业实训场景,运用人工智能、虚拟现实等技术建立虚拟应用场景和演练互动平台。

（3）加强媒体及公众沟通能力建设:新闻媒体所发挥的舆论导向作用至关重要,如果正确的信息得不到传播,而错误的消息流传于社会就会影响社会和谐与安定。一方面,在突发公共卫生事件应急处理过程中,医疗机构必须妥善利用新闻媒体的力量,有目的、有选择地控制信息源和信息传播渠道。另一方面,医院有责任将多种渠道、多种方式结合,建立卫生应急部门与公众及媒体沟通机制,及时向社会通报卫生应急工作进展。由于突发公共卫生事件本身所具有的突发性、复杂性、严重性以及广泛性的特征,其治理难度远远超过一般性的社会事件,因此需要利用媒体手段改变公众角色定位,公众不再是医疗服务的被动接受者,而是需要承担更多的健康责任,这对完善突发公共卫生事件治理体系尤为重要。医院需要在居民与卫生服务体系的持续良性互动中,不断充实和强化其应对突发公共卫生事件的知识和行为,使其成为在突发公共卫生事件防控方面具有自主权的合作伙伴,同时也能够提高其对突发公共卫生事件防控工作的依从性。自媒体或传统媒体提供必要的防疫知识和信息,既要让公众认识到突发公共卫生事件的严重性,也要让公众认识到突发公共卫生事件并非不可战胜。

（4）协调统一卫生服务整合与卫生应急管理:建设以人为本的整合型卫生服务体系已经成为新一轮医药卫生体制改革的重中之重,城市医疗集团、县域医共体、跨区域专科联盟及远程医疗协作网等卫生服务体系整合模式在促进优质医疗资源下沉、提升基层医疗机构服务能力、推动"基层首诊、双向转诊、急慢分治、上下联动"就医新秩序的形成等方面发挥了极大的作用。"医防融合,预防为主"将成为下一阶段整合型卫生服务体系建设的重要目标,医院需要充分借助已成立的区域内卫生服务整合体系,根据医院的诊疗特点和区域的环境特征,以技术和管理为纽带,对一定区域范围内卫生应急管理工作进行整合。区域核心医疗机构(如三甲医院等)是主干,卫生应急工作的重点放在统筹规划、帮扶监督;区域协同医疗机构(如社区卫生服务中心、社区卫生服务站等)是分支,卫生应急工作的重点放在特色能力的建设。明确各级各类医疗卫生机构功能定位,实现平衡发展,加强协作,推动功能整合和资源共享。

二、应急管理组织

以职能和机构为基础的管理组织是应急管理的重要基础。鉴于应急管理的重要性和对反应速度、统筹协调、信息传递的独特要求,医院应建立统一的应急管理组织,明确基本原则、理顺组织架构,确认职能划分,以期在面对突发事件时能够做到统一领导、分工协作、规范运行,保证医院应急管理工作的高效有序开展。

(一) 基本原则

1. 预防为主,常备不懈   各部门要高度重视安全工作,常抓不懈,防患于未然。增强忧患意识,坚持预防与应急相结合,常态与非常态相结合。各有关部门应根据各自的职责开展防范和应对突发事件相关的科学研究,建立突发事件应急调查、现场救护、传染源隔离、卫生防护、监测检验、监督检查等工作所需物资、设备、设施、技术与人才资源的储备,做到有备无患,防患未然。

2. 以人为本,减少危害   切实履行服务职能,把保障职工和患者的健康和生命财产安全作为首要任务,最大程度地减少突发事件造成的人员伤亡和危害。

3. 统一领导,分级负责   在医院应急工作领导小组的统一领导下,建立健全分类管理、分级负责、条块结合、属地管理为主的应急管理体系,权责统一,充分发挥应急指挥机构的作用。

4. 依法规范,加强管理   依据有关法律和行政法规,加强应急管理,使应对突发事件的工作规范化、制度化。在突发事件的应急处理过程中,有不负责任、不履行岗位职责、不服从指挥调度、散布谣言、扰乱医疗秩序、危害公众健康等行为者,按照《中华人民共和国传染病防治法》《突发公共卫生事件应急条例》和医院有关规定处理,构成犯罪的,依法追究刑事责任。

5. 快速反应,协同应对   加强医院应急处置队伍建设,建立联动协调制度,充分动员和发挥广大职工的作用,形成统一指挥、反应灵敏、功能齐全、协调有序、运转高效的应急管理机制。

6. 依靠科技,提高素质   加强医院安全技术建设,采用先进的监测、预测、预警、预防和应急处置技术及设施,提高应对突发事件的科技水平和指挥能力,避免发生次生、衍生事件;加强宣传和培训教育工作,提高职工自救、互救和应对各类突发事件的综合素质。

(二) 组织体系   统一院级应急组织机构,构建三级网络体系。建立医院应急工作领导小组,领导小组下设应急办;领导小组下设 5 个专业工作组,分为医疗救援组、院感控制组、通信联络组、后勤保障组和宣传报道组。

1. 应急工作领导小组   组长:医院主要负责人;副组长:各分管院领导;成员:各职能科室负责人。应急工作领导小组主要职责:贯彻落实各级政府部门应急管理的法律法规、规章制度;接受上级机构的应急决策、部署、领导和调度;研究建立和完善医院应急管理体系,研究决定医院重大应急决策和部署,主持召开应急工作会议,对应急相关的重要文件进行审核,对应急管理工作进行监督与指导,并提出改进建议;领导医院应急工作,根据突发公共事件级别决定启动和终止相应等级的应急预案,指挥医院系统应急处理实施工作,负责突发安全事件应急救治指挥工作,及时了解掌握事故的原因、特征、规律、医疗救援资源等信息,参与解决应急救治工作中遇到的重大疑难问题;按照法律规定向当地突发事件应急处置和医疗救援领导小组或上一级卫生行政主管部门汇报有关情况并接受其指令和任务;统一对外发布有关信息,会同有关部门对突发事件的起因、损失进行调查、评估,并将调查结果及时报告上级卫生行政主管部门等。

2. **应急工作领导小组办公室**　应急工作领导小组办公室可挂靠在医院办公室或其他职能部门,是医院突发事件应急工作领导小组办事机构。职责:贯彻执行国家、省、市关于应急管理方面的法律、法规、规章、政策;及时掌握和报告国内外相关重大情况和动态,向医院应急工作领导小组上报紧急重要事项;落实医院应急工作领导小组部署的各项任务;对各个专业工作执行医院应急工作领导小组指令情况进行监督检查;与相关部门共同负责各类突发事件信息的收集、分析和评估;承担应急事务和协调工作;组织编制、修订医院《突发事件总体应急预案》,审核及汇总各专项应急预案;协调解决各个专业工作组在开展应急工作中遇到的问题。

3. **医疗救护组**　职责:医疗救护组成员应由各临床科室主任、重点骨干医师和当天值班医师组成。突发事件发生后,成员需要第一时间赶到患者身边,尽力保护患者的生命安全,保障及时准确地救治急、危、重患者和将其快速撤离出危险区域;安抚患者及家属,组织和发动家属或病情较轻患者开展自救互助;接到院应急工作领导小组指令,涉及全院的突发事件,三级医师必须到位。

4. **院感控制组**　职责:及时宣传和动态发布专业防控知识和要点,建立网格化全员培训模式,做到人人培训、人人防控;在日常工作中加强培训,使全院职工熟练掌握防治知识和技能,做好自我防护工作,落实医疗废物处理要求;当发生突发事件时及时介入,第一时间控制感染源,督促各科室及相关工作人员做好现场控制、消毒隔离、个人防护、医疗垃圾和污水处理工作,防止院内交叉感染和污染环境,切断传播途径;保护易感人群,进行应急接种,发放预防用药,针对重点科室及隔离病区的工作人员除发放预防用药外,还要及时配发隔离衣、防护口罩、防护眼镜等防护用品;组织专家对患者积极实施医疗救治,保障患者安全;对控制措施的效果进行总结报告。

5. **通信联络组**　职责:建立医院各级各类人员通信网络,及时维护医院通信网络的完整性和准确性,保证和督促中层以上干部和特殊工种岗位工作人员的通信工具保持良好的运作状态;在突发事件发生以后,负责呼叫有关人员到场,及时将领导小组的指令传达到位;院内通信中断时,及时启用对讲机,无条件地开通各级各类人员的自备手机,并尽快恢复通信联络。

6. 后勤保障组　职责：建立医院突发事件应急处置和医疗救援生活保障体系，在突发事件发生以后，提供应急处置和医疗救援所必需的生活用品和应急装备，妥善安排患者生活，保障救援工作的有序开展；合理调度车辆，保证领导小组成员、专家、救援人员及特殊用途的用车；完善对医院现有设备的建档、使用、维修工作，做到心中有数；在突发事件发生以后，负责医疗仪器设备及其他生活或辅助类设备的维修抢险工作，组织设备、总务等部门人员积极采取措施，排查故障，不能及时修复时提供备用设备，交通、通信、供水、供电、供气出现问题时尽快恢复，以保障临床开展医疗救援工作和事故发生区域人员的生活所需；建立医院安全保卫制度，在突发事件发生以后，负责院内事故发生区域或全院的安全保卫工作，合理调配人力，维护秩序，保护现场，预防和打击各种犯罪活动。

7. 宣传报道组　职责：通过院报、板报、横幅、标语、电子屏、网络、各种会议等，广泛宣传应急法律法规和预防、避险、救助等常识，增强职工的忧患意识、社会责任意识和救助能力；发生突发事件时，强化对医院内部职工和外部公众的正向引导与舆论管控，及时收集应急处置现场、先进典型人物事件、各个专业工作组及重点部位工作情况的图文、声像资料，采编工作信息简报，做好正面宣传报道；加强与新闻媒体的协作，及时回应社会舆论和关切内容，促进新闻媒体正确报道突发事件，合理引导群众，营造良好舆论环境，避免群体性恐慌和焦躁情绪的发生。

三、应急管理运行机制

应急管理运行机制是指应急组织体系中各部分之间相互作用的方式和规律。简洁高效、分工明确、权责统一的应急管理运行机制能够在面对突发事件时将各部门的积极性、主动性和创造性调动到最高，应对突发事件能力发挥到最大，灾难损失减少到最低。根据目标主体的不同，可以分为内部运行机制和外部运行机制。应急管理是一项综合性、专业性、系统性强的工作，为及时有效应对突发公共卫生事件，切实破解应急资源条件不充分、应急能力现状不理想、舆论复杂难控等矛盾难题，传统的应急管理机制都是以政府为核心，但现代社会治理模式已经不再单纯地依靠国家和政府，良好的社会公共安全环境是由多元化的主体共同坚持参与维护的，要优化医院应急管理运行机制，明确政府的指导地位，加强医疗机构协作、社会组织协同等，提升整体应急管理能力。

（一）内部运行机制

1. 预测与预警　各部门要针对可能发生的突发事件和影响因素进行有计划、系统的长期观察，建立健全相应的预测预警机制和系统，开展脆弱性分析，做到早发现、早报告、早处置，由分管相应工作的院领导负责组织监测。

根据预测分析结果，对可能发生和可以预警的突发事件进行预警。预警级别依据突发事件可能造成的危害程度、紧急程度和发展势态划分，一般为三级：Ⅰ级（重大）、Ⅱ级（较大）、

Ⅲ级(轻微),各类突发事件可根据实际情况调整级别数。

Ⅰ级(重大):主要指发生影响全院或医院大部分科室,导致医院正常秩序和运行受到重大影响或对社会产生重大影响的情形。

Ⅱ级(较大):主要指发生影响医院多个地点或多个科室,导致医院正常秩序和运行受到较大影响或对社会产生较大影响的情形。

Ⅲ级(轻微):主要指发生影响医院一个地点或部分科室,导致医院正常秩序和运行受到一定影响或对社会产生轻微影响的情形。

预警信息包括突发事件的类别、预警级别、起始时间、可能影响范围、警示事项、应采取的措施和报告人、科室等。预警级别由医院应急工作领导小组确定和发布,并根据事态变化情况和专家提出的预警建议,适时依职权调整预警级别。预警信息的发布、调整和解除可通过电话、短信等方式进行。

2. 应急处置

(1)信息报告:突发事件发生后,各科室要根据相关预案的报告程序,在规定时间内通知通报相关职能部门。应急处置过程中,要及时续报有关情况,相关部门必要时报院应急工作领导小组办公室。应急工作领导小组办公室要及时向医院应急工作领导小组汇总上报突发事件的重要信息和情况,同时将应急工作领导小组做出的处置计划和措施,传达给相应部门和科室,并跟踪反馈落实情况。突发公共事件涉及或影响到医院区域外其他地区的,根据事件性质、演变情况及时报告卫生健康委员会、公安局等政府部门。

(2)先期处置:突发事件发生后,有关部门要根据职责和规定的权限,及时赶赴现场,有效地进行处置,控制事态,同时向应急工作领导小组汇报处置情况。

(3)应急响应:对于先期处置未能有效控制事态的突发事件,由有关部门及时向院应急办汇报,由医院应急工作领导小组及时宣布启动相关预案。

(4)应急指挥:接到启动预案指令后,应急小组成员应立即到达现场,迅速展开工作,制定具体应急措施。需要多个部门共同参与处置的突发事件,由该突发事件的分管院领导和相关部门、科室牵头,其他部门予以协助,院应急办负责协调。

(5)医疗救治:组建以知名专家为核心的多学科危重症救治团队,通过建立完善的临床MDT机制,打破学科壁垒,促进资源整合,形成临床多学科合作管理模式。及时关注患者病情演变,对每日检查结果进行系统评估,研判病情发展趋势,做到提前干预。以临床症状、指标数据为根本,梳理相关专家共识。因人施策,打造"一对一"的诊疗方案,充分考虑个体、类型、病程因素,做到诊治的精准、及时、科学。

(6)应急结束:突发事件应急处置工作结束,或者相关危险因素消除后,现场应急指挥机构予以撤销,应急救援队伍撤离现场。

(7)善后处置:对突发事件中的伤亡人员、应急处置工作人员,要按照规定给予抚恤、补助或补偿。

（8）调查与评估：要对突发事件的起因、性质、影响、责任、经验教训等问题进行调查评估。

3. 信息发布　按照"快速及时、全面客观"的原则，建立医院应急管理信息发布机制，制定信息发布流程，建立与媒体的沟通渠道，重大信息由医院新闻发言人统一发布，涉及专业知识领域的内容由医院指定的权威专家发布，确保发布的信息权威、科学、专业。通过信息发布，不仅向公众传播医学科普知识，还能主动展示医务人员积极参与突发公共卫生事件处置的良好形象，使公众了解事件的最新进展，有效安抚和稳定公众情绪，增强社会信心，避免产生公众恐慌情绪等社会危机。

4. 应急保障　各有关部门要按照职责分工和相关预案做好突发事件的应对工作，同时根据总体预案切实做好应对突发事件的人力、物力、财力、交通、医疗及通信保障等工作，满足应急救援工作的需要。

（1）人力资源：医疗、护理、医技人员是应急救援的专业队伍和骨干力量，当发生突发事件时，医院应急工作领导小组可根据需要抽调相应的人员参与救援工作。人事、护理、医务部门负责协调。保卫部门是处置突发事件的骨干力量，按照有关规定参加应急处置工作。

（2）财力保障：财务部门要保障突发事件应急准备和救援工作所需资金的供给，对受突发事件影响较大的部门、科室和个人要及时研究相应的补偿或救助方案。同时，纪检监察、审计部门负责对突发事件应急保障资金的使用情况进行监督。

（3）物资保障：医院应急工作领导小组负责研究确定应急物资储备目录，储备物资至少包括适量的药品器材、生命复苏设备、消毒物品和防护用品等。设备、总务、药学等相关部门根据应急物资采购、储备、调拨及紧急配送制度和流程，制定应急工作程序，确保应急所需物资的及时供应，并加强对物资储备的监督管理，及时予以补充和更新。

（4）医疗保障：医务、护理部门要建立医疗卫生应急专业技术队伍，开辟"绿色通道"，以便及时为患者提供医疗救援或赶赴现场提供急救。

（5）交通保障：应急工作领导小组办公室要保障紧急情况下应急交通工具的优先安排、确保物资和人员能够及时、安全送达。急诊科要保障用于应急事件的救护车的优先安排、优先调度。

（6）治安维护：保卫部门要加强对重点部位、重点场所、重点人群、重要物资和设备的监控和安全保护。必要时可进行区域管制或封锁，并与公安机关等部门保持密切联系，以便随时请求增援。

（7）人员防护：保卫、医务、护理部门要采取必要的防护措施，严格按照程序开展应急救援工作，确保人员安全。

（8）通信保障：应急工作领导小组办公室负责应急事件的联络协调工作。参加应急处置和救援的人员保持通信畅通，确保应急指令准确下达和及时接收各类信息。

（9）后勤保障：后勤部门要按照职责分工，保障电、水、气的供给，做好废水、固体废弃物等有害物质的监测和处理。

（10）科技支撑：要加大安全监测、预测、预警、预防和应急处置装备的投入，不断改进技术装备，建立健全安全应急技术平台，提高医院安全科技水平。

（二）外部机构运行机制　医院应急管理机制不仅以医院内部的管理运行作为处理突发公共卫生事件的重点，还需要配合外部各方力量，在政府强有力的统一指挥下，建设多元化应急的联动机制，充分发挥整体优势，形成应对突发事件的合力。

1. 主管部门　地方各级主管部门依照职责和预案的流程，在属地党委政府统一领导下，组织、协调本行政区域内突发公共卫生事件应急处理工作，构建事件研判机制、舆情引导机制、物资保障机制，了解突发公共卫生事件的实时状况，解决群众和医院实际需求与困难，出台突发事件指导意见，形成高效统一的应急处理模式。

（1）事件研判：首先是建立事件研判机制，依托疾控系统的公共卫生突发事件监测预警系统，收集、整合事件信息，依靠科学的逻辑推理与科学预测的方法和技术，实现灾害等级的辨识、事件的动态监测与预警，这也是医院应急管理机制的构建和运作的起始点。突发事件信息研判是主管部门处置突发事件前期工作的重要手段，其目的在于通过动态信息监管和突发事件的研判，作为后续行动的主要信息指导基础，对突发事件处理过程进行干预和影响，提高突发事件应急管理的准确性与科学性。

（2）舆论管理：其次是建立舆情管理机制，及时做到权威发声，透明公开地披露信息，回应社会舆论和关切内容，维护公众知情权，稳定社会舆论局面。同时，积极协调各类新闻媒体，综合利用传统、新媒体渠道，多渠道立体化地展开突发事件舆情疏导工作。信息技术的便利性和突发事件的公共性导致舆论的传播与爆发愈发的迅速，政府应第一时间对舆情信息进行研判并贯穿突发事件发生的全过程，作为最具有话语权、公信力的舆论引导主体，强化公共卫生事件信息公开，对公众进行正向引导和舆论管控，澄清虚假谣言，避免群体性恐慌，引发其他公共危机事件。

（3）物资调配：最后是建立物资保障机制，制定应急物资目录、调度预案，做好医疗应急物资的储备、采购、调度、供应、配送等资源保障工作，并设置物资保障专项经费，保障物资配备与更新、定点医院改造等应急工作需要。此外，还需要做好社会捐赠物资接收调配工作，协同企业快速建立应急物流系统，建立物资调度网络，实行政府统一管理、分配。

2. 各级单位　医院应重视与外部组织的沟通合作，保持信息互通，构建多元协同的合作模式，快速反应，协同应对，使得突发公共卫生事件的防范、监测、预警与报告、救治工作顺利完成，进一步提高医院应急处置能力。

（1）基层医疗机构：实行基层卫生保障机制，建设乡镇（社区）健康管理中心，对辖区居民实行"网格化"健康管理，夯实公共卫生保障网络，结合推进分级诊疗制度，提升基层医疗卫生机构应急救治的能力水平，并且科学开展宣传教育，强化其在突发公共卫生事件防范方面的职能。

（2）疾病预防控制机构：实行卫生预防机制，做好疾病的监测和应急检验检测工作，提升突发公共卫生事件预防能力和研判能力，利用健康宣教工作，培育公共卫生安全文化。另外，突发公共卫生事件发生后，疾控中心也可以开展组织协调工作，及时总结反馈各种有关突发事件处理工作的评价、意见或建议，与多个部门共同协作，有效控制事件的发展。

（3）各级医疗机构：实行医疗支援机制，可以及时共享医疗设备和医护人员，减轻医护人员及床位、设备紧张的压力，高效完成医疗救治工作。军队医院或者是民营医疗机构也可以服从政府卫生行政部门统一调配，跨医院、跨地区驰援。突发公共卫生事件的医疗需求通常是突发且难以预测的，单个医院的医疗服务能力并不能及时满足，这种横向支援打破了现有的医院管理体制，可以建立具有中国特色的跨区域合作医疗体系，保障应急医疗资源的充足。

（4）其他组织：最后是社会组织和志愿组织的临时救助机制，社会组织可以灵活地调动社会生产资源和物质资源来弥补突发事件发生期间公共资源的不足，保障群众基本生活，稳定社会秩序；志愿组织能够迅速组织社会群众参与基层防控，提供便民服务，参与慈善捐赠，专业医护志愿者还可以协助医疗救治。志愿组织和社会组织是政府与社会群众之间联系的纽带，让公众快速敏捷地参与救援，所以临时救助机制是应急管理中必不可少的一部分。

（李　毅　李　赋）

第二节　应急预案

医院突发事件应急预案是指导实践的应对策略和操作方案。为了制定切实可行的各类突发事件应急预案，一方面，对医院进行灾害脆弱性分析，即针对医院运行所处的内外部环境开展风险评估，确定医院需要优先解决的风险因素，了解医院应对突发公共卫生事件的能力，以此作为医院识别风险和降低风险的重要依据；另一方面，需要遵循预案编制的依据和要求，针对突发公共卫生事件的性质、特点和可能造成的危害，紧密结合医院应急工作实际，合理制定各专项应急预案的内容，切实提高针对性、实用性和可操作性。

一、灾害脆弱性分析

（一）定义　脆弱性这一概念起源于对自然灾害问题的研究，随后广泛应用于自然科学与社会科学的研究中，脆弱性概念主要有以下 5 种界定：

1. 脆弱性是暴露于不利影响或遭受损害的可能性。

2. 脆弱性是遭受不利影响损害或威胁的程度。

3. 脆弱性是承受不利影响的能力。

4. 脆弱性是一种概念的集合（包括：风险、敏感性、适应性和恢复力等）。

5. 脆弱性是由于系统对扰动的敏感性和缺乏抵抗力而造成的系统结构和功能容易发生改变的一种属性。

由此可见,脆弱性是一种概念的集合,敏感性高、抵抗能力差和恢复能力低,是脆弱性事物的显著表征。脆弱性是一个相对的、动态的概念,表现在系统脆弱性程度会随着系统内部结构和特征的改变而改变,自然环境和社会环境的变化可能会产生脆弱性空间和脆弱性人口,而脆弱性物体可以通过其自身或人为因素,改变其内部结构和其对外界风险的暴露形式,降低脆弱性程度和提高抵抗风险的能力,增加系统的稳定性。人类社会始终存在着各种各样的危险,然而危险不一定就形成灾害,有充分预防和准备,一场重大事件中可能遭受很少的损失,而没有准备或准备不充分则可能损失巨大。

医院灾害脆弱性分析(hazard vulnerability analysis,HVA)则是指评估医院受到某种潜在风险事件影响的可能性以及它对风险事件的承受能力,并估计潜在风险对医院的危害程度,依据整体危害程度进行优先处理排序,预防或降低系统风险。其作为医院应急管理的重要组成部分,可以帮助医院管理者全面了解医院应急管理需求,通过识别医院潜在的风险,采取有效的风险管控策略,对高风险项目进行优先改善,合理分配资源,明确应急管理工作的重点及方向,更能有效提升医院应急管理能力。国际上对医院灾害脆弱性分析的研究始于20世纪90年代。2001年,卫生保健组织评审联合委员会就开始鼓励其内部医疗机构进行灾害脆弱性分析,来为医院应急管理计划做基础调研,并将Kaiser模型定为灾害脆弱性分析工具。随后,美国医疗机构评审联合委员会主张全世界范围内参与评审的医院都需要使用灾害脆弱性分析来提升医院应急管理能力。在我国,2011年卫生部特别强调了在医院评审工作中需将灾害脆弱性分析作为判断医院应急管理水平的核心条款(《三级精神病医院评审标准(2011年版)实施细则》应急管理条款1.4.3.1),要求医院必须开展灾害脆弱性分析,明确医院需要应对的主要突发事件及应对策略。需要注意的是,医院脆弱性程度会随着医院内部治理结构和外部环境特征的改变而改变,医院地理位置、医院规模、人力资源配置、物资储备等因素都可能会影响医院的脆弱性程度。换言之,医院在此时此刻脆弱性较低,但在彼时彼刻,由于其内部结构或外部环境的变化,脆弱性可能明显提高,因此脆弱性分析是一个动态变化的过程。医院需要根据脆弱性分析结果,针对性改变其治理架构,降低脆弱性程度,提高其应对外部风险的能力。

(二)灾害脆弱性分析的内涵　灾害脆弱性分析的内涵主要包括以下6个方面:

1. 它描述的是某种灾害发生的可能性,这里所说的灾害是指某种潜在的或现有的外在力量、物理状态或生物化学因素所造成的大量人身伤害、疾病、死亡,所带来的财产、环境、经营的严重损失以及其他严重干扰医院功能正常发挥的后果。

2. 这种可能性可以是一系列动态的可能,如外在力量、物理状态或生物化学因子存在的可能,它们可以有引发事件的可能、事件形成灾害的可能、灾害演变成灾难的可能。

3. 其影响可以是直接的,也可以是间接的。

4. 其外在的表现形式是医疗环境被严重破坏,医疗工作受到严重干扰,医疗需求急剧增加。

5. 它与灾害的严重程度成正比,与医院的抗灾能力成反比。

6. 其构成涉及内部和外部的多种因素,我们对它的认识会受到主观和客观条件的制约。

医院灾害脆弱性分析作为一门新兴学科,对其研究的时间虽短,但它却是将突发事件对人民群众的生命威胁和伤害降到最低程度的重要手段和保证。根据医院本身的实际情况得出科学的突发事件相对风险值排序,为医院持续改进应急管理质量提供一个切实可行的管理方法及科学路径,为保障患者就医安全奠定基础。

(三)常用分析工具与流程 Kaiser模型采用风险评估矩阵的形式,提供了一个系统化方法来识别风险危害性,是国内外普遍采用的医疗机构脆弱性分析工具,包括可能性、损失严重性(人员伤害、财产损失、运营影响)、防范工作准备情况(应急准备、内部响应、外部响应)3个维度7个方面。其中可能性是指风险事件发生的概率,在确定此概率时,可以参考已知的数据、以往的历史数据、有关机构的统计数据、专家评价、上级应急预案的要求等;人员伤害则包括可能造成的工作人员伤亡、患者与来访者的伤亡、伤者的预后、情感和心理的影响等;估计财产损失时,要计算重建或改造更新的费用、建立临时替代设施的费用、维修的费用、恢复正常所需要的时间等;对运营影响的分析则要关注正常工作的中断、关键物资供应的中断、外部服务的中断、职员的减员、患者到达的受阻、不能履约的情况、不能遵守规定的情况、可能的法律纠纷、公共声誉和形象的损失、医院财政负担的增加等;应急准备评估要注意应急预案是否完善、是否经常开展应急演练、是否对工作人员进行了必要的培训、应急物资的情况、应急支援的情况等;内部响应指的是做出有效反应所需要的时间、目前的物资种类和数量能否满足需要、工作人员掌握相关技能的情况、对事件严重程度和持续时间的预计、有无后备机制、上级应急预案的要求等;而在评价外部支持时,要考虑国家和本地的应急反应能力、有关机构签订相互援助协议的情况、与其他同类医院协调的情况、社区志愿者的情况、与物资供应机构签订的应急供应计划或合同的情况等。

1. 列出医院潜在灾害事件 医院常见危害事件常见主要包括有自然灾害类、技术事故类、人员伤害类、危险品伤害类等四类。自然灾害依据所处地区不同各有差异;技术事故类事件包括后勤保障设施、信息系统、医疗设备异常导致灾害;人员伤害类事件包括医疗事故、暴恐行为、劳动纠纷、院内感染等导致的人身伤害;危险品伤害类事件包括危险品泄漏、危险品不规范使用等。在具体操作过程中,医院可根据其地理位置、服务范围、服务人群等因素适当删减风险指标,以建立操作性更强的风险指标数据库,在选择指标时应遵循典型性、系统性、动态性、综合性的原则,即各指标之间要有一定的逻辑关系,每一个维度由一组指标构成,各指标之间相互独立,又彼此联系,共同构成一个有机统一体。此外,务必确保评价指标具有一定的典型代表性,尽可能准确反映出医院卫生应急管理的特定场景特色,各指标尽量简单明了、微观性强、便于收集,各指标应该要具有很强的现实可操作性和可比性。而且,选择指标时也要考虑能否进行定量处理,以便于进行数学计算和分析。

2. 组建灾害脆弱性评估团队进行评分　根据灾害脆弱性评估的需要,选取医院主管领导、分管院领导、医院应急管理领域专家学者、各科室负责人(包括门诊部、医务科、信息科、财务科、护理部、保卫科、设备部门、院感科等职能部门主任,以及大内科、大外科主任、医技科室主任、门急诊护士长等)等组建灾害脆弱性评估团队,由专家对各项风险事件的发生概率和影响后果按照一定标准进行量化评分。开展评估前,对评估团队进行灾害脆弱性评估知识和分值量化标准培训,每位成员对医院可能发生的灾害事件进行独立评估。其中可能性分为0~3级,3级表示事件发生的概率最高,详见表6-3。严重性分为两个部分,其中影响因素分别为人力影响、财产影响和服务影响,分为0~3级,3级最高分;应急准备分别为准备工作、内部响应和外部响应,同样分为0~3级,3级最低分,即应急能力越强,影响越小,分数越低,详见表6-4。

表 6-3　事件发生可能性评分

等级	说明
0 级 = 不可能/不适用	50 年内 <1% 的概率会发生
1 级 = 有可能	1 年内 ≤10% 的概率会发生
2 级 = 很可能	1 年内 >10% 的概率会发生
3 级 = 高度可能	1 年内几乎有 95% 的概率会发生

表 6-4　事件发生严重性评分标准

类别	分值	适用情况
人力影响	0	无/不适用
	1	3 人以下受伤,无重伤
	2	3 人以上受伤或重伤 1 人
	3	10 人以上受伤或重伤 2 人以上或有死亡
资产影响	0	无/不适用
	1	5 万元以下
	2	5 万~20 万元
	3	大于 20 万元
运营影响	0	无/不适用
	1	1 个临床科室或一个行政、后勤部门停止运作
	2	5 个以下临床科室或 3 个以下行政、后勤部门停止运作
	3	5 个以上临床科室或 3 个以上行政、后勤部门停止运作

续表

类别	分值	适用情况
准备工作	0	无/不适用
	1	有预案,有演练
	2	有预案,无演练
	3	无预案
内部响应	0	无/不适用
	1	科室/部门沟通协作良好
	2	较少协作或仅有沟通
	3	无沟通,无协作
外部响应	0	无/不适用
	1	与院外相关部门有协作联动并有联动演练
	2	有沟通无联动机制,无演练
	3	与院外相关部门无互助机制,缺少沟通

3. 风险值计算　对收集的数据计算均值,得出每一个危险事件的可能性与严重性分值,再计算每一个维度的相对风险。即先小计每项风险事件发生的平均概率、严重性(人财物等)均分值,再按下述公式计算每项发生相对风险值。计算公式如下:

相对风险(%)=(可能性评分值/3)×(人力影响评分值 + 资产影响评分值 + 运营影响评分值 + 准备工作评分值 + 内部响应评分值 + 外部响应评分值)/18 × 100%

4. 风险矩阵分析　风险矩阵法是用来评估灾害事件发生的风险程度,包括后果严重性和可能性两个维度,按其特点划分为相应等级,形成风险评估矩阵,并定性衡量风险大小。如图 6-1 所示,红色风险带表示极高可能性和极高严重性;黄色风险带表示高可能性和高严重性;橙色风险带为中风险带,在该段内的风险表明处于风险控制中等水平;绿色风险带为低风险地带,说明该事件发生可能性低且严重性也低。

5. 制定应对策略　汇总医院灾害脆弱性分析结果,并撰写分析报告,审议医院工具运用准确性、管理亮点及问题,了解医院目前对突发事件的承受能力,明确可能对医院造成影响的主要突发事件和当前应急管理工作的主要缺陷,并应用于医院应急管理的持续改进中,同时明确医院应对危险事件的重点,并形成专项反馈,督导医院推进灾害性脆弱分析的规范应用,提出加强医院应急管理的措施,及时修订应急预案并针对性开展演练与培训,为再培训与教育持续改进奠定基础。同时,定期对医院灾害事件库进行频数统计,聚焦医院在灾害脆弱性分析中的发生可能性大、危害严重以及准备不足的灾害事件,以制定专项管理方案,更好地赋能医院应急管理工作,也为医院调整灾害脆弱性分析应对重点作好准备,确保医疗安全。

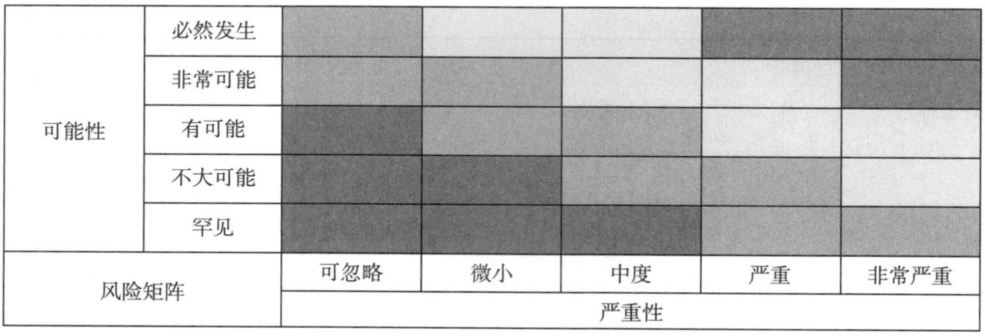

可能性	必然发生					
	非常可能					
	有可能					
	不大可能					
	罕见					
风险矩阵		可忽略	微小	中度	严重	非常严重
		严重性				

图 6-1　风险评估矩阵

风险矩阵等级说明:①可能性:必然发生为2.4<可能性≤3.0,非常可能为1.8<可能性≤2.4,有可能为1.2<可能性≤1.8,不大可能为0.6<可能性≤1.2,罕见为0<可能性≤0.6;②严重性:非常严重为2.4<严重性≤3.0,严重为1.8<严重性≤2.4,中度为1.2<严重性≤1.8,微小为0.6<严重性≤1.2,可忽略为0<严重性≤0.6。

二、应急预案的编制

为了有效预防和控制可能发生的事故,最大程度减少事故及其造成的损害,医院建立健全有效的突发事件预防和应急预备方案,是能够做好突发事件应急处置工作的基础和前提。因此,应急工作领导小组办公室要根据本院实际,在广泛听取专家、管理部门和患者群众意见的基础上,制定各类易发、频发突发事件的医院应急预案体系。

(一)编制目的　医院是医疗卫生应急救援的机构,是提供医疗救治与心理服务的关键场所。因此,在当前突发公共事件复杂性强、时间要求高和任务量大的作业背景下,如何更有效地组建、维护和运行医疗救治力量,是一个十分值得深入研究的课题。虽然医护人员对如何救助伤员有着专业的知识和操作,医院对场地和设备器材也有严格的管理和检查,各机构应急救援任务的分配和流程也大致清晰,但是由于操作、药品、设备、环境等方面的不安全因素的客观存在,或由于救援人员对救援过程中的不确定因素认识的局限性,是否能高效地处理突发事件仍然是个难题。

为了在突发事件发生后能及时予以控制,防止突发事件的蔓延,有效地组织卫生抢险和救助,医院应对突发事件事先进行预测分析,估计突发事件发生后人、财、物的受损情况,以及由于医疗设备、废弃物的不当处理可能引起的爆炸、火灾、有毒有害物质扩散对医院可能造成危害程度的预测。依据预测提前制定医院应急预案,组织、培训救援队伍和配备救助器材,以便在突发事故发生后,快速反应处理医疗事故或应对突发事件,控制或减少造成的损失。

因此,编制预案的目的是在重大事故发生后能及时有效地组织救援,最大限度地减轻各类突发事件带来的危害与损失,保障医院职工及就医人员生命财产安全。

(二)编制依据和要求　医院应急预案编制应以《中华人民共和国传染病防治法》《突

发公共卫生事件应急条例》《医院感染管理规范(试行)》《药品管理法》《医疗废物管理条例》《医疗事故处理条例》《国家突发公共事件总体应急预案》《国家突发公共卫生事件应急预案》《国家突发公共事件医疗卫生救援应急预案》《生产经营单位生产安全事故应急预案编制导则(GB/T 29639—2020)》等为依据,在分析掌握各类危险因素分布情况的基础上,结合医院自身实际情况,编制本医院突发公共卫生事件应急预案。

(三)分类分级 在医院应急预案中,可根据突发公共事件的性质、影响范围和严重程度科学划分相应的应急响应等级和预案类型,制定合理的应急预案。同时,根据事态的发展,实践中及时调整应急预案的响应等级和类型,既可以避免医院因应急不足而耽误患者救治的情况,又可以避免应急过度而造成人力、财力、物力等的浪费情况。

1. 应急预案分级编制 参照国家应急预案的标准,根据突发公共卫生事件可能造成的影响程度以及反应级别,将医院应急预案分为四级,一一对应特别重大、重大、较大和一般突发事件。

(1)特别重大事件(Ⅰ级):发生特别重大突发公共事件,全院总动员仍不能完成救援工作时,需请求上级卫生行政部门派出支援。当接到关于卫生工作救援特别重大事件的有关指示、通报或通知后,应急工作领导小组应立即启动紧急医疗救助预案,进行全院总动员,派出专家组对伤病员进行综合评估,组织现场救治;并立即将情况逐级汇报到卫生行政主管部门,求得紧急支援。

(2)重大事件(Ⅱ级):发生重大突发公共事件,应举全院之力才能完成救治任务,必要时可请求上级部门予以支援者。当接到关于卫生工作救援重大公共事件有关指示、通报或报告后,应急工作领导小组应启动紧急医疗救援预案,组织专家组对伤情进行评估,开展医疗救治,并分析突发公共事件的发展趋势,专家组在进行紧急救援的同时应提出应急救治的建议,并及时将情况向应急工作领导小组汇报,应急工作领导小组根据情况请求上级部门支援,并将事件汇报给卫生行政主管部门。

(3)较大事件(Ⅲ级):发生人员伤亡数超过3例的突发公共事件。当接到关于医疗卫生工作救援较大事件的有关指示、通报或通知后,应急工作领导小组应派出专家组到达现场,迅速组织开展现场医疗救援工作,并及时将情况向有关部门汇报。

(4)一般事件(Ⅳ级):发生一般突发公共卫生事件,其中死亡和危重病例超过1例的事件者。当接到关于医疗卫生救援一般事件的有关指示、通报或通知后,医院立即派出有经验的专科医生到达现场进行救治,并将现场及救治情况汇报医院办公室,以决定是否需派其他科室予以增援。

2. 应急预案分类编制 基于可能面临的多种类型突发事件,医院需要细致合理地划分具体的应急预案类型,形成协调统一的应急预案体系。《生产经营单位生产安全事故应急预案编制导则(GB/T 29639—2020)》要求,"生产经营单位应急预案分为综合应急预案、专项应急预案和现场处置方案"。

（1）综合应急预案：是指生产经营单位为应对各种事故而制定的综合性工作方案，是本单位应对事故的总体工作程序、措施和应急预案体系的总纲。从总体上阐述预案的应急方针、政策、应急组织机构及相应的职责，应急行动的总体思路等。通过综合预案，可以很清晰地了解应急的组织体系、运行机制及预案的文件体系。更重要的是，综合预案可以作为应急救援工作的基础和"底线"，对那些没有预料的紧急情况也能起到一般的应急指导作用。

（2）专项预案：在综合预案的基础上，充分考虑了某种具体的、特定类型的紧急情况，对应急的形势、组织机构、应急活动等进行更具体的阐述，具有较强的针对性。专项预案可以分为综合类、公共卫生类、院感类、护理类、药事类和医疗类，还可以具体分类到某一自然灾害、火灾、传染病、信息系统故障等。

（3）现场处置方案：在专项预案的基础上，根据具体情况而编制的。它是针对具体装置、场所、岗位所制定的应急处置措施，如危险化学品事故专项预案下编制的某重大危险源的现场处置方案等。现场处置方案的特点是针对某一具体场所的该类特殊危险及周边环境情况，在详细分析的基础上，对应急救援中的各个方面作出具体、周密而细致的安排，因而现场处置方案具有更强的针对性和对现场具体救援活动的指导性。

对医院而言，其主要应对的是各类突发公共卫生事件，应当制定有针对性的专项应急预案，并将现场处置方案包含在内。根据突发事件的本质以及发生源，可以大致分为院内卫生应急专项预案、院外卫生应急专项预案两种。

（四）使用范围　医院应急预案指导着医院的应急抢救和现场处置工作，适用于在医院范围内发生的突发事件，包括重大传染病疫情、群体性不明原因疾病、重大食物中毒和职业中毒、医院感染爆发流行、重大医疗事故等，以及医院提供公共卫生服务的范围内危化品、交通运输、火灾、水灾、地震、动乱、恐怖袭击等引发的突发事件。同时，结合整合卫生资源的要求，医院的应急预案应无条件服从上级卫生主管部门的调整和安排。

（五）编制原则　医院预案编制小组在设计应急预案时应考虑以下几方面：

1. 开放性　医院应急预案编制过程要公开透明：一是预案制定时应当吸收各方人员参与，听取他们的意见和建议，特别是对于应急处置过程中遇到的各种不确定因素，一线的医护人员能够反馈具体处理意见。二是应急预案编制完毕后要开展经常性的培训和演练，使医院全体成员了解不同部门的功能、职责、工作程序。三是要有对预案进行事后评估的机制，针对在具体执行过程中出现的问题，对现有预案的处置方法进行改进，尽力涵盖现场可能出现的各种情况，使其不断完善。

2. 一致性　医院应急预案编制时保证应急预案的每个部分都采用相似的逻辑结构来组织内容。保证应急预案每个章节及其组成部分，在内容相互衔接方面避免出现明显的位置不当。通过合理地组织预案的章节，以便每个不同的使用者能快速地找到各自所需要的信息，避免从一堆不相关的信息中去查找所需要的信息。

3. 可操作性　医院应急预案应参照相关技术资料以及国内外各类突发事件的应急预

案资料,结合医院各部门和科室的职能分工以及实际情况协调细化具体操作步骤,有针对性地制定预案应急措施。此外,还要组织科学的模拟应急演练,对预案的可操作性加以实地验证。对参与行动的各类医护人员开展常规性的技术培训也是提高预案可操作性的一个重要方式。

4. 可扩展性　医院应急预案的编制应尽量采取范例的格式,除了保持一致性,使预案在保持总体框架不变的情况下,经过适当、有针对性地调整就能应对《突发公共卫生事件应急条例》规定外的其他对公共卫生造成威胁的事件。同时,医院预案应当特别注意与上一级政府和国家的应急反应计划、与各类非政府组织(如红十字会、志愿者组织)的相关计划相互衔接,以便各级应急预案能更好地协调和对应,落实总体要求以及各项措施,利用其他单位的技术优势弥补自己的不足,也可以通过各种渠道充分利用一切可利用的资源。

5. 权威性　医院应急预案应在充分协调的基础上明确各有关部门和科室的职责、工作程序、时间限制和量化标准。要援引相关的法律法规,增强计划的权威性并且需要对预案落实、执行情况进行监督、检查,依据法律法规对不执行预案的有关部门以及责任人进行处罚,加强应急预案的执行力度。

(六) 编制内容　应急预案是应对各类突发公共卫生事件防控工作的核心,是实际操作中的理论和行动依据,《突发公共卫生事件应急条例》对应急预案编制的内容进行了7个方面要求,涵盖了组织指挥、监测预警、信息传递、应急处理、工作方案、储备调度和队伍建设。医院在编制应对突发公共卫生事件的应急预案时需参考以上原则,主要涵盖以下三方面内容。

1. 应急工作体系　应急工作体系是应急预案的前提,需要明确医院的职责和组织管理。医院监测到突发事件信息后,需要立即通知医院应急工作领导小组,医院应急工作领导小组结合应急状态的程度和涉及范围的大小,决定是否启动医院的应急预案,并根据上级医疗卫生主管部门的反馈意见及政府应急预案启动情况作出相应的调整。领导小组指挥相应的专家技术队伍、应急救援队伍等迅速到位进行应急处置工作,安排后续医疗专业人员梯队随时待命奔赴应急处置的第一线。

2. 应急准备工作　应急准备是应急预案的基础部分,提前准备好应对突发公共卫生事件应急处置所需要的各项保障工作,包括医疗设备、药品疫苗、血液制品、救护车辆、防护用品、生活物品、人员安排、预案演练等等。根据应急处置的需要,临时协调人、车、物等资源,随时准备应对突发公共卫生事件的每一个阶段、每一个环节意想不到的后勤保障需求。

3. 应急医疗工作　应急医疗工作是应急预案的核心部分,明确应急处置的工作内容。在突发公共卫生事件发生后,大量伤病员,特别是传染病患者涌入医院的情况下,医院需要在短时间内做到有序管理病患,将每个环节压缩最短时间,高效实行收治和治疗程序,避免事件进一步扩大。同时,在应急处置过程中,还要采取措施保证参加医疗、护理、管理、后勤的工作人员健康和安全。

三、专项应急预案

（一）院内卫生应急专项预案　院内卫生应急专项预案是医院有关科室为应对院内某一类突发公共卫生事件制定的预案。包括：医疗应急预案、预防保健工作应急预案、药事应急预案、设备相关应急预案、信息系统应急预案、总务后勤应急预案、安保应急预案、舆情应对应急预案等。

1. 医院感染暴发应急预案　为规范医院感染暴发报告与处理流程，提高医院感染暴发处置能力，最大限度降低医院感染对患者造成的危害，保障医疗安全，根据《医院感染暴发报告及处置管理规范》及《医院感染暴发控制指南》，结合医院实际，制定医院感染暴发应急预案。

（1）医院感染暴发概念：在医疗机构或其科室的患者中，短时间内发生3例以上同种同源感染病例的现象。

（2）组织架构：应急工作领导小组，组长：党委书记、院长；副组长：分管院领导和其他院领导；成员：院感管理委员会成员及相关临床科室主任和护士长。

（3）医院感染暴发报告流程：相关科室监测到医院感染暴发或疑似医院感染暴发立即报告院感、医务和护理部门，核实为医院感染暴发，上报分管院领导、院长，并按照规定时间向疾病预防控制中心及卫生健康委员会报告调查处置情况。

（4）医院感染暴发处置预案：

1）院感部门牵头组织专家对医院感染暴发情况进行调查，确定病例定义、进行个案分析，推测可能的感染源、传播途径及感染因素，深入开展流行病学调查，形成综合评估报告。

2）对重点科室的工作人员开展培训，使医务人员熟练掌握防治知识和技能，做好自我防护工作。

3）及时采取医院感染预防与控制措施，控制感染源，切断传播途径。建立隔离区，对病区进行分区（清洁区、半污染区、污染区），配备必要的设备，对感染者、可疑感染者及相关接触者进行医学观察。病区楼内污物通道与医疗通道严格区分，各病区的污物和垃圾由专门通道直接送到固定地点规范处理；需要重复使用或不能焚烧处理的物品应先进行消毒，再由专门通道运送到指定地点处理。每天定时对全院医疗工作地点和病区进行消毒，院感部门负责督促检查。

4）保护易感人群，为全院人员发放预防用药。对重点科室及隔离病区的工作人员除发放预防用药外，还要配发隔离衣、防护口罩、防护眼罩等防护物品。组织专家对患者积极实施医疗救治，保障患者安全。

5）密切配合上级卫生健康委员会进行调查及处置工作。

6）评价控制措施的效果，全面总结并形成报告。

2. 职业暴露（血源性）应急预案　为加强医务人员职业暴露（血源性）管理，保护医务人员职业安全,根据《医院感染管理办法》和《医务人员艾滋病病毒职业暴露防护工作指导原则(试行)》等法律、法规的相关规定,结合医院实际情况,制定本应急预案。

（1）组织管理:医务人员职业暴露(血源性)组织管理及协调工作由院感部门牵头,检验科、药剂科、公共卫生/预防保健、医务、护理部门等配合完成相关事宜。

（2）职业暴露应急处理流程:出现职业暴露后立即按流程进行紧急处理:若被针头或锐器刺伤,立即从近心端往远心端伤口旁轻轻挤压、尽可能挤出损伤处的血液,用皂液和流动水清洗伤口,之后用 0.5% 碘伏或 75% 酒精消毒;若是皮肤或眼睛、鼻腔黏膜接触患者的血液、体液,则用皂液和流动水清洗污染皮肤,用生理盐水或清水冲洗黏膜;科室核实患者感染性疾病情况,对职业暴露情况进行详细登记;办公时间到相关科室进行医学咨询,由医生给予医学处理意见;非办公时间怀疑患者为 HIV 阳性者,随时到相关科室进行医学咨询,其他情况(如乙肝、丙肝、梅毒等)均在办公时间到相关科室进行医学咨询。办公时间到院感部门登记,抽血送检验科检测,凭处方到门诊药房取药;非办公时间直接抽血送检验科检测,到门诊药房借药,工作日到院感部门登记、盖章,还处方、检验单。

（3）追踪和随访:院感部门督促职业暴露者按流程定期进行监测与随访。个人按相关科室医生的建议定期进行监测与随访。

3. 门诊患者突发病情变化应急预案　门诊医护人员应加强诊区巡视,注意询问、观察患者。发现患者在门诊任何地方出现病情变化,医院内每一名工作人员都负有报告和协助急救责任。为在患者突发病情变化时能及时有效做出相应处理,制定本预案。

（1）门诊每层楼均应备有急救设备并定点放置,有需要可就近借用,用后及时归还;使用后及时整理补充物品、药品、耗材,过期提前更换。

（2）当第一目击者为医务人员时,应迅速到达现场,初步判断患者情况和周围环境,根据患者情况,做好初步急救处理,并及时呼救,指示身边人员呼叫就近其他医务人员并携带急救物品,报告相应科室主任或护士长。急救人员到达后,继续配合抢救并护送患者至相应科室,做好交接。

（3）当第一目击者为非医务人员时,应立即通知就近医务人员,若为心搏骤停,立即给予心肺复苏操作,在医务人员到达前不得离开现场。医务人员到达后,听从医务人员指挥协助抢救,医务人员允许方可离开现场。

（4）救治的同时要关心安抚患者,联系家属,完善记录。

（5）科室做好突发病情变化患者病历讨论,总结经验和教训。

4. 门诊急危重患者优先处置应急预案　为切实做好门诊突发急危重患者的救治工作,使其得到快速、有序、有效、安全的诊疗服务,尽最大可能保障患者生命安全,制定本预案。

（1）门诊急危重患者概念:在门诊候诊或诊疗过程中突然出现各种休克、昏迷、心脏骤停、急性心前区疼痛、严重心律失常、晕厥、剧烈腹痛、头痛、哮喘持续状态等情况的患者。

（2）设立“优先处置通道”:

1）门诊患者实行首诊负责制,是否进入"优先处置通道",由首诊医生判断并决定。

2）凡进入"优先处置通道"的患者必须优先诊治。挂号、缴费等手续可后续补办。各科室间必须密切配合、相互支持,需做辅助检查、化验时,由分诊护士在申请单上盖"门诊危重患者优先处置"章并签名,同时做好登记工作。

3）门诊所有诊室必须严格执行本制度,严禁人情等因素。检查科室不得推诿患者。

（3）遵医嘱做好急救处理:

1）需要急救患者按"门诊患者突发病情变化应急预案"进行处理,保证急救工作有效、有序进行。

2）需转送其他科室者,由首诊医生或分诊护士陪同转送,并做好交接。

（4）患者信息登记:分诊护士督促补办挂号手续,首诊医生在门诊电子病历上做好记录。

（5）病历讨论:科室每月讨论急危重患者优先处置情况,总结经验和教训。

5. 门诊患者跌倒应急预案　当患者在门诊区域内不慎跌倒,医院每一位工作人员发现后均应立即报告并妥善安置患者。制定预案如下。

（1）医院每一位员工（包括导医、保安、清洁工等）遇到患者跌倒均应立即报告并妥善安置患者。

（2）非医务人员对患者情况无法正确判断时,应呼叫周围医务人员,医务人员到达后,听从医务人员指挥协助处置,医务人员允许方可离开现场。

（3）到达的医务人员应立即询问患者,检查伤处,测量生命体征,初步判断患者情况。

（4）必要时通知医师,按医嘱进行处理。

（5）科室讨论跌倒原因及整改措施,并由门诊当班护士上报患者跌倒不良事件。

（6）护理部检查整改措施落实情况。

6. 门诊高峰分流应急预案　为维护正常的医疗秩序,加强门诊管理,提高医疗质量与安全,切实贯彻"以患者为中心"的服务宗旨,制定门诊高峰期相关应急预案。

（1）窗口服务应急预案启动条件及应急措施:

1）当窗口排队患者超过警戒线,等候人数过多时,立即增加窗口,并且增加机动窗口,上报科室负责人。

2）安排准备休息的人员延时下班、在家休息的人员迅速到场。

3）应急情况下放宽优先通道的条件,例如由晚孕优先改为孕妇优先,老人优先年龄提前。

4）临时增派导医和志愿者,做好解释,指引患者快速、合理分流。

（2）医技科室预案启动条件和应急措施:

1）随时观察候诊患者的数量,当候诊区患者突然增多时,立即报告科室负责人,启动预案。

2）启用备用检查室，及时派人增援。

3）及时向各临床住院科室反馈信息，实行门诊患者和住院患者错时检查（急危重患者除外）。

4）按不同检查项目有序合理分流患者，引导患者优先选择候诊人数较少的项目检查，避开高峰。

5）科室工作人员和导医做好解释工作，并请求志愿者协助。

7. 突发核与放射事故医学应急预案　为及时有效地应对医院突发的核与放射事故，避免或减少因核与放射事故造成的人员伤亡、社会影响和经济损失，依据《中华人民共和国放射性污染防治法》《中华人民共和国职业病防治法》《放射性同位素与射线装置安全和防护条例》《放射性废物安全管理条例》等制定本预案。

（1）应急组织机构与职责：医院成立核与放射事故医学应急工作领导小组、专家组、医学应急处置专业队。领导小组负责组织指挥、协调核与放射事故医学应急准备和响应工作。专家组职责：提供核与放射事故医学应急技术指导和建议；参与核与放射事故医学应急预案的制定及修订；参与对核与放射防护、救治等相关技术人员的技术指导与培训；参与核与放射事故发生后的卫生学评价；参与核与放射事故现场医学应急处置指挥部工作或参与现场处置的指导工作。医学应急处置专业队人员专业应包括放射医学、核物理、辐射防护、核辐射损伤救治、血液、流行病学及心理辅导等。负责医疗救治、辐射防护、剂量监测及医学应急信息的报告与相关数据库管理；根据现场剂量估算和临床诊断估算剂量进行合适的医学处理及定期医学跟踪观察；负责检查督导核与放射事故医学应急处置措施的实施。

（2）医学应急准备：核与放射事故医学应急处置专业队根据职责，组织完善核与放射事故医学应急工作所需仪器设备、药品，并使之处于良好的工作状态；应当储备并及时更新相应的物资（如医学应急药箱、个人防护用品、放射损伤防治药物、放射性核素阻吸收和促排药物、污染防护服、带呼吸器的防护面具、带滤膜的防护口罩、防护靴、防护手套等）。如发现需完善但没能解决时要及时向应急工作领导小组报告，由应急工作领导小组统一协调，督促相关部门保障物资和经费的落实。发生涉及核与放射事故，各科室要立即向院应急办、公共卫生、保卫部门报告，核实后立即向主管领导及医院核与放射事故医学应急工作领导小组报告，同时向卫生监督部门报告。发生下列核与放射事件情形之一的，应当及时报告及调查处理，如实记录相关内容。

（3）核与放射事故应急处理：

1）发现核与放射事故：发现核与放射事故后，在立即上报的同时，医学救援、辐射防护和剂量监测人员接到指令（信息），穿戴防护服、个人剂量仪、辐射监测仪、取样设备和应急药箱奔赴现场。

2）人员救护：对伤病人员进行现场救护，普通伤病员和轻度放射损伤伤病员送省级卫生行政部门批准的医疗机构治疗，中、重度放射损伤伤病员送国家卫生健康委员会核事故医学应急中心治疗。

3）现场辐射监测：开展与人有关的事故现场辐射监测，确定放射性核素种类或射线种类，剂量率大小，取包括血液、尿、便、擦拭物、毛发、指甲等生物样品和必要的环境样品，并进行现场剂量模拟；进行地表 γ 剂量率测量、地表污染测量及核素分析，如有必要采集空气、水和食品取样，为救治放射损伤患者和病情的判定提供剂量依据。

4）受照剂量估算：对有可能受到超剂量照射的受照人员进行受照剂量估算。测量方法包括：进行事故过程调查和剂量模拟测量；利用人体伴随物的某些物理性质来测定人体局部剂量；利用某种技术手段对超量程的剂量计重新获取读数结果。

5）污染处理：对放射性污染事故，在事故现场设立人员放射性污染洗消站。洗消站配备放射性污染监测仪、放射性物质洗消液等去除污染的设备和用品，受污染人员经初步去污处理后送医院救治。

（4）核与放射事故响应的终止：核与放射事故响应终止的条件：核与放射事故源项已经消除，放射源受到控制，放射性污染得到清除；人员得到有效救治，未出现新的放射损伤人员且原有伤员病情稳定。应急状态终止后如有需要，应当继续进行人群健康状态追踪和评估工作。医学应急响应终止程序：由负责核与放射事故医学应急响应的卫生行政部门组织专家对核与放射事故医学应急响应进行评估，提出终止医学应急响应的建议。核与放射事故的最终响应终止权在省（地方）核管委。

（5）核与放射事故的总结与评估报告：对事故的医学应急处置过程、措施进行总结分析；对事件后期进行评估，估计群体受照射情况和健康危害后果；提出长期健康跟踪和人群影响监测的建议；并修改完善放射事故医学应急预案。

8. 药事应急预案   为应对药事突发事件，保障药品供应，及时控制和消除突发事件引起的危害，制定药事应急预案。本预案适用于发生在院内的各类药事突发事件的应急处置。

（1）组织架构：

1）药事突发事件应急工作领导小组：由主管院领导任组长，药学部门、医务处、护理部、安全生产与保卫处、院办公室、总务处为小组成员。职责为领导和指挥药事突发事件的处理，对重大问题做出决策；对医疗、后勤保障、安全保卫、物资供应等及时调度，确保对突发事件的有效处理。

2）药品供应组：职责为从多渠道获取药品信息，进行市场信息的追踪。根据医院的治疗指南或专家意见制定基本采购计划，包括治疗指南或专家组指定的药物目录品种，写明药品的名称、疗程、用量、金额、预计接受治疗的人数，需要考虑药物治疗方案之间的相互替代性，并在采购过程中保证紧缺药品供应。负责医院药品的采购、保管、发放工作。供应库存药品和协调各药房抢救药品的调剂。严控药品质量，查验每批次的质检报告和有效期。

3）药品调剂组：职责为优先执行突发事件医疗救治药品的调剂工作，优先执行其他与突发事件相关的临时性调剂任务。对参与突发事件救治的一线药剂人员进行切实有效的防护(包括人身安全和防止被传染等)。必要时设立特殊门诊药房,常规工作包括:药品领发、排班、账务管理和消毒等。为临床提用用药信息,保障药品供应,做好药品的储备工作,防止积压,做好患者的用药咨询和宣传工作。严控药品质量,仔细检查药品的有效期。

4)临床药学和临床药理组:职责为负责突发事件中药物信息、临床药学和药物安全性方面的工作。收集整理药物信息,及时向临床传递合理用药信息。负责药物的不良反应(ADR)监测、报表的收集和上报,反馈。对临床报告的严重药品不良事件,协助医务部门和临床科室妥善处理,并及时上报药品不良反应监测中心。

(2)应急处置流程:

1)信息报告:正常工作时间,如发生药事突发事件,发现者应第一时间向本小组组长报告并初步判断响应级别,同时报告科主任,药学部门内部可解决的事件由科主任协调解决;需要个别职能科室协调解决的或需要调动全院力量解决的事件应立即向应急工作领导小组报告,同时提出初步处理意见,如在夜晚及节假日发生,当班人员应第一时间向科主任及应急工作领导小组报告。

2)先期处置:药事突发事件发生后,各小组应根据事件性质做出基本处理,初步确定事件级别,控制事件继续扩大,掌握动态并及时上报。药事应急工作领导小组接到事件信息及评估结果后,应迅速召集各相关职能科室做好调度工作。

3)应急响应与终止:各相关小组接到药事突发事件应急工作领导小组指令后,启动应急方案;其他科室负责人务必积极配合进行突发事件的调查和救援工作,不得推诿;突发事件处理完毕后,药事突发事件应急工作领导小组指示终止应急反应。

4)响应等级调整:药事突发事件响应等级根据事件发展及处置状况进行调整。出现紧急情况和严重态势时,可直接提高响应等级。

5)善后处置:要积极稳妥、深入细致地做好善后处置工作,确保药品安全,账物相符,需上报市场监督管理局或者药品不良反应监测机构的应及时上报,其他按有关规定处理。

6)调查与评估:药事突发事件应急启动后,应该立即着手对事件起因、性质、影响、责任、经验教训等问题进行调查评估,在善后处置工作结束后尽快以书面形式上报。

(3)监督管理:

1)预案演练:药学部门应制定应急演练计划,根据工作需要以适当形式开展药事突发事件应急演练,明确演练要素。做好实施应急处置的各项准备,确保一旦发生突发事件,能迅速投入应急抢险救援。

2)宣传和培训:药学部门应利用院内网、公众号、公示栏、宣传手册等多种形式向药师、医护人员及社会公众科普药事突发事件的相关知识;有组织、有计划地开展药事突发事件防护知识及自救互救技能培训,并将药事突发事件应急处置知识纳入专业培训内容,提高业务水平和应急处置能力。

9. 急救及生命支持类医疗设备应急预案　根据《医疗器械监督管理条例》《医疗器械

临床使用安全管理规范（试行）》,制定本预案。

（1）急救及生命支持类医疗设备定义:本预案所称急救及生命支持类医疗设备是指用于对患者实施抢救和生命体征维持等目的的医疗设备,如呼吸机、除颤起搏监护仪、心电监护仪等。

（2）组织架构:

1）设备安全(医疗设备和后勤设备)应急工作领导小组:

组长:分管院领导。

成员:设备、医务、护理、总务部门负责人。

职责:组长负责急救医疗设备应急方案的统一指挥工作;使用科室负责本科室应急保障任务的执行,科室主任作为本科室急救医疗设备应急保障的负责人;设备部门负责急救医疗设备的维护保障和紧急调配;总务后勤部门做好物资保障准备。

2）设备部门应急工作小组:

组长:设备部门负责人。

成员:设备部门工作人员。

职责:设备部门负责急救医疗设备的维护保障和紧急调配。负责预案启动后急救医疗设备的调用、外借、运输、维修及协调处理等各项工作。

（3）分级应急处理流程:

1）Ⅰ级应急处理流程:当医院抢救或突发性公共卫生事件发生,医院急需调用急救医疗设备但无法满足使用时,设备部门上报应急小组,应急小组启动医院应急预案:上报院领导,通知医院各专项应急工作领导小组。必要时上报卫生健康委员会申请区域协助调配。

2）Ⅱ级应急处理流程:当发生急救及生命支持类医学装备使用过程中损坏或突然故障时,临床急需使用而本科室无同类设备替代、需院内多科室调配,当班护士通知护理部,护理部及时到达现场了解情况并参照全院急救设备分布图以就近调配、设备冗余科室为第一调配科室的原则调配待用急救设备,同时拨打设备部门故障电话报修,恢复设备使用。

3）Ⅲ级应急处理流程:当发生急救及生命支持类医学装备使用过程中损坏或突然故障时,本科室有替代设备或就近科室有设备可及时调配,同时拨打设备部门故障电话报修,恢复设备使用。

（4）预防措施和保障机制:

1）医护人员应熟知急救医疗设备的操作规程,并能熟练操作设备。

2）急救医疗设备应相对固定放置,医护人员应知晓放置位置。

3）使用科室应每日检查设备状况,确保设备处于良好待用状态;发现故障不能自行解决的,应立即向设备部门报修。

4）使用科室每3个月不少于一次对配有蓄电池的设备进行放电、充电,使蓄电池处于良好状态。

5）在使用设备过程中,医护人员应随时观察设备的状态是否正常。

（5）应急措施:

1）当发生重大突发公共卫生事件时,设备安全(医疗设备和后勤设备)应急小组人员应及时到达现场,服从医院应急工作领导小组的统一指挥,协调从各科室调配待用急救设备。急救医疗设备所在科室,应提供操作技术支持,并按照正确的操作规程指导、协助各调用科室正确操作使用。各科室不得以任何理由拒绝调用本科室未使用的急救医疗设备。

2）当医院遇到突发重大群体事件而备用急救医疗设备又无法满足各科室使用时,应及时报告医院应急工作领导小组,协调向其他医院联系借调。

3）急救医疗设备使用完毕,调用科室应做好装备的清洁消毒工作,并及时送回设备借出科室,院外借用的设备由设备部门归还。

4）急救医疗设备临床工作中突然出现故障,设备操作人员及时报告科主任,并通知医疗设备维修人员。

5）操作人员按程序关闭故障设备,与患者联结的急救及生命支持类医疗设备应脱机,并采取紧急替代措施,如简易呼吸器、人工气囊替代呼吸机,漏斗洗胃替代电动洗胃机,人工吸痰替代电动吸痰等。

6）设备部门负责维修人员接到通知后应在10分钟内到达事发地点进行维修,同时向设备部门负责人报告设备状况。

7）预案终止后,急救及生命支持类医疗设备应急小组应对本次预案执行情况进行评价、总结,并根据实践经验对预案进行补充改进。

10. 医用气体供应故障应急预案　为确保医用气体供应发生故障时,保障患者的生命安全,制定本预案。

（1）应急报警:当医用气体供应故障事件发生时,第一发现人(如病房护士)应立即向设备部门报告,内容为医用气体供应故障发生的时间、地点、涉及范围等情况。

（2）现场救援:

1）病房内单个需要吸氧的患者,护士要提供氧气袋/筒进行吸氧;多个需吸氧的患者,护理人员尽可能将他们集中管理,如有条件,请氧气站提供氧气筒串联供氧。或向医务、护理部门汇报,根据供气恢复情况,组织院内调整床位集中供氧。

2）如果病房内有使用呼吸机的患者,医护人员要马上给患者脱掉呼吸机,进行呼吸囊手工辅助呼吸,待用氧气瓶连接好呼吸机后重新连接患者,或请求暂时转入 ICU 治疗。

3）需负压吸引的患者可使用电动或手动吸引器。

（3）备用医用气体管理:

1）氧气筒始终要保持洁净,无锈蚀、无油污,瓶内压力充足。

2）氧气筒放置在不易碰撞、易于取放的安全位置,远离易燃易爆品和电器火源。

3）配套器具妥善保管,急用时不影响取用。

4）各临床科室要配备有氧气袋/筒、电动和手动负压吸引器,重症监护室和手术室还要安装应急氧气汇流排,配备一定数量的氧气筒及配套的装置。

（4）应对医用气体供应故障的培训:护理部门负责定期组织护士进行应急状况下的吸氧、吸痰方法和技能的培训与考核。培训内容包括:氧气袋的正确使用、更换氧气减压阀、用氧气筒连接呼吸机,电动和手动负压吸引器的使用、注射器吸痰法等应急技术操作。

11. 医疗废物流失、泄漏、扩散和意外事故应急预案　发生医疗废物流失、泄漏、扩散和意外事故时,应当按照以下要求及时采取紧急处理措施。

（1）工作人员应当做好卫生安全防护后进行工作。确定流失、泄漏、扩散的医疗废物的类别、数量、发生时间、影响范围及严重程度。

（2）组织有关人员尽快对发生医疗废物泄漏、扩散的现场进行处理。

（3）对医疗废物污染区域进行处理时,应尽可能减少对患者、医务人员、其他现场人员及环境的影响。

（4）采取适当的安全处理措施,对泄漏物及受污染的区域、物品进行消毒,或者其他无害化处理,必要时封锁污染区域,以防扩大污染。

（5）感染性废物污染区域进行消毒时,消毒工作从污染最轻区域向污染最严重区域进行,对可能污染的所有使用过的工具也应当进行消毒。

（6）处理工作结束后,应当对事故的起因进行调查,采取有效的防范措施,预防类似事件的发生。并对处理过程进行评估,不断修改完善预案。

12. 信息系统故障总体应急预案　随着信息技术不断的发展,信息系统应用覆盖医院各个方面,已经成为支撑医院业务正常运营的基础设施之一。为防止因医院信息系统出现故障而影响全院正常医疗秩序,确保患者在特殊情况下能够得到及时、有效的治疗,制定本预案,以便各科室、各部门在应急情况下有执行依据。

（1）医院信息系统出现故障报告程序:当由于各种原因,引起各工作站访问数据库速度迟缓、不能进入相应程序、不能保存数据、不能访问网络、应用程序非连续性工作时,要立即向信息部门报告。信息部门工作人员对各工作站提出的问题必须高度重视,做好记录,经核实后及时向各工作站反馈故障信息,同时召集有关人员及时进行讨论。如果故障原因明确,可以立刻恢复的,应尽快恢复工作;如故障原因不明、情况严重、不能在短期内排除的,应立即评估修复时间报告信息部门负责人。

（2）医院信息系统故障分级:

1）根据故障发生的性质不同分为三级响应:

Ⅰ级响应:门诊类信息系统30分钟内无法修复或者住院类信息系统故障2小时内无法修复,导致系统全面瘫痪无法使用。

Ⅱ级响应:单一信息系统故障,30分钟内无法修复,不影响其他系统业务正常运行。

Ⅲ级响应:单一信息系统故障,30分钟内可以修复。

2）针对上述故障响应等级,处理原则如下:

Ⅰ级响应:信息部门负责人上报院领导及院应急办,由信息网络安全应急小组协调恢复工作。

Ⅱ级响应:信息部门负责人上报信息网络安全应急小组,由信息网络安全应急小组协调恢复工作,信息部门集中解决。

Ⅲ级响应:由信息系统管理员单独解决并详细登记维护情况,待系统修复后上报信息部门负责人。

（3）各部门协调安排注意事项:

1）所有手工操作的统一启动时间由信息网络安全应急小组通知,相关部门严格按照通知时间协调各项工作,在未接到新的指示前不准私自操作计算机。

2）挂号工作协调:挂号处由门诊办公室负责联系协调;网络恢复后,操作人员要及时将中断期间的患者信息录入到信息系统。

3）收费处工作协调:由财务部门负责协调各个收费部门;各收费部门小组长负责总体联络协调,要与信息部门保持联系,及时反馈沟通最新消息;当系统恢复正常时,由收款员负责对网络运行稳定性进行监测,如不稳定,及时向信息部门反馈情况;在接到使用计算机的指令并重新启动运行后,收款员逐步转入到机器操作。

4）出院结算处的工作协调:由财务部门总体负责联络协调;当系统恢复正常时,由结算员负责对网络运行稳定性进行监测,如不稳定,及时向信息部门反馈情况;在接到使用计算机的指令并重新启动运行后,收款员逐步转入到机器操作。

5）护士工作站的协调:护士工作站由护理部门协调;接到信息科通知恢复运行时间,按要求补录医嘱。

6）医技检查工作协调:由医务部门负责协调;在网络停运期间应详细留取、整理检查申请单底联;网络恢复后根据检查单底联登记,按要求补录检查信息。

7）药房工作协调。由药剂部门负责协调;严格按照信息科通知的时间及要求进行操作;网络故障时,根据临床科室提供的药品应急单发药;网络恢复时,对临床科室补录的医嘱进行发药并确认,同时与发药时药品请领单内容详细核对,如发现内容不符,须详细追查。

8）各工作站接到重新运行通知时,应重新启动计算机,应严格按照信息部门的要求进行恢复工作;启动Ⅰ级响应时,通知保卫部门增派安保力量,协助维持现场秩序,注意患者安全。

（4）信息部门应急工作规定:

1）信息部门应急小组成员保持24小时通信畅通,硬件及软件维护部门应严格落实24小时值班制度。

2）当服务器确认出现故障时,由信息系统管理人员和信息数据库管理人员配合,按相关操作流程进行系统恢复。

3）信息数据库由信息部门负责人指定专人负责恢复,人员变动时应有交接手续。

4）当网络线路不通时,信息网络管理人员应立即到场进行维护,当光纤损坏时应立即使用备用光纤进行恢复,交换机出现故障时,应使用备用交换机。

5）对每次的恢复细节应做好详细记录。

6）平时定期对全系统备份数据要进行模拟恢复演练,以检查数据的可用性。

13. 停电应急预案

（1）组织架构:

1）机电应急小组:职责为抢修组负责现场抢修配电线路和科室供电检查、恢复;保障组负责保障物资供应、维护秩序;通信组负责联系相关人员和汇报工作。

2）各科室人员:主要职责为各科室备好应急照明,如手电筒、手机照明、其他应急照明。医务人员巡视患者情况,安抚好患者,做好解释工作。通知患者或家属留在原地,避免混乱。设备部门指导医护人员在紧急情况下正常使用设备。重要科室启动部门紧急预案,评估危重患者,采取必要预防措施,如转移或疏散患者,改变患者呼吸方式等。电梯维保人员应检查受影响的电梯是否有人员被困,及时放出被困人员。

（2）供电保障:①两站两线双回路;②发电机;③重点科室不间断电源（UPS）。

（3）停电预警(停电5分钟及以上):预警分级为Ⅰ级、Ⅱ级、Ⅲ级。

Ⅰ级停电预警:全院所有科室停电预警。

Ⅱ级停电预警:重点科室、信息机房、医技科等科室停电预警。

Ⅲ级停电预警:普通科室停电预警。

（4）医院停电分级应急处理流程:

1）Ⅰ级停电应急处理流程:机电值班员通知机电应急组长(机电部长),应急组长上报总务部门,总务部门上报院应急办,院应急办启动医院应急预案:上报院长,通知医院各专项应急工作领导小组。机电应急组长(机电部长)组织抢修人员检查配电房、发电机、UPS等设备,抢修人员反馈预计恢复供电时间至应急组长,应急组长再反馈至总务部门,总务部门反馈至院应急办,院应急办通知各科室预计恢复供电时间。机电应急组长通知重点科室责任人,现场就位。了解重点科室情况,反馈至值班员。

2）Ⅱ级停电应急处理流程:机电值班员通知机电应急组长,机电应急组长通知总务部门,总务部门上报分管院领导,通报医务、护理、设备部门。机电应急组长组织抢修人员检查配电房、发电机、UPS等设备,抢修人员反馈预计恢复供电时间至机电应急组长,机电应急组长再反馈至总务部门,总务部门通报停电科室、医务、护理、设备部门。机电应急组长通知重点科室责任人,现场就位。了解重点科室情况,反馈至值班员。

3）Ⅲ级停电应急处理流程:机电值班员通知机电应急组长,组织技术人员现场检查线路,恢复供电后上报总务部门。

（5）应急抢修注意事项:

1）应急小组成员应保持 24 小时通信畅通,并牢记职责。

2）在假期或其他非正常班抽调值班人员处理,故障不能排除时通知应急小组人员赶赴处理。

14. 疑似食物中毒应急预案　医院食堂为保障患者和医院职工健康,在加强常规管理的同时,同时加强食堂食物卫生工作管理,即对患者和职工非正常中毒或食物中毒事故,制定本预案。

（1）组织架构:

1）医院食堂食物中毒应急小组:职责为领导和指挥食堂食物的处理,协调各组之间工作,及时上报有关部门。

2）现场保障组:职责为负责组织人员现场抢救工作并拨打急救电话;为事故应急救援提供好急救工具(如担架、轮椅等);按医务人员指导转移患者。

3）现场控制组:职责为接到指示后立即通知后厨停止生产;封存相关食品及就餐中毒人员疑似食物留样;禁止无关人员进入留样区域。

（2）疑似食物中毒应急处理流程:

1）及时上报:在食品供应过程中或就餐者用餐时,一旦发生食物中毒或疑似食物中毒,以及发现食品感官性状可疑或有变质可疑时,经确认后,立即撤收处理该批全部食品,第一时间内通知相关人员停止用餐。当班食堂经理应及时向总务、急诊、院感部门及疾病预防控制中心报告。报告内容应包括发生中毒的单位、地址、时间、中毒人数及死亡人数,主要临床表现,可能引起中毒的食物等。以利于有关部门积极采取措施、组织抢救、调查分析中毒原因和预防。若怀疑投毒则向公安部门报告。

2）医疗救护:食堂经理在第一时间组织人员、立即将中毒人员送急诊,抢救中毒人员。

3）现场控制:保护现场、封存一切剩余可疑食物及原料、工具、设备、保护好中毒现场和食堂留样,发生食物中毒后在向有关部门报告的同时要保护好现场和可疑食物,患者吃剩的食物不要急于倒掉,食品用具、工具、容器、餐具等不要急于冲洗,患者的排泄物(呕吐物、大便)要保留,以便卫生健康部门采样检验,为确定食物中毒提供可靠的情况。

4）信息反馈:食堂经理及与本次中毒有关人员,如厨房工作人员、打餐人员及患者等应如实反映本次中毒情况。将患者或职工所有的食物,进餐总人数,同时进餐而未发病者所吃的食物,中毒人员的主要特点,可疑食物的来源、质量、存放条件、加工烹饪的方法和加热的温度、时间等情况如实向有关部门反映。

5）对中毒食物的处理:在查明情况之前对可疑食物应立即停止食用。在卫生健康部门已查明情况,确定了食物中毒的原因及责任,即可对于引起中毒的食物及时进行处理:对中毒食物可采取煮沸 15 分钟后掩埋或焚烧;液体食品可用漂白粉混合消毒;食品用工具、容器可用 1%~2% 碱水或漂白粉溶液消毒;患者的排泄物可用 20% 石灰乳或 5% 的来苏溶液进行消毒,防止流行病的发生。

6）善后处理：食堂经理与医院负责人协商，做好就餐者思想工作，稳定就餐者情绪。配合卫生及监管部门作带菌检查和取证工作，按照卫生及监管部门的要求如实提供有关材料和样品。

7）总结与修订：食堂经理与医院负责人对预案启动后存在的问题进行总结，必要时对本预案进行更新。

（3）疑似食物中毒事件应急处置注意事项：

1）应急小组成员应保持 24 小时通信畅通，并牢记职责。

2）各组一定由应急小组组长统一指挥、统一协调，及时上报各组情况。

15. 消防安全应急预案　为全面贯彻落实"安全第一，预防为主，综合治理"的方针，增强医院整体应对火灾事故的应急处置能力，减少因火灾事故造成损失和人员伤亡，构建安全、舒适的诊疗环境，保障医患人身和财产安全，制定本预案。

（1）分级响应：

Ⅰ级响应：发生火情自行灭火失败或火情引起负面反响。

Ⅱ级响应：发生火情自行灭火成功并未引起负面反响。

（2）应急措施：

1）职工：①报警：发现火情保持冷静，大声呼救，让就近电话机旁医护人员迅速拨打消防控制部门电话或利用报警按钮报警，报警时讲清楼层/部门、起火部位、火势大小、燃烧物质和报警人姓名。②灭火：一分钟内组织其余医护人员就近取用灭火器进行灭火。③疏散：消防应急各分组到达现场后，与医护人员做好解释沟通，组织患者及家属等人员有序通过安全出口，并指引其往逃生通道疏散。

2）保卫部门：消防控制部门接到报警电话，利用对讲机通知消防应急各分组到达现场，启动Ⅱ级响应，并电话告知保卫部门消防干事。保安消防应急各分组 3 分钟内到达现场，根据现场火情拨打公安报警电话，信息反馈消防控制中心，启动Ⅰ级响应；利用灭火器及消防栓等消防设施进行灭火；做好解释沟通，有序组织人员通过安全出口，并指引往逃生通道疏散。

（3）分析原因：事后做好伤情评估，做好人、财、物损失情况的统计并上报领导，消防安全应急小组对火灾起因进行分析，并提供书面的事故分析报告，避免类似问题发生。

16. 反恐安保应急预案　为了应对可能发生在医院的恐袭事件，保护群众人身和公共财产安全，保障医院医疗秩序不受侵害正常进行，维护社会安定，制定本预案。

（1）分级响应：

Ⅰ级响应：当发生人员伤亡及重大财产损失（万元以上）情况下，保卫部门负责人通知分管院领导及应急办，协调各应急小组参与事件伤员救治、安抚等后续工作。

Ⅱ级响应：当发生人员受伤及少量财产损失情况下，保卫部门通知院治安干事及保卫部门负责人到达现场，参与事件的救援及后续工作。

（2）应急措施：

1）职工：①报警：院内遇突发事件时保持冷静并高度警惕,迅速向医院监控中心报警；报警时讲清楼层/部门、现场情况和报警人姓名；②疏散：医护人员有序地组织患者及家属从安全出口指引方向往逃生楼梯/电梯离开现场。

2）保卫部门：监控中心值班员收到报警电话立即利用对讲机通知安保应急各分组到达现场；启动Ⅱ级响应,通知保安部门负责人；安保应急各分组到达现场后协助医护人员转移人群至安全区域,同时佩戴安防工具抵达现场,快速制止恐怖事件,并维护好现场,若发现有受伤人员立刻送往急救。

（3）总结分析：突发事件处置后,做好善后工作,做好人、财、物的统计并上报领导,保卫干事对事件进行分析,并提供书面的事故分析报告,避免类似问题发生。

17. 危险化学品事故应急预案

（1）危险化学品事故概念：危险化学品可能发生的事故类型主要是火灾爆炸、泄漏、易燃化学品的泄漏处理不当,随时可能转化为火灾爆炸事故,而火灾爆炸事故又常因泄漏的蔓延扩大。有毒有害气体泄漏,易造成多人中毒事故发生。

（2）分级响应：

Ⅰ级响应：当发生危险化学品火灾事故确认无法扑救或危险化学品泄漏无法控制,保卫部门负责人通知分管院领导及医院主要负责人,并上报应急办,协调各应急分组参与火灾事故后续救援工作。

Ⅱ级响应：当发生烟雾报警,且科室通过自救已将隐患排除,消防值班负责人通知院保卫部门消防干事及负责人到达现场,参与轻微火灾事故的抢救及后续调查工作。

（3）处置流程：

1）报警：当危险化学品储存场所发生大量泄漏或火灾情况时,当班人员应迅速撤离事故现场,及时拨打院内报警电话并说明地点,事故原因及何种物质引起；院应急办收到事故报告后应迅速上报上级管理部门,医院消防部门收到报警电话迅速拨打110报警。

2）疏散人员：保卫应急人员立即赶往现场,组织人员疏散,撤离事故现场时应佩戴防毒面具或湿毛巾捂住口鼻,往上风、安全处撤离。

3）现场施救：当发生火灾时,灭火人员根据管理人员提供的火势信息（何种物品、多少数量、如何抢救）,在保证自身安全的情况下采取合理措施组织灭火并抢救。

4）根据现场情况变化,及时拨打110反馈信息。

（4）不同危险化学品泄漏的处理方法：

1）当危险化学品发生泄漏后,应断电,小心火种,防止发生火灾和爆炸。

2）当氯气或氨气泄漏对人体造成伤害时,应迅速佩戴防毒面具撤离现场,一旦吸入立即转移至新鲜空气处,必要时实行人工呼吸急救。

（5）总结：完成应急处理后,召集消防安全应急工作领导小组开会,并对事件做总结、分析,以书面形式上报院领导,加强危险化学品安全隐患日常排查,避免事件再次发生,造成不必要的影响。

18. 突发事件下的舆情应对应急预案

（1）组织架构:舆情应对小组,职责为:根据舆情事件情况启动应急预案,协调相关部门处理;制定舆情控制与信息发布方案,草拟新闻发布内容,安排或接受记者采访;总结和分析舆情事件处理情况;落实上级相关部门的处理意见。

（2）舆情分级:

Ⅰ级舆情:上级部门监测到且要求医院及时处理的舆情,媒体已经报道并已经或有可能严重影响到医院声誉的舆情。

Ⅱ级舆情:媒体客观报道且可能影响医院声誉的舆情。

Ⅲ级舆情:有可能报道的一切事件,或有影响医院声誉的潜在风险舆情。

（3）舆情响应:

1）Ⅰ级响应:发生Ⅰ级舆情事件后,医院应急工作领导小组快速反应,由组长主持召开领导小组会议,当事科室汇报事件情况,客观剖析事件原因,准备对外通稿或发言稿,必要时执行新闻发言人制度,关注事件发展,随时调整舆情级别,及时向上级相关部门报告。

2）Ⅱ级响应:发生Ⅱ级舆情事件后,医院宣传部门负责人立即了解事件情况,向分管院领导汇报,决定是否召开舆情应对会议,积极回应。随时将情况向医院应急工作领导小组组长汇报。

3）Ⅲ级响应:发生Ⅲ级舆情事件后,当事部门负责人要将事件经过整理成文,并向医院宣传部门负责人报告,对舆情动态保持密切关注。

（4）应急程序:舆情应急,应坚持以正面导向为主,增强事件处理透明度,以疏代堵。科室人员及时通知舆情应对应急小组,并尽快提供书面资料或音像资料,监测媒体报道并存档。

1）暂不回应,保持关注。

2）发布回应,媒体已发布负面新闻或就负面信息向医院了解时。

3）接受传媒采访,由医院新闻发言人或指定人员接受采访。

（5）健全制度:

1）建立信息反馈常态机制,严格执行信息报送制度。

2）建立舆情监控体系,积极应对媒体舆情,如通过新闻评论、BBS论坛、博客、新闻跟帖、转帖及微博等媒介传播的舆情信息,要加强监测监控力度,设专人进行监控,做到早发现、早上报、早应对、早处置。

3）健全信息公开制度,要全力做好信息公开透明,尤其是在处置突发事件过程中,要做到及时、客观、透明,把握舆论的主动权,最大程度消除突发事件所带来的社会负面影响,促进事态向良性方面发展。

（6）完善预案:舆情应对处置结束后,舆情应对应急小组组织有关部门,对应对处置工作进行总结,针对网络舆情应对处置工作中的成功经验以及暴露出来的问题,进一步修改完善本预案。

19. 病案保护及信息安全应急预案

（1）组织构架:病案及信息安全应急小组。

组长:病案部门负责人

副组长:信息部门、保卫部门负责人

成员:病案、信息、保卫部门相应技术人员

职责:①突发事件发生时,在医院应急工作领导小组的统一指挥下做好病案和信息安全的保护工作,并配合其他部门处理好突发事件;②根据突发事件发生所涉及的范围、程度,就病案和信息安全的应急措施及时向医院应急工作领导小组提出建议和方案,供其参考;③组长指挥工作人员争取第一时间控制局面,把损失降低到最低程度;④定期对相关人员进行紧急情况下处理故障(事故)的业务训练和培训工作;⑤在应急处理工作结束后,及时总结分析突发事件,健全制度,填补漏洞。

（2）预案启用条件:

1）出现火灾等破坏,使病案资料受到损害或病案信息安全受到威胁的情况。

2）出现病案库房内排水管渗漏,附近排水渠堵塞,空调制冷系统漏水等使病案资料受到损害的情况。

3）由于病案库房的防潮、防尘、防害虫等工作未做好,使病案资料受到严重损害的情况。

4）由于病案资料或病案信息被窃取、抢夺等,导致病案信息被泄露,使病案信息安全受到损害的情况。

5）由于硬件、软件发生故障,网络崩溃或受到病毒/黑客攻击,使病案信息系统瘫痪或不能正常运行的情况。

6）其他任何正常工作秩序被扰乱,日常配备不能应付的情况。

（3）应急处置:

1）病案库发生火灾:发生火灾时应立即反应,同时向上级领导、组织汇报情况,统一领导,服从指挥。医院病案室库房发生火灾必须及时报警和组织扑救。接火警电话后,医院必须立即启动灭火应急预案,组织人员立即到达现场展开灭火,义务消防队和其他有灭火能力的员工必须积极参加灭火行动,服从灭火现场负责人的指挥,任何人不得阻碍灭火行动。火灾发生时,义务消防队各个行动队必须按照职责,做好接警报警、灭火、通信联络、安全疏散、抢险救护、现场警戒等工作,有效控制火灾,减少火灾造成的损失。

2）发生管道渗漏、库房漏水:发生管道渗漏、库房漏水等时应立即反应,同时向上级领导、组织汇报情况,统一领导,服从指挥。发生管道渗漏、库房漏水的情况时,病案部门应及时采取措施控制渗漏,防止渗漏范围扩大。及时报告后勤部门抢修人员进行修补,从源头上控制渗漏。抢修人员控制渗漏后,病案部门工作人员及时将已经浸湿的病案资料进行晾晒、风干,防止长期浸泡导致病案资料受损。应急事件处理工作结束后,要做到定期排查库房安全情况,雨水季节增加自查频度,做到防微杜渐。

3)发生病案资料被窃取抢夺、病案信息泄露:当发生病案资料被窃取抢夺、病案信息泄露时应该立即反应,同时向上级领导、组织汇报情况,统一领导,服从指挥。发生病案资料被窃取抢夺时,病案部门要及时反应,予以制止,并及时电话通知保卫部门派安保人员保护病案,必要时要报警,由公安人员负责病案安全。由于硬件、软件发生故障,网络崩溃或受到病毒/黑客攻击,使病案信息系统瘫痪或不能正常运行的情况,导致病案信息安全受到威胁,及时向信息部门报告相应情况,由信息部门协助处理。

(4)应急终止:应急情况解决后,病案部门负责报告应急工作领导小组及上级主管部门后,应急方案自动终止。

20. 医疗纠纷应急处置预案　依据《中华人民共和国侵权责任法》《突发公共卫生事件应急条例》《医疗事故处理条例》《信访条例》《医疗机构管理条例》,以及国家卫生健康委员会、公安部通告(维护医疗机构正常的医疗秩序)等,制定本预案。

(1)医疗纠纷事件定义:医疗纠纷是指患者及家属就医疗机构对患者进行诊治的最终医疗结果不能接受,由此而产生的纠纷。"医闹"是指患者及其亲属,或社会其他无关人员为达到某种目的,有组织、有预谋地利用医疗纠纷和当事人的过激情绪,人为制造群体事件,激化医患矛盾,扩大事态,用极端手段要挟医院,企图从中谋利的非法行为。本预案涉及医疗纠纷(包含医闹)是指患方拒不依照正常程序、不通过正常渠道解决矛盾,以各种非正常行为严重影响医疗机构正常医疗秩序,甚至非法组织、策划、煽动、纠集社会闲散人员或患者亲属在医疗机构内寻衅滋事的各种非法行为。

(2)适用范围:本预案适用于人为利用医疗纠纷,以获取不正当利益为目的,以极端手段自发或被无关人员有预谋利用和煽动医患双方对抗情绪,导致纠纷矛盾升级,影响医疗机构正常工作秩序,造成恶劣影响和不良后果,甚至可能形成群体性事件的"医闹"行为。

(3)组织架构:成立医疗纠纷应急小组。

组长:分管院领导。

成员:医务、护理、保卫、财务、医保、信息等部门负责人。

职责:编制和修订医疗纠纷应急预案;指挥医院医疗纠纷应急处置和信息上报;发现纠纷和"医闹"苗头,立即组织好调查、核实并上报医院领导;负责本小组人员管理,及时调整本小组成员。

(4)预防预警机制:

1)信息收集:患方对医疗服务提出疑问时,医务人员要耐心进行解释,防止矛盾激化,主动了解患方的意图,掌握其动向,做到心中有数,逐级汇报。对有组织的"医闹"行为,领导小组各部门要掌握第一手资料和收集有关信息,并积极做好汇总、上报、分析和判断事件发展趋势。

2）预警行动:医疗纠纷和"医闹"事件发生后,医院要按《中华人民共和国侵权责任法》《医疗事故处理条例》的要求尽快履行职责,积极协商处理。协商处理不奏效,事态不能平息或事态一开始就矛盾激化升级有失控趋势,出现下列九种行为之一的,应立即由保卫部门联系公安部门:在医院内寻衅滋事;故意损坏医院和医务人员财物;侮辱、威胁、恐吓、殴打医务人员;非法限制医务人员人身自由;冲击或占据办公、诊疗场所,影响正常医疗、工作秩序;在医院内摆设灵堂,举行各种形式的祭祀活动;围堵医院大门和诊疗场所,限制人员和车辆出入;抢夺尸体或拒不按规定将尸体移放太平间或法定停尸场所,陈尸要挟;胁迫医务人员索要国家管制的麻醉药品、精神药品。

（5）应急响应:

1）启动:医疗纠纷发生后在未影响医院正常秩序的前提下,由相关部门按规定和医院内部程序以原则性与灵活性相结合,兼顾医患双方正当权益和以人为本的方式积极自行处置,包括医患双方协商、医疗损害责任鉴定或进入司法程序。医疗纠纷经初步处置未得到有效控制,事态未平息且仍有升级的趋势,并出现以上9种非法行为之一的,领导小组启动本预案,同时请求相关部门按照法律、法规进行应急处置。

2）现场处置:各相关领导及科室人员马上到场,按职责分工迅速投入处置工作。

3）响应措施:接到医疗纠纷(医闹)事件报告后,领导小组成员尽快到达现场,组织调查,摸清情况,针对"医闹"的不同行为方式和发展态势,制定切实可行的处置方案,争取工作主动权,使医闹造成的损失和不良影响降到最低限度。立即将有关情况上报卫生行政部门、医院所在地综治维稳办公室、医院驻点警务室,并组织应急小分队成员到位,维护医院的秩序和人身安全。对于有组织的"医闹"事件或危及到医务人员人身安全的事件,领导小组要尽快抽调内部应急保卫组织到位。各小组待班时要保证通信畅通,发生紧急事件时第一时间到位,一切行动听指挥,不能擅自行动。及时侦查和取证,并对蓄意闹事的各种行为进行认定,并及时报警由警方依法处理。

（6）应急终止:医疗纠纷已经按程序解决,医闹事件已经平息,医患双方无异议,医院恢复了正常的工作秩序,由医院应急工作领导小组宣布应急终止。

21. 精神科药物中毒应急处置预案

（1）预案启动:医院住院患者因任何原因导致精神药物服用过量时启动预案。

（2）工作程序:第一个发现者尽可能了解现场情况,尽量通过患者本人或家属,或根据患者治疗史、临床表现,调查所用药物种类、名称、数量、服药时间、药物进入方式、治疗过程、既往疾病等情况。

医生接到报告后,对轻症患者做系统检查,对重症患者先做重点检查,要点如下:意识障碍的分级、瞳孔大小、对光反射;监测生命体征;肺部有无啰音及心脏情况;呕吐物、呼吸有无特殊气味,唾液分泌情况;皮肤及口唇颜色,皮肤温度、湿度及弹性;有无肌肉颤动、痉挛、肌张力障碍、腱反射、病理反射;抢救、治疗同时尽量收集呕吐物、尿、便标本,同时进行血液标本采集,及时取得化验结果,有可能时查血药浓度。

一旦发生药物中毒事件,主管医生或值班医生立即将患者安置到抢救室进行急救,如果出现心搏骤停等紧急情况则采取就近抢救的原则,按照不同精神药物特点进行抢救。同时通知科主任,节假日或夜间则通知住院总医师、三线值班医生组织抢救。上报医务处,节假日或夜间时上报总值班进行协调处理。

抢救程序:清除消化道内尚未吸收的药物,尽可能减少毒物的吸收,利于抢救。催吐和洗胃。不论估计服药已有多长时间,仍应予以催吐或洗胃。催吐适合于清醒患者,让患者口服温开水、生理盐水或1:5 000高锰酸钾溶液后催吐,如此反复进行,直至吐出液体变清为止。如意识不清或不适合催吐者,给予温开水或1:5 000高锰酸钾溶液反复洗胃。口服或灌入引流液时要注意记录出入量,每次300~500ml,快进、快出,直至引流液与口服或灌注液颜色相同为止。(催吐禁忌证:昏迷、抽搐、近期有消化道出血、心脏病、强酸强碱中毒等。洗胃禁忌证:抽搐未控制、胃溃疡近期出血、食管静脉曲张等)在洗胃过程中,密切观察患者的生命体征和面色,面色苍白或呼吸急促或胃液中有血丝,即停止洗胃。催吐和洗胃后,可以硫酸镁溶液或20%甘露醇口服导泻,最好以药用炭50g溶于水,吞服或从胃管内注入,在24小时内可4~6小时重复一次。(药用碳对锂中毒无效)锂中毒或巴比妥中毒可用强力利尿剂甘露醇,巴比妥中毒可用5%碳酸氢钠碱化尿液,但长时间注意补钙。可以血液透析或血液灌流方法治疗,后者更有效。使用解毒剂:氟马西尼用于苯二氮䓬类中毒(合并三环类中毒不能用);碳酸氢钠用于三环类中毒;毒扁豆碱用于抗胆碱能药物中毒(成人);纳洛酮用于阿片类中毒;阿托品用于有机磷中毒;维生素B_1用于酒精中毒;赛庚啶用于5-羟色胺综合征。维持液体出入量的平衡,视病情调整输液速度,防止肺水肿。保持呼吸道通畅,及时清除口鼻及上呼吸道内的分泌物,防止舌后坠,取下活动义齿,及时给予吸氧。

对症治疗:医护配合做好各项抢救措施,准备该类药物中毒的急救药物和器械。做好基础护理:注意保暖,做好口腔、皮肤及会阴部的护理,定时翻身,预防压力性损伤。及时书写好相应记录。症状缓解后仍需密切观察2~3日,以防"反跳"现象。相关科室针对具体医疗、护理问题制定改进措施:加强病房药品管理,防止患者擅自进入治疗室取药。发药到口,加强检查,保证药物服下,同时看护好药车防止患者擅自取药。护士每日晨午间护理时须检查床单位和床头桌等,杜绝药品置于床褥及床头桌内,对有自杀企图的患者更应认真检查。外出患者返回病房时由当班护士认真做好安全检查,防止私自带入药品。

22. 精神障碍患者意外事件预防与应急处置预案

(1)预案启动:临床科室发生患者意外事件后,报上级领导启动预案。患者意外事件主要包括自伤/自杀、攻击行为、擅自离院、噎食/窒息、猝死、癫痫发作、直立性低血压、输液反应、用药错误、跌倒/坠床等。

（2）工作程序：患者发生意外事件后应立即启动处置预案。当事人要即刻采取紧急急救措施，保证患者生命安全，同时立即上报科室主任、护士长。科主任、护士长评估事件发生的性质和严重程度，根据医院"关于规范医疗安全（不良）事件报告工作的通知"要求逐级上报。接到意外事件信息的相关科室，要立即赶赴现场，协助抢救患者，根据具体情况协调并处理相关事宜。发生意外事件的科室要组织召开专题讨论，认真查找事件发生的根本原因，提出具体的可操作性的改进措施，形成书面材料上报。护理部组织护士长进行查房讨论，结合科室具体情况，查找安全隐患，避免类似事件重复发生。

（3）自杀/自伤应急处置流程：一旦患者发生自杀/自伤行为，值班人员即刻上前制止，同时立即呼叫其他人员，并通知值班医生，携带抢救物品赶到现场。根据患者自杀/自伤的严重程度，当班人员须即刻采取紧急措施，心脏骤停者首先要实施心肺复苏，根据患者情况，协助医生积极救治。维护好病房秩序，保护好病房现场。通知科主任、护士长、医务处、护理部、总值班，听从领导安排，医生通知家属。书写护理记录，如实上报护理部并配合相关部门做好调查工作。按不良事件报告制度和流程上报并召开科室讨论会。若患者自缢，发现者立即向上托起抱住自缢者，解松或割断套绳，就地平卧，快速判断有无意识、呼吸、心搏。若呼吸、心搏已停止，则应立即实施心肺复苏。

（4）攻击行为应急处置流程：患者一旦发生攻击行为，当班护士首先要寻求帮助，集体行动。控制局面。首先使用缓和激化法，稳定患者情绪，疏散围观人员。注意与患者保持安全距离（1米）。解除危险物品。如沟通无效，其他工作人员协助巧妙夺取。遵医嘱做好隔离与约束，或给予药物控制。做好约束患者的基础护理和心理护理，正确及时书写护理记录并按要求上报不良事件。

（5）噎食/窒息应急处置流程：患者一旦出现噎食，值班人员应就地分秒必争，立即有效清除口咽部食物，疏通呼吸道，同时通知医生。如患者意识清醒者，采取一抠二置（儿童）或Heimlic法（成人）（方法详见处置规程）。对症处理。若患者出现心脏骤停，立即实施心肺复苏，若噎食较深或窒息，进行环甲膜穿刺，积极协助医生做好抢救。吸氧，做好病情观察，防止并发症，及时书写抢救记录。按规定上报科主任、护士长、医务处、护理部等上级部门，并及时通知家属。

（6）擅自离院应急处置流程：一旦发现患者离开病区，值班人员应立即呼叫其他工作人员电话通知门卫关好大门，在保证病房安全的同时，迅速展开寻找，同时报告科主任、护士长或负责医生。若判断患者已离开医院，则应立即组织人员积极寻找，通知家属，必要时拨打"110"协助寻找。患者被找回后，要认真进行评估，了解患者离院的目的，根据情况给予满足或解释。书写护理记录并按不良事件报告制度及流程上报。

（7）患者猝死应急处置流程：发现患者猝死，第一发现者不能离开现场，迅速做出正确判断，立即就地实施心肺复苏术，同时呼叫其他人员。其他人员到达后，立即根据患者情况，配合医生积极协助抢救，认真查对，做好各项记录。按规定上报科主任、护士长、医务处、护理部等上级部门,并及时通知家属。

　　维护好病房秩序和其他患者安全,专人做好家属的接待、沟通和心理安慰工作。抢救结束后,如患者死亡,及时将尸体移至太平间。认真做好抢救后的查对工作和护理记录、抢救记录的书写,按规定上报不良事件,召开科室讨论会。

　　(8)癫痫发作应急处置流程:将癫痫患者安置在易观察,比较安全的床位,检查口腔有无活动的牙齿和义齿,如有义齿应取下,取下眼镜和发卡。一旦患者出现癫痫发作,在患者强直期用力张口时,迅速将牙垫放入患者口腔内的上下臼齿之间,若无牙垫,可用毛巾或被角等代替,但不要塞满,以免影响呼吸。及时松解衣领和裤带,适当保护下颌和四肢,防止关节脱臼和骨折。抽搐停止后,将患者头转向一侧,防止口腔分泌物误吸。注意观察患者呼吸恢复情况,必要时人工呼吸、吸氧或遵医嘱给予呼吸兴奋剂。发作终止后,应专人守护患者,观察患者意识状态,注意保护,防止跌倒/坠床。对大小便失禁患者及时更换衣裤。及时书写护理记录(发作时间,抽搐持续时间、发作终止时间、患者意识、呼吸、用药情况等)。

　　(9)直立性低血压应急处置流程:一旦发生直立性低血压,应立即将患者就地平卧或头低脚高位,松解衣领和裤带。立即通知医生和同班工作人员,密切观察生命体征,随时监测血压的变化。反应严重者应做好抢救准备,遵医嘱给予升压药(吩噻嗪类药物引起的直立性低血压禁用肾上腺素)。患者意识恢复后,做好心理疏导和安慰,减轻患者担心和顾虑。做好健康宣教工作,教会并指导患者在起床或变换体位时做到"3 个 30 秒"即:起床活动时,先在床上躺 30 秒再起床;接下来在床上坐 30 秒;然后站立 30 秒再行走。及时书写护理记录。

　　(10)输液反应应急处置流程:患者发生输液反应时,应立即撤除所输液体,重新更换液体和输液器。同时报告医生和护士长,认真观察病情变化,及时测量生命体征及观察患者意识情况。病情紧急的患者准备好抢救的药品及物品,并遵医嘱给药。病情严重者就地抢救,必要时进行心肺复苏。及时书写护理记录,记录患者生命体征、病情变化及抢救过程。保留输液器、注射器、药液送相关部门检验,同时取相同批号的液体、输液器、注射器分别送检。

　　(11)用药错误应急处置流程:一旦患者发生用药错误,评估患者意识,监测生命体征。清醒合作患者即给予催吐,让患者口服温水、生理盐水或 1∶(15 000~20 000)高锰酸钾溶液300~500ml,然后催吐,如此反复进行,直至吐出液体变清为止。如患者意识不清或不配合,遵医嘱给予温开水或 1∶(15 000~20 000)高锰酸钾溶液洗胃。在催吐或洗胃过程中要严格遵守操作规程,密切观察患者病情变化。面色苍白或呼吸急促或胃液中有血丝,即停止洗胃。在洗胃前根据医嘱抽取少量胃液,做药物定性定量实验。配合医生做好各项抢救措施,准备该类药物中毒的急救药物和器械。按规定上报上级部门。及时书写护理记录。

　　(12)跌倒/坠床应急处置流程:发现患者跌倒/坠床,值班人员要立即到现场查看患者,了解发生跌倒/坠床经过,评估有无受伤及受伤的严重程度。并第一时间派人通知医生。即刻通知医生,监测生命体征,积极配合医生做好相应检查、处置及抢救工作。评估患者跌倒/坠床的原因(环境因素、直立性低血压、癫痫发作及其他),根据具体情况采取相应措施。按规定上报上级部门,通知家属。及时书写护理记录。

23. 无抽搐电休克治疗室突发意外事件应急预案

(1)预案启动:无抽搐电休克治疗患者突发意外事件后,启动此预案。本预案所指的突发事件包括心脏骤停、窒息、骨折、过度镇静。其他意外事件,如自伤自杀、暴力攻击、擅自离院、癫痫发作、直立性低血压、输液反应、跌倒/坠床等参照《精神障碍患者意外事件预防与应急处置预案》执行。

(2)工作程序:患者发生意外事件后应立即启动处置预案。当事人要即刻采取紧急措施,保证患者生命安全,同时立即报告科主任、护士长。科主任、护士长评估事件发生的性质和严重程度,根据医院医疗安全(不良)事件管理相关要求上报有关部门。接到意外事件信息的科室,要立即赶赴现场,协助抢救患者,根据具体情况协调并处理相关事宜。综合科(无抽搐电休克治疗室)要组织召开专题讨论,认真查找事件发生的根本原因,提出具体的可操作性的改进措施,形成书面材料上报。医务处、护理部组织相关人员进行讨论,结合实际情况,查找安全隐患,避免类似事件重复发生。

(3)心脏骤停处置预案:患者发生心脏骤停后,立即就地抢救,由一名巡回护士迅速报告科室负责人及患者主管医师、值班医生,到达现场进行抢救。治疗护士迅速建立静脉通道,密切观察患者病情变化。巡回护士将急救车、除颤仪等急救设备推至患者床旁,协助开展抢救工作。治疗医师立即判断,根据实际情况采取胸外心脏按压、除颤等急救措施。麻醉师立即开放气道,简易呼吸器加压给氧,必要时行气管插管或气管切开。巡回护士与治疗护士密切配合,遵医嘱进行抢救,建立抢救记录单,准确记录抢救过程。另一位巡回护士维持好现场秩序,做好其他患者的护理工作。患者主管医师负责联系患者家属,并告知病情及抢救情况。抢救结束后,如患者死亡,及时将尸体移至指定地点。按要求书写抢救记录及护理记录。

(4)窒息处置预案:发生窒息后,护士立即通知治疗医师与麻醉师。立即将患者头偏向一侧,清除口咽部分泌物,开放气道,给予高流量氧气吸入。巡回护士立即通知科室负责人和患者主管医生。必要时由麻醉师给予气管插管或气管切开。如果患者出现心脏骤停,参照心脏骤停处置预案开展抢救工作。抢救结束后按要求书写抢救记录及护理记录。

(5)骨折处置预案:巡回护士立即通知科室负责人和患者主管医师。治疗医师对患者进行系统检查。不可随意移动患者肢体,联系放射科,进行相关检查,以了解患者骨折的部位和程度。治疗护士观察患者骨折部位的皮肤情况,监测生命体征、血氧及意识情况。主管医师联系患者家属,做好医患沟通工作。抢救结束后按要求书写病程记录及护理记录。

(6)过度镇静处置预案:发现患者过度镇静后立即通知治疗医师、麻醉师,评估患者的意识情况。巡回护士通知科室负责人和主管医师到达现场。治疗医师迅速判断,就地组织人员进行抢救。治疗护士迅速建立静脉通道,遵医嘱开展抢救工作。主管医师联系患者家属,做好医患沟通工作。根据患者病情,及时制定下一步救治计划,如转院治疗等。抢救结束后按要求书写病程记录及护理记录。

24. 电梯安全事件应急措施和救援预案

（1）预案启动:意外事件时要立即启动本预案。

（2）工作程序:当电梯发生一般性故障时,应及时将电梯停止运行,通知维保单位人员维修处理。电梯轿厢内应设置呼救电话,当电梯出现故障,轿厢内有人员受困时,要及时拨打电梯报警电话。到达现场人员应对受困人员进行安抚,与轿厢内人员保持通信联系,掌握被困人员数量、被困具体层站、轿厢内受困人员身体状况等,提示轿厢内人员保持安静,远离电梯轿门,更不要强行手扒轿门或企图出入轿厢,积极组织救援。当发生火灾、建筑物受损时,要及时拨打"119"电话,联系消防部门救援,禁止将电梯作为逃生工具,应立即将电梯驶到底层或停于火灾尚未蔓延的楼层并切断电源;积极组织疏导乘客离开轿厢,将电梯置于"停止运行"状态,关闭厅门,切断总电源。当通道内或轿厢内发生火灾时,应立即停梯,组织疏散乘客,及时灭火。当电梯因各种原因进水时,应将电梯停在进水部位上方,停梯断电,立即排除积水,并经吹干或自然风干后,经检查绝缘电阻符合要求并经试梯无异常后,方可投入使用。当发生地震或其他自然灾害时,禁止将电梯作为逃生工具,如电梯在运行中,应保持镇静尽快将乘客送至安全层离开,关闭厅门、轿门、切断电源,电梯停止运行。

（二）院外卫生应急专项预案 院外卫生应急专项预案是指医院及其有关部门为应对院外某一类型或某几种类型突发公共卫生事件而制定的应急预案。包括:极端天气灾害应急预案、防汛救灾卫生应急预案、防震减灾应急预案、重大交通事故应急预案、群体性食物中毒应急预案、危险化学品爆炸应急预案、反恐防暴应急预案、急性肠道传染病应急预案、人感染高致病性禽流感应急预案、不明原因肺炎应急预案、防治严重急性呼吸综合征应急预案、流感大流行应急预案、流行性乙型脑炎防治预案、冬春季呼吸道传染病防治预案等。

1. 极端天气灾害应急预案 极端天气事件是一种在特定地区和时间出现的罕见事件,如高温、干旱、沙尘暴、雷电、冰雹和大雾等。当一种形态的极端天气持续一定的时间,它可归类于另一个极端气候事件,造成严重的灾害,如干旱或洪涝。为有效应对极端天气灾害,最大限度地避免或减轻极端天气灾害造成影响,保障来院就医患者、家属和职工的安全,保障正常的医疗秩序,提高医院综合应急能力,特制定本预案。

（1）编制依据:《中华人民共和国突发事件应对法》《中华人民共和国气象法》《突发公共卫生事件应急条例》《国家突发公共事件总体应急预案》《气象灾害防御条例》《国家气象灾害应急预案》《气象灾害预警信号及防御指南》。

（2）医疗机构职责:负责极端天气灾害的医疗应对工作,组织相关部门和专家进行会商,对灾害发展趋势进行研判和评估;研究决定极端天气灾害的应急处置方案和应对措施;拟定应对极端天气灾害行动方案;组织开展极端天气灾害现场应急抢险救援工作,对伤者进行医疗救助,控制事故的蔓延和扩大;核实现场人员伤亡和损失情况,随时向上级主管部门汇报救援工作及事故应急处理的进展情况;必要时,提请上级行政部门动用或征用社会救援资源。

（3）组织管理:实行极端天气灾害主要领导负责制、应急工作责任制和责任追究制,明确任务、目标和责任,成立医院极端天气灾害救灾领导小组及应急工作小组,根据极端天气灾害的分级,及时响应。抢险救援组组织实施一线应急处置工作,及时、准确评估事故规模,及时上报事故的基本情况;组织一线员工实施救援方案,减少伤亡及财产损失;抢救现场物资。应急疏散组负责人员疏散的引导、现场秩序维护和伤员转移,及时清点患者转运人数,防止在疏散过程中受伤或丢失。后勤保障组负责后勤总协调及各种后勤物资及防护用品的供应,各种急救所需的医疗器械供应,各种急救药品的供应以及安全保卫工作。

（4）应急准备与处置:

1）快速响应。一旦出现极端天气时,应迅速报告极端天气灾害救灾领导小组(夜间通知总值班人员),报告极端天气的具体情况。由极端天气灾害救灾领导小组决定是否启动应急预案。

2）应急救援。领导小组负责通知、组织各应急工作小组应对突发性、灾害性气象实施自救;各组组长按照职责分工负责相关人员的集合、调度和任务分配,执行应急实施程序,抢险组组长及时向极端天气灾害救灾领导小组汇报现场情况,由极端天气灾害救灾领导小组组长根据情况下达应急实施程序终止命令,各组组长接到应急实施程序终止命令后,方可停止应急实施工作,并做好相应的善后工作,迅速恢复医院正常秩序。

3）制度保障。加强极端天气期间值班工作,严格执行值班制度,保证应急指挥命令迅速传递。极端天气领导小组及各小组成员应明确各自职责,在灾害多发季节要加强警惕,一旦发现极端天气苗头,提前做好应急准备,随时赴岗待命。医院实行领导 24 小时带班制度,值班人员要做到不随意离岗、脱岗、漏岗,值班电话要做好记录,发现情况要及时向当天带班领导请示。凡是因值班问题导致灾害应急指挥命令未能贯彻落实,造成重大责任事件的,要严肃追究带班领导和值班人员的相关责任。

4）公众宣传教育。结合医院实际,开展应急知识宣传,普及自救、互救知识,提高人民群众的极端天气灾害及早识别和应急避险能力,并制定扎实有效的防范措施。

5）预案演练和技能培训。极端天气灾害救灾领导小组要按照本预案的要求,认真做好各项灾害应急准备,抽调经验丰富、责任心强的医务人员组织培训,开展应对极端天气灾害的应急演练,提高在极端天气灾害工作中的医疗救护水平。

6）安全自查。各科室以极端天气防护为重点,开展对安全日常自查工作。重点对配电室、电线电路、排水系统、重点部位(仓库、放射源、生化物品等)、消防器材、紧急疏散通道等进行摸底排查,及时发现安全隐患并进行整改,如遇强雷雨天气,应将贵重医疗设备的电源切断,以防止雷击损坏设备。

7）物资保障。针对极端天气的特点，医院建立极端天气应急救援物资库，注意防水防潮，一旦发生极端天气，迅速处理应急抗洪防汛救灾物资。要建立应急情况下救灾物资采购和调运制度，结合实际储备，更新维护应急物资。

8）调查和总结，极端天气灾害应急工作基本结束后，极端天气灾害救灾领导小组配合政府评估气象灾害损失情况，向政府汇报本医院极端天气灾害应急工作情况总结。

2. 防汛救灾卫生应急预案　洪涝灾害是由于长时间、大面积降雨或者冰雪融化以及江河湖泊堤坝溃决等原因，致使单位时间内单位截面上的水流流量突然增大，超出水道的天然或人工限制界限的异常高水位水流（称为洪水），而由此造成的灾害。洪涝灾害往往破坏性强，还会引发泥石流等次生灾害，造成人员伤亡重大、经济损失大，并且洪涝灾害易造成铁路、公路以及桥梁等毁坏，使地面交通基本陷于瘫痪，导致救援困难。为有组织、有计划地做好防汛工作，防止和减轻洪涝灾害损害，确保人民群众生命财产安全，在防汛期间能迅速地指挥所需人员、物资、设备等及时有效地开展紧急医疗救治工作，结合医院实际，特制定本预案。

（1）编制依据：《中华人民共和国突发事件应对法》《中华人民共和国水法》《中华人民共和国防洪法》《突发公共卫生事件应急条例》《国家突发公共事件总体应急预案》《国家防汛抗旱应急预案》。

（2）医疗机构职责：负责防汛救灾的医疗应对工作，组织相关部门和专家进行会商，对灾害发展趋势进行研判和评估；研究决定防汛救灾的应急处置方案和应对措施；拟定应对防汛救灾行动方案；组织开展防汛救灾现场应急抢险救援工作，对伤者进行医疗救助，控制事故的蔓延和扩大；核实现场人员伤亡和损失情况，随时向上级主管部门汇报救援工作及事故应急处理的进展情况；必要时，提请上级行政部门动用或征用社会救援资源。

（3）组织管理：医院实行防汛救灾工作主要领导负责制、防控工作责任制和责任追究制，明确任务、目标和责任。成立医院防汛救灾工作领导小组，负责医院防汛救灾应急处理预案的制定和修改；负责雨情、水情、灾情、险情等信息的收集和传递工作；协调有关科室、部门做好应急救援指导工作；在政府防汛领导小组的统一指挥下，完成上级主管部门防汛领导小组临时交办的工作任务；部署和监督防洪抢险应急预案的实施，协调派遣抢险救灾队伍，现场防洪抢险救灾。应急疏散组负责制定洪涝应急疏散路线，组织应急疏散演练，防汛时根据洪流情况，组织转移路径和安置场所，快速疏散医院医护人员及患者。抢险救灾组为医院全体干部职工。汛情发生后，按照领导小组指定的区域，组织医院人员参加抢险救灾，主要任务是营救受伤人员，撤离、疏散现场及周边危险地带受到威胁的人员。划定危害区域，封闭、隔离或者限制使用有关场所；消除危害源，排除可能引发次生、衍生事件的隐患等。组织抢救重要财产、档案，协调相关部门尽快恢复被破坏的供水、供电、通信等设施，负责可能发生的火灾预防和扑救，做好灾情调查、统计、上报等工作。医疗救护组是现场工作小组，主要任务是建立现场急救站或临时救援点，对受伤人员开展现场急救并及时转送医院治疗；保障现场急救和医疗人员个人安全。安全保卫组负责维持院内公共秩序及车辆的调用。后勤保障组负责物资、医疗仪器、设备、药品保障工作。

（4）应急准备与处置：

1）快速响应。当暴雨持续发生导致洪水猛涨，接到洪汛灾害报警后，防汛救灾领导小组立即召开紧急会议，通报汛情、灾情；迅速部署抢险救灾工作，组织、指挥医院防汛应急工作，及时向政府防汛救灾指挥部报告汛情、灾情、险情和采取的抢险救灾措施，根据灾情轻重，决定是否启动本预案。各相关人员收到应急预案启动通知后，在洪汛灾害发生第一时间内赶到灾害前线，组织救援救护，同时将灾情及时报上级卫生主管部门。

2）抢修排险。灾情发生后，事发地必须迅速疏散人员，抢险救灾队应立即投入运作，根据领导小组制定的具体实施方案，及时组织实施相应事故应急预案，组织全院患者向医院制高点转移，优先转移危重患者、年老体弱患者、女性患者和儿童，并随时将事故应急处理情况报应急工作领导小组。

3）医疗救灾。防汛救灾工作领导小组启动预案后直接命令防汛抢救队到现场救援，所有队员应服从现场指挥人员的指挥，同时采取必要的个人防护措施，按各自的分工，立即营救受灾人员，组织撤离或者采取措施保护灾害区域的患者及职工人员。同时采取必要措施，减少损失，防止事故蔓延、扩大，救援队伍要密切配合，全力以赴，不得拖延、推诿救援工作。

4）后勤保障。灾情发生后要特别注意楼房一层的防汛情况，向楼上转移各种器械及药品，若水势继续增大，要重点保护配电室的一楼区域，防止全院停电。另外，需要及时联系和协调其他有关部门配合的工作。特大暴雨造成大面积积水事故时，报办公室联系环卫局及时消除道路垃圾，以免造成井内堵塞，及时疏通堵塞的下水道以免污水回流造成医院大面积污染；道路或电话线路损毁，向交通、电信等相关部门报告，及时进行抢险；作业人员发生伤亡时应报告医院应急救援队及时抢救受伤人员；遇到暴雨持续发生时，总务部门必须组织人员妥善安置有关物资和车辆，把损失减少到最低限度。

5）制度保障。加强防汛期间值班工作，严格执行值班制度，保证汛情指挥命令迅速传递。医院实行领导24小时带班制度，值班人员要做到不随意离岗、脱岗、漏岗，值班电话要做好记录，发现情况要及时向当天带班领导请示。凡是因值班问题导致汛情指挥命令未能贯彻落实，造成重大责任事件的，要严肃追究带班领导和值班人员的相关责任。医院严格按照防洪救灾指挥部要求，加强防汛值班与领导带班工作，确保安全度汛。

6）公众宣传教育。结合医院实际，加强防洪抢险救灾的宣传和教育，提高大众的防灾抗灾意识，并制定扎实有效的防范措施。要从讲政治、保稳定、促发展的高度认识做好这项工作的重要性，切实加强领导，做好发生洪汛灾害时的应急处置工作，确保国家和人民生命财产的安全。

7）预案演练和技能培训。防汛救灾领导小组要按照本预案的要求，认真做好各项防洪应急准备,抽调经验丰富、责任心强的医务人员组织开展培训和演练,提高在防汛救灾工作中的医疗救护水平。

8)物资保障。针对防涝抢险的特点,医院建立准备专门的洪涝灾害应急救援物资库,注意防水防潮,一旦发生重大水浸安全事故,迅速处理应急抗洪防汛救灾物资。要结合实际储备,更新维护防汛物资,建立应急情况下救灾物资采购和调运制度。

9)调查和总结。做好因灾引发的医院人员伤亡及财产损失等方面的后续处理工作,对发生灾情的原因和抢险救灾的全过程进行认真调查、总结,积极配合上级有关部门做好事件的调查、处理工作。

3. 防震减灾应急预案　地震一般指地壳的天然震动,同台风、暴雨、洪水、雷电等一样,是一种自然现象。全球每年发生地震约 500 万次,其中有感地震 5 万多次,能造成破坏性的 5 级以上的地震约 1 000 次,而 7 级以上有可能造成巨大灾害的地震约十几次。防震减灾就是防御和减轻地震灾害。目前减轻地震灾害的途径以预防为主、走综合防御的道路,通过地震监测预报、震灾预防、地震应急、地震救灾与重建的综合防御道路,达到最大限度地减轻地震灾害的目的。为使地震救灾应急工作能够高效、有序地进行,最大限度地减轻地震灾害造成的人员伤亡和财产损失,结合医院实际,制定本预案。

(1)编制原则:《中华人民共和国突发事件应对法》《中华人民共和国防震减灾法(修订)》《突发公共卫生事件应急条例》《国家突发公共事件总体应急预案》。

(2)医疗机构职责:负责医院防震救灾应急处理预案的制定和修改;发生地震灾害时,在前线全面负责应急救援救护和善后处理的组织指挥及监督协调工作;与政府防震救灾指挥中心保持密切联系接收指令,随时报告灾害现场应急处理的进展情况或者请求予以必要的救援救护力量增援。

(3)组织管理:实行防震救灾主要领导负责制、应急工作责任制和责任追究制,明确任务、目标和责任,成立医院防震救灾工作领导小组及应急工作小组,根据灾害的分级及时响应。防震救灾工作领导小组及应急工作小组负责震情、灾情、险情等信息的收集和传递工作;协调有关科室、部门做好应急救援指导工作;协调、安排抢险应急队伍和物资,必要时请求上级有关部门支援或协调组织跨单位应急增援;统计资料上报及归档工作。应急疏散组制定地震应急疏散路线,组织应急疏散演练,震时组织就近避震,震后有序、快速疏散。抢险救灾组主要任务是营救受伤人员,撤离、疏散现场及周边危险地带受到威胁的人员;划定危害区域,封闭、隔离或者限制使用有关场所;消除危害源,排除可能引发次生、衍生事件的隐患等。组织抢救重要财产、档案,协调相关部门尽快恢复被破坏的供水、供电、通信等设施,负责可能发生的火灾预防和扑救,做好灾情调查、统计、上报等工作。医疗救护组主要任务是成立现场工作小组,建立现场急救站或临时救援点,对受伤人员开展现场急救并及时转送医院治疗;保障现场急救和医疗人员个人安全。安全保卫组负责维持院内公共秩序及人员、车辆的调用。后勤保障组负责物资、医疗仪器、设备、药品保障工作。

（4）应急准备与处置：

1）快速响应。接到地震灾害事故报警后,立即报告医院应急工作领导小组,召开医院抗震救灾领导小组紧急工作会议,通报震情,安排部署应急措施。医院抗震救灾领导小组立即召集会议,部署、协调和开展相应的应急救援和救护工作。落实参加医疗救护工作的人员,开展现场急救、伤员护送工作。保持医院与上级抗震救灾指挥部的通信联系,向有关部门了解地震震级、发生时间和震中位置、震情趋势等情况,保证 24 小时通信畅通。组建专家组并立即开展救助活动,确定救治方案,负责咨询建议、技术指导,协助开展流行病学调查和卫生学评估,进行样品检测和事件评估等工作。

2）抢修排险。医院救援人员必须在地震灾害发生后第一时间赶到灾害前线,组织救援救护;迅速疏散事发地人员,如实向领导小组报告现场危险物品存放情况,并清理危险源;应急救援救护过程中,做好相应的情况记录,将灾情状况及时报上级主管部门。同时,医院应当立即按照应急预案或病区人员疏散、转移方案,组织医务人员和患者疏散和转移。对于能够自主行动的患者,要求按确定的路线疏散、转移,必要时还要帮助其他患者的疏散、转移。对于不能自主行动或者由于病情严重不能移动的患者,分别按应急预案和病区人员疏散、转移方案规定要求,由医务人员负责疏散、转移。在疏散、转移时,应采取必要的防护、救护措施。

3）医疗救灾。医务人员应立即对需要救治的伤病员组织现场抢救,并帮助其迅速脱离危险环境。在专业抢险队伍和人员未到之前,组织人员在确保自身安全的情况下控制被压埋人员险情。

4）安全检伤分类。医院要明确划分危险区域、安全区域和抢救区域。发生地震灾害后,将疏散、转移出的患者安置在抢救区域,其他人员安置在安全区域。医院急救人员对抢救区域的伤病员立即组织抢救,并安排专业人员对伤病员进行检伤分类,即按轻、重、危重、死亡分类,分别以"蓝、黄、红、黑"的伤病员卡(以 5cm×3cm 的不干胶材料做成)做出标志,置于伤病员的左胸部或其他明显部位,便于医疗救护人员辨认并采取相应的急救措施。

5）救治与病员安置。医院急救人员以及其他医疗救治力量,对检伤分类的伤病员立即进行后续救治工作。医院根据同级人民政府抗震救灾指挥部的安排,及时分流患者到安置医疗机构或安置区域。途中继续进行抢救和治疗,送达指定医疗机构后要办理交接手续。医院有义务接收其他医疗机构转送的伤病员,并承担救治责任。

6）制度保障。加强防震期间值班工作,严格执行值班制度,抗震救灾领导小组成员和全院医务工作人员应迅速进入临震应急状态,做好地震应急的各项准备工作,检查医院各部门、各应急工作组的应急措施和抗震救灾准备工作的落实情况。

7）公众宣传教育。医院利用已有的宣传阵地和载体宣传地震安全知识,宣传地震灾害防范和疏散、转移、逃生途径和方法,并向医患人员发放地震应急疏散路线图,使每一个就医人员和陪护人员掌握预防、疏散、转移和防护知识,防止地震误传和谣传,稳定医院秩序。

8）预案演练和技能培训。医院应经常开展地震应急工作检查,每年定期开展地震应急疏散、救援演习,提高医护人员地震应急意识和在地震应急状态下的应变处置能力。

9）物资保障。针对防震减灾的特点,医院建立准备专门的地震灾害应急救援物资库,医院备足备齐应急所需要的饮用水、药品、器械、消毒、隔离、防护用品等,具体物资应列表备查,使之始终保持良好战备状态。

10）调查和总结。地震应急工作基本结束后,由抗震救灾领导小组配合政府评估地震灾害损失情况,向政府汇报本医院抗震救灾工作情况,负责写好本医院抗震救灾工作总结。

4. 重大交通事故应急预案　近几十年来,随着全球城市化进程加速和机动车等现代化交通工具数量的急剧增加,交通伤害已成为威胁人类生命安全和健康的最严重公害之一。重大交通事故是指一次造成死亡 1~2 人,或者重伤 3 人以上 10 人以下,或者财产损失 3 万元以上 6 万元以下的交通事故。有研究显示,重大交通事故患者急救环节的各个反应时间缩短,可明显提高严重创伤患者的救治成功率。因此,现场及时规范救援,减少应急救援持续时间是挽救生命、减轻伤残的关键所在。另外,道路交通事故持续时间越长,对道路通行能力的负面影响就越大,甚至可能引发其他车辆事故,增加人员伤亡和财产损失。为确保迅速、有效地应对交通突发事件发生后的医疗救援工作,最大限度地减少人员和财产损失,全力保障公众健康与生命安全,结合医院实际制定本预案。

（1）编制依据:《中华人民共和国突发事件应对法》《突发公共卫生事件应急条例》《国家突发公共事件总体应急预案》《中华人民共和国道路交通安全法》《中华人民共和国道路交通安全法实施条例》《道路交通事故处理程序规定》。

（2）医疗机构职责:负责医院重大交通事故应急处理预案的制定和修改;负责交通突发事件应急救援的组织、协调和信息报告工作;接到各类重大突发医疗事件后,协调派遣抢险救灾队伍;现场指挥交通事故、迅速赶赴抢救现场,组织有关人员,迅速投入抢救工作,调配必要的抢救药品、物品、设备、车辆等资源。

（3）组织管理:实行重大交通事故主要领导负责制、应急工作责任制和责任追究制,明确任务、目标和责任,成立医院重大交通事故应急领导小组及应急工作小组,根据重大交通事故的分级,及时响应。医疗救护组主要任务是成立现场工作小组,建立现场急救站或临时救援点,对受伤人员开展现场急救并及时转送医院治疗;保障现场急救和医疗人员个人安全。专家治疗组是相关临床科室(骨科、胸外科、神经外科等)在院内负责针对伤员进行重症的诊疗。安全保卫组负责维持院内公共秩序及人员、车辆的调用。后勤保障组负责物资、医疗仪器、设备、药品保障工作。

（4）应急准备与处置:

1）快速响应。"120"平台接到重大交通事故报警,应详细了解事故发生地点、性质及伤亡人数,上报重大交通事故应急领导小组,召开重大交通事故应急领导小组紧急工作会议,紧急启动本预案,安排部署应急措施。本院"120"救护车接到出诊命令后,5分钟内保证出车进行救援。

2）院前急救。由医疗救护组现场出诊和院前急救,并通知相应科室做好床位、抢救设备、药品和医护人员的准备工作;先期赶赴现场施救的医护人员,除立即对伤病员进行现场急救和转运外,还应向急诊科值班人员、院总值班或领导小组报告重大交通事故伤员人数、伤(病)情、现场救援及转运情况,在急诊科承载范围以内进行重大交通事故伤员的院前急救和转送。领导小组视其情况统一指挥、协调、调度院前急救工作,如重大交通事故伤员较多,上级领导部门请求增派其他医疗机构的医护人员和救护车到现场参加救护。医疗救护组对生命垂危的患者应实施紧急医疗救护,待病情稳定后可就近转送到有条件的医疗机构或转送回院继续抢救。

3）院内救援。重大交通事故伤员来院前,由急诊科值班人员、院总值班应急办通知医务部,护理部等职能科室;通知相关科室到急诊科紧急待命并做好抢救准备工作,告知放射科、功能科等医技科室和相关临床科室做好接待大量患者的准备工作。急诊科准备充足的器械以及材料,相关科室作好床位、设备、药品、人员的准备工作,相应专业学科的医护人员到急诊科会诊后迅速分诊到相关科室救援;当相关专业的科室床位已满时,由领导小组统一调配全院医护人员、床位和设备,被收治到有床位科室的伤病员,由相关专业的医师进行诊治,由患者所在科室护理人员进行临床护理。

4）确保院内绿色通道畅通。各种检查、治疗、手术等应优先安排,院内急诊、会诊到位时间≤10分钟,急诊检验回报时间:临检≤30分钟,生化≤60分钟,急诊影像学检查报告时限≤30分钟;如遇医院床位已满无法收治时,应向领导小组和卫生行政部门报告,经批准后转移到其他医院进行抢救治疗。

5）制度保障。加强重大交通事故应急处置期间值班工作,严格执行值班制度,重大交通事故领导小组成员和全院医务工作人员应迅速进入应急状态,做好各项准备工作,检查医院各部门、各应急工作组的应急措施和事故处置准备工作的落实情况。

6）公众宣传教育。医院利用已有的宣传阵地和载体宣传交通安全知识,宣传交通灾害防范和急救方法,提高医院人员的安全意识。

7）预案演练和技能培训。医院应经常开展重大交通事故应急工作检查并每年定期开展重大交通事故救援演习,提高医护人员重大交通事故应急意识和医疗救治能力。

8）物资保障。针对重大交通事故的特点,医院建立专门的重大交通事故应急救援物资库,医院应长期保持救援药品的充足贮备,保持常规医疗设备和抢救设备正常运行,并采取一系列措施确保"120"救护车处于完好备用状态。

9）调查和总结。重大交通事故应急工作基本结束后,由重大交通事故应急领导小组配合政府统计人员伤亡情况,向政府汇报本医院交通事故处置情况,负责写好本医院重大交通事故应急处置工作总结。

5. 群体性食物中毒应急预案　食物中毒是指摄入含有生物性、化学性有毒有害物质的食品或把有毒有害物质当作食品摄入后所出现的非传染性的急性、亚急性食源性疾病,多数表现为肠胃炎的症状。群体性食物中毒是指集体就餐场所一次食物(含生活饮用水)中毒有死亡或中毒人员超过 30 人的事件。食品的生产经营单位,如集体食堂和餐饮店,在加工、运输、贮藏等环节疏于食品卫生管理,使食品受到污染,经常导致群体性细菌性食物中毒、真菌毒素中毒。为了及时、有效地处理和控制集体食物中毒,进一步增强应对重大食物中毒事件的反应能力,最大限度地减少重大食物中毒事件的危害,保障人民群众身体健康与生命安全,维护医院正常诊疗秩序,并结合医院实际,特制定本预案。

(1)编制依据:《中华人民共和国突发事件应对法》《中华人民共和国食品安全法》《突发公共卫生事件应急条例》《国家突发公共事件总体应急预案》。

(2)医疗机构职责:制定群体性食物中毒的预防控制、医疗救治等实施方案及技术规范;组建食物中毒防治专家组,指导落实食物中毒调查、诊断;组织开展食物安全健康教育;做好学校、托幼机构和公共场所等重点单位的食品生产经营工作的卫生监督检查和技术指导;做好食源性疾病暴发监测,及时掌握动态和分析趋势,及时准确地向上级行政部门报告,并根据规定程序公布群体性食物中毒信息,提出预防控制对策和措施。

(3)组织管理:实行群体性食物中毒主要领导负责制、应急工作责任制和责任追究制,明确任务、目标和责任,成立医院群体性食物中毒应急领导小组及应急工作小组,根据群体性食物中毒的分级,及时响应。领导小组办公室协助总指挥负责重大食物中毒事件的现场处理;协调解决应急处理工作中条块之间的困难和问题;协调做好社会稳定和安全保卫工作。医疗救治组负责组织协调医疗救治工作,救治急性食物中毒的患者,观察处理进食但尚未出现明显症状的群众,监测所在行政区域的危害情况,并及时向领导小组和相关部门通报。接待协调组负责收集相关信息,接待处理相关投诉;做好与疾控、卫生、工商等部门的协调工作。后勤保障组负责物资、医疗仪器、设备、药品保障工作。

(4)应急准备与处置:

1)快速响应。医院工作人员一旦发现可疑的群体性急性食物中毒事件时,必须做好吐泻标本留样和患者情况登记工作。在接到食物中毒报告后 2 小时内,派遣医疗救治组进行会诊,确认为群体性急性食物中毒后立即上报医务部、院应急办或总值班,并逐级上报医院群体性急性食物中毒应急领导小组、卫生行政、疾控部门。同时,协助疾病预防控制人员开展标本的采集、流行病学调查工作,开展患者接诊、收治的转运工作,实行重症和普通患者分别管理。

2)检验救治。技术指导组在上级组织介入前应根据初步掌握情况指导相关科室进行针对性的诊治,做好就诊患者的吐泻标本留样,根据提供病史做好疑似患者的追踪工作;在明确中毒原因后按处置规范指导开展治疗;在患者收治入院后,继续做好救治指导工作,在疾控中心指导下开展防止疫情扩散的工作。

3)制度保障。加强群体性食物中毒应急处置期间值班工作,严格执行值班制度,群体性食物中毒领导小组成员和全院医务工作人员应迅速进入事故应急状态,做好应急的各项准备工作,检查医院各部门、各应急工作组的应急措施和医疗准备工作的落实情况。

4)公众宣传教育。医院利用已有的宣传阵地和载体宣传食品卫生安全知识,提高饮用水安全意识。

5)预案演练和技能培训。医院应经常开展群体性食物中毒应急工作检查,并每年定期开展群体性食物中毒事件应急、救治演习,提高医护人员应急意识和应变处置能力。

6)安全自查。根据上级群体性食物中毒指挥机构发布的有毒食物类型,监督检测医院内部食品安全问题,严控原料采购、加工制作过程,加强对集体食堂环境卫生的管控,做好防尘、防鼠、防虫害工作。

7)物资保障。医院建立应急物资储备库,由专人负责管理。预案启动后,应急物资由医院群体性食物中毒领导小组统一调用。坚持预防为主、常备不懈的方针和独立自主、自力更生的原则,医院备足备齐应急所需要的药品、器械、消毒、隔离、防护用品等,具体物资应列表备查。

8)调查和总结。群体性食物中毒医疗工作基本结束后,由群体性食物中毒应急领导小组配合政府以及上级卫生行政部门评估损失情况,向政府汇报本次群体性食物中毒应急工作开展情况,负责写好本医院群体性食物中毒应急处置工作总结。

6. 危险化学品爆炸应急预案　危险化学品,是指具有毒害、腐蚀、爆炸、燃烧、助燃等性质,对人体、设施、环境具有危害的剧毒化学品和其他化学品。危险化学品在运输、保存和使用过程中都极易发生事故,一般伴随泄漏、燃烧、爆炸等情况,可以将危险化学品事故分为六类,分别是危险化学品火灾事故、危险化学品爆炸事故、危险化学品中毒和窒息事故、危险化学品灼伤事故、危险化学品泄漏事故和其他危险化学品事故,其中危险化学品爆炸事故最为常见。由于危险化学品爆炸事故具有突发性、群体性、快速性和高度致命性的特点,建立起快速卫生应急处置与正确的医学救援机制十分重要。为了积极应对可能发生的危险化学品事故,迅速、有效地组织和实施救援,防止事故蔓延、扩大,最大限度地减少人员伤亡、财产损失,保护环境,维护人民群众的生命安全和社会稳定,结合医院实际,制定本预案。

(1)编制依据:《中华人民共和国突发事件应对法》《中华人民共和国安全生产法》《突发公共卫生事件应急条例》《国家突发公共事件总体应急预案》。

(2)医疗机构职责:全面负责危险化学品爆炸的医疗救援工作,协调各小组的工作,人员配备;检查督促各科室、各部门做好各项应急处置工作,及时有效地控制事件,防止蔓延扩大;向上级汇报事故情况,必要时向有关单位发出救援请求;组织事故调查,总结应急救援经验教训。

(3)组织管理:实行危险化学品爆炸主要领导负责制、应急工作责任制和责任追究制,明确任务、目标和责任,成立医院危险化学品爆炸应急领导小组及应急工作小组,根据危险化学品爆炸事故的分级,及时响应。医疗救护组主要任务是成立现场工作小组,建立现场急救站或临时救援点,对受伤人员开展现场急救并及时转送医院治疗;保障现场急救和医疗人员个人安全。专家治疗组由院内相关临床科室(皮肤科、神经外科等)组成,负责对伤员重症诊疗。安全保卫组负责维持院内公共秩序及人员、车辆的调用。后勤保障组负责物资、医疗仪器、设备、药品保障工作。

（4）应急准备与处置:

1）快速响应。"120"平台接到危险化学品爆炸报警,应详细了解事故发生地点、性质及伤亡人数,上报危险化学品爆炸应急领导小组,召开危险化学品爆炸应急领导小组紧急工作会议,紧急启动本预案,安排部署应急措施,本院"120"救护车接到出诊命令后,5分钟内保证出车进行救援。

2）院前急救。由医疗救护组现场出诊和院前急救,出诊人员赶赴现场实施院前救援时,应采取必要的医护人员自身防护措施,根据危险化学品理化性质和受污染情况穿戴相应防护器材,做好自身呼吸系统皮肤的防护,如穿好防护衣,佩戴供氧式防毒面具或氧气呼吸器。救护人员应迅速将伤者移至空气新鲜、通风良好的地方,做好现场洗消工作。现场医护人员对生命垂危的患者应实施紧急医疗救护,尤其重视冲烧毒复合伤的伤员初期的现场处置。伤者呼吸困难时迅速给氧,呼吸停止时立即进行人工呼吸,心脏骤停时立即进行心肺复苏;皮肤污染时,必须脱去污染的衣服、鞋袜、手套等,并用流动清水或各类解毒液彻底清洗被毒性危险化学品污染皮肤;头面部灼伤时,要注意眼、耳、鼻、口腔的清洗;若毒性危险化学品经口鼻引起急性中毒,对于非腐蚀性毒性危险化学品,应迅速使用各类解毒液洗胃、导泻。若危险化学品爆炸造成人员发生烧伤时,应迅速将患者衣服脱去,用流动清水冲洗降温,用清洁布覆盖创伤面,避免创面污染,不要任意把水疱弄破,以防感染;患者口渴时,可适量饮水或含盐饮料;当人员发生冻伤时,应迅速协助复温,待温度提高至接近正常,再对冻伤的部位进行轻柔按摩。先期赶赴现场施救的医护人员,除立即对伤病员进行现场急救和转运外,还应向急诊科值班人员、院总值班或领导小组报告危险化学品爆炸事故伤员人数、伤(病)情、现场救援及转运情况,组织、协调和指导医院内危险化学品爆炸伤员的接诊、运送、抢救及物资准备工作,待病情稳定后可转送到就近有条件的医疗机构或转送回院继续抢救。如危险化学品爆炸伤员较多,领导小组向上级领导部门请求增派其他医疗机构的医护人员和救护车到现场参加救护。

3）院内救援。危险化学品爆炸伤员来院前,由急诊科值班人员、院总值班应急办通知医务部,护理部等职能科室。通知相关科室到急诊科紧急待命并做好抢救准备工作,告知放射科、皮肤科等医技科室和相关临床科室做好接待大量患者的准备工作。急诊科准备充足的器械以及材料,相关科室作好床位、设备、药品、人员的准备工作,相应专业学科的医护人员到急诊科会诊后迅速分诊到相关科室救援;当相关专业的科室床位已满时,由领导小组统一调配全院医护人员、床位和设备,被收治到有床位科室的伤病员,由相关专业的医师进行诊治,由患者所在科室护理人员进行临床护理。

4）制度保障。加强危险化学品爆炸事故应急处置期间值班工作,严格执行值班制度,危险化学品爆炸事故领导小组成员和全院医务工作人员应迅速进入应急状态,做好危险化学品爆炸事故的各项准备工作,检查医院各部门、各应急工作组的应急措施和事故处置准备工作的落实情况。

5）公众宣传教育。医院利用已有的宣传阵地和载体宣传危险化学品安全知识,宣传危险化学品爆炸防范和应急处置方法,提高医院人员的安全意识。

6）预案演练和技能培训。医院应经常开展危险化学品爆炸事故应急工作检查,并每年定期开展危险化学品爆炸救援演习,提高医护人员危险化学品安全应急意识和医疗救治能力。

7）安全自查。检查医院内部危险化学品的存储和使用安全性,为医疗处置提供最基本的保障,并采取一系列措施确保"120"救护车处于完好备用状态。

8）物资保障。由于危险化学品种类的多样性,医院原有的药品物资保障可能无法适应需求,必须建立起医院间合作机制,在极短的时间内根据事故特点筹备大量烧烫伤药品及快速解毒药品。同时根据其伤情特点,应以调节水、电解质药品和解痉平喘类药、镇静药、抗休克药、镇痛药、保护创面外用药和抗感染药物保障为主。

9）调查和总结。危险化学品爆炸应急工作基本结束后,由危险化学品爆炸应急领导小组配合政府统计危险化学品爆炸人员伤亡情况,向政府汇报本医院危险化学品爆炸事故应急处置情况,负责写好本医院危险化学品爆炸事故应急处置工作总结。

7. 反恐防暴应急预案　恐怖袭击事件是指由极端分子或组织已经造成或可能造成严重危害,需要采取应急处置措施予以应对的,并经国务院应急管理办公室、国家政府主管部门、地方政府确认发布的不符合国际道义的袭击事件,包括利用生物制剂、化学毒剂进行袭击、利用爆炸手段袭击、利用胁持单位领导和医护人员造成重大危害的,其他较大规模的恐怖袭击事件。另外,精神专科医院内有暴力倾向的患者受到一定刺激后也有可能会做出暴力行为,伤害到其他患者。为了提高和预防对恐怖事件的应急处理能力,在医院发生恐怖事件时,能有效控制局面,迅速有序地处理事件,减少一切不良影响和损失,切实保护患者、家属、医护人员人身和财产的安全,维持医院正常秩序,特制定本预案。

（1）编制依据:《中华人民共和国突发事件应对法》《突发公共卫生事件应急条例》《国家突发公共事件总体应急预案》以及当地政府部门关于恐怖袭击事件应急处置相关要求。

（2）医疗机构职责:负责组织医院恐怖袭击事件应急处置工作;完善安全防范工作,落实安全防范措施,配备必要的设备设施,及时发现可疑物品、可疑人员、破坏分子等,维护医院的安全;检查督促各科室、各部门做好各项应急处置工作,及时有效地控制事件,防止恐怖袭击事件蔓延扩大;加强安保人员培训训练工作,提高安保人员综合素质;突发事件发生时,根据事件态势需要,及时向公安、卫生、消防等相关部门通报和请求援助;核实现场人员伤亡和损失情况,随时向上级主管部门汇报救援工作及事故应急处理的进展情况。

（3）组织管理:实行反恐防暴主要领导负责制、应急工作责任制和责任追究制,明确任务、目标和责任,成立医院反恐防暴工作领导小组及应急工作小组,根据恐怖袭击事件的分级,及时响应。安全保卫组负责恐怖袭击事件应急处置工作的综合协调及相关的组织管理工作;协调处理恐怖信息与事件的现场控制,协助公安机关对恐怖信息事件的排查和调查处理,疏导和维持现场秩序;组织、指导应急队伍的培训与演练;组织开展预防恐怖袭击事件的宣传和教育;疏散引导组负责在发生恐怖袭击后,对群众进行有序疏散和引导,防止不明情况人员围观聚集,为排除险情创造良好条件。医疗救护组主要任务是在院内恐怖事件中指挥相关科室引导患者到安全区域,对受伤人员开展现场急救并及时转送医院治疗;保障现场急救和医疗人员个人安全。后勤保障组负责物资、医疗仪器、设备、药品保障工作。

（4）应急准备与处置:

1）快速响应。保卫部门收到发生恐怖袭击的消息后,第一时间赶往事发场所,对恐怖袭击事件信息进行收集、汇总,及时上报医院反恐防暴工作领导小组。报告内容应当包括:报告单位、报告人或联系人、联系方式、恐怖事件发生地点和现场情况、事件所造成的人员伤亡和财产损失等情况的初步估计。领导小组进行分析和判断,决定是否报警。

2）前期处理。反恐防暴工作领导小组报警后,在及时上报恐怖袭击事件信息的同时,要对事件进行先期应急处置,保卫部门迅速对事件现场实施监控、封闭并更新事件变化情况,等待公安、消防、武警等专业反恐力量支援。

3）紧急避险。各病区医务人员坚守岗位,稳定患者情绪,让患者及家属根据实际情况紧锁门窗、疏散撤离等,保护好患者,防止发生患者因恐慌跳楼摔伤、电击伤、踩伤等意外事故。手术室医务人员根据实际情况紧锁门窗继续手术;或停止手术,坚守岗位,按急救处理原则用无菌物品保护伤口,防止感染,并将手术患者转移至安全区域,事件确实停止后再继续实施手术;如不得不中途中止手术,则选择对患者损害最小的方案中止手术。对于重症监护室的重症患者及术后患者,医务人员应根据实际情况紧锁门窗坚守岗位或疏散撤离患者,必要时与患者家属一起保护患者安全,稳定患者情绪,做好患者心理护理,确保患者生命安全。门诊医务人员立即停止各种检查,根据实际情况紧锁门窗坚守岗位或疏散撤离,关闭各种仪器及电源,将患者就近躲避或疏散至安全区域。财务人员立即将现钞和支票锁在保险柜内,带好钥匙,锁好门窗,根据实际情况紧锁门窗就近隐蔽在安全区或疏散撤离。电梯工就近楼层停机,将乘客就近疏散到安全区域。职能科室人员立即关闭电源,锁好门窗,到达指定位置,接受指挥部的指挥。保卫人员和义务防暴队员积极应对恐怖袭击、暴力事件,保护所有院内人员安全,并加强对财务、变电室等要害部位的巡视,维护社会治安,打击违法犯罪活动。药库、药房工作人员锁好门窗,毒麻、贵重药品存入保险柜,防止被盗、丢失。根据实际情况紧锁门窗就近隐蔽在安全区或疏散撤离。事后及时查对,并将情况报指挥部。所有岗位在接到紧急疏散指令后方可疏散住院患者。

4）制度保障。加强反恐防暴应急处置期间值班工作,严格执行值班制度,反恐防暴工作领导小组成员和全院医务工作人员应迅速进入应急状态,做好反恐防暴各项准备工作,检查医院各部门、各应急工作组的应急措施和处置准备工作的落实情况。

5）公众宣传教育。医院利用已有的宣传阵地和载体宣传反恐防暴知识,消除事件的恐慌情绪,平息恐怖袭击事件相关谣传,稳定和维护医院正常秩序等工作。

6）预案演练和技能培训。医院应经常开展反恐防暴应急工作检查,并每年定期开展反恐防暴救援演习,要结合实际进行应急演练,确保演练的实效性和可操作性。

7）安全自查。检查医院门禁、监控、安全通道等安保功能是否运转正常,安保人员定时巡逻,做好恐情监测。

8）调查和总结。反恐防暴应急工作基本结束后,由反恐防暴领导小组配合政府统计反恐防暴人员伤亡情况,向政府汇报本医院反恐防暴处置情况,负责写好本医院恐怖袭击事件应急处置工作总结。

8. 人感染高致病性禽流感应急预案　人感染高致病性禽流感(以下称"人禽流感")是由禽甲型流感病毒某些亚型中的一些毒株引起的急性呼吸道传染病。近年来,人们先后获得了 H_9N_2、H_7N_2、H_7N_3 亚型禽流感病毒感染人类的证据,荷兰、越南、泰国、柬埔寨、印尼及我国相继出现了人禽流感病例。考虑到人类对禽流感病毒普遍缺乏免疫力、人类感染 H_5N_1 型禽流感病毒后的高病死率以及可能出现的病毒变异等,世界卫生组织(WHO)认为该疾病可能是对人类存在潜在威胁最大的疾病之一。为做好人禽流感防控工作,提高人禽流感的防治水平和应对能力,及时、有效地采取各项防控措施,做到早发现、早报告、早隔离、早治疗人禽流感病例,控制疫情的传播、蔓延,保障广大人民群众的身体健康和生命安全,维护社会的稳定,制定相应预案。

（1）编制依据:《中华人民共和国传染病防治法》《突发公共卫生事件应急条例》《国家突发公共卫生事件应急预案》《卫生部应对流感大流行准备计划与应急预案(试行)》《人感染高致病性禽流感应急预案》。

（2）医疗机构职责:负责不明原因肺炎病例和人禽流感医学观察病例的筛查与报告,负责患者的诊断、转运、隔离治疗、医院内感染控制,配合疾病预防控制机构开展流行病学调查及标本采集工作,负责本机构内有关人员的培训工作。

（3）组织管理:医院实行人禽流感防控工作主要领导负责制、防控工作责任制和责任追究制,明确任务、目标和责任。成立人禽流感防控工作领导小组,负责组织全院人禽流感防控工作,制定应急预案、政策和措施,统一指挥人禽流感的应急处理,根据人禽流感疫情发展态势,对医院应急工作的启动、应急工作中出现的问题负有决策并指导的责任。同时成立感染控制与疫情监测小组,负责组织开展人禽流感的疫情监测,按照国家的相关规定执行上报程序,指导、检查医院内的隔离、消毒工作,负责对医护等人员等进行消毒隔离和个人防护等相关知识的业务技术培训,配合疾病预防控制机构开展流行病学调查及标本采集工作。此外,医疗救治小组需要根据相关行政部门、权威学术机构的诊断治疗方案,制定医疗救治方案,指导各科室实施医疗救治工作,加强医疗质量管理,汇总各科医疗救治情况,提出医疗卫生资源调配方案。最后,根据医院具体情况,可因地制宜成立协调督导组(主要负责对外的协调、宣传及思想政治工作及对各项规章制度执行情况的检查)及后勤保障小组(主要负责保证充足的物资供应和及时调运,保证各项工作实施安全)。

(4)应急准备与处置:本地区内尚未发现动物及人禽流感疫情,但其相邻地区发生动物或人禽流感疫情。应该采取以下措施:①密切关注国内外动物禽流感及人禽流感疫情动态,做好疫情预测预警,开展疫情风险评估;②做好各项技术及物资准备;③协助开展不明原因肺炎的筛查工作;④协助开展人禽流感知识的健康教育,提高公众防控人禽流感知识水平;⑤配合有关部门开展动物禽流感疫情监测工作,防止疫区受感染动物以及产品的输入。

本地区内发生了动物禽流感疫情,但尚未发现人禽流感病例。应该采取以下措施:①与农业部门紧密协作,协助开展现场流行病学调查、密切接触者追踪和样品采集工作;②做好密切接触者的医学观察;③做好患者接诊、救治、医院内感染控制等准备工作;④做好疫情调查处理等人员的个人防护;⑤按照职责分工,协助做好疫点内人居住和聚集场所的消毒处理工作。

本地出现散发或聚集性人禽流感病例,属重大突发公共卫生事件(Ⅱ级)。本地区发现散发或聚集性人禽流感病例,但局限在一定的范围,没有出现扩散现象的,应采取以下措施:①启动人禽流感应急监测,实行人禽流感病例零报告制度;②要做好人禽流感病例隔离、救治和医院内感染控制工作,并协助疾病预防控制机构开展流行病学调查和病例的主动搜索、标本采集等工作;③做好疫情调查处理、医疗救治、实验室检测等医务人员的个人防护;④协助相关部门和机构进一步加强健康教育,提高公众卫生意识和个人防护意识,减少发生人禽流感的危险性,做好公众心理疏导工作,避免出现社会恐慌。

证实人间传播病例并出现疫情扩散状态,属特别重大突发公共卫生事件(Ⅰ级),应采取以下措施:①筛查门诊、发热诊区严格执行首诊负责制,注意询问流行病学史。对发病前一周曾到过或居住在禽流感疫点的流感样病例,不能排除禽流感的,立即请专家组医师会诊,同时采取标准预防措施;接诊后应立即采集患者呼吸道标本(如咽、鼻拭子或含漱液)和血液等标本,在24小时内送相关机构检测;对确诊患者采取相应的治疗措施、进行医学观察,排除的患者转入普通门诊诊断、治疗。②尽快加强院内禽类动物免疫工作,一旦出现疫情,立即按照“早、快、严、小”的原则处理。③加强对医务人员禽流感防治知识的培训,要求每一位接诊医务人员都要掌握人禽流感诊疗、预防控制和流行病学调查的相关知识,提高医务人员早期发现的意识、能力和诊疗水平。一旦发现可疑病例立即按程序报告相关部门,杜绝迟报、漏报现象。④坚持周报告、日报告、零报告制度及网上直报工作,确保对发生的禽流感疫情报告的及时性、准确性,不瞒报、不谎报、不漏报,做到早发现、早报告、早隔离、早治疗。⑤严格执行医院感染管理相关规范及医疗废物管理相关条例,以加强医院感染控制。

9. 严重急性呼吸综合征应急预案　严重急性呼吸综合征(aevere acute respiratory

syndromes,SARS),曾称传染性非典型肺炎,是一种因感染 SARS 相关冠状病毒而导致的以发热、干咳、胸闷为主要症状,严重者出现快速进展的呼吸系统衰竭,极强的传染性与病情的快速进展是此病的主要特点。本病为呼吸道传染性疾病,主要传播方式为近距离飞沫传播或接触患者呼吸道分泌物。为了有效预防和控制 SARS 的发生与流行,保障公众的身体健康和生命安全,特制定本预案。

(1)编制依据:《中华人民共和国传染病防治法》《突发公共卫生事件应急条例》《国家突发公共卫生事件应急预案》《全国不明原因肺炎病例监测、排查和管理方案》《传染性非典型肺炎防治管理办法》《医院预防与控制传染性非典型肺炎(SARS)医院感染的技术指南》。

(2)医疗机构职责:制定严重急性呼吸综合征的预防控制、医疗救治等实施方案及技术规范;组建严重急性呼吸综合征防治专家组,指导落实流行病学调查、诊断、隔离、救治措施;组织、协调卫生技术力量,及时发现、诊断和治疗管理患者,预防和控制疫情的发生和蔓延;组织实施疫区和疫点隔离消毒等控制措施和人群预防;组织开展健康教育;做好学校、托幼机构和公共场所等重点单位预防控制工作的监督检查和技术指导;掌握疫情动态和分析疫情趋势,及时准确地向上级行政部门报告,并根据规定程序公布疫情和防治信息,提出预防控制对策和措施;必要时,提请上级行政部门对疫区采取疫情紧急控制措施;会同有关部门提出物资和经费储备计划;组织协调应急药品、疫苗、医疗器械、防护用品以及生活必需品的生产、储备和调度,确保供应;做好被病原体污染的污水、医疗废弃物的处理工作,加强对废弃物收集、处置的监管。

(3)组织管理:实行严重急性呼吸综合征防控工作主要领导负责制、防控工作责任制和责任追究制,明确任务、目标和责任,成立医院严重急性呼吸综合征医疗救治工作领导小组及专项小组,根据突发疫情的判定与分级,及时响应。疾病预防控制组负责院内防控严重急性呼吸综合征工作的组织管理、疫情报告等工作,指导做好个人防护措施、流行病学调查、通信与信息保障,负责实施媒介控制措施;医疗护理组负责医疗质量管理、外派医疗队,同时对所有发现的疑似、临床诊断和确诊严重急性呼吸综合征的病例进行规范治疗,调配护理人员及管理护理工作;协调督导组负责对外的协调及思想政治工作,以及各项规章制度执行情况的检查、督导;后勤保障组负责后勤总协调,包括各种后勤物资及防护用品的供应、各种急救所需的医疗器械供应、各种急救药品的供应以及安全保卫工作;专业人员培训组负责全院各级人员培训及考核工作。

(4)应急准备与处置:医院应当加强对医务人员严重急性呼吸综合征防治知识的培训,做到早发现、早报告、早隔离、早治疗,重视消毒隔离工作,采取切实可行的措施,确保消毒隔离措施和防护措施落实到位,保证工作效果。同时加强医院感染的监测,做好早期预警预报,并对严重急性呼吸综合征预防与控制有关工作实施监督与监测,具体措施包括:

1)接诊与探视:各科门诊不得接诊发热患者,发热患者必须先到发热门诊筛查、甄别,发热门诊要如实记录发热患者的姓名、联系方式及去向,同时尽可能对普通发热患者进行适当医疗处理;门诊入院患者先到接诊室测量体温,若体温低于38℃,直接到住院处办理住院手续,若体温超过38℃,先到发热门诊就诊,排除SARS后再办理住院手续;从急诊收住院的患者必须测体温,若体温超过38℃者必须拍胸片,排除SARS后方可收住院;加强对住院楼的管理力度,严格控制进入大楼的人数,防止SARS流入病房。

2)预警与上报:发现一例可疑SARS患者立即上报上级(感染科主任、医务部相关负责人等),同时将该患者隔离在发热门诊观察室,同一诊室看病的其他患者在另一观察室集中等候该诊室封闭消毒,医生换防护衣,开启备用诊室接诊。然后由感染科主任与主检医生会诊,确定是否有SARS可能,主管院领导召集相关人员讨论,确定事态,向院应急工作领导小组组长汇报,并上报当地卫生主管部门及疾病预防控制中心。

3)消毒:医院可以根据实际情况采取适宜的空气消毒技术,加强通风以保持通风,有条件的医院可以建立负压病房,使用获得国家卫生健康委员会消毒产品卫生许可批件的空气消毒设备,并按使用说明书操作。对于中央空调的使用要按照建设部、卫生部和科技部颁发的《建筑空调通风系统预防"非典"、确保安全使用的应急管理措施》(建科电〔2003〕17号)的文件进行。指定医院的发热门(急)诊和定点医院隔离病区内所有的物体表面、地面都应当进行清洁,受到病原微生物污染时,应当先清洁,再进行消毒。SARS患者出院、转院或者死亡后,患者房间的环境和使用的物品应当进行终末消毒。可以重复使用的防护用品,按照实际情况选择适当方法进行清洗、消毒,防护眼镜、防护面罩可以用500~1 000mg/L的含氯消毒剂、0.2%过氧乙酸或者75%乙醇浸泡30分钟,清洗干燥后备用。凡是穿过皮肤或黏膜而进入无菌组织、器官、腔隙的医疗器械,及与破损的皮肤、黏膜密切接触的医疗器械应当进行彻底清洗、干燥后进行灭菌处理,凡是接触皮肤、黏膜的医疗器械应当经过彻底清洗、干燥后,根据其材料要求分别采用不同方法进行消毒,只直接或间接与患者健康无损的皮肤相接触的低危物品,一般只需清洁处理。患者使用的床单、被罩等物品每周定期更换,被血液、体液、分泌物、排泄物等污染后及时更换。呼吸治疗装置在使用前应达到高水平消毒,螺纹管尽可能使用一次性使用物品。接触患者的精密仪器设备,设备表面用70%乙醇或异丙醇擦拭消毒两遍,体温计使用后用75%乙醇浸泡15分钟,或者用0.2%过氧乙酸浸泡消毒10分钟后干燥保存;血压计、听诊器等,每次使用前、后用75%乙醇擦拭消毒;氧气瓶在移出SARS病房前,用500~1 000mg/L的含氯消毒剂擦拭消毒外表面。患者的个人用物,置福尔马林(甲醛)熏箱或熏房(氧化法)消毒12小时以上,方可随患者带回家。患者排泄物、分泌物、呕吐物等应及时进行无害化处理。

4)隔离:对SARS疑似患者和确诊患者应当尽早采取隔离措施,采用单间隔离的方式分开安置,经病原学或者血清学确诊的患者可以置于多人房间,不设陪护,患者的活动应当限制在病房内进行。根据SARS的传播途径,在实施标准预防措施的基础上,采取飞沫隔离、空气隔离与接触隔离措施。医院根据实际工作条件采取区域隔离,将整个病区分为清洁区、半污染区和污染区。在清洁区和半污染区、半污染区和污染区之间分别设立缓冲带,并加装实际的隔离屏障(如隔离门)。各区之间用颜色区分,即清洁区划蓝色线,半污染区划黄色线,污染区划红色线,以警示医务人员。防护用品置于不同区域,医务人员在不同区域穿戴和脱摘相应的防护用品。各区、各带和各通道有专门的功能定位。

5)人员防护:医务人员对 SARS 的防护应严格遵守标准预防的原则,并根据 SARS 的传播途径采取飞沫隔离、接触隔离和空气隔离。医院应当根据医务人员在工作时接触疑似 SARS 患者或临床确诊 SARS 患者和导致感染的危险程度采取分级防护,防护措施应当适宜。

10. 不明原因肺炎应急预案　不明原因肺炎,是在 SARS 流行之后,卫生部(现国家卫生健康委员会)为了及时发现和处理 SARS、人禽流感以及其他表现类似、具有一定传染性的肺炎而提出的一个名词。不明原因肺炎病例需同时具备以下 4 个条件:发热($\geq$38℃);具有肺炎或急性呼吸窘迫综合征(ARDS)的影像学特征;发病早期白细胞总数降低或正常,或淋巴细胞分类计数减少;经抗生素规范治疗 3~5 天,病情无明显改善。符合以下情况之一的不明原因肺炎病例为 SARS 预警病例:专家组会诊不能排除 SARS 的不明原因肺炎病例;两例或以上有可疑流行病学联系的不明原因肺炎病例;重点人群发生不明原因肺炎病例(医疗机构工作人员中出现的不明原因肺炎病例;可能暴露于 SARS 病毒或潜在感染性材料的人员中出现的不明原因肺炎病例,如从事 SARS 科研、检测、试剂和疫苗生产等相关工作;接触野生动物的人员发生的不明原因肺炎病例);不明原因的肺炎死亡病例。符合以下情况之一的不明原因肺炎病例为人禽流感预警病例:接触禽类人员(饲养、贩卖、屠宰、加工禽类的人员、兽医以及捕杀、处理病、死禽及进行疫点消毒的人员等)中发生的不明原因肺炎病例;可能暴露于禽流感病毒或潜在感染性材料的人员中出现不明原因肺炎病例;已排除 SARS 的不明原因的肺炎死亡病例。为筛查可能的 SARS 病例和人禽流感病例及其他传染性呼吸道疾病,早期发出预警并采取相应的防控措施,从而防范 SARS 疫情的扩散蔓延和可能出现的人禽流感疫情,特制定本方案。

(1)编制依据:《中华人民共和国传染病防治法》《突发公共卫生事件应急条例》《国家突发公共卫生事件应急预案》《卫生部全国不明原因肺炎病例监测、排查和管理方案》。

(2)应急准备与处置:

1)不明原因肺炎病例的报告:医疗机构临床医务人员发现符合不明原因肺炎定义的病例后(社区基层医疗机构发现不明原因肺炎病例后,必须立即将其转至区级以上医院进行诊治),应立即报告主检医师,主检医师不能明确诊断的,报告医务部/院总值班(节假日、夜间),由医院组织本医院三名主检医师组进行会诊和排查,仍不能明确诊断的,应由值班医师立即填写传染病报告卡(空白处注明"不明原因肺炎"),然后由院内相关负责部门进行网络直报,并电话报告卫生行政部门。卫生行政部门接到报告后,应尽快组织本辖区内的专家进行会诊。专家会诊后,仍不能明确诊断的,应立即报请上级专家组进行会诊。作出明确诊断的,由报告单位订正为诊断疾病。上级专家组无法排除 SARS 和人禽流感的,应做出预警病例诊断,由原报告医院在2小时内进行订正报告(将原报告不明原因肺炎的病例更改为SARS预警病例或人禽流感预警病例)。可以排除SARS和人禽流感的,由报告单位订正为诊断疾病或"其他不明原因疾病"。

2)预警病例的隔离与处理:对SARS和人禽流感的预警病例,应立即进行隔离治疗,直至明确排除SARS、人禽流感及其他需要隔离的传染病。医院对预警病例的密切接触者进行追踪和登记,告知其自我隔离并每天自行测量体温,一旦有发热、呼吸道症状,及时报告医院,医院及时报告疾病预防控制中心。SARS预警病例采集标本的种类应尽可能包括病例的血清、血凝块、鼻拭子(或咽拭子)、粪便(或肛拭子)、尿液和尸体解剖等多种标本,如条件有限,则至少应采集鼻拭子(或咽拭子)、粪便(或肛拭子)和血清三种标本。必要时对死亡的SARS预警病例进行尸体解剖,并送检尸检标本。对SARS预警病例应每隔3天采集一次标本,进行病毒核酸和血清抗体检测,如果出现阳性结果,立即按国家卫生健康委员会有关要求进行报告和处理。如检测结果为阴性,但临床上仍无法排除SARS和禽流感的,应持续采样至病例发病后27天(病程两周后,可每隔5天采样一次),检测结果如仍为阴性,则予以排除,并解除隔离。人禽流感预警病例应采集患者发病后1~3天的咽、鼻拭子或含漱液,发病后7天内的急性期血清以及死亡病例的尸检肺组织、气管分泌物,进行病毒分离、病毒核酸和血清抗体的检测。如果出现阳性结果,立即按国家卫生健康委员会的有关要求报告和处理,如果检测结果阴性,临床上仍无法排除人禽流感的,应采集患者发病后2~4周的血清标本,抗体仍为阴性的,则予以排除。标本采集、保存、运送和检测参照《传染性非典型肺炎实验室检测工作程序》(暂行)和《禽流感实验室检测技术方案》的要求进行。

3)病例的最后诊断与排除:预警病例一旦诊断为SARS疑似病例或临床诊断病例或实验室确诊病例,按照《2003—2004年度全国卫生系统传染性非典型肺炎防治工作方案》的要求开展防治工作。排除SARS和人禽流感预警病例的,由原报告单位订正为诊断疾病或"其他不明原因疾病",如病例显示有传染性,则继续隔离诊治。

11. 新型冠状病毒感染防控应急预案　冠状病毒是可以导致动物或人间疾病的一个大型病毒家族。一些冠状病毒已知可在人间引起呼吸道感染,如中东呼吸综合征(MERS)、急性呼吸综合征(SARS)等。新型冠状病毒病感染(COVID-19),曾称新型冠状病毒肺炎,最常见的症状是发热、干咳和乏力。其他一些不常见但可能影响某些患者的症状包括疼痛、鼻塞、头痛、结膜炎、咽痛、腹泻、味觉或嗅觉丧失或皮疹或手指或脚趾变色。这些症状往往较轻,且逐渐开始。有些感染者只有很轻微的症状。大多数感染者(约80%)无须住院治疗即可康复。大约20%的新型冠状病毒病感染患者病情较重,并出现呼吸困难。老年人以及有基础性疾病(如高血压、心肺疾病、糖尿病或癌症)的人患严重疾病的风险更高。该病毒传播途径主要为空气传播、飞沫传播和接触传播。为做好新型冠状病毒病感染疫情防控工作,提高新型冠状病毒病感染的防治水平和应对能力,及时、有效采取各项防控措施,做到早发现、早报告、早隔离、早治疗,控制疫情的传播、蔓延,保障广大人民群众的身体健康和生命安全。

（1）编制依据:《中华人民共和国传染病防治法》《突发公共卫生事件应急条例》《国家突发公共卫生事件应急预案》,以及国家卫生健康委员会《新型冠状病毒肺炎防控方案》《医疗机构内新型冠状病毒感染预防与控制技术指南》。

（2）医疗机构职责:制定新型冠状病毒病感染的预防控制、医疗救治等实施方案及技术规范;组建新型冠状病毒病感染突发疫情防治专家组,指导落实流行病学调查、诊断、隔离、救治措施;组织、协调卫生技术力量,及时发现、诊断和治疗管理患者,预防和控制疫情的发生和蔓延;组织实施疫区和疫点隔离消毒等控制措施和人群预防;组织开展健康教育;做好学校、托幼机构和公共场所等重点单位预防控制工作的监督检查和技术指导;掌握疫情动态和分析疫情趋势,及时准确地向上级行政部门报告,并根据规定程序公布疫情和防治信息,提出预防控制对策和措施;必要时,提请上级行政部门对疫区采取疫情紧急控制措施;会同有关部门提出物资和经费的储备计划。组织协调应急药品、疫苗、医疗器械、防护用品以及生活必需品的生产、储备和调度,确保供应。做好被病原体污染的污水、医疗废弃物的处理工作,加强对废弃物收集、处置的监管。

（3）组织管理:实行新型冠状病毒病感染防控工作主要领导负责制、防控工作责任制和责任追究制,明确任务、目标和责任,成立医院新型冠状病毒病感染医疗救治工作领导小组及专项小组,根据突发疫情的判定与分级,及时响应。疾病预防控制组负责院内新型冠状病毒病感染突发疫情防控工作的组织管理工作,指导做好个人防护措施、流行病学调查、通信与信息保障,负责实施媒介控制措施;医疗护理组负责医疗质量管理、外派医疗队,同时对所有发现的疑似、临床诊断和确诊新型冠状病毒病感染的病例进行规范治疗,调配护理人员做好护理工作;协调督导组负责对外的协调及思想政治工作,以及各项规章制度执行情况的检查、督导;后勤保障组负责后勤总协调,包括各种后勤物资及防护用品的供应、各种急救所需的医疗器械供应、各种急救药品的供应以及安全保卫工作;专业人员培训组负责全院各级人员培训及考核工作。

（4）应急准备与处置:

1）制定应急预案和工作流程:医疗机构应当严格落实国家新型冠状病毒病感染防控和院感防控要求,根据新型冠状病毒的病原学特点,结合传染源、传播途径、易感人群和诊疗条件等,建立预警机制,制定应急预案和工作流程。

2）开展全员培训:依据岗位职责确定针对不同人员的培训内容,尤其是对高风险科室如发热门诊、内科门诊、儿科门诊、急诊、ICU 和呼吸病房的医务人员要重点培训,使其熟练掌握新型冠状病毒感染的防控知识、方法与技能,做到早发现、早报告、早隔离、早诊断、早治疗、早控制。

3）做好医务人员防护:医疗机构应当规范消毒、隔离和防护工作,储备质量合格、数量充足的防护物资,如消毒产品和医用外科口罩、医用防护口罩、隔离衣、护目镜等防护用品,确保医务人员个人防护到位。在严格落实标准预防的基础上,强化接触传播、飞沫传播和空气传播的感染防控。正确选择和佩戴口罩、手卫生是感染防控的关键措施。

4）关注医务人员健康:医疗机构应当合理调配人力资源和班次安排,避免医务人员过度劳累。提供营养膳食,增强医务人员免疫力。针对岗位特点和风险评估结果,开展主动健康监测,包括体温和呼吸系统症状等。采取多种措施,保障医务人员健康地为患者提供医疗服务。

5）加强感染监测:做好早期预警预报,加强对感染防控工作的监督与指导,发现隐患,及时改进。发现疑似或确诊新型冠状病毒感染患者时,应当按照有关要求及时报告,做好相应处置工作。

6）做好清洁消毒管理:按照《医院空气净化管理规范》,加强诊疗环境的通风,有条件的医疗机构可进行空气消毒,也可配备循环风空气消毒设备。严格执行《医疗机构消毒技术规范》,做好诊疗环境(空气、物体表面、地面等)、医疗器械、患者用物等的清洁消毒,严格患者呼吸道分泌物、排泄物、呕吐物的处理,严格终末消毒。

7）加强患者就诊管理:医疗机构应当做好就诊患者的管理,尽量减少患者的拥挤,以减少医院感染的风险。发现疑似或确诊新型冠状病毒感染的患者时,依法采取隔离或者控制传播措施,并按照规定对患者的陪同人员和其他密切接触人员采取医学观察及其他必要的预防措施。不具备救治能力的,及时将患者转诊到具备救治能力的医疗机构诊疗。

8）加强患者教育:医疗机构应当积极开展就诊患者及其陪同人员的教育,使其了解新型冠状病毒的防护知识,指导其正确洗手、咳嗽礼仪、医学观察和居家隔离等。

9）加强感染暴发管理:严格落实医疗机构感染预防与控制的各项规章制度,最大限度降低感染暴发的风险。一旦发生新型冠状病毒感染疑似暴发或暴发后,医疗机构必须按照规定及时报告,并依据相关标准和流程,启动应急预案,配合做好调查处置工作。

10）加强医疗废物管理:将新型冠状病毒感染确诊或疑似患者产生的医疗废物,纳入感染性医疗废物管理,严格按照《医疗废物管理条例》和《医疗卫生机构医疗废物管理办法》有关规定,进行规范处置。

12. 甲型 H_1N_1 流行性感冒应急预案　甲型 H_1N_1 流行性感冒(流感)为急性呼吸道传染病,其病原体是一种新型的甲型 H_1N_1 流感病毒,毒株包含有猪流感、禽流感和人流感三种流感病毒的基因片段。该病毒主要通过飞沫经呼吸道传播,也可通过口腔、鼻腔、眼睛等处黏膜直接或间接接触传播,人群普遍易感。甲型 H_1N_1 流感患者通常表现为流感样症状,包括发热、咽痛、流涕、鼻塞、咳嗽、咳痰、头痛、全身酸痛、乏力。部分病例出现呕吐、腹泻。少数病例仅有轻微的上呼吸道症状,无发热。体征主要包括咽部充血和扁桃体肿大。也有部分患者突然高热、体温超过38℃,甚至继发严重肺炎、急性呼吸窘迫综合征、肺出血、胸腔积液、全身血细胞减少、肾功能衰竭、败血症、休克及瑞氏综合征(Reye综合征)、呼吸衰竭及多器官损伤,导致死亡。患者原有的基础疾病亦可加重。为了有效预防和控制甲型 H_1N_1 流感疫情,将防控工作纳入科学化、规范化的管理轨道,确保早期发现疫情,及时采取积极有效的防控措施,防止疫情蔓延,保障人民群众的身体健康和生命安全,结合本院实际,制定本预案。

（1）编制依据:《中华人民共和国传染病防治法》《突发公共卫生事件应急条例》《国家突发公共卫生事件应急预案》《卫生部应对流感大流行准备计划与应急预案（试行）》《人感染高致病性禽流感应急预案》。

（2）医疗机构职责:提高医务人员对甲型 H_1N_1 流感的防范意识,落实各项防范措施,做好人员、技术、物资和设备的应急储备工作。对甲型 H_1N_1 流感要及时进行监测、分析、预警,做到早发现、早诊断、早报告、早隔离和早治疗。根据疫情的范围、性质和危害程度,对甲型 H_1N_1 流感实行分级管理。各科室在医院的领导下,密切配合,依法开展防控工作。各部门（科室）要按照相关法律、法规和规章的规定,完善应急处置体系,建立健全系统、规范的甲型 H_1N_1 流感应急工作制度,对甲型 H_1N_1 流感和可能发生的甲型 H_1N_1 流感做出快速响应,及时、有效开展监测、报告和处理工作。广泛开展甲型 H_1N_1 流感防控知识的宣传教育,要积极组织、依靠和动员公众广泛参与。重视开展甲型 H_1N_1 流感防范和处理的培训,通力合作,资源共享,有效应对甲型 H_1N_1 流感。

（3）组织管理:医院实行甲型 H_1N_1 流感防控工作主要领导负责制、防控工作责任制和责任追究制,明确任务、目标和责任。成立甲型 H_1N_1 流感防控领导小组,负责组织全院甲型 H_1N_1 疫情防控工作,制定应急预案、政策和措施,统一指挥甲型 H_1N_1 流感的应急处理,根据甲型 H_1N_1 流感疫情发展态势,对医院应急工作的启动、应急工作中出现的问题负有决策并指导的责任。同时成立感染控制与疫情监测组,负责组织开展甲型 H_1N_1 流感疫情监测,按照国家的相关规定执行上报程序,指导、检查医院内的隔离、消毒工作,负责对医护等人员进行消毒隔离和个人防护等相关知识的业务技术培训,配合疾病预防控制机构开展流行病学调查及标本采集工作。此外,医疗救治组需要根据相关行政部门、权威学术机构的诊断治疗方案,制定医疗救治方案,指导各科室实施医疗救治工作、转诊,加强医疗质量管理,汇总各科医疗救治情况,提出医疗卫生资源调配方案。最后,根据医院具体情况,可因地制宜成立协调督导组（主要负责对外的协调、宣传及思想政治工作及对各项规章制度执行情况的检查）及后勤保障组（主要负责保证充足的物资供应和及时调运,保证各项工作实施安全）

（4）应急准备与处置:

1）本地区内尚未发现甲型 H_1N_1 流感疫情,但其毗邻国家或相邻地区发生甲型 H_1N_1 流感疫情（Ⅲ级）时,应该采取以下措施:①密切关注国内外甲型 H_1N_1 流感疫情动态,做好疫情预测预警,开展疫情风险评估;②做好各项技术及物资准备;③开展常规疫情、流感/甲型 H_1N_1 流感、不明原因肺炎病例、不明原因死亡病例的监测;④开展不明原因肺炎的筛查工作;⑤开展甲型 H_1N_1 流感知识的培训教育,提高防控甲型 H_1N_1 流感知识水平;⑥做好患者接诊、救治、医院内感染控制等准备工作。

2）本地区发现散发或聚集性甲型 H_1N_1 流感病例,但局限在一定的范围,没有出现扩散现象的（Ⅱ级）时，应采取以下措施：①启动甲型 H_1N_1 流感应急监测，实行甲型 H_1N_1 流感病例零报告制度；②做好甲型 H_1N_1 流感病例隔离、救治和医院内感染控制工作，并协助疾病预防控制机构开展流行病学调查和病例的主动搜索、标本采集等工作；③做好疫情调查处理、医疗救治、实验室检测等医务人员的个人防护；④进一步加强培训教育；⑤根据疫情控制的需要，启动呼吸道专用病区：立即关闭肠道门诊，增加发热患者留观及隔离病床。

3）证实甲型 H_1N_1 流感疫情出现人间传播病例并有扩散趋势，属特别重大突发公共卫生事件（Ⅰ级），应采取以下措施：①根据流感流行情况，调动一切医疗资源，加强危重患者的救治，在必要时，建立和启用临时医疗救治点；②医疗机构就诊的所有呼吸道疾病患者均须佩戴口罩；③收集和上报流感样病例就诊数、住院病例数和严重病例、死亡病例情况，患者药品使用和耐药情况、疫苗和其他物品的使用情况，为掌握疫情进展、疾病严重程度以及医疗救治、疫苗和药物合理使用提供决策信息和依据；④协助相关部门做好向社会公布疫情、监测和防治工作情况。

同时，要严格疫情监测和报告制度，包括：加强预检分诊工作，发热患者应到发热门诊就诊，医务人员严格执行首诊负责制，注意询问流行病学史，对高危人群进行重点监测；健全现有的传染病疫情报告制度，开展对流感样病例和不明原因肺炎病例的监测和报告工作；对有外出史和接触史的流感样病例患者两小时内向疾控部门报告；按照相关部门的要求执行报告制度；住院患者办理住院手续时必须监测体温，体温过高者到发热门诊筛查；门诊入院患者先到接诊室测量体温，若体温超过 37.5℃，先到发热门诊就诊，排除甲型 H_1N_1 流感后再办理住院手续；所有从急诊收住院的患者必须测体温，若体温超过 37.5℃者发热门诊排除甲型 H_1N_1 流感后再办理住院手续；加强对住院楼的管理力度，严格控制进入大楼的人数，防止甲型 H_1N_1 流感流入病房；对于非定点医院所接收的疑似患者和确诊患者应转往定点医院。此外，建立例会制度，召开专题会议：包括领导小组会议、职能部门会议，科主任、护士长会，医生组长会等，对疫情进行通报，完善应急预案，部署相关工作。加强对医务人员禽流感防治知识的培训，要求每一位接诊医务人员都要掌握甲型 H_1N_1 流感诊疗、预防控制的相关知识，提高医务人员早期发现患者的意识、能力和诊疗水平。强化信息报告流程，医务人员一旦发现可疑病例立即按程序报告相关部门，杜绝迟报、漏报现象。严格执行《医院感染管理办法》和《医疗废物管理条例》等，做好消毒隔离等医院感染的预防和控制工作。完善有关生物安全规章制度，健全实验室安全管理制度，使生物安全管理做到科学化、规范化、制度化。依照《病原微生物实验室生物安全管理条例》《可感染人类的高致病性病原微生物菌(毒)种或样本运输管理规定》《微生物和生物医学实验室生物安全通用准则（WS 233—2002）》《实验室生物安全通用要求（GB 19489—2004）》等规定开展工作。认真开展对防控措施落实情况的督导检查和指导，特别加强对重点科室的督导和检查，督查应急预案制定、业务培训、技术演练、疾病监测、疫情报告、传染病预检分诊及疫情现场控制等措施落实情况，发现问题，及时解决，对玩忽职守的人员严肃处理。医务部及护理部做好本院及外派医疗队的人员搭配。医疗队人员24小时待命,接到命令一定要在要求的时间内赶到指定地点。做好各类应急物资储备,包括防护用品、应急预防性药物、抗病毒治疗和对症治疗药品、消杀药械、检测试剂等物资。

13. 疟疾突发疫情应急预案 疟疾是一种急性发热疾病,是由疟原虫属寄生虫所致。寄生虫通过被称为"疟疾媒介"的受感染雌性按蚊叮咬传播给人类。有五种寄生虫能够引起人类疟疾,其中恶性疟原虫和间日疟原虫威胁最大。无免疫力的个体通常会在受到感染的蚊虫叮咬10~15天后显现症状。最初症状(发热、头痛和寒战)可能较轻,难以发现是疟疾。如果不在24小时内予以治疗,恶性疟疾可能发展成严重疾病,往往会致命。患有严重疟疾的儿童常常出现以下一种或多种病症:严重贫血,与代谢性酸中毒相关的呼吸窘迫,或脑型疟。成人也频频出现多脏器病症。"疟疾突发疫情"指的是1个月内同一单位或居住区发生3例及以上疟疾病例。在疟疾流行地区,人们可能产生一定程度的免疫力,导致出现无症状感染。为了有效预防和及时控制疟疾的突发疫情,指导和规范突发疫情的应急处理工作,最大限度地减少突发疫情造成的伤害,保障人民群众的身体健康和生命安全,制定本预案。

(1)编制依据:《中华人民共和国传染病防治法》《突发公共卫生事件应急条例》《国家突发公共卫生事件应急预案》《疟疾暴发疫情应急处理预案(试行)》及《突发公共卫生事件与传染病疫情监测信息报告管理办法》。

(2)医疗机构职责:制定疟疾突发疫情的预防控制、医疗救治等实施方案及技术规范;组建疟疾突发疫情防治专家组,指导落实流行病学调查、诊断、隔离、救治措施;组织、协调卫生技术力量,及时发现、诊断和治疗管理患者,预防和控制疫情的发生和蔓延;组织实施疫区和疫点隔离消毒等控制措施和人群预防;组织开展健康教育;做好学校、托幼机构和公共场所等重点单位预防控制工作的监督检查和技术指导;掌握疫情动态和分析疫情趋势,及时准确地向上级行政部门报告,并根据规定程序公布疫情和防治信息,提出预防控制对策和措施;必要时,提请上级行政部门对疫区采取疫情紧急控制措施;会同有关部门提出物资和经费的储备计划。组织协调应急药品、疫苗、医疗器械、防护用品以及生活必需品的生产、储备和调度,确保供应。做好被病原体污染的污水、医疗废弃物的处理工作,加强对废弃物收集、处置的监管。

(3)组织管理:实行疟疾突发疫情防控工作主要领导负责制、防控工作责任制和责任追究制,明确任务、目标和责任,成立医院疟疾突发疫情医疗救治工作领导小组及专项小组,根据突发疫情的判定与分级,及时响应。疾病预防控制组负责院内疟疾突发疫情防控工作的组织管理工作,指导个人防护措施的穿戴、流行病学调查、通信与信息保障,负责实施媒介控制措施;医疗护理组负责医疗质量管理、外派医疗队,同时对所有发现的疑似、临床诊断和确诊疟疾的病例进行规范的抗疟治疗,调配护理人员及管理护理工作;协调督导组负责对外的协调及思想政治工作,以及各项规章制度执行情况的检查、督导;后勤保障组负责后勤总协调,包括各种后勤物资及防护用品的供应、各种急救所需的医疗器械供应、各种急救药品的供应以及安全保卫工作;专业人员培训组负责全院各级人员培训及考核工作。

（4）应急准备与处置:

1）现场处置:对所有发现的疑似、临床诊断和确诊疟疾病例,应及时进行规范的抗疟治疗,同时在出现间日疟突发疫情的地区,对发病率在10%以上的乡、村,可根据情况对患者家属及其周围人群采用成人顿服哌喹600mg或氯喹(基质)0.3g进行预防性服药,必要时可以乡、村或村民小组为单位,进行全民预防服药。在出现恶性疟突发疫情的地区,可根据情况对高危人群(进入突发疫情的地区的旅游、外来务工人员等)采用成人顿服哌喹600mg进行预防性服药。

2）保障措施:做好疟疾突发疫情应急处理的物资储备,应急储备物资应妥善保管,指定专人负责,并及时补充更新。应急储备物资应包括:抗疟疾治疗药品:氯喹、伯氨喹、哌喹、咯萘啶、青蒿素类制剂等;灭蚊药品:拟除虫菊酯类杀虫剂,如溴氰菊酯、氯氰菊酯及氟氯氰菊酯等;设备及器材:显微镜、解剖镜、快速诊断试剂盒,以及其他与应急处理和救治有关的器材等。同时利用各种宣传媒体开展疟疾预防和控制知识的宣传教育。

（刘连忠　柳小波）

第三节　医院应急演练

演练是开展能力实践、培训、监测和评估的一种形式,涉及对突发事件的描述或模拟,以及对模拟事件开展描述性或模拟性的响应活动。演练能够在受控环境中发现规划的不足,揭示资源缺口,改善协调问题;明确角色与职责,以及指挥链,提高员工积极性、知识、技能,以及参加应急响应的意愿,使其熟悉新功能;获得公众对应急管理过程的认可与信任,测试与评价预案及程序,包括操作指南与标准化操作程序。世界卫生组织将演练分为两大类:讨论型演练(使参演人员熟悉预案、政策、协议或程序的制定与完善)和实战型演练(验证预案、政策、协议、程序或系统功能;明确角色与职责;找出操作环境下的资源缺口)。讨论型演练主要是指桌面演练,是对突发事件情形的引导性讨论,通常在非正式、低压力环境下进行。它旨在引发参演人员之间的建设性讨论,发现和解决问题,完善现有的作业计划。这是唯一一种不需要事先具备应急响应计划的演练类型。实战型演练包括操练、功能性演练、现场演练和全方位演练,其中操练是一种经过协调和监督的演练活动,通常以重复的方式来测试或培训某项具体的操作或功能。它旨在对某个预案中的一小部分环节进行实践和完善,应尽可能接近真实情况,动用所需的相应设备或装置。功能性演练是几乎完全模拟仿真的互动式演练,以测试某个机构应对模拟突发事件的能力。功能性演练测试某个机构作业计划中的多项功能,是在时间压力下应对模拟真实场景的协调性响应活动。此类演练着重关注某个机构在模拟事件发生前、发生中以及发生后的各个阶段,其政策、程序、角色和职责方面的协调性、完整性和相互配合情况。全方位演练尽可能地模拟真实事件情形,用于评价应急管理系统在高压、模拟真实响应环境下的实际作业能力,包括动员和派出应急人员、设备和资源。理想状态下,全方位演练应该测试和评价应急管理预案或作业计划中的绝大多数功能。与功能性演练不同的是,全方位演练通常涉及对多个机构和参演人员在现场位置的实际部署。现场演练是全方位演练的一种形式,侧重于某些更具体的能力或一系列能力,如应急队伍的相关程序、实验室分析或标本的采集和运输。

一、应急演练的组织实施

医院是一类特殊的公共区域,人员高度密集、建筑结构复杂、危险化学品多,是火灾、爆炸、放射性物质暴露等各种灾害事故易发的场所。针对随时可能发生的灾害事故,医院应制定详细的应急预案。组织应急演练是提高医院应对突发事件能力的重要手段,不但能够优化应急预案、检验培训效果、完善应急准备、增强风险防范意识、锻炼应急队伍,更重要的是能够加强不同部门之间的协调配合能力和联合应对能力,进一步提高医院综合应急处置能力。应急演练的组织实施应结合医院和所在市区特点,以《中华人民共和国突发事件应对法》《国家突发公共事件总体应急预案》《突发事件应急演练指南》(国务院应急办函〔2009〕62 号)等政府相关法律文件、条例及相关应急预案为依据,主要包括演练情景设计、指挥机构与组成、规则制定、考核依据和标准、演练保障、实施步骤、评估总结等。在必要的时候,还可以聘请区域内专业应急处置人员作为演练顾问,进行现场指导。

(一)演练情景设计　演练情景设计是演练方案的基础,演练情景是对假想事件按其发生过程进行叙述性的说明,情景设计是针对假想事件的发展过程,设计出一系列的情景,包括突发事件和次生、衍生事件,让参演人员在演练过程中犹如置身真实的事件环境,对情景事件的更替变化做出真实的应急反应。在演练策划中,要避免使演练成为演戏,而失去了演练的意义。为此,在设计演练情景时,根据突发事件存在的危险因素及其风险程度,特别针对危重复杂事件案例进行模拟,设置更多或更复杂的演练科目和演练环节,尽可能贴近实战,科学分析其发生、发展的规律,通过引入这些需要应急组织做出相应响应行动的事件,推动演练紧凑进行,从而全面检验演练目标。在演练科目设计上可以以医疗救治、人员疏散、维护秩序和稳定等为重点。演练情景设计主要有突发传染性疾病、医院感染暴发、门诊患者病情突变、核与放射事故、设备故障、停水停电、火灾洪涝、地震等。

(二)指挥机构与组成　应急演练由医院应急管理办公室负责组织,职能部门负责人组成演练领导小组,下设各个小组或部门,分别负责应急演练策划、演练方案设计、场地准备、演练实施、组织协调、演练评估总结等工作。每次应急演练的总指挥均由院级领导担任。

演练参与主体根据应急演练情景不同,参与部门也应适当调整,包括临床科室、医技科室、行政管理部门,以及安保、消防、电工、氧气等多个后勤部门。根据医院各科室所在建筑物、楼层、位置不同,每次演练的参演人员也不尽相同。每次演练时,涉及的临床科室、医技科室、职能部门以及相关后勤班组均全程参与。另外,根据工作需要组建的各个应急工作组,每次均全程参加演练。

(三) 规则制定　制定应急演练规则是确保演练取得成功的重要措施,即对演练组织人员及其职责、突发情况、安全要求、演练结束程序等一系列具体事项做出规定和要求。

统一指挥部的设置、救护车的停放、人员设备药品等的配备都按照此前制定的应急预案执行,参演人员须规范着装并佩戴演练证件;现场布置及参演人员必须在演练开始前到场,熟悉环境并做好准备,开展各自预演(若安排有摄影摄像,也需提前到场熟悉场景);演练前20分钟全体参演人员集合整队,副总指挥主持,总指挥作演练前动员;演练前10分钟全体参演人员就位,总指挥用对讲机核对就位情况,到点总指挥宣布演练开始。演练结束后,参演人员在各自部门组织下自行撤离,撤离前由部门负责人向演练总指挥报告。

各参演人员须严格遵守有关规定,不得擅自行动。确保演练安全既包括参演人员的人身安全,也包括演练设施、装置和环境的安全,演练现场要有必要的安保措施,必要时对演练现场进行封闭或管制,保证演练安全进行。演练出现意外情况时,演练总指挥与其他指挥部成员会商后可提前终止演练。对可能影响公众交通、生活、易于引起公众误解和恐慌的应急演练,选择深夜凌晨进行,并提前向社会发布公告,告示演练内容、时间、地点和组织单位,做好应对方案,避免造成负面影响。

(四) 考核依据和标准　在确定考核内容的同时,也应依据实际情况和演练目标,详细制定考核标准和得分标准,并请专家对考核依据进行审核,力求做到全面、科学、严谨。依据《全国医疗机构卫生应急工作规范(试行)》《国家卫生计生委办公厅关于进一步加强公立医院卫生应急工作的通知》等卫生应急相关文件,归纳整理相关文献,在对应急演练进行评估时,可以从组织架构、应急响应、事件报告和总结评价四个维度展开。组织构架维度评价的是卫生应急管理体系的建设情况;应急响应维度主要评价应急响应时间、现场指挥部建立情况、通信联络情况、应急诊疗设置及管理、应急处置流程、急救专业流程、后勤保障和应急终止情况;事件报告维度的评价分为专职岗位的工作情况、初次及进程报告和结案报告;总结评价维度分为应急处置过程、应急预案、急救方案和应急人员的评价。

(五) 演练保障　演练保障主要分为演练方案的制定、培训学习、场地和设备的准备、考核评估和宣传报道5个部分组成。演练方案的实用性是决定应急演练效果的前提条件。演练的目的是验证和评价应急组织的综合应急响应能力,检验和提高应急预案执行的有效性与应急准备的完善性;提高对突发事件的应急处置能力;锻炼人员队伍,提高工作人员安全防护能力和防范意识。因此,结合演练目标和医院实际情况,应组织相关职能部门多次进行讨论,适时可请应急处置专业人员帮助修改,使得演练方案逐步完善。

应急培训则是提高工作人员应急处置能力的有效途径和重要手段。在日常工作中,要注重平战结合,不断加强应急技能的培训。在演练过程中重点对出现的处置错误进行现场讲解和培训,巩固应急技能。

此外,在每次演练前,演练的组织部门都应对选定的演练场地和设备进行准备。除负责安排演练时的场景设置、道具摆放、人员清场、指示牌摆放等工作外,还应负责调集演练所需物资装备、维持演练现场秩序、保障运输车辆等工作。

在开展演练时,应急管理办公室可以挑选医务、护理、保卫、后勤等部门中具有应急处置经验的人员组成评估小组,在有条件时还可以邀请院外专家参与。在演练前召开评估人员培训会和准备会,对演练方案细节进行讨论,并对演练准备、组织、实施、考核结果等全过程进行评估,及时向演练组织部门进行反馈,提出意见和建议。

医院宣传部门派出摄影、摄像、撰稿人员,负责编制演练宣传方案、整理演练信息、组织新闻稿件撰写等。

（六）**实施步骤**　按照演练方案预先设计整个演练的流程实施。处置演练的基本流程为:第一阶段,指挥部现场通知演练人员突发应急事件,考核参演人员信息报告和先期处置能力;第二阶段,启动应急响应后,应急小组成员应迅速赶到现场开展救援工作,考核各部门主要职责和分工是否明晰;第三阶段,将人员疏散或撤离至安全场所,考核演练人员疏散、患者安置、受伤人员救治、组织集结和分流等的技能掌握;第四阶段,考核演练人员信息收集并上报以及善后处置等内容。通过这一系列的情景事件,逐步推进演练活动的深入开展。

（七）**评估总结**　评价人员依据制定的评价标准对应急演练进行评价并详细记录出现的问题,并以此作为分析总结的重要依据。每次应急演练结束后,全体演练人员集中进行总结,评价人员将演练中发现的问题和不足之处集中进行反馈,既有助于查找员工应急知识、应对能力、处理原则、技术规范等方面存在的问题,又能及时听取全体参演人员对演练方案、演练流程、场景设置、各方配合等方面的意见和建议,进一步完善应急响应能力,提高应急处置水平。

二、应急演练的常见问题与持续改进

（一）**评估体系**　为了客观地对演练进行评估,在演练项目启动阶段就应着手安排评估过程,包括确定衡量每个演练目标的策略和相应指标。在我国,医院的应急演练主要针对实际的操作流程,着重于对人员的应急实践能力和对医院面对具体危机的规范化操作流程的检验。以《江苏省人感染高致病性禽流感应急处置演练评价标准（试行）》为例,该应急演练评价标准是以操作指南形式,把应急演练分为基层医疗机构接诊、患者接运、疾控机构接报后的处理、收治医疗机构的应急处理 4 个部分,每一部分又分为若干个被赋予固定分数的评价项目,比如基层医疗机构接诊分为 4 个评价项目,预警分诊（10 分）、初步流调与采样送检（6 分）、报告与转诊（10 分）和终末消毒（4 分）。这种指南式的评价系统虽客观,能给予应急人员以实际指导,但只是针对具体的应急演练步骤,对信息的交流关注不够,不关注场所安全问题。对于净化区、分流区和治疗区模块,也不够关注,比如受灾者的人数与疾病轻重,也未能计算受灾者的最大容量。对隔离管理关注不够,未关注员工与受灾者的安全。此外,观测者是评价结果的一个重要变数,国内多是采用专家打分的形式,未考察其客观性和合理性。

　　需要注意的是,对于不同的演练类型,评估体系的侧重点各有不同。对于桌面演练来说,最简单的评估方式是记录并汇报与演练目的和目标相关的讨论要点,包括解决方案、意见、建议以及提升应急能力、准备和响应的想法等。理想情况下,根据桌面演练的汇报可制定一个行动计划(具体由参演人员设计),计划中应明确演练的任务、优先级顺序、责任人及完成时限。评估操练,需要先确定评估的策略和方法。包括监测和评估指标、评分标准、参演人员反馈和报告过程。功能性演练的评估应主要关注的是对响应的评估,如测试应急预案或者应急程序;功能性演练的组织情况。演练需要准备评估工具包,包括评估人员指南、评估清单/表格、参演人员反馈表、总结会日程和汇报材料。评估标准要根据演练目标和模拟场景的预期成果来制定。功能性演练中,评估通常使用评估观察模板。评估人员可以通过它来跟进预期成果或者行动。评估标准以待检验的应急响应系统、预案或应急作业为主。对于全方位演练的评估广泛涉及两个方面:评估整个响应系统或需要被测试的能力;评估全方位演练的组织结构,以便为将来的演练获取经验教训。需要准备演练评估工具包,工具包应包括评估指南、评估清单/表格、参演人员反馈表、总结会日程以及相关汇报材料。评估标准基于演练目标和预设场景的预期产出来制定。在全方位演练中,一般采用评估观察模板开展评估。评估观察模板中列出了预期产出或行动,以便评估人员对其进行追踪。评估标准应该聚焦于应急响应系统、待测试的预案或作业行动,而不是针对单个人员。此外,参演人员反馈表将有助于演练管理组了解对演练设计和实施情况的评价。

　　(二)应急教育　应急教育是指针对突发灾害性事件进行的教育,应急教育是生命教育,是每一个公民应该掌握、需要终身学习的"必修课",也是应对公共突发事件的利器。但是现阶段我国群众在卫生风险意识、应急知识、准备和技能方面存在诸多缺陷和不足,面对公共卫生安全领域的重大突发事件,普通民众防护意识淡薄,折射出民众在应急事件处置方面缺乏系统、科学的应对方法,尤其是对各年龄段学生的应急教育基本处于空白状态,在演练时也往往忽略了对目标人群应急素养的考察。此外,应急教育不仅涉及对突发公共卫生事件的认识与辨别,还包括重大事件发生后的应急教育。专业应急教育涉及对灾害预警、发生、发展等深入研究,而家庭、学校和社会的应急教育则应侧重识别与处置两个方面。然而,我国各年龄段学生的应急安全教育一定程度上仍停留在形式上,对于应急教育内容、实施过程、应急目标实现的手段与策略的教育未予以足够重视。更重要的是,如何探索更高效的应急管理教育和培训模式,改变传统只重视知识传授而不重视操作技能和能力培养的陈旧模式。

　　在演练过程中,需要充分考量目标人群对不同类型突发公共卫生事件所表现出来的应急素养。在进行桌面推演时,要把中小学校作为推广和普及应急教育的首要阵地,将应急教育课程纳入学校课程体系。一方面,要制定应急教育教材,建立完善的宣传、培训、教学、考核制度,推进中小学生应急教育系统化、普及化;另一方面,通过系统教育树立学生的安全意识、风险意识、防护意识,培养他们应对各种突发事件的能力和自救互救的技能。从中小学阶段做起,完善应急教育体系,在全社会筑起应急事件处置的"防护墙"。应急教育是以发挥群众尤其是学生的主体地位,以提高其应急知识、技能为核心目标,围绕应急知识、应急技能、应急准备和应急行为改变为核心内涵,拟通过各种渠道的学习培训,使目标人群不仅掌握必要的应急管理知识和技能,而且通过学习来培养目标人群树立危机观、掌握应急知识和技能、制定应急计划。只有首先认识到危机意识的重要性,才能主动地去学习如何应对危机,并培养终身学习的能力和动机。因此,医院在协助政府相关部门做好应急教育的过程中应具有个性化,对不同的人群采取差别化的应急教育内容,以实现有限教育资源的最大化利用。这就需要医院结合不同地区的灾害类型及不同群体特征,开展适宜的应急教育。同时,创新应急教育模式,将慕课(MOOC)、计算机虚拟实验课程、网上课程、教材、案例、视频、动画、应急演练情景等众多学习资源有机融合的新方式,并通过现代网络信息技术的综合运用,创设一种新的学习环境,这种模式在真实的情感和特定的环境中,使受教育者通过亲身体验和感受获得知识、培养能力、发展智力。

（三）协同机制　卫生应急演练考察的是整个卫生应急体系的运转情况,可能涉及医院、基层医疗机构、疾病预防控制中心等多方主体,其中医院是突发公共事件的先知部门,也是主要诊疗机构,医院不仅为突发公共事件中的伤员提供治疗场所,更是全过程参与突发公共事件处理的单位。有效的协同需在统一指挥、分级负责的原则下,设立与突发公共事件的预防和应急处理目标定位相一致的常设机构,明确权责,做好人员培训和技术储备、信息互通、物资准备与调度、组织指挥、预案修改等应急组织、协调和管理工作。然而,医院内大部分应急相关工作集中于医务部门与急诊科,也有少数医院由院办、质管科、保健科负责,分工混杂,职责不明确,如果遇到突发公共事件,缺乏主心骨,容易发生混乱,会造成无主导情况下应急管理的弊端。尚未达到规范有序的应急组织管理目标。可以发现从事应急工作的人员数量偏少且大多属于其他科室兼职人员,远不能满足实际工作需要。基层医院应更加重视管理体系的建设,应急指挥部门结构的规范和标准化的应急指挥与协调程序的落实,做好最基础的突发公共事件应对准备。

此外,应急预案应该是一个包含警戒线、实施要点、实施步骤的一整套方案。应急预案作为一个事发前设定的面对程序,内容要包括制定目标、策略、危机发生后的实施计划、各部门职责以及事后机构的评价和完善等。应急预案的实施,可以整合事件发生后的各项救援和自救行动,使其更为有序高效,在突发公共事件的救援中具有十分重大的意义。然而,现有的应急预案多是针对一家单位的单方面预案,无法统筹规划整个卫生应急体系,且救援工作方案、救治手册针对最多的是重大传染性疾病和交通事故紧急救援,这可能与SARS发生后各个医院都加强了传染病防范建设和平时工作需求有关,而对于其他突发事件的预案及救治手册建设尚处于起步阶段。

【案例】新型冠状病毒感染应急管理

湖北省武汉市精神卫生中心作为省内唯一一家三级甲等精神专科医院,被武汉市新冠肺炎疫情防控指挥部医疗救治组确定为全市新型冠状病毒感染的严重精神障碍患者定点救治机构。结合其在疫情防控中的应急指挥工作开展情况,从建立应急指挥体系、院内应急医疗处置、强化防控保障工作、开展疫情防控心理干预等方面,总结精神专科医院应急指挥体系建设的经验和教训,为精神专科医院响应公共卫生应急事件提供参考。

(一)建立应急指挥体系

1. 成立应急指挥领导小组　2020 年 1 月 22 日下午,湖北省启动突发公共卫生事件二级应急响应,医院迅速成立了新冠肺炎疫情防控指挥部,下设办公室(综合协调组)、医疗救治组、疫情防控组、应急保障组、执纪监督组等五个职能组,建立起"指挥长统一指挥,办公室统筹协调,各组各司其职,病区属地管理"的分工协同式应急指挥体系。

2. 应急指挥工作机制　指挥部始终以满足患者、职工和民众权益为出发点,以院感防控、医疗救治和社会稳定等为落脚点,坚持每日联席会商、每日通报重要信息、每日值班备勤,根据疫情发展动态工作举措,灵活配置人财物等应急资源。各职能组强化责任担当,实施首问负责,强化履职尽责,推行主动服务,行政后勤全力解决临床一线的工作需求和实际困难。共计召开各类会议上百次,协调重大事项上千项,新增(修订)制度流程百余项,投入5 123 万元,投入人力上千人次。

(二)院内应急医疗处置

1. 强化全流程应急综合处置　医院规范门诊预检分诊管理,加强源头管控,设置专岗开展体温监测,门诊加强消杀。建立健全了院内疫情监测和应急处置机制,精简流程,缩短处置时间,做好患者收治"家庭/公安机关→门诊→临时隔离点→住院→康复观察点→社区→家庭"等环节的衔接,规范院内诊疗流程,确保早发现、早隔离、早诊断、早治疗。

2. 分级分类管理住院患者　按照院感要求,经政府协调征用二七院区毗邻的教委大楼六层楼,按"三区两通道"改造,设立三个隔离病区,紧急隔断改造临床单元十四个,收治肇事肇祸和社会患者。明确普通及确诊、疑似、不能排除感染可能的发热患者和确诊患者的密切接触者这"四类"患者收治场所,畅通院内患者转运流程,累计转运各类患者 60 余次,共计 1 000 余人次。逐步实现了"二七院区收治四类患者,六角院区收治非新冠患者,市教育大楼进行隔离观察,分类收治分级管理,楼栋相对独立"的格局。

3. 综合医治各类患者　针对滞留在院的普通患者、普通新型冠状病毒感染患者、合并躯体疾病的新型冠状病毒感染患者、新收治和肇事肇祸严重精神障碍患者实行不同程度的医疗管理,加强基础疾病救治,预防并及时处理新型冠状病毒感染并发症。并且采用中西医结合协同防治,呼吸内科专家指导患者分类管理并指导制定西医治疗方案,中医对不同患者进行中医分类辨证施治,在院确诊患者中医药使用率 97.7%。

（三）强化防控保障工作

1. 加强院感防疫工作　医院抽调医护人员充实院感科，使得院感工作深入隔断分区、转运调整等环节，完善各项院感制度，建立巡查制度，分区包片专人督导，高频次高密度不定期巡视重点科室和高风险部位，工作内容涵盖防控措施、防控流程、个人防护、转运方案、日常消毒、终末消毒、转运消毒、环境消毒等，制定（修订）消毒隔离等制度 8 个，制定防护用品穿脱流程、患者转运流程、样本采集流程等院感防控流程 36 个，累计督导 2 000 余次、督导 5 000 余人次，消杀面积近 20 000m^2。

2. 全方位院感培训　建立全方位多途径院感培训方式，邀请国家、省级院感专家来院指导 15 余次，"空中培训" 15 余次、"手把手"指导 300 余次、直播培训 14 次、录制宣教视频 3 部，累计培训 4 000 余人次；内容涵盖通道分区管理、隔离病房布局、消毒隔离流程和个人防护知识等。分类分级制定各区域职工和患者防护用品配备标准，确保临床一线物资科学高效使用。全院职工口罩佩戴、手卫生落实率 100%。

3. 开展流行病学调查　对职工健康状况每日监测、职业暴露实时监测，对感染的职工开展流行病学调查和治疗，及时记录职工发热、咳嗽等异常症状，并对疑似或确诊的职工及时开展流行病学调查和追踪，建立职工健康监测制度，建立患病职工就诊、检查、隔离、返岗等流程。

4. 保障抗疫职工福利　应急性疫情防控期间，投入 200 余万元征用 5 个酒店作为职工临时住宿点。合理搭配膳食，保障患者及职工饮食营养均衡。建立休整轮替制度，安排免费体检和调休，保障一线医护人员良好状态。正面宣传表彰先进典型，落实抗疫相关补助，慰问职员。医院有一个科室被评为市级抗疫先进集体，五位同志被评为抗疫先进个人。

5. 保障后勤物资充足　建立战时防护物资库房，专人管理社会捐赠、上级派送和自行采购的后勤物资。按照"统一接收、归口管理、保障急需、专物专用"的原则，对所有物资盘存登记，日日更新库存存取数，辅助决策。按需建设临时病区的紫外线灯、热水器、洗衣机、洗手台、通信设施等病区设备。全力保障抗疫期间的防护、生活物资和水电气暖正常供应。

（四）开展疫情防控心理干预

1. 专业队伍指导心理卫生工作　医院派遣心理专家参与国家心理救援工作，牵头组建湖北省心理危机干预专家组，指导全省心理危机干预工作，编写疫情后心理援助服务方案、技术方案和培训方案。指导全市疫情期间精防工作，畅通三级精防网络信息渠道，加强街道综合管理小组信息交换，关注居家精神障碍患者感染和复发等风险。

2. 公益心理援助服务　医院组建专门心理支持团队，开展心理公益讲座，扩容"心心语"热线服务线路，24 小时待命为市民以及重点医务人员提供一对一心理危机干预。

3. 开展多渠道心理健康服务　医院重点关注疫情灾后心理创伤，针对性多渠道提高普通人群心理健康素养。针对普通人群，建立科普专家、资源库，拓展科普宣传渠道，邀请业界知名专家，开展大型公益讲座。扎根社区主动出击，完善宣教体系，提升心理健康知识的可及性。与央视、湖北及武汉多家媒体合作,参与节目录制,发表 7 篇心理健康科普文章,在新媒体、央视等平台刊登科普文章、投放音频视频 13 条,接受相关媒体报道 60 余次。

4. 管理居家精神障碍患者　医院协同街道综合管理小组,开展网络视频、电话等多种形式随访,网格式排查重点关注居家精神障碍患者的新型冠状病毒感染、春季复发等风险,协助解决其就诊、购药和心理咨询困难。应急性疫情防控期间持续开展长效针剂治疗,完成长效针剂治疗患者 279 人次。核查跟踪武汉市确诊或疑似新型冠状病毒感染严重精神障碍患者 352 例。应急性疫情防控期间,无肇事肇祸等重大案(事)件的发生,有效保障了特殊群体的安全稳定。

综上所述,应对突发公共卫生事件,精神专科医院要加强专科医院公共卫生应急管理能力建设,转向"大专科,小综合"发展,加强自身综合疾病救治能力,在疫情防控同时大力开展社区精神障碍防治、心理危机干预,树立精神卫生中心良好社会形象。

(冯　丽　罗　森)

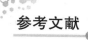

参考文献

[1] 钱玮,吴李鸣,陈侃伦,等 . 大型公立医院新冠肺炎救治应急管理体系构建及协同运行的实践探索[J]. 卫生经济研究,2020,37(5):53-56.

[2] 姚涛 . 构建应急管理体系提高医院应对突发事件反应能力[J]. 中国卫生质量管理,2018,25(5):10.

[3] 曹红梅,韩光曙,顾海,等 . 基于新型冠状病毒肺炎疫情防控的医院突发公共卫生事件应急管理体系构建[J]. 中国医院管理,2020,40(4):11-14.

[4] 褚永华,邹瞿超,谢慧玲 . 新冠肺炎疫情下医院医疗物资应急保障机制探索[J]. 中华医院管理杂志,2020,36(4):345-348.

[5] 张雅琳,王莹,薛辉,等 . 基于 Kaiser 模型的医院后勤应急管理灾害性脆弱分析与应对策略[J]. 中国卫生质量管理,2019,26(2):35.